国医名师

肾病诊治绝技

主编

何伟明　骆建平　魏明刚　蒋春波

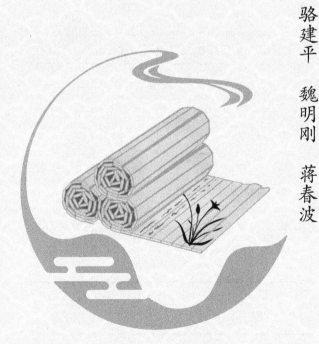

科学技术文献出版社
SCIENTIFIC AND TECHNICAL DOCUMENTATION PRESS

·北京·

图书在版编目（CIP）数据

国医名师肾病诊治绝技 / 何伟明等主编. —北京：科学技术文献出版社，2021.12
(2024.9重印)

ISBN 978-7-5189-8594-4

Ⅰ.①国… Ⅱ.①何… Ⅲ.①肾疾病—中医治疗法 Ⅳ.① R692

中国版本图书馆 CIP 数据核字（2021）第 230467 号

国医名师肾病诊治绝技

策划编辑：薛士滨　　责任编辑：刘英杰　张雪峰　　责任校对：张吲哚　　责任出版：张志平

出　版　者	科学技术文献出版社
地　　　址	北京市复兴路15号　邮编 100038
编　务　部	（010）58882938，58882087（传真）
发　行　部	（010）58882868，58882870（传真）
邮　购　部	（010）58882873
官方网址	www.stdp.com.cn
发　行　者	科学技术文献出版社发行　全国各地新华书店经销
印　刷　者	北京虎彩文化传播有限公司
版　　　次	2021 年 12 月第 1 版　2024 年 9 月第 2 次印刷
开　　　本	710×1000　1/16
字　　　数	457千
印　　　张	27.75
书　　　号	ISBN 978-7-5189-8594-4
定　　　价	49.80元

编 委 会

蒋　毅　苏州市中西医结合医院

俞仲贤　常熟市第一人民医院

陶佳音　南京中医药大学第一临床医学院研究生

胡留霞　江苏省中医药研究院

徐莹银　南京市溧水区中医院

李志强　溧阳市中医医院

朱婧婧　南京中医药大学第一临床医学院研究生

王　昉　南京中医药大学第一临床医学院研究生

顾　霜　南京中医药大学第一临床医学院研究生

丁绍芬　南京中医药大学第一临床医学院研究生

目录

曹恩泽教授辨治慢性肾衰竭学术经验

医家介绍：曹恩泽，教授、主任医师，安徽中医药大学第一附属医院学术带头人，硕士研究生导师，国家中医药管理局第三批全国老中医药专家学术继承人导师，安徽省中医肾病专业委员会主任委员。从事中西医结合肾脏病医、教、研工作近 40 年，对急性肾炎、慢性肾炎、急性肾衰竭、慢性肾衰竭、糖尿病肾病、紫癜性肾炎、狼疮性肾炎、尿道综合征及原发性肾病综合征等采用中医辨证施治，均取得了良好的治疗效果。

一、慢性肾衰竭辨证经验

（一）浊毒在慢性肾衰竭进展中起着主导作用

曹恩泽教授对于慢性肾衰竭有着独到的见解，认为浊毒在慢性肾衰竭进展中起着主导作用，认为慢性肾衰竭缠绵难愈多与水湿、湿热有关，"湿"邪在肾病的发生、发展、预后中起着重要作用，如脾失健运、湿邪留恋，是发生水肿等肾系病证的主要因素之一。在慢性肾衰竭病程中，因肾气亏虚，失其开阖之功，致溺毒内留，化为湿浊之邪积于中焦、弥漫三焦是其基本病机之一。湿浊之邪又根据病情特点不同，有水湿和湿热之分别，在疾病缓解期以水湿内留为主；而在肾衰竭急剧加重期，则因复感外邪，与体内湿浊之邪相合酿成湿热，或水湿蕴久化为湿热，导致病情急剧加重。在尿毒症期时，浊毒深重，脾肾衰微，进而五脏衰败，致使病情复杂多变，变证、坏证蜂起。为此提出在临证之时应紧抓脾肾亏虚之本及浊毒瘀血蕴结之标的病机。尤其强调，浊毒弥漫三焦为其病机之关键，其中浊毒上犯心肺，则见心慌胸闷、喘促不已，甚则邪陷心包，而见嗜睡神昏，或烦躁不安，神昏谵语；下及肝肾，易致肝肾阴虚，虚风内动，而见眩晕、搐搦，甚则神昏。此两者多见病之后期，即尿毒症期，病情危笃，治疗非一方一药所能逆转，此非仅中医药所能及矣。惟浊阻中焦，胃失和降，而见恶心呕吐，口中秽臭，或有尿味，纳呆、脘腹胀满，腹泻或便秘，舌苔厚腻，乃临床最多见。

（二）注重解毒降浊兼以健脾益肾之治法

曹恩泽教授认为本病病机虽以脾肾亏虚为本，浊毒瘀血蕴结为标，但临证所见，则以浊毒内蕴之标证较为显著，加之常因外邪侵袭诱发，而使标证表现更加突出。为此，施治上强调标本兼顾，重在治标，故注重解毒降浊，兼以健脾益肾之基本治法。临证时，患者常表现为恶心欲呕，脘腹胀满，纳谷不香，口干口苦，口中秽臭，或有尿味，小便短少，苔黄腻等浊毒郁滞之证；并伴见神疲乏力，少气懒言，头晕目眩，腰膝酸软，舌质淡胖，边有齿痕，脉沉细等脾肾亏虚之候。故治拟解毒降浊，兼以健脾益肾法。解毒降浊以降浊为主，切忌攻伐。降浊法即祛浊法。浊为阴邪，最易伤阳，邪浊不去，正气难复。浊邪郁久成毒，因而应尽快祛除。降浊又有泄浊和化浊之不同。泄浊者，即泄浊解毒，使浊邪从大便而去，常用生大黄等。生大黄的用量应使患者服药后便质溏软，大便每日保持在 2～3 次为宜。生大黄不仅通腑，而且具有清热解毒、活血化瘀、降逆止呕之功效。在口服汤剂时，配合解毒泄浊Ⅰ号（含生大黄、六月雪、槐米、丹参、煅牡蛎等）或Ⅱ号（在Ⅰ号基础上加全蝎等），保留灌肠，每日 1 次，以保持大便通畅，减少毒素从肠道吸收，促进毒素排出。化浊者，即化湿祛浊。湿阻中焦者，治以燥湿化浊，药用藿梗、佩兰、白豆蔻、砂仁、苍术等芳香宣化之品，注意用量不宜过重，以防辛燥伤阴；湿郁化热，蕴结下焦者，治以清热利湿，药用炒黄柏、六月雪、车前草、泽泻、白茅根、玉米须等；并常用姜竹茹、姜半夏等和胃降逆。健脾益肾以平补为宜，切忌温补。平补法，总以健脾益肾为主，或健脾益气，或益肾养阴。健脾益气常用生黄芪、白术、太子参、怀山药、白扁豆、薏苡仁、茯苓等。在补气药中可重用生黄芪，其性甘微温，益气生津，既能达表固卫，又能充络摄血，且生品入药更无生热伤络之虞。补肾养阴常用生地黄、枸杞子、旱莲草、女贞子、桑椹子等。补肾温阳慎用附子、肉桂之品，因大温大热之品极易伤阴动血使血压上升等，临证多选冬虫夏草、金毛狗脊、菟丝子、仙灵脾、益智仁等平补肾阳之品。

二、典型病案

患者，男，68 岁。反复腰痛 7 年余，伴倦怠乏力，于 2004 年 5 月 25 日初诊。症见腰痛膝软，纳谷不香，口苦口干，倦怠乏力，舌质黯淡而胖，苔薄黄腻，脉濡。有"肾结石"病史 7 年余，曾做过取石手术，肾功能已受损。实验室检查：肌酐 336 μmol/L，尿素氮 15.93 mmol/L，尿酸 476.2 μmol/L。西医诊断：慢性肾衰竭（失代偿期）。中医诊断：腰痛（脾肾亏虚、湿浊瘀血内蕴）。予以解毒降浊祛瘀，兼以健脾益肾，药用生大黄（后下）8 g，六月雪 15 g，炒黄柏 10 g，薏苡仁 30 g，白茅根 30 g，菊花 10 g，丹参 10 g，川芎 8 g，泽兰 8 g，地龙 8 g，生黄芪 30 g，太子参 15 g，生地黄 10 g，狗脊 15 g，杜仲 10 g。水煎服，每日 1 剂，配以解毒泄浊 I 号（含生大黄、六月雪、槐米、丹参、煅牡蛎等）1 包（12 g）保留灌肠，每日 1 次。6 月 11 日二诊，诸症减轻，舌质黯红，苔薄，脉细。原方去薏苡仁、川芎、生地黄、狗脊、杜仲，加莪术 8 g，全蝎 2 g，女贞子 15 g，蝉蜕 10 g，煅牡蛎（先煎）30 g，改生大黄（后下）10 g，仍配合每日保留灌肠。7 月 6 日三诊，患者无明显不适，舌质淡红，有瘀点，苔薄，脉细。复查肌酐 214.2 μmol/L，尿素氮 9.36 mmol/L，尿酸 386.4 μmol/L。上方随症加减再服 1 个月，配合每日 1 次保留灌肠。8 月 13 日四诊，患者无不适，舌质黯红，苔薄，脉细，复查肌酐 184 μmol/L，尿素氮 8.61 mmol/L，尿酸 346 μmol/L，守上方出入，继续治疗。

三、按语

病程中患者常伴面色黧黑，肌肤甲错，口唇爪甲青紫，舌质紫暗，有瘀点、瘀斑，舌下络脉怒张等血瘀之象。此乃"久病必瘀"、因虚致瘀，且与现今提出的"肾络微型癥瘕"理论相一致，故常配合祛瘀法。瘀血既是慢性肾衰竭的病理产物，又成为慢性肾衰竭新的致病因素，而且活血化瘀药能提高肾脏血流量，改善肾脏血液循环，促进纤维组织的吸收，故活血化瘀法常贯穿于治疗的始终。常选用丹参、丹皮、莪术、川芎、泽兰、地龙、全蝎等。

曹恩泽教授在长期诊治肾病的临床实践中，认识到慢性肾衰竭的基本病机是以脾肾亏虚为本，浊毒瘀血蕴结弥漫三焦为标，脾肾亏虚挟瘀浊证是慢性肾衰竭的主要证型，这与中医界对慢性肾衰竭以脾肾亏虚为本、瘀浊蕴结为标的主要病机共识相符。他提出在慢性肾衰竭非透析阶段，特别是早中期，脾肾亏虚则以气虚为主，多于阴虚和阳虚，强调补益肺脾肾之气的重要，立"补"法为治本之法；其次"溺毒"内留，化为"湿浊"之邪，进而积于中焦和弥漫三焦，故立"解毒降浊"为治标之法，但需顾护脾胃，用药轻灵透达，中病即止，体现"清降"法则。

参 考 文 献

［1］王亿平，李志萃，王东．曹恩泽辨治慢性肾衰竭经验［J］.安徽中医学院学报，2010，29（6）：36－38.

［2］刘家生，曹恩泽．曹恩泽运用名方治疗慢性肾脏病经验举隅［J］.中医药临床杂志，2015，27（8）：1089－1091.

［3］吕勇，王亿平，忻凌，等．基于数据挖掘对曹恩泽治疗慢性肾功能衰竭核心用药规律的分析［J］.广州中医药大学学报，2015，32（2）：361－365.

［4］吕勇，张艳楠，金华，等．十味芪黄益肾方对慢性肾衰竭大鼠肾纤维化的干预作用［J］.安徽中医药大学学报，2018，37（6）：69－73.

［5］鲍容，吕勇，金华，等．十味芪黄益肾方对慢性肾衰竭脾肾亏虚夹瘀浊证患者氧化应激指标的干预作用［J］.山西中医药大学学报，2020，21（1）：35－38.

曹式丽教授辨治慢性肾脏病学术经验

医家介绍：曹式丽，国内著名肾脏病专家，全国老中医药专家学术经验继承工作指导教师。从事中医临床及教学工作近 40 年，以肾脏疾病为主要研究方向，长期致力于慢性肾脏病中医机制和治疗学研究。对多种慢性肾脏病临床特征及演变规律，进行了中医辨证方法学探索。对慢性肾脏病的中医辨证、病机分析、治疗原则等方面总结并建立了较为完善的辨治体系。

一、学术思想：风邪袭肾，湿邪内生，肾络瘀阻为本病病因病机

曹式丽教授认为慢性肾炎中水肿、腰痛、血尿、蛋白尿等临床表现与"风"有着极为密切的关系。风为百病之长，常兼他邪合而伤人，且致病最多。风邪兼夹湿邪，内扰于肾，导致肾之开阖功能失调；若阻碍肾络，则易使气血运行不畅；肝藏血，血行不畅，脉络瘀阻，使肝无所藏，肝失濡养致肝风内动。

在慢性肾脏病病程中，虽涉及风、寒、湿、热、浊、瘀、毒等多种病理因素，但风、湿病邪合而致病最为常见，其常作为慢性肾脏病的始动病理因素，并导致疾病反复、迁延不愈。疾病初、中期，以外风为主，后期则以内风为主。针对风邪，临床常用祛风之法有疏风散热、疏风清热、祛风解毒、益气祛风、祛风胜湿、祛风活血、平肝息风等。湿为阴邪，其性黏滞重浊，用药宜香燥，轻则理气舒郁，芳香化之；重则苦温燥之，淡渗利之。因湿邪之外感与内生、所在病位与兼夹病邪之不同，临床常用治湿之法有散寒祛湿、苦温燥湿、淡渗利湿、理气除湿、祛风胜湿、温阳化湿、活血利湿等。临床实践证明，对于慢性肾脏病的治疗单纯采用祛湿之法往往难以奏效，常需配合他法治之。《素问·阴阳应象大论》中提出"风胜湿"的理论，"祛风胜湿"法在慢性肾脏病治疗中的应用意义有：①风能胜湿，以祛风为先机，阻止风邪与湿邪兼夹为患，截断病情发展；②祛风药有搜剔之功效，可祛除久羁肾络风湿之邪；③风药多辛散升浮，可宣达气机，透邪于外，鼓舞气血津液运行，有利于湿浊、血瘀等有形之邪清除；④祛风之药可醒脾化湿，恢复脾胃气机升降，使清气升而浊气降，湿气随之宣化。临床可选用羌

活、独活、防风、防己等风药胜湿。

曹式丽教授指出在肾脏疾病的演变过程中，络气瘀滞、虚滞是络脉病变由功能性向器质性病变发展的早期阶段，络脉瘀阻则是络脉病变程度较为严重的病理阶段。在肾络病证早期，"肾络失和"为疾病的主要病理特点，具体表现为络气瘀滞、虚滞。络脉为气血汇聚之处，贯通营卫、渗灌脏腑组织。肾络虚滞源于肾络气血阴阳失和。清代名医叶天士首倡"大凡络虚，通补最宜"之说，络虚则补之，常予益气补血、养阴填精以荣养络脉，以补药之体作通药之用。络脉瘀阻是肾络病证病变程度较为严重的病理阶段，是多种慢性肾脏病迁延日久基础上发生的病邪结聚成形的病理变化。

二、典型病案

患者，男，59 岁，2018 年 9 月 3 日初诊。主诉：双下肢水肿间断发作 1 年余，加重 1 个月。患者 1 年前无明显诱因出现双下肢水肿，未行系统诊治。1 个月前因劳累后出现双下肢水肿加重，查尿常规示尿蛋白（＋＋＋）、尿潜血（－）、尿蛋白定量 3.52 g/24 h，血白蛋白 23.1 g/L、胆固醇 11.46 mmol/L、三酰甘油 1.93 mmol/L、肾功能其他指标未见异常。考虑"慢性肾小球肾炎、肾病综合征"，病理活组织检查示膜性肾病Ⅰ～Ⅱ期。患者因拒绝糖皮质激素及免疫抑制剂治疗遂就诊。症见：神清，双下肢重度水肿，乏力倦怠，腰酸，脘痞纳差，尿量约 1200 mL/24 h，大便调，舌质黯有瘀点，苔白腻，脉沉细。否认其他慢性病史。复查尿常规示尿蛋白（＋＋＋）、尿潜血（＋＋）、尿红细胞计数 60/μL、尿蛋白定量 4.5 g/24 h，血白蛋白 13.8 g/L、胆固醇 9.18 mmol/L、三酰甘油 2.62 mmol/L，肾功能其他指标未见异常。西医诊断：慢性肾小球肾炎，肾病综合征，膜性肾病；中医诊断：水肿（脾肾亏虚、水湿内蕴、瘀浊阻络），治以健脾利水、益肾固精、祛瘀通络。方以五苓散合防己黄芪汤加减。处方：陈皮 10 g，制半夏 10 g，黄芪 30 g，白术 15 g，防己 15 g，猪苓 15 g，萆薢 15 g，青风藤 30 g，地龙 15 g，川芎 15 g，杜仲 15 g，金樱子 30 g，芡实 30 g，桂枝 10 g，泽泻 10 g，甘草 6 g。14 剂，每日 1 剂，水煎分早晚两次口服。嘱避免劳累及外感，忌海鲜、油腻、辛辣刺激等食物。2018 年 9 月 17 日二诊：水肿减轻，仍感乏力腰酸，纳差稍缓解，尿量约 2100 mL/24 h，大便调，舌质黯有瘀痕，苔白，脉弦滑。复查尿常规示尿蛋白（＋＋＋）、尿潜血（＋），尿红细胞计数 10/μL、尿蛋白定量 5.54 g/24 h、血白蛋白 18.1 g/L、胆固醇

7.0 mmol/L、三酰甘油 2.12 mmol/L。初诊方去陈皮、半夏，加砂仁 6 g（后下）、丹参 30 g，14 剂，每日 1 剂，水煎分早晚两次口服。2018 年 10 月 8 日三诊：水肿较前明显减轻，乏力及腰酸倦怠等症好转，纳食可，尿量约 2500 mL/24 h，大便调。复查尿常规示尿蛋白（＋＋＋）、尿潜血（－）、尿蛋白定量 4.46 g/24 h。前方去猪苓、桂枝，加当归 15 g、细辛 3 g。14 剂，每日 1 剂，水煎分早晚两次口服。2018 年 10 月 22 日四诊：水肿较前显著缓解，尿量约 2400 mL/24 h，未诉脘痞纳差及其他特殊不适。复查尿常规示尿蛋白（＋＋）、尿潜血（－）、尿蛋白定量 2.6 g/24 h，血白蛋白 25.7 g/L。继服用三诊原方 14 剂。其后患者规律就诊，以三诊方药随症加减，约 7 周后复查尿常规示尿蛋白（＋）、尿蛋白定量 1.69 g/24 h，血白蛋白 31.4 g/L。患者病情平稳，偶有双下肢轻微水肿，余无其他不适症状。

三、按语

本案患者双下肢水肿、腰酸、纳差，结合舌脉征象，中医诊断为水肿病，以脾肾亏虚为本，水湿内蕴、瘀浊阻络为标。中焦脾虚失于运化水液，下焦肾虚则水液气化无权，致水湿内蕴，泛溢肌肤发为水肿（阴水），肾虚不固，精微外泄；久病入络，气机不畅，肾络瘀阻。故以健脾利水、益肾固精、祛瘀通络为法，方用五苓散合防己黄芪汤加减，方中陈皮、制半夏斡旋中焦气机，配以黄芪、白术益气健脾，则中焦枢机调畅，水湿得以运化；防己、猪苓入肾及膀胱经，可直达下焦，利水渗湿；青风藤祛湿通络；地龙辛咸，剔邪搜络，祛瘀消癥，而川芎为血中气药，辅以行气祛瘀通络；杜仲、金樱子、芡实益肾气，固精微；桂枝温阳化气，助利水兼通络；泽泻渗水湿，泄肾浊。诸药协同，理虚扶正，祛邪通络。二诊患者水肿缓解，纳差稍缓解，水湿渐消，脾肾渐复，中焦枢机渐畅，故去陈皮、半夏，加砂仁以辛香温通，醒脾化湿；正气来复，而瘀浊阻络，加丹参以增祛瘀通络之效。三诊患者水肿较前明显减轻，乏力、腰酸及纳差等症好转，提示正气复而水未再盛，结合患者之微观病理表现，当散肾络瘀滞，兼养脏和络，故去猪苓，加当归以养血和络，"络以辛为泄"，去桂枝，加细辛引诸药入肾络直达病所，趁邪盘结尚浅，预防癥积，巩固疗效。

总之，肾脏疾病往往病程绵长，肾气虚弱是导致疾病慢性化的内在基础，湿浊、瘀血、热毒、外邪是疾病进程中虚实错杂的病理因素。在病理因素的作用下，组织器官得不到足够的血流灌注，形成全身或局部瘀血，从而导致局部组织、器官的代谢紊乱和功能活动障碍。脏腑功能障碍，气血运行失和，使病理产物破坏了体内自我调节机制。因此，枢机不利、平衡失调、因虚致实是多种慢性肾脏病的病机核心。其中，"风湿扰肾""肾络失和"更是慢性肾脏病复杂病理阶段的关键环节。临床注重祛风胜湿、调和肾络法的应用或可提高中医药治疗慢性肾脏病的疗效。

参 考 文 献

[1] 支勇，赵巍，曹式丽. 曹式丽运用辛通畅络法治疗膜性肾病经验 [J]. 中医杂志，2019，60（17）：1459 – 1462.

[2] 支勇，赵巍，曹式丽. 名老中医曹式丽应用细辛治疗慢性肾脏病经验初探 [J]. 辽宁中医杂志，2020，47（1）：41 – 43.

[3] 路畅，林燕，曹式丽. 曹式丽运用虫类药从络论治慢性肾脏病经验 [J]. 河南中医，2018，38（9）：1333 – 1335.

[4] 窦一田，杨洪涛，曹式丽，等. 曹式丽治疗特发性膜性肾病经验浅析 [J]. 辽宁中医杂志，2017，44（7）：1373 – 1375.

[5] 窦一田，杨洪涛，林燕，等. 名老中医曹式丽辛通畅络法治疗特发性足细胞病学术经验撷要 [J]. 辽宁中医杂志，2017，44（8）：1604 – 1606.

[6] 苗璐，窦一田，曹式丽. 曹式丽教授治疗肾炎蛋白尿诊疗思维述要 [J]. 时珍国医国药，2016，27（6）：1499 – 1500.

[7] 张文娟，曹式丽. 曹式丽治疗慢性肾小球肾炎经验 [J]. 河南中医，2014，34（7）：1241 – 1242.

[8] 张文娟，曹式丽. 曹式丽教授从风辨治慢性肾炎蛋白尿的临床经验 [J]. 四川中医，2014，32（2）：3 – 4.

[9] 马鸿杰. 曹式丽诊治慢性肾衰的基本思想 [J]. 湖北中医杂志，2011，33（5）：27 – 28.

陈扬荣教授辨治肾性血尿经验

医家介绍：陈扬荣，教授，主任医师，博士生导师，第三批全国老中医药专家，享受国务院特殊津贴，从事临床、教学、科研50余年，勤于临证，治学严谨，主张博采众长，注重古为今用，致力创新探索，形成独特的诊疗风格。

一、学术思想

肾性血尿是指排除外伤、肿瘤、结石、结核、尿路感染、泌尿系统结构畸形及血液系统问题等因素，因肾小球病变导致的尿中出现畸形红细胞（比例大于70%）的疾病。根据肾性血尿的发病特点和临床症状，可将其归属为中医"血证""尿血""溲血""溺血"等范畴。现简要阐述陈扬荣教授辨治肾性血尿经验。

（一）病位"肺脾肾"，病性"虚热瘀"

《素问·营卫生会》曰："上焦如雾，中焦如沤，下焦如渎。"这充分说明三焦为精、气、津、液生化、布散、调节及废物排泄的重要通道。陈扬荣教授认为肺失通调、脾失转输、肾失开阖、三焦气化功能失司，容易导致津液代谢失常，从而产生"痰、湿（热）、毒、瘀"等病理产物，进而导致血尿的产生。具体来讲，肺为华盖，肺为娇脏，肺外合皮毛，外邪侵袭，最先伤肺，皮毛受邪，可内合于肺。若肺卫之邪不解，由表入里，造成肺热壅盛，热伤脉络，下注肾与膀胱，则发为血尿。《景岳全书·血证》曰："盖脾统血，则脾气虚则不能收摄；脾化血，脾气虚则不能运行，是皆血无所主，因而脱陷而妄行。"若先天不足或后天失养，则脾气不足，脾阳亏虚，脾失统摄，气不摄血而出现血尿。再者，脾胃居中焦，主气机升降聚散，主运化转输，若脾气虚弱，运化转输失司，津液代谢失常，则易导致水湿、痰饮的形成。陈老亦指出福建省地处东南沿海地区，系亚热带海洋性季风气候，潮湿多雨，易感受湿邪，"湿"与"热"易相互搏结，加之患者饮食多肥甘厚腻，以致湿热内生，湿热蕴结中焦，胶着难去，日久不化，下传肾与膀胱，迫血妄行，发为尿血。湿邪郁而化热则易形成湿热，湿热下注膀胱，灼伤血络形成血尿。《素问·六节藏象论》曰："肾者，主蛰，封藏之本，精之处也。"肾主蛰守位，若肾气亏虚失于固摄，或肾阴不足，阴虚火旺，虚火内扰，灼伤血络，都易导致血尿的产生。肾主水液，一方面参与肺主通调、脾主运化、三焦气化的代谢过程；另一方面主司膀胱气化，升清降浊，排除体内代谢产物，所以肾失开阖失司，则津液代谢失常也易导致水湿的产生，水湿郁而化热而成湿热，湿热灼伤血络则成血尿。瘀血是体内血行涩滞或血液停积而形成的病理产物，或为离经之血。陈老认为瘀血既是肾性血尿的病理产物，又是发病的致病因素。瘀血产生的原因很多，结合本病的"热"与"虚"两大基本病因，可分为：①因虚致瘀，一是气虚血瘀，气为血之帅，气不行血而为瘀血；二是阴虚血瘀，虚热内生，煎熬阴液，使血液浓缩、黏滞，产生瘀血；三是阳虚血瘀，阳虚则寒，寒性凝滞而成瘀血。②因实致瘀，一是湿热致瘀，湿热蕴结中焦或下焦，日久不化，阻滞气血运行，血行不畅而致瘀。二是出血血瘀，此病系出血性疾病，必有"离经之血"，长期停滞体内，阻碍气血运行，血液运行不畅而致瘀。所以肾性血尿的病位主要在肺、脾、肾，病性为本虚标实证，本虚为脾肾亏虚；标实为"虚、热、瘀"。

（二）辨证论治

陈老认为肾性血尿迁延难愈，病程较长，病情复杂，临证当首从"肺、脾、肾"三脏定位，"热、虚、瘀"三点入手，另当辨清各点具体病因，再施以"清热""补虚""消瘀"，以获良效。具体为以下辨证处方。

1. 邪热犯肺型

临床表现：发热，咳嗽，咽痒，血尿，舌质红，苔薄黄或黄，脉浮或浮数。

治法：疏散风热，凉血安络。

方药：银翘散加减。金银花 15 g，桑白皮 15 g，柴胡 10 g，牛蒡子 10 g，黄芩 10 g，连翘 10 g，六月雪 10 g，桑叶 10 g，大青叶 10 g，车前子 10 g，甘草 3 g。镜下血尿明显、红细胞数颇多者，可加白茅根、蒲黄等以加强止血之效。

2. 湿热蕴结型

临床表现：胸痞腹胀，烦热口渴或渴不欲饮，肢体困重，大便或溏或秘，小便短赤，尿血，甚至肉眼血尿，舌红，苔黄或黄腻，脉弦滑或滑数。

治法：清利湿热，凉血止血。

方药：小蓟饮子加减。小蓟 12 g，通草 6 g，生地黄 10 g，栀子 10 g，淡竹叶 10 g，蒲黄 10 g，萹蓄 10 g，瞿麦 10 g，车前子 15 g，白茅根 10 g，甘草 3 g。

3. 脾肾亏虚型

临床表现：腰背酸痛，纳少，脘腹胀痛，乏力，大便溏薄，尿频，镜下血尿，夜寐欠安，舌淡，边有齿痕，苔薄白，脉沉细。

治法：健脾益肾，固摄止血。

方药：六君子汤合六味地黄丸加减。生地黄 10 g，黄芪 15 g，山药 15 g，山茱萸 10 g，金樱子 10 g，沙苑子 10 g，车前草 12 g，仙鹤草 15 g，瞿麦 10 g，茯苓 15 g，白术 10 g，甘草 3 g。

4. 肾阴亏虚型

临床表现：头晕耳鸣，倦怠，腰膝酸软，潮热盗汗，五心烦热，尿血或仅为镜下血尿，舌质红或少苔，脉细数。

治法：滋肾阴，清虚热，凉血止血。

方药：知柏地黄丸加减。熟地黄 10 g，女贞子 15 g，墨旱莲 15 g，地骨皮 15 g，萆薢 10 g，六月雪 10 g，白花蛇舌草 15 g，白茅根 15 g，黄柏 15 g，车前子 10 g，炙甘草 6 g。

陈老认为瘀血不仅是病理产物，同时又是导致血尿持续或加重的重要病理因素。因此活血化瘀法贯彻肾性血尿治疗始终，具体来讲有补气活血、行气活血、滋阴活血、清热活血、活血止血等方法。陈老临证喜用血竭、三七粉两味活血止血的代表药物，此外，亦常用红花、川芎、丹参、牡丹皮、蒲黄、赤芍、茜草根、鬼箭羽、刘寄奴以行血、消瘀、止血。对于顽固性血尿的治疗，陈老还喜用虫类药物，常用乌梢蛇、水蛭、全蝎、地龙、蜈蚣等虫类药品搜剔通络。

（三）日常调护

《素问·上古天真论》明确指出："今时之人不然也，以酒为浆，以妄为常，醉以入房，以欲竭其精，以耗散其真，不知持满，不时御神，务快其心，逆于生乐，起居无节，故半百而衰也。"陈老认为应重视情志、饮食和起居在本病发病和进展中的作用。在饮食起居上，嘱咐患者起居有常，避免劳累，注意休息，预防感冒和感染；饮食宜清淡，提倡多食素食，忌食辛辣油腻之品。在情志方面，陈老认为，肾性血尿虽大多无临床症状，但常迁延难愈，易给患者造成严重心理负担，调畅情志有助于提高药物疗效，常嘱患者注意端正心态、积极沟通、调畅情志，切勿忧思过度，保持乐观心态，坚持用药。在健康教育的同时，用药上亦随症加减，如心烦易怒者加香附、佛手、绿萼梅、郁金等；失眠者加炒酸枣仁、合欢花、首乌藤、生龙骨、生牡蛎等。

二、典型病案

患者，女，60岁，于2018年10月28日初次就诊。患者反复镜下血尿1年余，既往多次外院查尿常规示：隐血（＋＋～＋＋＋），尿蛋白（－～＋），红细胞44～80个/μL。泌尿系统彩超：未见异常。刻下：镜下血尿，腰酸，稍感疲倦，夜尿2～3次，纳差，寐尚可，舌黯红，边有瘀点，苔白，脉沉细。查体：血压130/85 mmHg，颜面及双眼睑未见水肿，心、肺、肝、脾未见异常，双下肢无水肿。西医诊断为隐匿性肾炎。中医诊断为尿血病，证属脾肾亏虚，兼瘀血内阻。治以健脾益肾，固摄止血，兼以化瘀。处方：熟地黄10 g，山药15 g，山茱萸15 g，怀牛膝10 g，牡丹皮10 g，泽泻10 g，茯苓10 g，白术9 g，金樱子10 g，沙苑子10 g，桃仁5 g，白茅根10 g，车前子10 g，甘草3 g。14剂，水煎服，每日1剂。

2018年11月11日二诊。药后患者诉疲倦较前缓解，仍感腰酸，夜尿1～2次，纳寐可，舌脉同前。复查尿常规示：隐血（＋），尿蛋白（－），红细胞40个/μL。遂予前方去金樱子、沙苑子、牡丹皮，加杜仲15 g，续断10 g。续服14剂。再次复诊，患者诉上述症状改善，查尿常规示：隐血（＋），红细胞20.3个/μL。

三、结语

肾性血尿病机为本虚标实证，病位在肺、脾、肾三脏，病性为"虚、热、瘀"。急性期多表现为邪热犯肺或湿热蕴结状态，治宜疏散风热或清利湿热；慢性期多表现为脾肾亏虚或阴虚火旺状态，治宜温补脾肾或滋阴降火；瘀血贯穿肾性血尿始终，既是致病因素，又是病理产物，所以活血化瘀应贯穿始终。同时平素也应保持饮食有节，起居有常，心情愉悦，精神内守，如此才能"阴平阳秘，精神乃治"。

参 考 文 献

［1］范丽妃，吴竞．陈扬荣教授从藏象理论辨治慢性肾炎血尿经验［J］.福建中医药，2020，51（2）：76－77，80.

［2］马筱瑶，吴竞，陈扬荣．陈扬荣教授从热虚瘀论治肾性血尿经验［J］.云南中医中药杂志，2020，41（3）：1－3.

陈以平教授治疗膜性肾病经验

医家介绍：陈以平，上海市名中医，第五届全国名老中医药专家传承导师，上海中医药大学附属龙华医院终身教授，著名肾脏病专家，主任医师，博士生导师，博士后流动站合作导师，中国中西医结合学会肾脏疾病专业委员会名誉主任委员，我国中西医结合肾脏病学科的奠基人之一。陈教授行医50余载，学验俱丰，在肾脏病领域颇有建树。

一、学术思想

膜性肾病是由抗原物质（自身或外来）刺激机体产生相应的抗体，抗原－抗体结合形成的免疫复合物沉着于肾小球上皮细胞下或基底膜外侧，沉积的免疫复合物进一步激活补体，形成膜攻击复合物，导致基底膜弥漫性增厚，从而引起大量蛋白尿、低蛋白血症、水肿、高脂血症，是成人肾病综合征的常见病理类型。陈以平教授认为本病属于中医学"水肿""尿浊"等范畴。

（一）宏观与微观辨证相结合

陈教授认为本病多为本虚标实之证，脾肾亏虚为其本，湿热侵袭为其标。脾居中州，斡旋三焦，主运化水湿。《素问·太阴阳明论篇》曰："脾者土也，治中央……脾脏者，常著胃土之精也。"脾气亏虚，运化无力，水无所制而泛滥，则发为水肿，正如《黄帝内经》所云"诸湿肿满，皆属于脾"。肾处下焦，为先天之本，主水液，《素问·水热穴论》说："肾者，胃之关也。关门不利，故聚水而从其类也，上下溢于皮肤，故为胕肿。"水湿日久，郁而化热而成湿热。脾肾亏虚，气血运行无力或湿热阻滞气机，气血运行不畅，皆可导致瘀血形成。所以本病存在着"虚""湿""瘀""热"四大病机，脾肾气虚是膜性肾病发病的基本病机，脉络瘀滞、湿热内蕴是膜性肾病反复发作、缠绵难愈的病理基础。陈以平教授长期致力于肾脏病理与中医辨证关系的研究，主张认识及治疗疾病要宏观与微观、辨病与辨证、动态与静态相结合。她认为补体活化、膜攻击复合物形成归属微观辨证之湿热或热毒之候，免疫复合物在上皮下沉积、基底膜增厚等病理变化当归于中医微观辨证之"瘀血"证，然后提出了健脾益气、清利湿热、活血化瘀的治疗大法。

（二）动态辨证，分期论治

治疗上，陈教授将膜性肾病分为早、中后期，主张分期论治。

1. 早期

临床表现：多见下肢水肿、口干咽燥、纳差口苦、乏力、大便干结，或见面部痤疮，或见皮肤湿疹，舌质红，苔薄黄，脉濡或濡数。

辨证：脾虚湿热证。

治疗：清热利湿，益气活血。

方药：陈氏清热膜肾方加减。药用党参、白术、丹参、当归、益母草、白花蛇舌草、黄芩、石韦、茯苓、车前草、苍术等。咽喉红肿疼痛者，加金银花、射干、蒲公英；水肿甚者，加冬瓜皮、白茅根、猪苓；伴血尿者，加仙鹤草、白茅根、大蓟、小蓟、马鞭草。

2. 中后期

临床表现：多见下肢水肿、腰酸乏力、畏寒怕冷、面色少华、易感外邪，小便清长、纳差腹胀、大便溏薄，舌淡，苔白腻，或舌边有齿痕，脉沉细无力。

辨证：脾肾阳虚证。

治疗：健脾补肾，益气活血。

方药：陈氏补肾膜肾方加减。药用黄芪、党参、白术、山药、淫羊藿、肉苁蓉、薏苡仁、苍术、丹参、益母草、红枣等。水肿甚者，加茯苓、泽泻、冬瓜皮；畏寒怕冷者，加肉桂、巴戟天；食欲不振者，加谷芽、麦芽；失眠者，加酸枣仁、柏子仁；腹胀重者，加广木香、陈皮；伴血尿者，加炮山甲片研粉冲服。

二、典型医案

患者，男，58 岁。初诊时间：1999 年 3 月 8 日。患者于 1997 年 7 月，无明显诱因出现下肢水肿，查 24 小时尿蛋白定量 1.6 g，该年 10 月复查 24 小时尿蛋白定量 4.0 g，予泼尼松及环磷酰胺治疗，疗效欠佳而停用，肾穿刺诊断为膜性肾病（Ⅱ期）。症见双下肢水肿明显，易感冒发热，苔薄黄腻，脉滑数。24 小时尿蛋白定量 7.1 g，白/球蛋白比值 0.9，三酰甘油 4.2 mmol/L，总胆固醇 13.9 mmol/L。血压 130/82 mmHg，为膜性肾病早期，证属脾虚湿热，治宜清热利湿、益气活血，以陈氏清热膜肾方加减，药用黄芪 30 g，当归 12 g，苍术、白术各 15 g，益母草 30 g，淫羊藿 15 g，巴戟天 15 g，山药 20 g，猪苓 15 g，茯苓 15 g，金樱子 30 g，鸡冠花 15 g，白花蛇舌草 30 g，每日 1 剂，水煎服，并配以活血通脉胶囊、黑料豆丸口服。

此后患者 3 次就诊，以上方加减，病情逐渐好转。1999 年 12 月 17 日，水肿全消，24 小时尿蛋白定量 2.9 g，白/球蛋白比值 1.3，舌净，脉细。调整处方巩固疗效，药用：黄芪 30 g，当归 15 g，泽泻 15 g，灯心草 30 g，党参、丹参各 20 g，虎杖 30 g，芙蓉叶 30 g，狗脊 15 g，僵蚕 12 g，山药 30 g，苍术、白术各 15 g，金樱子 30 g，何首乌 20 g，白花蛇舌草 30 g。

2001 年 2 月 27 日，托人转方，症情平稳，24 小时尿蛋白定量 0.54 g，白/球蛋白比值 1.5，血脂正常，守方继服。

三、结语

（1）陈教授主张临床辨病与辨证相结合，辨病是寻求疾病的共性及其变化的普遍规律，而辨证则是寻求疾病的个性及其变化的特殊规律。她将疾病的肾穿病理等微观表现纳入到中医辨证的范围中，对于临床无症可辨的患者，微观辨证起到四两拨千斤的作用。

（2）陈教授认为活血化瘀治疗应贯穿始终，但宜灵活应变，审证求因。根据瘀血之成因，具体问题具体分析，从而采取行气活血、补气活血、温经活血、滋阴活血、化湿活血、泄热逐瘀、利水逐瘀等活血化瘀大法。例如气虚血瘀者，用补阳还五汤加减；阳虚寒凝者，用济生肾气丸合化瘀汤加减；阴虚热瘀者，用知柏地黄汤合化瘀汤加减；气阴两虚者，用黄芪地黄汤合化瘀汤加减；湿热血瘀者，用益肾汤加减；水湿血瘀者，用当归芍药散加减。

（3）陈教授始终认为中药具有增效减毒作用，她主张中西结合来治疗膜性肾病，在激素应用的初始阶段，患者易出现手足心热、口干舌燥等阴虚火旺的临床表现，可在辨证论治的基础上适当加用滋阴之品，如生地黄、女贞子等；在激素撤减阶段，又会出现气阴两虚的表现，则加用黄芪、党参、生地黄、女贞子等益气养阴之品。

参 考 文 献

[1] 王琳，陈以平.陈以平教授"微观辨证"学术思想在膜性肾病中的应用 [J].上海中医药大学学报，2006，20（3）：29－31.

[2] 高志卿，邓跃毅，王琳，等.陈以平教授分期论治膜性肾病 [J].上海中医药杂志，2004，38（2）：35－36.

[3] 陈以平.提倡辨病论治力主微观辨证 [J].中国中西医结合肾病杂志，2012，13（5）：377－378.

程晓霞教授从脾论治糖尿病肾病经验

医家介绍： 程晓霞，国家级名老中医，浙江中医药大学兼职教授、硕士生导师，从事中医药临床及科研工作30余年，经验丰富，用药独特，疗效显著，尤其是在糖尿病肾病的中医药诊治方面造诣深厚。

一、学术思想

糖尿病肾病即糖尿病性肾小球硬化症，是糖尿病严重的慢性微血管并发症之一。糖尿病病变日久，损伤及肾，早期表现为肾小球滤过率增加，随着病情进展，容易出现大量蛋白尿及肾小球滤过率的下降，从而出现肾功能的衰退甚至使患者进入透析。程晓霞教授认为糖尿病肾病的形成在五脏之中与脾关系最为密切，从病因来看，《素问·奇病论》云脾瘅"此肥美之所发也，此人必数食甘美而多肥也"；《素问·通评虚实论》亦云"消瘅……肥贵人，则高粱之疾也"，说明膏粱厚味、肥甘美味是糖尿病发病的直接因素。从病变脏腑来看，清代医家陈士铎在《辨证录》中云："夫消渴之症，皆脾坏而肾败。脾坏则土不胜水，肾败则水难敌火。二者相合而病成。倘脾又不坏，肾又不败，亦无消渴之症矣。"说明其病变首发于脾，病久而及肾。所以程晓霞教授根据多年经验和研究认为脾虚证患者在糖尿病肾病各期都占有较高比例，所以她主张治疗糖尿病肾病宜早期干预，而治疗的重中之重为益气健脾，固护中焦。

（一）调脾为主，兼顾肾气

1. 早期

糖尿病肾病早期，脾气虚弱的患者常表现为疲倦乏力、嗜卧懒动、纳差、腰膝酸软、面色苍白或晦暗等症状，所以应以补脾益气为主，一方面扶正有助于祛邪；另一方面扶正防止外邪入侵，体现了中医"治未病"思想。人参、黄芪、白术、山药、茯苓、粳米都具有很好的补益脾气兼具降糖作用。程教授喜用并重用黄芪，其性味甘温，善入脾胃，为益气健脾要药，又能利水消肿，白术主归脾胃经，长于补气以复脾运，又能燥湿、利尿以除湿邪。程氏还主张在健脾补肾的同时，不能一味给予补药，必须补中有消、有运、有化，使脾之运化功能得以正常发挥，如在使用益气之品时，常佐以广木香、枳壳、陈皮、佛手等理气之品，从而使补而不滞，补中有行。同时程师还指出，"治中焦如衡，非平不安"，临床用药宜轻灵平和，避免使用大辛大热、大苦大寒之品，补脾贵在健运，理气忌刚用柔。

2. 中期

糖尿病肾病中期出现大量白蛋白尿，多为阴损及阳、脾肾阳虚而不固，精微外泄所致，治疗上应以温补脾肾为主。常用药如淫羊藿、肉苁蓉、巴戟天，同时也常配以知母、黄精、生熟地之品，取之"善补阳者，宜阴中求阳"，同时补阳而不伤阴，阴阳并补，一举三得。基于"肾者，主蛰，封藏之本"理论，程教授亦常加入金樱子、益智仁、桑螵蛸等固摄之品。

3. 晚期

糖尿病肾病晚期气血阴阳俱虚，治疗当以调理脾胃为要，兼以顾护肾气，保摄阴阳为基本原则，切不可滥用攻伐之品，以免更伤中气，使虚之更虚，实之更实，虚实错杂，从而导致病情更加复杂难治。

（二）攻补兼施，虚实同治

程教授研究认为糖尿病肾病Ⅲ期以气阴两虚、脾肾气虚为主，糖尿病肾病Ⅳ期以脾肾气虚为主，糖尿病肾病Ⅴ期则以脾肾阳虚为主要表现。脾主运化升清，肾主气化开阖，脾肾气虚则脾失转输，肾失开阖，水液代谢失常，则可形成湿浊、痰湿等病理产物，反过来这些病理产物又可加重脾肾的亏虚。所以治疗上应攻补兼施，虚实同治，除了补脾、温脾、健脾、运脾以及补肾阳之外，还应祛湿泄浊、化湿、燥湿、利水渗湿齐头并进。常用药如茯苓、薏苡仁、泽泻、猪苓、苍术、藿香、佩兰、茯苓皮、半夏、桂枝。

（三）取类比象，"祛风""活血"

《素问·阴阳应象大论》曰："风胜则动。"程晓霞教授认为临床出现大量蛋白尿可引申为肾脏"动而太过"的表现。当"风"邪内扰于肾，使之过动，导致肾脏高滤过、高灌注，从而出现大量蛋白尿，尿中可见大量泡沫。所以治疗上应用祛风湿之品，程教授喜用雷公藤多苷片，同时加用鸡血藤、仙鹤草、石韦或垂盆草、五味子等，来起到增效减毒的作用。程师认为肾小球是由无数的毛细血管网络组成，中医的络脉与西医的毛细血管存在着相似的结构基础，说明肾小球疾病与络病密不可分。糖尿病肾病后期，病程日久，肾脏病理多表现为肾内毛细血管微血栓形成、肾小球节段硬化等，取类比象可归属为"瘀血"的范畴，恰合中医"久病入络""久病成瘀"的理论，常用活血药如丹参、当归、桃仁、红花、三棱、莪术等。

二、典型病案

患者，男，59 岁。2014 年 8 月 22 日初诊。患者有糖尿病病史 16 年，伴有高血压，长期血糖控制不佳，血压控制情况尚可。半年前双下肢浮肿加重，小便泡沫增多，感乏力，胃纳减退，查 24 小时蛋白定量为 6.99 g，血肌酐 144 μmol/L，血浆总蛋白 62.2 g/L，血浆白蛋白 33 g/L，空腹血糖 12.38 mmol/L，症见口干唇燥，尿频量多，尿液可见大量泡沫，双下肢水肿，时觉喉中有痰，乏力，喜卧好坐，腹胀，纳差，大便干结，舌淡、苔薄腻，脉沉滑。程教授接诊后，治疗上在强化血糖、血压控制的同时，予氯沙坦钾片 50 mg 日 1 次、雷公藤多苷片 10 mg 日 3 次，同时配合中药健脾补肾，活血化湿。处方：黄芪、丹参各 30 g，党参、山药、鸡血藤、薏苡仁、天花粉、茯苓皮各 20 g，白术、莪术、川断、狗脊各 15 g，当归、枳实、芡实各 10 g，陈皮 6 g。该方在补气健脾基础上，兼顾肾脏，加用活血祛瘀药，补而不滋腻，泻而不伤正。

二诊（2014 年 9 月 12 日）时，患者复查 24 小时蛋白定量 3.64 g，血肌酐 110 μmol/L，尿素氮 10.4 mmol/L，尿酸 419 μmol/L，空腹血糖 7.12 mmol/L。患者二便通畅，双下肢浮肿情况较前相仿，胃纳较前改善明显，乏力、腹胀好转，予以停用天花粉，加用五味子、山茱萸滋阴补肾。随访半年，患者复查 24 小时蛋白定量 2.21 g，血肌酐 97 μmol/L，尿素氮 7.81 mmol/L，尿酸 342 μmol/L，空腹血糖 5.5 mmol/L，餐后 2 小时血糖 8~9 mmol/L，患者双下肢浮肿基本改善，二便佳，胃纳佳，乏力较前明显好转。舌苔薄黄腻，舌质黯红，脉小细滑。继续依照之前健脾益肾的方法治疗。

三、结语

程教授认为糖尿病肾病病机为本虚标实证，脾肾亏虚为本，湿浊、瘀血为标。同时指出治疗糖尿病肾病须树立"治未病"的临床思路，强调早发现、早诊断、早治疗。调脾为主，兼顾肾气；攻补兼施，虚实同治。用人参、黄芪、白术、山药、茯苓、粳米来补益脾气；广木香、枳壳、陈皮、佛手来行气运脾；茯苓、薏苡仁、泽泻、猪苓、苍术、藿香、佩兰、茯苓皮、半夏、桂枝来化湿、利水渗湿；基于中医"象思维"理论，用雷公藤多苷片祛风除湿，丹参、当归、桃仁、红花、三棱、莪术活血化瘀。诸法合用，随症加减，标本同治，从而延缓肾功能的进展，延迟患者进入透析的时间。

参 考 文 献

[1] 殷佳珍，程晓霞. 程晓霞从脾论治糖尿病肾病的经验总结 [J]. 浙江中医杂志，2016，51 (6)：404 – 405.

[2] 王维维，毛黎明，程晓霞. 程晓霞教授中医治疗糖尿病肾病临床经验 [J]. 中国现代医生，2015，53 (29)：112 – 115.

[3] 李秋芬，程晓霞. 程晓霞应用调理脾胃法治疗老年慢性肾功能衰竭经验 [J]. 浙江中西医结合杂志，2015 (3)：219 – 220.

[4] 李秋芬，程晓霞. 程晓霞治疗慢性肾病经验 [J]. 浙江中西医结合杂志，2015，25 (12)：1090 – 1092.

丁樱教授治疗过敏性紫癜性肾炎经验

医家介绍: 丁樱,全国第四批名老中医、教授、主任医师、博士生导师。从事小儿肾脏疾病研究已有40余载,其临床经验丰富,学术见解独特,尤其在小儿紫癜性肾炎治疗方面颇有建树。

一、学术思想

过敏性紫癜是一种以广泛小血管炎为基础的系统性血管炎病变,主要累及皮肤、胃肠道、关节和肾脏,临床表现以皮肤紫癜、关节疼痛及血尿、蛋白尿为主要症状。过敏性紫癜性肾炎相当于中医学"尿血""水肿"范畴。

(一)病机为"虚、热、瘀"

丁樱教授认为过敏性紫癜性肾炎病因分为内因和外因两方面。小儿为稚阴稚阳之体,脏腑娇嫩,气血未充,血分伏热,此为内因,乃发病之本;感受风热邪毒,过食辛辣刺激动风之品或接触易致过敏之物,此为外因,乃发病之由。内外相合,风热毒邪乘虚而入,扰动血脉,血不循经,血溢肌肤而见皮肤紫癜性出血;血溢膀胱肾络则见尿血;邪滞中焦肠胃,阻碍气机,腑气不通,"不通则痛",故而腹痛;邪气阻滞于关节,经气不利则见关节肿痛。若疾病迁延日久,伤及脾肾,火热之邪耗气伤阴以致气虚阴伤,气虚则统摄无权,阴虚火旺则易灼伤脉络,血液不循常道而溢于脉外,可致紫癜反复发作;脾肾亏虚,脾失统摄,肾失封藏,精微不固可见不同程度的蛋白尿。病变早期,风热毒邪阻滞脉络,导致经气不利,抑或风热毒邪灼伤阴液,血液黏稠,皆可导致气血运行不畅而为瘀血;病变后期,气耗阴伤,气虚则行血无力,阴虚则脉道不充,亦可导致气血运行不畅而为瘀血。过敏性紫癜性肾炎乃出血性疾病,血不循经亦可导致瘀血。所以丁樱教授认为瘀血贯穿疾病的始终。瘀血既是紫癜性肾炎的病理基础,又是加重本病的致病因素。

（二）谨守病机，分期论治

丁樱教授谨守病机，辨证论治，认为过敏性紫癜性肾炎应分期论治，早期邪盛而正气不弱，治疗以祛邪为主佐以化瘀；后期脾肾亏虚，气阴两伤，治疗以扶正为主佐以化瘀。丁教授根据其病机，结合多年临床经验将本病分为四型，分别为风热夹瘀、血热夹瘀、阴虚夹瘀、气阴两虚夹瘀。

1. 早期

（1）风热夹瘀

症候：紫癜色红、细碎，散发，可伴瘙痒，此起彼落；发热，恶风，流黄涕，疼痛拒按或固定性疼痛；眼周乌青或晦暗；咽红；咳嗽；舌红，苔薄黄或薄白；脉浮数。

治法：疏风清热凉血，活血化瘀。

方药：基本经验方。生地黄、牡丹皮、紫草、忍冬藤、当归、鸡血藤、丹参、连翘、徐长卿、乌梅、地肤子、川芎、赤芍、甘草。

（2）血热夹瘀

症候：皮肤瘀斑、瘀点较多，色鲜红，高于皮肤，此起彼落；面红；心烦；口渴欲饮；小便短黄，大便偏干；舌红或红绛；苔薄黄或黄厚；脉数有力。

治法：清热凉血解毒，活血化瘀。

方药：犀角地黄汤加减。生地黄、牡丹皮、水牛角颗粒、紫草、当归、丹参、鸡血藤、川芎、徐长卿、忍冬藤、乌梅、旱莲草。

2. 后期

（1）阴虚夹瘀

症候：紫癜色红，不易消退；午后低热或盗汗；手足心热；口干喜饮；咽淡红；舌红少苔或无苔；脉细数。

治法：养阴清热，活血化瘀。

方药：知柏地黄汤加减。生地黄、牡丹皮、知母、黄柏、当归、丹参、鸡血藤、益母草、玄参、墨旱莲、茜草、女贞子、忍冬藤、乌梅、甘草。

（2）气阴两虚夹瘀

症候：紫癜色淡红，散发；盗汗、自汗；平素易感；神疲乏力；纳差，便溏；面色无华；舌淡，苔薄或舌淡胖边有齿痕；脉细数。

治法：益气养阴清热，活血化瘀。

方药：基本经验方。生黄芪、太子参、菟丝子、桑寄生、当归、丹参、生地、知母、川芎、茯苓、薏苡仁、益母草、鸡血藤、忍冬藤、女贞子、甘草。

随症加减：咽喉疼痛加冬凌草、射干、桔梗；紫癜反复加徐长卿、地肤子；皮疹发痒加白鲜皮、防风、浮萍；腹痛加白芍，甘草；关节疼痛加牛膝、木瓜；热毒盛加黄芩、蒲公英、紫花地丁、板蓝根；气滞明显加佛手、香橼、陈皮；瘀滞明显加桃仁、益母草；湿热重加薏苡仁、车前子；盗汗加煅牡蛎、地骨皮、山茱萸；心烦失眠，加首乌藤、酸枣仁；血尿加茜草、白茅根、三七粉、小蓟；蛋白尿重用黄芪、太子参和活血化瘀药物，黄芪用量 30 ~ 60 g。

（三）消除诱因，澄源截流

过敏性紫癜性肾炎乃血分伏热与外感风热邪毒或过食辛辣刺激动风之品或接触易致过敏之物内外相合而触发，所以一定要消除或避免诱因，防患于未然。无论是急性发作期或是稳定期，一定要注意忌食鱼、虾、蟹、蛋、奶、煎炸食物及含有添加剂的小食品；内衣要求纯棉织品；尽量避免接触油漆、化肥、农药等；积极清除感染灶；停用可疑过敏药物，简化用药。

二、典型医案

患者，女，11 岁，2003 年 2 月 10 日初诊。代诉：患过敏性紫癜性肾炎 4 个月。临床表现为血尿伴轻度蛋白尿型。肾病理活检：轻度系膜增生性紫癜性肾炎（IIb）。免疫荧光显示：IgA（+++），IgG（+），IgM（-），C_3（+），C_{1q}（-）。患儿 4 个月前发病，以双下肢对称性皮肤紫癜首发，2 周后尿检异常，经几家医院抗感染、维生素 C、芦丁、激素等治疗效果差。诊见：双下肢少量皮肤紫癜，色暗红，手足心热，汗出较多，大便偏干，舌黯红、苔薄黄，脉数。尿常规检查：蛋白（+）、潜血（+++）。镜检：红细胞（++）/HP。肝肾功能、血脂等均正常。中医诊为紫癜、尿血，证属阴虚夹瘀。治以养阴清热、活血化瘀，自拟基本方加减。处方：生地黄、丹参、茜草、忍冬藤各 15 g，牡丹皮、知母、当归、小蓟、女贞子、连翘各 10 g，黄柏、玄参各 12 g，墨旱莲 20 g，甘草 6 g。每天 1 剂，水煎，分 2 次服。并加用雷公藤多苷片，每次 10 mg，每天 3 次，口服。经上方治疗 10 天，皮肤紫癜消失，尿蛋白转阴，尿红细胞（+）/HP。中药方加用三七粉（冲服）3 g。继服 15 天，尿检红细胞转阴。续以上述方法治疗 1 个月后停药，2 个月后随访，皮肤紫癜未再发，尿检持续阴性。

三、结语

①过敏性紫癜性肾炎病机：本虚标实证，脾肾亏虚、气阴两伤为本，风热毒邪为标。大体分为风热夹瘀、血热夹瘀、阴虚夹瘀、气阴两虚夹瘀。治疗应谨守病机，分期论治。

②瘀血贯穿疾病始终：过敏性紫癜性肾炎总由热伤血络或气不摄血或血不循经而致皮肤出现紫癜或尿血。常用活血药有牡丹皮、赤芍、川芎、丹参、益母草、当归、鸡血藤等。

③不能见血止血：丁教授强调，临床治疗出血性疾病时不能见血止血，应辨证论治，同时寓止血于活血中，使止血不留瘀，防止闭门留寇。她认为在急性期有明显的呕血、大便出血时应以止血为主，在多数情况下应以活血为主、止血为辅，常用当归、丹参、藕节、大蓟、小蓟、白茅根等；病至后期，应以止血养血为主，兼顾活血，喜用丹参、白及、茜草、三七、琥珀粉等。

④善用藤类药物：小儿过敏性紫癜病机的实质是各种病因引起的络脉损伤，丁樱教授治疗本病紧扣络脉损伤的病机，临床善用藤类药物来活血通络。藤蔓类药物，缠绕蔓延，犹如网络，纵横交错，无所不至，取象比类，为通络之佳品，常用的藤类药物有雷公藤、忍冬藤、青风藤、海风藤、络石藤、鸡血藤、首乌藤、桑枝等。对于风热邪毒、郁蒸肌肤、灼伤络脉为病者，常用忍冬藤、青风藤、海风藤以祛风清热，解毒通络；关节肿痛者，常用桑枝、络石藤以清热利湿，通络止痛；病程日久耗伤气血，瘀阻肾络者，以鸡血藤、首乌藤养血补血，活血通络。

参 考 文 献

[1] 任献青，郑贵珍，管志伟，等 . 丁樱教授从热、瘀、虚辨治小儿过敏性紫癜性肾炎经验 [J]. 中华中医药杂志，2013，28（12）：3586 – 3588.

[2] 郑海涛，尚东方，韩姗姗，等 . 丁樱教授扶正祛邪活血化瘀治疗紫癜性肾炎思辨 [J]. 中国中西医结合儿科学，2014，6（6）：510 – 512.

[3] 任献青，郭庆寅，管志伟 . 丁樱教授治疗小儿过敏性紫癜性肾炎经验介绍 [J]. 新中医，2010，42（12）：141 – 142.

［4］姜淼，郭婷，丁樱．丁樱教授用血尿Ⅰ方治疗小儿紫癜性肾炎血尿经验［J］.时珍
国医国药，2015，26（2）：477-478.

［5］管志伟，任献青，丁樱．丁樱教授治疗小儿过敏性紫癜的经验拾萃［J］.光明中医，
2009，24（4）：625-627.

［6］白明晖，李向峰，丁樱．丁樱教授运用祛邪安络法治疗小儿过敏性紫癜经验［J］.
中医临床研究，2013（5）：32-33.

董平教授逐水法治疗肾性水肿经验

医家介绍： 董平，宁夏名老中医，临证 50 多年，积累了丰富的临床经验。现将董老师应用逐水法治疗肾性水肿方法介绍如下。

逐水法可以应用于多种疾病，这里只讨论慢性肾炎和肾病综合征水湿壅闭的应用经验和体会。

一、逐水的具体步骤和方法

（1）甘遂散用法：甘遂粉裹煨，研细末，装胶囊中，每日晨起空腹吞服 1 次，用逐水汤（自制方）送下。甘遂用量视患者强弱而定，成人从 1 g 或 2 g 开始，逐日递增 0.5 g，加至服后能在当天上午泻下大量水样便 2 ~ 3 次为度。这个有效量一般可以维持 2 ~ 3 天，以后会因产生耐药性而减效，泻下水粪不多，应在患者能耐受的条件下，继续递增用量，最多可增至 6 g，用到 6 g 也只能维持几天，泻水作用又会减弱，此时应不再加量，相反的，应停几天再用，往往又能达到泻水目的。

（2）逐水汤组成和用法：牵牛子 9 g，大黄 4.5 ~ 9 g，郁李仁 9 g，木香 9 g，砂仁（后下）6 g，厚朴 6 g，小茴香 6 g，大腹皮 18 g，生姜 3 片，大枣（去核）5 枚。用此方送服甘遂散逐水时，应把头煎、二煎合并一起，在早晨空腹时 1 次服下。若在甘遂逐水的间歇期使用此方，目的在于控制水湿，扼其病势，则每剂药分为 2 次，早晚空腹服下。

（3）人参汤用法：在逐水期间，每天预备人参 9 ~ 12 g，煎汤备用。在服逐水药已泻下几次，感到疲惫时，频饮此汤，以补气阴，还可缓解因逐水药刺激肠胃道引起的泛恶、腹痛等症状。

（4）水肿患者极易感冒，且常因感冒风寒而使水肿有所反复或加重，此时改用疏风行水、表里前后分消之法，疏风与行水并行不悖，自拟水肿分消汤。方用苏叶、防风各 6 g，杏仁 9 g，散表分之水，使从汗出；陈皮、生姜皮各 9 g，大腹皮、茯苓皮、五加皮各 12 g，去皮里膜外之水，使从尿出；汉防己 12 g，椒目、葶苈子各 6 g，牵牛子 9 g，使在里之水，分由二便排出；金银花15 g、连翘15 g，既以清热解毒，减少尿中红细胞，又以利尿消肿；生姜片3片，大枣3枚，和中健脾，使邪去而正不伤。

二、逐水的善后处理经验

（1）腹水基本消退，应即停用甘遂散，只用逐水汤维持几天，作为由逐水法退到消水法的过渡办法。此时方中的牵牛子可改为研末吞服，用姜枣汤调下，然后继服汤药。这样可以减少牵牛子末对口腔和食道的刺激，又可以加强泻水作用。

（2）当腹水已经消退，只剩他处肢体余肿未消时，这便是停止逐水、改用消水法的好时机，常以化气行水的五苓散和运脾利水的五皮饮合方使用。

（3）逐水法难免使人体阴液大量流失；随着阴液的流失，也会使阳气耗伤。逐水造成气阴两虚的后果，常常是以阴虚及虚热为主。用自制的清凉饮和加味地黄汤两方，随症加减，依次而施，疗效颇著。清凉饮组成：生地黄、墨旱莲、仙鹤草各15 g，地骨皮、桑白皮、白茅根、金银花、连翘各12 g，侧柏炭、茜草炭、蒲黄炭、焦栀子各9 g，川木通、淡竹叶各6 g。加味地黄汤是六味地黄汤加砂仁、阿胶、白芍、墨旱莲、白茅根而成。在运用上述阴柔药时，须随时观察阳气的亏损情况，适当穿插使用益气健脾的异功散，或从阴补阳的六神散（四君加山药、白扁豆）、右归饮、肾气丸之类，借以维持阴阳气血的动态平衡，从而和调阴阳，恢复元气，巩固疗效，有效地缩短康复期，最终达到治愈的目的。

三、典型病案

患者，男，11岁。主诉周身剧痛、头痛、呕吐、腰痛、尿涩少1周，以急性肾炎收住儿科病房。住院2个月，肿势反复，肿甚时眼不能睁，脐凸，腰平，阴茎阴囊全肿大，头痛呕吐时轻时重，又曾发生神迷、抽搐等症。12月30日求董老诊治，初诊时患者周身水肿，压之凹陷，面色㿠白，睑肿，眼难睁大，气促，痰鸣，不思饮食，视其腹部膨胀，剑突下明显鼓出，脐出外凸，腹水征、胸水征均明显。舌苔黄白腐垢，脉沉滑，按之尚有力。诊断为肾病综合征（水湿壅闭证），每日早晨空腹吞服甘遂散从1.5 g递增到3 g，用加减胃苓汤送下，并嘱其用高丽参3 g煎汤，于泻下后饮用。加减胃苓汤的组成是胃苓汤去甘草，以砂仁易桂枝，再加葶苈子、白芥子、防己、椒目，旨在扶脾不使衰败，兼逐胸水。与此同时，兼用西药氯丙嗪片止吐。其后甘遂散由 3 g 逐步增量至 4.5 g，送服甘遂散时改为逐水汤加减，以增加逐水力量。泻后用以扶正的高丽参改为白人参，剂量增至 9 g。然后减甘遂为 3 g，而在汤方中加商陆以为补偿。结果连用 3 天均不泻水，只是尿量大增。于是把原来用逐水汤送服甘遂的方法，改为每日清晨 5 时先服逐水汤，过 1 个半小时再用生姜汤送下甘遂散 3 g（胶囊装）。改变处理后，连续 4 天上午均有泻水样便 2 ~ 3 次，收到了预期效果。患者除头面、腹部及足背稍有水肿以外，自臂至手，水肿全消，阴囊、阴茎水肿全退。患者已能坐起活动。从此便结束逐水治法，而改用消水法以退余肿。

逐水后的预后调理：先用五苓散、五皮饮合方加减，期间因感受风寒，病情复发，改为水肿分消汤并配以西药氢氯噻嗪片。水肿消退后，阴虚之象渐露，面颊泛红，从此改用六味地黄汤合异功散加减。至 4 月 20 日，除尿蛋白（＋）外，其余一切正常，乃带药出院，嘱继续忌盐 2 个月，谨避风寒，以免感冒。10 年后路遇其父，谓患者出院后遵医嘱休养，身体康复很快，不久即上学，直至高中毕业，旧病从未复发。

四、按语

（1）逐水名方有十枣汤、控涎丹、浚川散、舟车丸、三花神佑丸、己椒苈黄丸、禹功散等。十枣汤宜于胸胁之水饮，控涎丹宜于悬饮，禹功散宜于下焦阴囊之水湿。治肾炎腹水时，都不宜原方照搬。舟车丸、三花神佑丸都是阳水实证的猛剂，方内除甘遂、牵牛子、大黄外，又都有轻粉、大戟、芫花，浚川散内也有轻粉，毒性都大，对胃肠道黏膜刺激太甚。以上三方面用于肾炎腹水时，只能制为丸散，不可适用汤剂。己椒苈黄丸以前后分消法治疗水饮内结所致的腹满，可入汤剂，但只可作为逐水的辅佐，不能独当一面。

（2）逐水药与行气药相配合，这样可以提高疗效，减少副作用。选择逐水成方中常使用的、疗效较佳而毒性又易控制的牵牛子、郁李仁，加以重用辅以峻泻药，再配以理气和中、消胀除满的药，制为"逐水汤"，送服逐水主药甘遂散，并于泻水后用参汤扶正。

（3）不要机械地理解"急则治标"的含义，以为逐水法在本病中的应用都是突击一两次便能解决治标问题。实际上，有时攻补兼施，有时攻补交替，有时攻攻歇歇，多数病例要实行好多次才能获效，有的需逐水二三十次才能达到最终治疗目的。同时，在整个治疗过程中和肿消百日之内，忌含盐食物和房事，才能巩固疗效。

参 考 文 献

［1］高亚陇，汪建勋．董平老中医治疗肾炎蛋白尿的经验［J］.新中医，1998，30（1）：9－10.

［2］高亚陇，胡旭珍，刘本臣．董平中医学术经验集［M］.北京：阳光出版社，2014.

杜锦海教授从肺脾肾论治肾炎经验

医家介绍：杜锦海，全国老中医专家，临床上擅长治疗肾炎、尿路感染、慢性肾衰竭等疾病，提出肾炎的肺脾肾论说，认为宣肺、补脾、益肾是治疗肾炎三大法。

一、从肺脾肾论水肿

杜老认为，急性肾炎主要是人体正气虚，而为风热、湿热、疫毒等温邪侵袭使然。若风寒外袭，很快寒郁化热，故临床上肾炎患者都表现为热毒炽盛或邪正相争、邪实正虚，其特点为肺卫受邪。慢性肾炎是由急性肾炎久治未愈、迁延所致。其病程长，久病正虚，患者除表现脾虚的症状外，也可见肾虚的症状。故慢性肾炎一般而言皆属于虚证。

肾炎发病的机制主要责之于肺、脾、肾三方面。此三脏相互联系，相互影响。古代医家张景岳在论水肿病中说："其本在肾，其标在肺，其制在脾。"在因感受外邪，肺失宣通肃降；在外则腠理密闭，汗液不得外泄；在肺则肺不能肃降，失于通调水道，下输膀胱，而见小便短少；在脾则脾不能运化水湿，人体正常的水液代谢功能失常，导致水液泛滥肌肤；在肾则肾的开阖功能失度，表现为阖多开少，其结果必为尿少。由于脾肾功能的失司，跟肺一样，都造成人体水液不能正常运转与排泄，这就是水肿的主要机制。肺脾肾三脏相互联系，相互影响，如肾虚水泛，逆于肺，则肺气下降，失其通调水道之职，使肾气更虚而加重水肿。若脾虚不能制水，水湿壅盛，必损其阳，久则导致肾阳亦衰；反之，肾阳衰不能温养脾土，脾肾俱虚，亦可使病情加重。

二、分型辨治经验

（一）肺热型

此型临床表现为以肺热为主的症状，如眼睑水肿继则四肢及全身皆肿、发热不恶寒或稍恶寒有汗或无汗、咽喉疼痛或咽部红肿、咳嗽、痰黄黏稠、口干渴、尿色黄或皮肤疖疮、湿疹瘙痒、舌质红、苔黄、脉浮而数，以肺卫受邪为特点。治法：疏风宣肺、清热利水。药用：防风、蝉蜕各9 g，大青叶18 g，板蓝根15 g，金银花、连翘、黄芩各9 g，桑白皮12 g，白茅根30 g。

（二）肺热脾虚型

此型必有肺热症状，亦有脾虚症状，往往表现脾虚气弱而感受外邪。常见颜面黄白少华、神倦纳呆、尿少便溏或伴口渴、咽红痛、咳嗽、舌淡、苔白、脉细数。治法：清宣肺热与健脾利水并用。药用：黄芪、党参各15 g，白术9 g，茯苓15 g，金银花、连翘各9 g，鱼腥草18 g，板蓝根15 g，白茅根30 g。

（三）脾虚型

此型主要表现为面色㿠白、神倦肢冷、全身水肿或双下肢水肿较明显、脘闷腹胀、纳少便溏、小便短少、舌淡苔白滑、脉沉细弱等一派脾虚水泛肌肤之象。治法：健脾利水。一为脾虚水湿泛滥明显者，临床上以水肿为主，治以健运脾气之法以达到利水消肿之效。药用：黄芪18 g，汉防己9 g，茯苓皮、薏苡仁、赤小豆、白茅根各30 g，猪苓9 g，泽泻12 g，车前子9 g。二为脾胃虚弱明显者，水肿可不明显，治以健脾和胃之法以奏利水消肿之效。药用：防风、蝉蜕各9 g，马蹄金15 g，谷芽、麦芽各9 g，山楂12 g，茯苓15 g，白术9 g，神曲15 g。

（四）脾肾两虚型

此型患者既有脾虚又有肾虚证。患者表现为面色灰白、水肿或不水肿、腹胀纳呆、便溏、腰酸膝软、肢冷、尿少、舌淡嫩、苔薄白、脉沉细无力。治法：健脾益肾利水。药用：黄芪18 g，党参15 g，苍术、白术各9 g，茯苓30 g，山萸肉、丹皮各9 g，生地黄、山药各15 g，泽泻12 g。

（五）肾虚型

此型主要表现为神疲怯寒、面色灰滞、面浮身肿、腰以下尤甚或不水肿、头晕耳鸣、腰部冷痛酸重、双膝酸软、肢冷尿少、舌质淡胖、苔白、脉沉细或沉迟。肾阳虚，以蛋白尿、腰酸痛为主，水肿者，常用济生肾气丸加减以温阳利水。药用：制附子 9 g，肉桂粉 3 g（冲），山茱萸、丹皮各 9 g，熟地黄、茯苓、山药、车前子各 15 g，泽泻 12 g，怀牛膝 9 g。无明显水肿而以腰膝酸软、蛋白尿为主要征象者可用五子衍宗汤加减。处方：菟丝子、金樱子、枸杞子、桑椹各 15 g，益智仁、覆盆子、怀牛膝、杜仲各 9 g，巴戟天 12 g。此类型因久病入络，瘀象丛生故常加活血药益母草 18 g，丹参 12 g 等。有时亦酌加温补肾阳的制附子、肉桂等以增强温补肾阳效果。肾虚型临床更常见的为肾阴虚，肾阴虚当以养阴清热利水为主。处方：生地黄 15 g，茯苓、山药各 15 g，山茱萸、丹皮、猪苓各 9 g，泽泻 12 g，土茯苓、白茅根各 30 g，麦穗黄 18 g。

三、典型病案

患者，男，因水肿少尿 1 周于 1978 年 11 月 1 日入院。患者于 1966 年患慢性肾炎，经本市某医院治疗半载，痊愈出院。近一年来晨间常见双眼睑轻微水肿，自觉疲乏无力，住院前 1 周因"感冒"而后见颜面及双下肢水肿，且日渐加重伴纳呆，腹胀便溏尿短赤，有咳嗽（痰白）史。尿检蛋白（＋＋＋），红细胞（＋），舌淡苔薄白，脉沉细略带数象。此久病脾虚弱，运化无权，水湿泛滥，复因感受外邪，虽经治理，但余邪未尽，故治以健脾益气，渗利水湿，佐以清宣肺热。处方：黄芪 15 g，白术 9 g，茯苓 15 g，山药 15 g，莲子 15 g，薏苡仁 30 g，白茅根 30 g，杏仁 9 g，桑白皮 9 g，海金沙 15 g，每日一剂。11 月 6 日尿量明显增加，水肿稍有消退，咳嗽已止，但纳食仍欠佳，时见腹胀。尿检蛋白（＋＋＋），红细胞（0～1），舌淡苔薄白，脉沉细，因病有好转之机，仍按原方续服。11 月 14 日水肿全消退，小便清利，食欲好，精神佳，尿检蛋白（＋），沉渣（－），舌淡苔白，脉沉缓，外邪已清，脾虚未复，故仍以健脾益气为主，略佐淡渗利湿。处方：黄芪 20 g，党参 20 g，白术 10 g，茯苓 15 g，山药 15 g，莲子 15 g，芡实 15 g，薏苡仁 15 g，白茅根 15 g，海金沙 15 g，每日一剂。11 月 24 日，诸症悉除，多次尿检除蛋白微量外，均属正常，按原方续服，以资巩固。

四、按语

本例久病脾气虚弱，脾失健运，水湿内停且因感冒，肺失清肃，而诱发水肿，住院时脾虚诸症明显，标象以微，略见咳嗽，故治以健脾宣肺、渗湿利水，待表邪祛后，去杏仁、桑白皮宣肺之品，加用党参、芡实补益脾肾，此谓"治病必求于本"。

参 考 文 献

[1] 杜锦海. 锦海论医涵道 [M]. 厦门：鹭江出版社，1996：44 – 52.

[2] 罗宏，杜锦海. 杜锦海教授治疗肾炎的经验 [J]. 辽宁中医药大学学报，1999，1 (4)：240 – 241.

[3] 杜锦海，罗淑君. 治水当审肺脾肾 [J]. 光明中医，2003，18（1）：封三 – 封底页.

杜雨茂教授六经辨证治肾病经验

医家介绍：杜雨茂，首批全国老中医药专家学术经验继承工作指导老师，陕西省首批名老中医。学验俱丰，尤其在中医药防治肾脏病领域积累了丰富的临床经验。

一、六经辨证治肾思想

杜教授作为著名的伤寒大家，谙熟仲景之学，仲景用六经辨伤寒，后世医家扩大六经辨证范围。杜教授在长期的临床实践中，将六经辨证的思想融入慢性肾病的辨证和用药中，形成了慢性肾病六经辨证的立法用药特色。

（一）太阳病期

据病邪的表里位置不同分为经证和腑证，多见于急性肾盂肾炎、急性肾小球肾炎及其他慢性肾脏疾病的急性发作期。因感邪性质和个人体质的不同，常见太阳中风、太阳伤寒、太阳温病、太阳表虚证等四型；太阳中风表虚证用祛风解肌、调和营卫法，主方桂枝汤化裁。太阳伤寒表实证用发汗解表、宣肺利水法，主方麻黄连翘赤小豆汤化裁。水肿兼太阳风热表证者用清热解表、利湿解毒法，主方越婢汤化裁。水肿兼太阳表虚证用益气解表、利水消肿法，主方防己黄芪汤化裁。腑证根据有无化热可见膀胱蓄水证和膀胱湿热证两型，前者临床表现为明显水肿，基本渡过前驱期；后者以湿热阻于下焦膀胱、小便淋漓不尽、点滴刺痛为特征，多见于泌尿系感染、泌尿系结石及泌尿系肿瘤。膀胱蓄水证用通阳化气利水法，方以五苓散合五皮饮加减。腑证膀胱湿热证用清利膀胱湿热法，方用八正散合四苓汤加减。此外，太阳蓄血证虽多见于疾病后期，但常有寒热错杂、虚实并见之征，与厥阴病期相当。

（二）少阳病期

本期发病较急，由太阳病失治误治转来，或慢性疾病复感外邪而致，常见少阳湿热内阻证、少阳寒饮郁滞证、少阳邪气弥漫证三型。少阳湿热内阻证治以和解少阳、疏利三焦法，方以柴苓汤加减。少阳寒饮郁滞证治以和解少阳、温化水饮法，方以柴胡桂枝干姜汤化裁。少阳邪气弥漫证治以和解少阳、通阳化气、宁胆安神法，主方柴胡加桂枝龙骨牡蛎汤。

（三）阳明病期

阳明病期中，多种肾脏疾病属于急性期，个别患者亦可为慢性肾脏疾病急性发作期。据患者体质不同及内伏固邪性质不同，阳明病期常见经、腑两种证型。经证以燥热炽盛，而大便通畅为特征；阳明腑实证以水肿伴见脘腹胀满，大便闭结不通，烦热口渴为特征。阳明经证用清热解毒法，治以五味消毒饮合四苓汤加减。阳明腑实证用泄热通便法，主方己椒苈黄丸化裁。

（四）太阴病期

太阴病者多进入慢性期，病变仍局限于脾肺气虚，未波及整体，全身功能尚未衰竭。常见太阴病本证、太阴阳明并病、太阳太阴同病等三个证型。本证多由急性肾炎失治误治转为慢性，或慢性肾炎经过治疗后转入恢复期，此期血肌酐、尿素氮较低，而无精神疲惫、明显恶寒等肾虚表现。太阴病本证即脾气虚证，用健脾益气法，方以参苓白术散加减。太阴阳明并病，即脾虚胃热、寒热交错之证，用补脾泻胃消痞法，主方半夏泻心汤化裁。太阳太阴同病，即太阳风寒表证与太阴脾虚同病，用温中解表法，主方桂枝人参汤化裁。

（五）少阴病期

少阴病期病情较为严重，多种肾脏疾病进入此期，标志着肾脏疾病病情已进入慢性期的中后阶段。肾脏疾病少阴病期可总结为寒化（脾肾阳虚型）、热化（肾阴亏虚型）、太少两感型、少阴阴阳两虚型、太阴少阴并病（脾气肾阴双虚型）五种证型。少阴寒化证用温阳利水法，治以真武汤加减。少阴热化证则用滋阴利水法，方用六味地黄汤合猪苓汤加减。太少两感证用温肾解表法，主方麻黄附子细辛汤化裁。少阴阴阳两虚型用阴阳双补法，方选济生肾气丸化裁。太阴少阴并病用滋阴益气法，主方四君子汤合六味地黄丸加减。

（六）厥阴病期

肾脏疾病发展为厥阴，多到肾衰竭阶段，病情凶险。常见有肝寒浊逆、肝寒胆热，寒热错杂、瘀血阻滞，少阴厥阴同病（肝肾阴虚、肝阳上亢）四个证型。肝寒浊逆证用温阳降浊法，方以真武汤合连苏饮化裁。肝寒胆热证以温肝清胆法，主方小柴胡汤加减。寒热错杂、瘀血阻滞证用温肝化瘀法，方以桃核承气汤化裁。少阴厥阴同病即少阴阴虚、厥阴肝阳上亢证，用滋阴潜阳法，选方镇肝熄风汤加减。

二、典型病案

患者，女，40岁。2000年11月28日初诊：患者因身困乏力伴下肢酸软及水肿3月余，在当地医院尿检蛋白（＋＋），给予泼尼松30 mg每日口服及对症治疗乏效，乃转入另一医院住院治疗。经查：除上述症状外尚感腰酸困，下肢高度水肿，按之凹陷，尿蛋白（＋＋），24小时尿蛋白定量4.2 g，血清白蛋白28 g/L，总胆固醇7.66 mmol/L，三酰甘油3.3 mmol/L，肾功能正常。于2000年10月18日肾穿刺病理诊断为局灶节段性肾小球硬化性肾炎。结合临床表现已形成原发性肾病综合征，给予泼尼松60 mg及环磷酰胺每日口服，连用1月余，无明显好转，尿蛋白仍（＋＋），乃出院找中医求治。查：症如上述，且少寐多梦，恶寒，下肢发凉。尿蛋白（＋＋）。肝功能：各项酶指标偏高（与西药副作用有关）。脉细滑略数重按无力，舌淡红边暗有齿痕、苔薄黄。辨证属水肿病少阴寒化证，当前肾脾阳虚，水湿内停外泛，血行迟滞久而生瘀，精微失于固摄而下泄。治宜温补肾脾，固摄精微，佐以利湿化瘀，方用真武汤合水陆二仙丹化裁。处方：制附片8 g，炒白术12 g，茯苓15 g，白芍12 g，泽泻12 g，黄芪35 g，山茱萸10 g，续断12 g，丹参15 g，石韦15 g，益母草30 g，鱼腥草30 g，金樱子25 g，芡实25 g，土茯苓15 g。另服中成药二黄消白散胶囊每次2粒，每日3次。泼尼松每日30 mg，每半月减5 mg，停用环磷酰胺。上药服至2001年1月16日水肿减轻，已不恶寒，下肢仍觉凉，腰痛以穿刺部位为著，尿蛋白转阴。脉细滑数，舌淡红暗，苔黄微腻。仍宗前方，黄芪增至40 g，另加当归12 g，川芎12 g，红花6 g，怀牛膝15 g，酸枣仁25 g，去制附片。中成药服法服量同前。至2001年3月18日激素减完停服，中药继服。至2001年7月10日，各临床症状体征消失，仅在活动过量及劳累后双足踝微肿，尿检阴性，尿蛋白定量及血脂、肝功能均正常，脉沉滑略数，舌淡红，苔白略腻。给予芪鹿肾康片、二黄消白散胶囊口服善后。至 2001 年 12 月底上述中药全停用。2003 年 11 月 22 日随访，经再次复查血常规、尿常规、血脂、电解质、肝功能、肾功能等均在正常范围，B 超检查双肾、肝、胆等均无异常发现。身体已完全康复，疗效巩固。

三、结语

杜老强调在运用六经辨证时，要注意两点：一是辨虚实，二是辨标本。一般来说三阳证者多实，三阴证多虚，而三阴之虚，每有阴虚、阳虚及阴阳两虚者；邪实方面，以外感、湿热、瘀血、浊毒为主。辨标本方面，一般病急者为标，急则治其标，势缓者为本，缓则治其本。还需注意标本同治，权衡正虚与邪实的轻重，恰当治疗，方有良效。

参 考 文 献

[1] 张喜奎，杜治琴，杜治宏，等．杜雨茂肾病临床经验及实验研究 [M]. 1997：28 - 47.

[2] 李志安，田雁华．杜雨茂教授治疗肾病经验介绍 [J].新中医，1999, 31 (9)：12 - 13.

[3] 杜雨茂．难治性肾小球肾炎的诊治思路与经验 [J].陕西中医学院学报，2004, 27 (4)：1 - 3.

[4] 董正华，赵天才．杜雨茂教授运用六经辨证辨治肾脏病法要 [J].陕西中医，2013, 34 (6)：738 - 739.

范国樑教授渗湿解毒法治疗水毒证经验

医家介绍：范国樑，吉林省名中医，全国老中医药专家学术经验继承指导老师，国务院特殊津贴获得者。

一、对水毒证的认识

水毒证是古之称，即今之尿毒症，临床以高度水肿或不肿，颜面苍白、头晕、乏力、身痒、恶心、呕吐、纳呆，甚或腹泻，便黑，齿鼻出血，口淡臭味为特征，它是水肿、肾风的继发病，也是肾衰竭之早期综合征或症候群，有急、慢之分。本病之诊断，一般依据病史、临床征象及有关现代检测即可确立。确立诊断后，遂据八纲辨证。本证在临床上常见类证是：阳气两伤候、气阴两伤候、风阳妄动候和血极气散候。

水毒证的病因病机：本证发生发展的关键在于肺、脾、肾、肝等俱伤。肺体伤者，则气化无能，不能宣发于上，致使脾不运，胃不腐，肾气不通，肾者胃之关是也，膀胱气化不能，三焦闭塞，而见尿少，甚至无尿，水肿，短气，头晕，体倦，或咳或喘等症。脾伤者，胃必损，则中州衰微，水津无制，滞而为湿为浊为腐。浊腐既弥漫三焦，又泛于上下内外，则胃无藏津之职，又无渗水之功，气逆不降而见脘腹胀满、恶心呕吐、纳呆乏力等症。肾伤者，则真阴真阳衰微。阳衰则命火不足，相火式微，肝失疏泄之力，水渎之能。上不能温肺化气；中不能温煦脾胃，则中焦转输、升降无权，致使水毒弥漫于机体内外；下不能释放于肝肾，则命火欲熄，脏腑经络皆衰，三焦决渎失司则水毒益甚，症见尿少乃至无尿，水肿加重。或封藏衰竭，开而不阖，尿多而清长，心悸，气短或促，便溏，四肢不温，甚或肢厥等。阴衰则肾水枯，真阴涸，脑髓虚衰，以致水不涵木，木少滋荣，而厥阳化风，风性鼓动，症见眩晕、头痛而空而胀、四肢震颤、肌肉瞤动、惊厥、抽搐等危候。

水毒证的治疗原则，临床常以解毒救急以治其标，缓以芳香化浊、攻补兼施以治其本。结合古今理论与实践，参照先贤之经验，对阳气两伤候，治以温阳益气、芳香化浊为法，方以真武汤主之。气阴两伤候，治以益气养阴、芳香祛腐为法，方以四君子汤合六味地黄汤加半夏、藿香、砂仁治之。风阳妄动候者，治以育阴潜阳息风为法，以《张聿青医案》方主之，血极气散者，治以益气补血、解毒化浊为法，方以四神散、内补散主之。均可收到一定疗效。

二、自创渗湿解毒汤治疗水毒证

范老思维敏捷，见解独到，创制渗湿解毒汤治疗水毒证，基本方为：广藿香15 g，党参40 g，黄芪50 g，砂仁15 g，柴胡15 g，竹茹10 g，土茯苓200 g，当归15 g，紫荆皮15 g，酒大黄10 g。方中黄芪补益中气、利水消肿，现代研究表明黄芪可以降低蛋白尿，对肝肾有保护作用；土茯苓性平，味苦微涩，入肝脾，重剂使用既能搜除内蕴湿热之毒，又可护中而不伤正，使邪除正安；方中以党参、砂仁、柴胡为臣，党参味甘，大补元气，既能调营卫，又能养卫气；砂仁健脾益肾，除寒湿凝滞而不消；柴胡味辛、苦凉，入肝胆，取其舒肝利胆升阳之功，推陈致新，使邪瘀得除，三药合用，健中益气并助瘀除。方中以广藿香、紫荆皮、当归共为佐药，广藿香辛微温，入肺、脾、肾，能主持正气，芳化湿浊，扶脾和中益气，化瘀解毒并醒脾气，紫荆皮苦平，入肝脾，祛风除热，活血解毒，与广藿香和，使外邪无入内之经，当归甘温，补血和血，为血中之气药，行中有补，补中有动，动静相因，升降相随，血和气温，升降有序，故佐君而益气行血化瘀；方中酒大黄、竹茹共为使药；大黄酒制入血可导滞，散结祛瘀；竹茹既能佐君药，又能导络而为使药，两药合用共为佐使，全方体现了中医理论的整体观念，从上、中、下三焦入手，重在中焦脾胃，醒脾制肝，疏肝益气，渗湿解毒，使邪祛正安。以本方为基础，不忘辨证施治，加减应用，临床上每用则验，功效神奇。

三、典型病案

患者，女，50岁，1995年12月就诊，主诉患慢性肾炎10余年，既往无明显症状，近3年间断出现眼睑及双下肢水肿，求治前查肾功血肌酐421 μmol/L，尿素氮20.65 mmol/L，血清碳酸氢盐18.7 mmol/L，尿蛋白（＋＋）。主症：极度疲乏，腰酸痛，恶心，呕吐，纳呆，便干，眼睑及双下肢水肿，口淡黏腻。脉沉弱无力。处方：广藿香15 g，党参40 g，黄芪50 g，砂仁15 g，柴胡15 g，竹茹10 g，土茯苓200 g，当归15 g，紫荆皮

15 g，酒大黄 10 g，茯苓 20 g，褚实子 10 g。服用上方 2 个月后症状明显好转，复查血肌酐 291.2 μmol/L，尿素氮 9.8 mmol/L，血清碳酸氢盐 24.2 mmol/L，尿蛋白（＋）。经加减调方，继续服用 5 个月后肾功能基本恢复正常，尿蛋白消失，症状基本改善，临床治愈。随访 4 年未复发。

四、按语

范老对水毒症的治疗独具特色，治法以疏肝益气、渗湿解毒为主，重在分清利浊以解毒，制肝补脾益肾而补养先后天。在上利肺以通调水道，使毒邪得除，气机得复，水津代谢得畅；在中疏肝益气，健脾化湿，"脾气安和百病不生"，故中焦健则后天健，运化转输功能正常则有助于毒邪外排；在下则滋补先天，肾气充足亦助于消除毒邪，毒邪排出体外的过程通畅顺利，加之脾气得复，吸收水谷精华以滋养机体，故使机体向好转的方向发展。此法为水毒证这一临床难治之证提供了一条新思路。

参 考 文 献

[1] 范国樑．尿毒症的辨证论治经验［J］．吉林中医药，1989，10（5）：6.

[2] 李磊，李春梅．范国樑教授用渗湿解毒法治水毒经验［J］．长春中医药大学学报，2000，16（2）：11.

[3] 李磊．范国梁教授学术思想纂要［J］．中华中医药学刊，2004，22（9）：1590－1591.

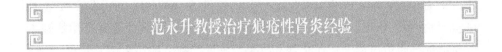

范永升教授治疗狼疮性肾炎经验

医家介绍： 范永升，浙江中医药大学教授，首届全国名中医，国家"973"首席科学家，国务院政府特殊津贴获得者，第四批全国老中医药专家学术经验继承工作指导老师，对风湿及肾病的诊治具有独到见解。兹选取其治疗狼疮性肾炎的经验简要介绍。

一、对狼疮性肾炎的认识

范永升教授认为狼疮性肾炎的主要病机是"肾元不足，热毒瘀积"，其治疗应兼顾"辨病与辨证""整体与局部"。"整体"治疗是根本，以"滋阴祛瘀解毒"为其大法，"局部"治肾为关键，治法为"滋肾阴，祛肾瘀，解肾毒"，要有针对性地选用一些入肾经的药物。

二、"益肾祛瘀解毒"法

（一）益肾固本之法

狼疮性肾炎，其本在肾虚，肾虚初则伤精，继则耗气，终则损阳。应根据分型轻重，合理选择益肾精、补肾气、温肾阳的药物。轻型，肾脏无明显受累，应先安未受邪之地，以益肾精为主，六味地黄丸为代表，二至丸、黄精、冬虫夏草可加减选用；中型以益肾气为主，可参金匮肾气丸之意选方；重型，则应以温肾阳为主，右归丸为主方，鹿衔草、仙灵脾、菟丝子、杜仲、肉苁蓉等都可辨证选用。阳为气所化，气为精所生，生精应佐以益气，补气宜稍加温阳，温阳宜兼补精。龙雷之火无根、无敛，则易亢而为害，所以大剂温阳药除兼补精外还应佐以龙骨、牡蛎之类潜阳之品，特别是在应用附子时。根据尿蛋白定量半定量化辨证，可将肾虚分为轻、中、重三端。少量蛋白尿（1 g以下），以肾气虚为主，是肾失气化所致，治疗以温阳益肾、补气升清为主。临床经常脾肾双补，清升则浊降，可选补中益气汤合济生肾气丸。蛋白尿较多（1~3 g），以肾阳虚失固为主，治疗应在升清的基础上加强温阳之力。大量蛋白尿（3 g以上），或久治不愈且无邪者，加用收涩固精之品，如金樱子、芡实、桑螵蛸等。黄芪益气升清作用颇佳，降尿蛋白作用明显，一般生黄芪可用至 50 g，也可以选黄芪注射液。但在狼疮性肾炎中用黄芪一定要谨慎，否则可能导致"气得补则愈胀，血得补则愈涩，热得补则愈盛"的后果。金樱子、芡实涩而能固，对于大量蛋白尿患者确有较好疗效。纯虚无邪、小便量多时应用最佳，邪气未净时一定要配伍祛邪解毒的药物，如果小便量少则尽量不用。

（二）祛瘀通络之法

本病之热毒易伤津动血，损伤血络，迫血妄行，导致瘀血、出血。狼疮性肾炎肾脏病理经常可以看到血栓，尿检可以出现隐血，临床中可见到患者有瘀血表现，如舌暗、口唇青紫，甚至是舌、口唇均有瘀斑。治瘀血之法，亦应分型论治。轻型，瘀血未见有形，可以理气养血活血为主，防止肾脏瘀血，四物汤为代表，诸如紫草、丹参之类可选。中型，瘀血已见有形，应考虑加入有破血作用的药物，可以桃红四物汤为主方，酌加姜黄、郁金、三棱、莪术。重型，瘀血成形，闭阻肾络，形成肾痹，应破血化瘀并注重宣痹通络，如水蛭、地龙、全蝎、蜈蚣等，但破血之药，应谨慎应用，恐伤正气。

（三）祛邪解毒之法

毒伤肾络，肾失固摄，精微外流，是狼疮性肾炎蛋白尿形成的重要原因。狼疮之"毒"是在正虚基础上，受外界因素影响而形成。其不同于普通外感、内伤之邪，是一种较为特别的病理产物。狼疮经常伴有发热，所以狼疮之毒与热有关。狼疮病情迁延，毒邪易结成窠臼，所以此"毒"，又有湿邪"重浊黏滞难解"的特性。狼疮发病与外感有关，但目前为止未发现其传染性的特点，所以此毒亦与外邪有关，但又不同于一般的疫毒。因此治疗狼疮之毒常选能够清热、祛风、除湿、通络的药物。

三、典型病案

患者，女，23 岁，主诉"反复关节肿痛 1 年余，双下肢肿 3 月余，咳嗽 1 个月"于 2011 年 12 月 16 日入院。患者 1 年多前出现双手小关节肿痛，经相关检查及肾脏活检病理，诊断为"系统性红斑狼疮、狼疮性肾炎"，给予他克莫司胶囊 2 mg 每日 2 次、泼尼松片 30 mg/d 等治疗后，病情好转出院。1个月前出现咳嗽，10天前出现咳黄痰，停服他克莫司胶囊，泼尼松片减量为20 mg/d，减药后双下肢水肿明显，体重增加5 kg左右，胸部CT示心包积液。查体：神清，精神软，双肺呼吸音低，啰音不明显，腹部膨隆，双下肢中度水肿，舌淡红胖、齿痕不明显，苔薄黄，脉弦细。尿常规：隐血（±），红细胞（+），蛋白（+++）。24小时尿蛋白定量11.3 g。血：C_3 0.76 g/L，白蛋白17.3 g/L。入院后继续口服泼尼松片20 mg/d，加以宣肺祛痰止咳为主方。方药如下：炙麻黄5 g，生石膏（先）20 g，杏仁（打）5 g，生甘草9 g，桔梗6 g，芦根30 g，赤小豆10 g，连翘12 g，茯苓20 g，黄芩12 g，益母草12 g，鹿衔草20 g，佛手9 g，丹参20 g，水煎服，每日一剂。1周后，咳嗽较前好转，仍有咳痰，水肿无加重，上方加鱼腥草15 g，黄柏9 g，半枝莲15 g，金樱子20 g，生地黄15 g。此时患者SLEDAI评分12分，为中度活动，因呼吸道感染好转故给予甲强龙针40 mg/d，吗替麦考酚酯胶囊0.5 g，每日3次，抗感染、抑制免疫。2周后患者咳嗽基本消失，上方去石膏、杏仁，留麻黄连翘赤豆汤调理肺卫，巩固疗效。1个月后患者水肿较前减轻，24小时尿蛋白定量0.98 g，随访治疗中患者外感仍有反复，调治4个月后患者病情稳定，体质好转，外感减少，故继续加用他克莫司2 mg，每日2次，中药以"益肾祛瘀解毒、健脾利湿祛风"为法维持治疗，方药如下：枸杞子30 g，桑寄生12 g，鹿衔草20 g，积雪草18 g，凌霄花9 g，半枝莲20 g，青蒿30 g，蒲公英30 g，黄柏5 g，金樱子20 g，太子参20 g，炒白术15 g，茯苓30 g，生甘草9 g，佛手9 g，姜半夏9 g，薏苡仁10 g，僵蚕9 g，徐长卿20 g。2012年11月复查24小时尿蛋白定量0.38 g，药已减为甲泼尼龙片6 mg/d口服，吗替麦考酚酯胶囊0.25 g每日2次口服，他克莫司胶囊1 mg，每日2次口服。病情得到有效控制。

四、结语

患者肾气不足，再因免疫抑制剂损伤正气，故反复外感。治疗初以麻杏石甘汤合麻黄连翘赤豆汤宣肺为主。因蛋白尿较多，所以咳嗽好转后即加入金樱子收敛固摄。维持治疗以枸杞子、桑寄生、鹿衔草益肾固本，半枝莲、青蒿、蒲公英、积雪草、凌霄花解毒祛瘀，太子参、炒白术、茯苓、生甘草、佛手、姜半夏、薏苡仁取六君子之意健脾利湿，补土生金。僵蚕、徐长卿祛风，既有利于降低蛋白尿又预防外感。

范教授指出邪毒是狼疮性肾炎的主要矛盾，故本病治疗应以"解肾毒"

为主。临床应用解毒药物时，应先辨病位，再辨轻重。狼疮性肾炎患者全身病变与肾脏病变并不一定平行，所以临床中既要注重辨别全身邪毒的轻重，又要注意辨肾脏毒邪的轻重。肾虚易留瘀毒，瘀血可致肾虚邪踞，邪毒又加重肾虚血瘀。肾虚、瘀血、邪毒相互影响。所以急性期的治疗是重祛邪，终止邪正交争，缓解期治疗是重扶正，防止瘀毒反复。扶正以平为期，祛邪以尽为度。

参 考 文 献

［1］黄继勇，范永升.范永升治疗系统性红斑狼疮七法［J］.中医杂志，2008，49（4）：311－312.

［2］黄继勇，范永升.范永升教授辨治狼疮性肾炎蛋白尿经验［J］.浙江中医药大学学报，2013，37（6）：680－682.

［3］范永升.系统性红斑狼疮的中医临床探索与实践［J］.浙江中医药大学学报，2019，43（10）：1030－1035.

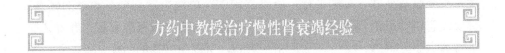

方药中教授治疗慢性肾衰竭经验

医家介绍：方药中，著名中医学家。在中医基础理论、中医内科临床研究方面，成就突出。临床擅长肝病、肾病及疑难病症的治疗。

一、关于慢性肾衰竭的认识

（一）病位

方老认为，对慢性肾衰竭病位，要按照中医理论认识及"辨证论治五步"模式所总结的定位方法来进行，强调临床依据。即发病前素有脾胃病证者定位在脾；发病时病症以水肿为主者定位亦在脾。发病前无明显脾胃病证者则定位在肾，发病时病症以腰痛为主者，定位亦在肾，上述两者同时出现，即水肿、腰痛同时存在，难分先后者，定位在脾、肾。慢性肾衰竭的定位，或在脾，或在肾，或在脾肾，而以脾肾同病者较多。

（二）病性

慢性肾衰竭患者从全过程来看，均表现为不同情况和不同程度的正虚。对慢性肾衰竭患者的定性，从正虚方面来看，不外气虚、阳虚、血虚、阴虚和阴阳气血俱虚五大类。其中又以阴阳气血俱虚较为多见。慢性肾衰竭患者，除正虚表现外，多数患者还有不同性质和不同程度的邪实。从邪实方面来看，可归为风、热、湿、燥、寒、瘀六大类。其中又以夹湿、夹瘀、夹热、夹风较为多见。

（三）对"必先五胜"的认识

方老认为，任何疾病过程，包括慢性肾衰竭的病程，都是一个动态变化的过程。方老认为对疾病的分析和判断，必须以中医的整体恒动观为指导，全面分析其原发和继发的关系，区分标本先后，才能做到治病求本，或在治本的基础上治标。这也就是"必先五胜"的基本精神，也是中医辨证论治的精华。慢性肾衰竭的病位或在脾，或在肾，或在脾肾；其病性属虚，至于其他兼症，均是在脾肾、气血、阴阳虚损的基础上，虚而生邪，正虚为本，邪实为标，不能本末倒置。

（四）对"治病求本"的认识

方老对慢性肾衰竭的治法，基本上是以扶正补虚为主，把扶正补虚作为主攻方向。但是对慢性肾衰竭的补虚，并不是那么简单，必须根据患者治疗过程中的表现和服药反应，认真加以推敲。在补益脾肾方面，主要经验有：其一，慢性肾衰竭的正虚，主要分为脾虚、肾虚、脾肾两虚三大类，但是由于与五脏相关，脾虚者必然是肝来乘之，肾来侮之，而在临床表现除为脾虚以外，还常常同时出现肝和肾的症状，因而在补脾的同时，还要考虑到疏肝和渗湿的问题，肾虚者必然是脾来乘之，心来侮之，而在临床表现除为肾虚以外，还常常同时出现肝和心的症状，因而在补肾的同时，还要考虑到清胃和清心的问题；其二，由于阴阳气血互根互化，阴虚可以向气虚转化，气虚可以向阴虚转化，因而在补气或滋阴的同时，必须考虑并根据其转化情况选方用药，使之与转化相应；其三，讲究处方的刚柔相济，消补并行；其四，人体疾病，实质上都是人体自调失常的问题，方老对祛邪药物讲究中病则止，对补虚药物也不主张长期连续使用，主张间断服药，扶助人体自调的恢复，并防止向新的偏胜转化，损伤人体正气。

（五）用药特色

慢性肾衰竭属于脾虚者，予自制加味异功散：党参、苍白术、茯苓、甘草、青陈皮、黄精、当归、焦楂曲、丹参、鸡血藤、柴胡、姜黄、郁金、薄荷。慢性肾衰竭属于肾虚者，予自制加减参芪地黄汤：党参、黄芪、生地黄、苍白术、山茱萸、丹皮、茯苓、泽泻、怀牛膝、车前子、竹茹、黄连。在治疗慢性肾衰竭的补虚药物选择方面，方老强调人参类药物在补脾、补肾中的重要作用。对参类药物的选择，一般情况下，气虚者用党参，太子参亦可应用。阴虚者用沙参，南北沙参可以同用。重症患者一般用生晒参，或者用红参。偏于阴虚者用西洋参。肾衰竭晚期、阴阳两竭、急于抢救者用野山参最好。祛邪药物选择方面，方老认为，慢性肾衰竭患者不论定位在脾或在肾，只要大便燥结不通，均可以在原基础方上合并使用生大黄。大便通畅、汗出、皮肤明显瘙痒或口中尿味重者，均可以合并使用生石膏。

二、典型病案

患者，男，68 岁。1987 年 3 月 5 日来诊。3 年来，患者因水肿、尿检出现蛋白尿诊断为慢性肾炎，曾用慢肾宝、激素治疗。1986 年 6 月，因疲乏、腰酸、头晕、尿少、眠差，查尿蛋白（＋＋～＋＋＋），血肌酐212 μmol/L，尿素氮 11.8 mmol/L，诊为慢性肾炎、慢性肾衰竭。就诊时情况：精神萎靡，疲乏无力，时自汗出，口中气味重，偶有腰部发胀，纳尚可，大便尚调，睡眠佳，夜尿多。舌有瘀色瘀斑、苔微黑滞腻，脉沉细。查：血肌酐 194 μmol/L，尿素氮 10.9 mmol/L，24 小时尿蛋白定量 3.14 g。综观患者既往病史及当前脉证，病位在脾肾，定性为气虚血瘀夹湿，予补中益气汤合桂枝茯苓丸。处方：黄芪 30 g，苍、白术各 10 g，青、陈皮各10 g，党参 15 g，柴胡 6 g，升麻 10 g，甘草 6 g，当归 12 g，桂枝 6 g，茯苓30 g，赤芍 15 g，桃仁 10 g，丹皮 10 g，西洋参 6 g（另煎兑入）。上方服用1 个月后，精神好转，疲乏、腰胀、口中气味均减轻，仍有自汗，大便不畅，夜尿多，脉沉细，舌有淡瘀色，黑腻苔消失。复查尿蛋白（＋＋），24小时尿蛋白定量 3.42 g，血肌酐 154 μmol/L，内生肌酐清除率 43.4 mL/min。至 1990 年 3 月，患者病情一直稳定，无明显自觉症状。后因心脏病住院安装起搏器后，出现腰酸、头晕、夜尿多，于 1990 年 6 月 7 日来诊：脉细，舌体胖质红、明显瘀斑瘀色、苔黄稍腻。检查血肌酐 194 μmol/L，尿素氮 10.7 mmol/L，尿蛋白（＋＋）。观其脉证，仍属气虚血瘀。遵循中医阴阳互根理论及《黄帝内经》中"久而增气，物化之常，气增而久，夭之由也"的精神，原方合入益胃汤继服，患者随访 4 年来病情均保持稳定。

三、结语

方老强调辨证论治是中医的特色和长处，也是中医理论的精髓所在，临床诊病用药必须遵循辨证论治规律，而慢性肾衰竭是因脏腑气血阴阳虚损，功能衰减，而致邪毒内积外侵，因此治疗重点应放在补益脏腑气血阴阳和调整脏腑功能上。

参 考 文 献

[1] 许家松. 方药中对慢性肾功能衰竭的理论认识和诊治经验 [J]. 中医杂志，1991，
32（12）：11－12.

〔2〕许家松. 方药中对慢性肾功能衰竭的理论认识和诊治经验（续）〔J〕.中医杂志，1991（11）：13－15.

〔3〕许家松. 方药中对慢性肾功能衰竭的理论认识.〔J〕.中国医药学报，1991，1991（10）：10－14.

〔4〕许家松，聂莉芳. 方药中诊治慢性肾功能衰竭常规〔J〕.中国医药学报，1992，7（2）：3－7.

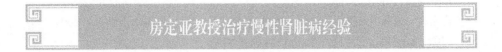

房定亚教授治疗慢性肾脏病经验

医家介绍： 房定亚，全国第二批名老中医，学贯中西，临床经验颇丰，学术造诣深厚，是著名的风湿病、肾脏病及心脏病专家。

一、治疗慢性肾脏病学术思想

房教授的学术思想特色鲜明，推崇辨病与辨证相结合，认为病是本、是纲，证是标、是目，临诊时提倡以辨病为重心，力求提纲挈领，纲举目张，而非停留于辨识证候，避免舍本逐末，以偏概全。擅用专方专药治专病，认为专方建立在辨病与辨证相结合的基础上，在病证既明的情况下，专方往往收效快、药味少、用法简便。他诊治疾病的总体思路是"先辨病，后辨证，再议治，治以专方专药"，认病准，辨证明，方药专，疗效高。

（一）在治疗慢性肾脏病的同时重视保护心脏功能

房定亚教授认为肾病后期尤其到了肾衰竭阶段，患者往往多脏器受损，特别是累及心脏后，成为致死的重要原因。传统中医论心肾关系极为中肯，心为火脏，肾为水脏，水火相济生化无端。在生理上，心火下降于肾，以温肾水，使之蒸腾气化；肾水上济于心，以奉养于心，使之气血运行不息。在病理上，水火为病互相联系，相互影响，水病必致火衰，火衰必使水停。鉴于以上认识，房教授在治疗慢性肾脏病时尤其重视对心脏的防护，从而制定了补肾保心的治则。

（二）重视冬虫夏草在慢性肾脏病治疗中的作用

房定亚教授认为，慢性肾脏病属于免疫性疾病，中医认为人体正气亏虚，外邪容易入侵，则人体发生肾脏病的概率增加，同时，已经处于稳定期的肾脏病也会因为外感侵袭而致疾病复发，所以，要想减少肾脏病的发生、发展，预防其复发，就应该恰当使用增加免疫力的药物，而冬虫夏草具有补益肺肾的功用，可以增强人体免疫功能，特别对于肺肾气虚患者作用较好。

（三）强调久病入络，治疗方剂中掺入活血化瘀药物

房定亚教授认为，慢性肾脏病往往缠绵难愈，病程较长，正所谓久病入络，久病必瘀，许多肾脏病患者舌脉表现都有瘀血之象，所以在治疗中非常重视活血化瘀药物的应用。常用丹参、赤芍等活血化瘀药物也是基于这个道理。

（四）重视黄芪的功用

房教授认为，黄芪不仅具有益卫固表、健脾补气之功效，还能提高肾病患者免疫力，减少各种感染机会，同时具有利尿消肿之功效，对于肾病患者水肿的消除具有良好作用。

（五）重视中西医结合，辨病与辨证结合

房定亚教授临床诊病充分体现了辨证与辨病相结合，主张中医辨证的同时，并不排斥西医诊治。要把西医的辨病与中医的辨证有机结合起来。同时，房教授在治疗那些已经服用激素或免疫抑制剂的患者时常配合使用中药，既减轻了激素及免疫抑制剂的副作用，又大大提高了临床疗效。也常以中药药理与西医病机相结合，使用中药针对性强，并与西药起协同作用，使得治病快捷有效。

二、提高慢性肾脏病临床疗效的注意事项

（一）重视感冒的治疗

肾炎性肾病常由外感加重病情，或因外感而急性发作，以致疾病越来越重或迁延不愈。若已患感冒，要积极辨证治疗。久病体虚正气不支、外感反复不愈属于表虚予玉屏风散或防己黄芪汤，属于肾气不足引起者予桂附地黄汤，属肾阳虚者予麻黄附子细辛汤。若时行杂感，要分辨风寒、风热、挟暑、挟湿等予以治疗。另外，感冒对慢性肾脏病病情转归是一个不利因素，但也有在治感冒过程中，肾脏病变亦随之好转的情况，也就是说治外感是一个转化因素，这是实践中的经验。

（二）及时控制感染病灶

各种感染病灶是影响慢性肾脏病临床疗效的重要原因之一。病灶是多种

多样的，最常见的是扁桃体炎、咽炎、鼻炎、牙周炎，其次是慢性阑尾炎、丹毒、皮肤疖肿、腹膜炎，还有前列腺炎和肛周炎等。积极清除病灶，及时治疗炎性病灶对于防止肾炎复发和顺利治疗是很有益的。一般急性感染病灶，属于热毒用五味消毒饮加味，湿热用龙胆泻肝汤加味，火热用连翘败毒膏加减，急性扁桃体炎、发热肿痛者用玄麦甘桔汤合五味消毒饮，急性咽炎伴发热咽喉肿痛用养阴清肺汤加味；急性阑尾炎，发热腹痛者用大黄牡丹汤合四逆散；丹毒，红肿热痛，发于头面部者用普济消毒饮；发于身躯两侧者用龙胆泻肝汤。用中药控制感染病灶，阻断抗原，提高机体免疫力，是提高肾炎疗效的良好途径。

（三）避免劳累

慢性病恢复期，在调养过程中，中医特别重视劳复。所谓劳复，是病愈后，由于气血尚未平复，患者过劳、伤气、伤精，使病复发。慢性肾脏病尤应注意形劳和房劳。形劳是指体力劳役而致劳倦，形气衰少，成为发病因素；其次要注意节房事，房事过度也是肾病复发的重要因素。

（四）控制血压

高血压是慢性肾脏病预后和转归的重要因素。一般来说，高血压是肾脏病变正在活动的表现，血压越高，持续时间越长，肾的病变就发展得越快；血压不高或一过性升高，很快又恢复正常，说明肾病病情稳定或向愈转归，预后良好。显然血压升高成为顺逆转归的主要症状，针对这种情况，中医辨证治疗也很难获效，成为当前疑难大症之一。高血压病机多属肝肾阴阳气血失调。中年发病的患者首先阳虚者居多，尤其是肾阳虚衰为最。缘五脏六腑之阳皆取于肾阳，肾阳式微，乃脏腑失于温煦而寒，寒则气血凝滞，血行不畅，脉络痹阻，于是血压升高。治疗根据肾阳不足、气血运行不畅的病机，采用温肾益气活血法。选方如济生肾气丸、八味地黄汤加参芪、牛膝等。遵照阴阳互根的道理，补阳要从阴中求阳，而使阴阳相得，阴生阳长，生长不息。中年以下的肾性高血压患者，特别是 20 岁左右者，多见阴虚火旺，又以肝肾阴虚者居多，治以六味地黄丸、知柏地黄汤等。

三、典型病案

患者，女，68 岁。患慢性肾衰竭，卧床 1 年多，两次住院，病痛难以缓解，医者劝其血液透析，病家不曾接受。症状：形体黄肿，少气无力，不能站立，胃脘胀满，呕恶不欲食，皮肤干燥，痛痒脱屑，抓痕血迹累累，指甲枯焦，语声低微，口鼻气味，尿浊，尿少，大便难，舌苔白、舌体胖，脉弦、按之芤。检验：尿量 500 mL/24 h，尿蛋白（+）；血肌酐 619 μmol/L，尿素氮 29 mmol/L，血红蛋白 55 g/L。辨证：肾阴虚五脏之阴皆虚，肾阳虚五脏之阳皆虚。缘肾体劳衰，其用失司，肝脾枢机不利，尿毒充斥机体，尿素及脾则呕恶不能食，以致精血亏乏，不能劳养周身，呈现虚劳诸不足症状。遵"必伏其所主，而先其所因"之意，治当补肾为主，兼顾护脾胃，稍佐泄浊。方用生脉地黄汤加减：党参 10 g，麦冬 12 g，五味子 10 g，山茱萸 12 g，生地黄 20 g，茯苓 15 g，泽泻 12 g，淫羊藿 10 g，胡芦巴 12 g，生黄芪 20 g，紫苏叶 10 g，黄连 5 g。每日 1 剂，水煎服。另服红人参粉 0.3 g，生大黄粉 0.5 g，每日 2 次。进药 1 周后，病情减，呕恶止，饮食增加，精神稍好，可以站立活动。将前方去紫苏叶、黄连，加女贞子、旱莲草；易生大黄粉为冬虫夏草粉 1 g。更方旨意在于加强补肾生血。服药 1 月余病情有明显好转，食纳、睡眠尚好，可以户外活动。继续调治 8 个月，复查检验指标为：尿量 1000 mL/24 h，尿蛋白（+），血肌酐 354 μmol/L，尿素氮 13 mmol/L，血红蛋白 80 g/L。病情平稳。

四、结语

慢性肾脏病的发生发展是一个复杂的过程，非一脏一腑所病，往往涉及多系统损害，于是表现的症状繁杂，因此在治疗上要权衡标本缓急。本例为肾劳案，肾虚为本，兼有浊邪，故用生脉地黄汤重在补肾，辅以泄浊。在辨病用药中，常用冬虫夏草粉配合大黄粉口服治疗氮质血症；配合人参粉口服提高肾功能，提高血红蛋白，改善生活质量；配合三七粉口服，治疗肾衰瘀血证。

参 考 文 献

[1] 卢志远，房定亚. 房定亚教授治疗慢性肾脏病经验 [J]. 中国现代医生，2012，50（36）：94 – 95.

[2] 房定亚. 慢性肾功能不全的治疗体会 [J]. 中医杂志，1998，39（7）：400 – 401.

[3] 房定亚. 提高肾炎疗效要注意的几个问题 [J]. 辽宁中医杂志，1984（8）：24 – 26.

高继宁教授经方治疗慢性肾衰竭经验

医家介绍：高继宁，山西省中西医结合医院副院长，肾病中心主任，主任医师，硕士研究生导师，现任中华中医药学会肾脏病专业委员会委员，山西省医学会肾脏病专业委员会副主任委员，山西省中西医结合学会肾脏病专业委员会副主任委员，山西省中医药学会理事，山西省血液透析质量管理委员会委员。从事肾病科研及临床教学 40 余年，对慢性肾衰竭，尤其是慢性肾衰竭早、中期脾肾气虚型治疗有独到的经验，在临床上取得了满意的疗效。

慢性肾衰竭是指各种原因造成慢性进行性肾实质损害，致使肾脏明显萎缩，不能维持基本功能，临床表现以代谢产物潴留，水、电解质、酸碱平衡失调，全身各系统受累为主。根据慢性肾衰竭患者的临床症状可以将患者归入"虚劳""肾风""水肿""癃闭"等范畴。

一、追本溯源，明辨病机

从中医角度来看，慢性肾衰竭属本虚标实之证。病之初以正虚为主，正虚日久，因虚致实，湿浊、水饮、瘀血等病理产物在体内蓄积，实邪久羁，致气机逆乱、络脉阻滞，而更伤正气，形成恶性循环，病程日久，形成癥积，导致肾脏损伤，甚则衰败。

慢性肾衰竭早、中期患者无明显不适，仅见精神不振、面色无华、腰膝酸软等表现，但通过化验发现血肌酐、尿素氮等指标已高于正常。此时本虚之证多辨为脾肾气虚证。肾为先天之本，脾为后天之本。肾失温煦，脾失健运，则气血乏源，营卫俱衰，全身脏腑、经络、四肢肌肉皆失于濡养，导致精神不振、面色无华、腰膝酸软。标实之邪以风、瘀血、浊毒为主。风为百病之长，六淫之首，诸邪往往依附于风邪侵袭人体。慢性肾衰竭患者因正气不足，腠理不固，常为风邪侵袭，多表现为平素易感冒，导致正气进一步耗损，而加重病情。"久病必瘀""久病入络"，瘀血是贯穿慢性肾衰竭始终的病理产物，也是病理因素，是由于长期的脾肾亏虚，气虚推动无力，血流迟缓或气虚固摄无权，血溢脉外形成瘀血阻于肾络而成。肾虚气化失司，开阖不利，机体代谢废物不能及时疏导、转输、排出，停于体内，致血肌酐、尿素氮升高，形成浊毒。浊毒久稽，反伤正气。

现代研究证实肾纤维化是多种慢性肾脏病致肾衰竭的共同通路。中医肾病学界将肾纤维化归属于"瘀血"范畴，并证实两者在一定程度上呈正相关。高继宁教授提出肾纤维化中医本质除瘀血外，还有肾脏亏虚，指出肾纤维化其实质是有功能的"活的"肾组织被无功能的"死"的肾组织所取代，肾脏精气亏虚，日久无以自养，徒留无生命力的"阴质"独存而形成纤维化。

二、治病求本，善用经方

针对本病本虚标实的基本病机，高继宁教授提出要"从虚论治""从风论治""从瘀血、浊毒论治"，在临床中选用集补虚、祛风、化瘀三法于一方的薯蓣丸为基础方。薯蓣丸出自《金匮要略·血痹虚劳病脉证并治第六》："虚劳诸不足，风气百疾，薯蓣丸主之。"全方共有21味药物，看似药物繁多，组成平淡，但结构严谨，疗效显著。辅以仲景治疗下焦蓄血证经典方剂桃核承气汤，加强其化瘀之力。高继宁教授选择薯蓣丸中薯蓣、党参、白术、茯苓、甘草、地黄、芍药、当归、川芎、防风，桃核承气汤中桃仁、大黄，另加黄芪为方，取其义，而不拘泥于一方。

治病务求于本。针对早、中期慢性肾衰竭脾肾气虚的基本病机，高继宁教授提出要"从虚论治"，重用薯蓣汤"补虚"主药山药补脾益肾，使用党参、白术、茯苓、甘草、地黄、芍药、当归、川芎等构成"八珍"气血同补，脾肾同补，紧扣脾肾气虚病机。另择黄芪益气健脾固本，同时补气生血、益气活血治疗慢性肾衰竭血虚、血瘀等证。此外以上药物的补益功能，能滋养肾脏，防止肾组织因精气亏虚而令无生命力的"阴质"独存，达到阻抑纤维化的作用。

对外风扰肾，高继宁教授强调要未病先防。薯蓣丸"祛风"法主药防风与黄芪、白术成玉屏风散取其益气固表、扶正祛邪之义。现代研究表明，玉屏风散能增强免疫低下小鼠的单核 - 巨噬系统、体液和细胞免疫的功能。

针对肾纤维化进程，对肾络瘀阻的干预，是延缓肾衰竭的重要措施。早、中期慢性肾衰竭患者肾络中瘀滞已经形成的范围较小的癥积，称为微癥积。《素问·调经论》明确提出"病在脉，调之血，病在血，调之络"，治疗肾络瘀阻重在活血。叶天士创辛味通络、虫类通络、络虚通补等活血法。薯蓣丸中当归为活血行瘀之要药能补血活血，川芎为"血中气药"能活血行气，两者构成其"化瘀"之力。二者共用补血活血即为络虚通补的治法。在临床中可通过患者症状、舌脉判定药效，如一治不效，可加大剂量。桃核承气汤为下瘀血代表方，方中桃仁善泄血滞，祛瘀力强，又称为破血药，大黄能下瘀血而祛瘀生新。因而桃核承气汤加强薯蓣丸的"化瘀"之力，更能引瘀血自阳明谷道排出体外，且能以其下行之力将体内蓄积的尿毒排出。高继宁教授在临床中喜用大黄炭替代大黄，在其下行的作用上加入炭类的吸附作用，令浊毒更易排出体外。总之，四者共用不仅具有活血化瘀之效，更能引瘀血、浊毒下行排出体外。

三、验案举隅

患者，男，66 岁。于 2017 年 5 月 16 日初诊。患者 5 年前劳累后出现疲乏无力，腰困腿软，泡沫尿，就诊于当地医院，查血肌酐 143.6 μmol/L，诊断为慢性肾衰竭，后间断喝中药，复查血肌酐波动于 140 ~ 160 μmol/L。近 1 周来患者出现双下肢轻度水肿，疲乏无力、腰困腿软加重，尿中泡沫增多。于当地医院复查肾功能：尿素氮 10.2 mmol/L，血肌酐 186.6 μmol/L，为求进一步诊治，来高教授门诊。

症见：精神差，疲乏无力，腰困腿软，纳差，恶心，泡沫尿，大便干，隔日 1 次，双下肢轻度水肿。舌质黯，舌体胖，苔白腻，脉沉弱兼有涩象。

中医诊断：慢性肾衰。西医诊断：慢性肾衰竭—失代偿期。辨证属脾肾气虚，湿瘀互阻。治法：补脾益肾，祛瘀泄毒。

处方：山药 30 g，党参 15 g，炒白术 15 g，茯苓 15 g，当归 15 g，川芎 12 g，赤芍 15 g，生地黄 15 g，防风 10 g，黄芪 30 g，桃仁 12 g，大黄炭 10 g，生杜仲 15 g，川断 12 g，水蛭 6 g，砂仁 6 g，生甘草 6 g。7 剂，水煎服，每日 1 剂，早晚分服，并嘱低盐、优质蛋白饮食。

二诊 2017 年 5 月 23 日：精神好转，纳差，腰酸困好转，乏力，尿中少量泡沫，大便稀，每日 3 ~ 5 次。舌质黯，舌体胖，苔白腻，脉沉弱稍兼有涩象。化验：尿素氮 10.57 mmol/L，血肌酐 171.3 μmol/L，尿常规 BLD（-）、PRO（-）、镜检红细胞（-）。原方加焦三仙各 15 g 改善食欲。7 剂，水煎服，每日 1 剂，早晚分服。

三诊 2017 年 5 月 31 日：精神佳，食纳可，稍有乏力、腰困，无泡沫尿，大便每日 3~4 次。舌质黯，苔薄白，脉沉稍兼有涩象。化验：尿素氮 9.08 mmol/L，血肌酐 155.0 μmol/L，尿常规 BLD（－）、PRO（－）、镜检红细胞（－）。经治疗，患者临床症状已缓解，肾功能较前明显好转，守初诊原方继续坚持治疗，并随诊加减，治疗 2 个月后复查肾功能：尿素氮 9.87 mmol/L，血肌酐 104.8 μmol/L，患者肾功能已经基本恢复，嘱其继续巩固治疗，并调摄饮食，防止复发。

按：该患者为慢性肾衰竭早期脾肾气虚证，脾肾功能受损尚属轻浅。高继宁教授强调此时是慢性肾衰竭的最佳治疗时期，提倡早诊断、早治疗。治疗上处以薯蓣丸与桃核承气汤合方加减，重用山药健脾益肾，辅以"八珍散"益气养血，"玉屏风散"防御外邪，"桃核承气汤"化瘀排毒。全方用药重在平补脾肾，活血祛瘀、通络泄毒。

四、结语

高继宁教授认为慢性肾衰竭病机为脾肾亏虚，湿瘀互阻，治以补肾健脾、活血祛瘀、通络泄毒，指出治病重在辨证准确，选药精准，医患配合，方能令顽疾得到很好控制。曹颖甫先生曾说："仲圣书中，活法重重，惟在人善自取之。"高师活用善用经方，辨证精准，实乃吾辈楷模。

参 考 文 献

［1］赵彤，高继宁，柳思源．高继宁教授经方治疗慢性肾衰经验总结［J］．中国中医药现代远程教育，2018，16（2）：74－75.

［2］高继宁，赵建平．高继宁肾病临证经验集［M］．北京：科学出版社，2016：97－98.

［3］高继宁，赵建平．孙郁芝肾病临证经验集［M］．北京：科学出版社，2011：90－91.

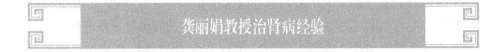

龚丽娟教授治肾病经验

医家介绍： 龚丽娟（1930—2016），主任医师，教授。从事内科专业，治疗内科疑难杂病，尤擅长肾脏病、老年病。曾任南京中医药大学内科教研室副主任、江苏省中医药学会老年医学分会主任委员、全国中华医学会中医学会老年医学研究会委员。从医60年，1994年被评为江苏省名中医，2003年由国家管理局授予第三批学术经验继承指导老师。前后编写教材、论著20余本。

一、辨病辨证

龚丽娟教授治肾病经验丰富，以辨证为纲，辨病为目，参考检测指标指导治疗肾病。龚教授认为，慢性肾病多为本虚标实证，本虚以脾肾气虚为主，标实则主要为水湿、湿热、痰浊、瘀血之属，脏腑虚损大多以脾、肺、肾为主，涉及心、肝，故多采用健脾益肾、滋肾养肝、益气养阴、阴阳并补等法，以培本为主，佐以清利、活血、泄浊。在扶正培本方面，脾肾气虚者，使用药物性味常以甘温、甘平、苦寒药物为多，归经上以肝、脾两经为主，兼顾肺、肾、胃三经。根据对江苏省中医院门诊系统中龚教授处方的统计分析，龚教授治疗慢性肾脏病的核心处方为黄芪、白术、太子参、山药、山茱萸、茯苓、白花蛇舌草、白马骨。核心处方以益气、祛湿、清热为主要法则。

（一）慢性肾小球肾炎辨治

龚教授认为慢性肾炎本虚虽有肺、脾、肾三脏气、阴、阳虚之异，然以脾肾气虚最多见，也是发展至其他虚证之基础；而标实之邪则以水湿为基础，或因体质，或因气候及生活环境，或因使用药物，或因病程迁延而演变成其他标邪，其中湿热之邪最常见，故认为肾虚湿热是慢性肾炎的基本病机。龚教授治疗肾炎的主要思路是用以山茱萸、枸杞子为主的益肾药物，以黄芪、白术、太子参为代表的益气养阴药物，以及白花蛇舌草、白马骨、茯苓等清利药物，即益肾、清利。

（二）慢性肾衰竭辨治

龚教授认为，慢性肾脏病早期虚多实少，治疗以培本为主，兼以祛邪；中期以祛邪为主，兼以扶正；后期邪毒势甚，以祛邪排毒为主，少佐培本，以保受累脏腑。治本以益肾为主，多配用健脾、养肝等法，具体有健脾益肾、滋肾养肝、益气养阴、阴阳并补等，在用药上应掌握补勿壅滞、温而不燥、滋而不腻的原则。祛邪的措施有化湿泄浊、和胃降逆、通腑排毒、活血化瘀等法。故而龚教授在治疗肾衰竭时除益气、祛湿、清热外，因浊毒、瘀血病机的存在，常高频使用大黄、红花。

二、典型案例

（一）慢性肾小球肾炎

患者，男，26 岁。2004 年 1 月 7 日初诊。2002 年 6 月中旬发现面部及下肢水肿，经某医院诊断为慢性肾炎，予以常规治疗后水肿消退，而未续治。于 2002 年 12 月初因疲劳下肢水肿又起，并上延及腹部，日益增剧，经某医院给予利尿剂治疗后肿势减轻，但停药肿势又起。

刻诊：面浮色黄，腹部胀大，按之如囊裹水，下肢凹陷性水肿，难以起复，小便色清量少，大便溏薄，日行 1 次，身重乏力，舌苔薄白腻、质淡红、边有齿印，脉细濡。实验室检查：尿常规示蛋白（＋＋＋＋），红细胞（＋＋），颗粒管型（＋）；肾功能检查示血尿素氮 11.2 mmol/L，肌酐 177.1 μmol/L，胆固醇 6.3 mmol/L；白/球蛋白比为 0.9。

辨证属脾阳不振，土不制水，水湿泛滥。治拟温阳健脾、渗湿利水，予以实脾饮加减。

处方：制附片 5 g，炒党参 10 g，制苍术 10 g，泽兰 10 g，泽泻 10 g，川桂枝 5 g，川椒目 3 g，大腹皮 10 g，生姜皮 3 g，防己 6 g，生薏苡仁 15 g，赤小豆 15 g。5 剂，水煎，每日 1 剂，分 2 次服。

二诊：2004 年 1 月 12 日。药后尿量增多，腹胀较松，下肢水肿减轻，食欲尚佳，大便溏，原法踵进。原方去防己、赤小豆，加炮姜 3 g，茯苓皮 15 g，继服 10 剂。

三诊：2004 年 1 月 21 日。药后腹水及下肢水肿基本消退，尿蛋白（＋＋），精神较好，便溏略稠，舌苔薄白、边有齿印，脉细。证属水邪虽去，脾阳未复，治拟健脾温阳、佐以利水，予以附子理中汤加味。

处方：制附片 10 g，炒党参 12 g，炒白术 10 g，炙黄芪 12 g，茯苓 10 g，炮姜 10 g，怀山药 12 g，泽泻 12 g，炒薏苡仁 12 g，玉米须 30 g。10 剂，水煎，每日 1 剂，分 2 次服。

四诊：2004 年 1 月 30 日。大便转实成形，胃纳佳，无明显不适，舌苔薄白，脉细。守原法。原方黄芪用量改为 20 g，党参改为 15 g。

上方续服 2 个月，面色转为红润丰满。尿蛋白逐渐减少，并多次转阴。继续服药至 5 月份，复查肾功能、胆固醇、白/球蛋白比均在正常范围，能恢复半日工作。效不更方，继续服用至 7 月份，已能正常上班，于 2004 年 10 月停药，停药病情保持稳定。

按：本例为典型的脾阳不振型阴水证，投实脾饮、五苓散加减以温脾阳、运水湿，服药仅 10 日，水肿已基本消退，然便溏及蛋白尿未改善，此乃脾虚升降未复、精微下泄所致，故予以附子理中汤加炙黄芪、怀山药补脾摄精，佐泽泻、薏苡仁、玉米须渗湿利水。经调理数月，脾气得振，精微四布，机体得充，病体乃康。

（二）慢性肾衰竭

患者，男，63 岁，因发现肾功能不全 6 个月于 2010 年 4 月 23 日就诊。患者曾因痛风在嘉兴某院住院治疗，诊断为"慢性肾功能衰竭，高血压病，痛风"，予秋水仙碱、尿毒清、缬沙坦等药物治疗，病情好转出院。近查肾功能：尿素氮 4.7 mmol/L，肌酐 159 μmol/L，血尿酸 400.3 μmol/L。

症见：头昏，疲劳乏力，四肢关节酸痛，麻木无力，食欲一般，口干，无恶心泛吐，怕冷，以膝关节为甚，大便日行 1~2 次，偏干。舌红、苔薄白腻，脉弦小滑。

辨为肝肾阴虚，水不涵木，湿毒内蕴，气血运行失畅，痹阻关节。治拟益肾平肝，清热利湿，活血通络，泄浊降逆。

处方：菊花、当归、石菖蒲、秦艽、炒枳壳各 10 g，枸杞子、泽泻各 12 g，丹参、荔枝草各 15 g，制大黄 6 g，瓜蒌 20 g，六月雪、生薏苡仁、忍冬藤各 30 g。

二诊：药后大便日行 2 次，食欲尚佳，尚有疲劳感，腰部酸痛，两膝关节酸痛喜温，舌偏红有紫气、苔薄白，脉细。再拟益肾活血，泄浊排毒。生黄芪、太子参各 30 g，炒白术、枸杞子、山药、生地黄、熟地黄各 12 g，山茱萸、炒当归各 10 g，旱莲草、女贞子、丹参、六月雪各 15 g，制大黄 3 g。另予丝瓜络、玉米须、金钱草各 30 g，煎水代茶饮。前方随症加减，坚持服药 1 年余。

2011 年 11 月 5 日在当地医院复查肾功能示：尿素氮 6.47 mmol/L，肌酐 109 μmol/L，血尿酸 330.4 μmol/L，病情稳定，冬季膏方调补以巩固前效。

按：龚教授认为，本病属中医学肾劳范畴，辨为肝肾不足，气阴两虚，湿毒内蕴，气血运行失畅，痹阻关节。故拟定养肝滋肾、清热利湿、活血通络、泄浊排毒为大法，遣方用药大多为甘平之剂，缓缓图之，掌握补而不滞、滋而不腻、温而不燥的原则，疗效卓著，肾功能指标逐渐下降。

三、饮食禁忌

慢性肾衰竭患者饮食忌口很重要，龚教授指出肾衰竭患者在药物治疗的同时，饮食上宜选择必需氨基酸含量高的优质低蛋白食物，忌海鲜、螃蟹类发物，控制大米、面粉、含植物蛋白多的粮食，一天 4～5 两，如时有饥饿感可用土豆、南瓜、山芋、藕或麦淀粉等充饥。有高血钾症者要忌香蕉、橘子、红枣、榨菜等含钾量高的食物；高血磷症者要忌鱿鱼、虾、蟹、蘑菇、香菇、鱼子等；伴有水肿者要控制盐及水的摄入。有条件者可服冬虫夏草，研粉或加水蒸服。

四、结语

《景岳全书》虚损篇载"五脏所伤，穷必及肾"。因肾病所致或他脏影响，其病损脏器主要在肾，常兼脾、肝同病，后期可累及于心，龚丽娟教授认为治肾宜分清标本缓急，处方宜虚实兼顾。

参 考 文 献

[1] 陶兴. 龚丽娟辨治慢性肾功能衰竭经验 [J]. 河南中医，2019，39（4）：527-530.

[2] 许陵冬. 龚丽娟. 益肾健脾泄浊治慢性肾衰 [N]. 中国中医药报，2015-02-09（04）.

[3] 陶兴，许陵冬，龚丽娟. 龚丽娟益肾清利法治疗慢性肾炎临床研究 [J]. 辽宁中医杂志，2014，41（1）：88-90.

[4] 许陵冬，陶兴，陈继红. 龚丽娟主任治疗慢性肾功能衰竭经验总结 [J]. 新中医，

2013，45（3）：204－205.

［5］陶兴，龚丽娟．龚丽娟教授治疗慢性肾小球肾炎经验［J］.吉林中医药，2012，32（4）：355－356，359.

［6］王晗．龚丽娟教授治疗肾炎经验探析［J］.南京中医药大学学报，2010，26（5）：324－326.

［7］郑新梅．龚丽娟教授治疗慢性肾炎的用药特色［J］.江苏中医，2000，21（10）：9－10.

［8］王永生．龚丽娟辨治慢性肾炎的经验［J］.吉林中医药，1996（1）：4－5.

管竞环教授治疗慢性肾炎经验

医家介绍：管竞环，全国著名中医肾病专家，享受国务院特殊津贴，全国第二、第三、第四批名老中医指导老师，全国名老中医药专家传承工作室建设项目"管竞环工作室"，湖北知名老中医，从事中医肾病的临床与教学工作近50余年，在诊治肾系疾病方面有着丰富的临床经验，且治法用药皆独具特色，现将管竞环教授临床治疗慢性肾炎常用治法整理介绍如下。

一、学术思想

（一）病因病机

慢性肾炎是由多种原因引起的原发于肾小球的一组免疫性疾病。起病隐匿、病程冗长，临床表现为水肿、高血压及不同程度的蛋白尿、血尿、管型尿及肾功能损害。属中医学的"水肿""腰痛""血尿""虚劳"等范畴。管师认为肾虚邪毒阻络是慢性肾炎基本病机，肾虚为本病发生的根本，邪毒是本病发展和加重的重要因素，慢性肾炎之发病，是在脏腑亏虚、正气不足的基础上，遭受外邪或内伤因素，导致脏腑功能损伤，病理产物生成，造成慢性肾炎本虚标实的病机特点。因此，重视本病的病因病机，有助于在临床中正确辨证，合理遣方用药。

（二）辨证论治

慢性肾炎治疗离不开辨证论治。管师认为，慢性肾炎病程长，缠绵不愈，属本虚标实。脾肾虚弱在其演变过程中起重要作用，但邪气留滞（湿、热、瘀、浊）对该病的影响亦不容忽视，从而提出健脾补肾、清利湿热、活血化瘀，并将其作为治疗慢性肾炎的基本原则。在这一前提下，根据临床不同证型，辨别邪正虚实，进而提出健脾补肾法、清热利湿法、活血化瘀法三法为治疗慢性肾炎的基本方法。

1. 健脾补肾法

脾胃为后天之本，肾为先天之本，先天充盛得于后天滋养。慢性肾炎虽病位在肾，但与脾虚密切相关，脾运化水谷，升清降浊，从而使脾气得以统摄而制下，肾气得以充沛而藏精。脾虚则肾水失制而发病。故治当以补脾胃调中气，健脾补肾，控制精气下泄、精微物质流失及蛋白从尿外泄；以补中益气丸合六味地黄丸加减治之。管师以六味地黄丸为补肾平补之剂，若无明显表证或实证都可长期使用。药用：黄芪 30 g，党参 30 g，白术 15 g，茯苓 15 g，橘红 10 g，升麻 10 g，柴胡 10 g，山药 15 g，山萸肉 12 g，熟地 12 g，丹皮 10 g，当归 12 g，甘草 10 g。肾阳虚者用平补肾阳之菟丝子、补骨脂等；肾阴虚者用补而不腻之女贞子、墨旱莲；血虚者用参芪四物汤，气滞水停者加川朴、扁豆、砂仁、薏苡仁。

2. 清热利湿法

慢性肾炎在演变过程中，热邪与水湿互结贯穿病变始终，是反复慢性感染和产生炎症的主要因素。管老认为，慢性肾炎其病本虚，极易反复感受外邪，外邪入里化热，致使热毒内蕴。在慢性肾炎发生和发病过程中，感染、炎症都是不可忽视的因素。管师常谓"善治肾炎者，首治感染"。慢性肾炎反复迁延，必有潜在诱因，积极寻找诱因是治疗的关键，如咽部感染、皮肤感染、肠道感染、泌尿系感染、胆道感染等，病因消除则蛋白自消。如蛋白尿合并扁桃体炎、咽炎者，常用自拟"二半汤"加减治疗。"足少阴肾经之脉中，循喉咙"，在经络上有直接联系。药用：半枝莲 12 g，半边莲 12 g，金银花 12 g，连翘 12 g，辛夷 15 g，黄芩 12 g，生黄芪 20 g，党参 10 g，玄参 12 g，麦冬 12 g，甘草 10 g，桔梗 10 g，地肤子 12 g，益母草 12 g，蝉蜕 10 g。

3. 活血化瘀法

慢性肾炎发展过程中存在瘀血内停、瘀浊阻滞之病机，而瘀血、瘀浊又是新的致病因素，即所谓"血不利则为水"。瘀血在慢性肾炎病机中居重要位置，管老认为久病入络，久病必瘀，瘀水互结，气机不畅，则疾病缠绵，蛋白尿难消。所以管老临床亦注意血瘀治疗。故慢性肾炎症见腰痛、痛有定处、舌质紫黯、舌底络脉迂曲、脉涩者为血瘀之征，可予活血化瘀治疗。

（三）治疗遵从"三先"原则

1. 抗感染

慢性肾炎患者病情缠绵，易受风、寒、湿、热等病邪的侵袭，易受七情、饮食、劳倦或外感入里传变，易发生多种变证。现代研究证实，肾病患者机体免疫力低下，易引起各种感染，病原微生物长期存在是导致疾病迁延不愈的重要原因。故管老治疗慢性肾炎首重感染。通过望闻问切及相关检查确定诊断后，并不先着手治病，而先寻找有无感染病灶，针对病灶进行对症治疗，每当感染消除后，"本病"则"不治而愈"。慢性肾炎患者常见的感染有呼吸道感染、皮肤感染、泌尿系感染、肠道感染等，而鼻炎、中耳炎、龋齿，尤其是牙齿的残根很容易被忽视，老师在临证时常仔细检查患者的口腔、咽喉等，寻找隐蔽的感染灶，并总结出一系列治疗感染的效方。

2. 治水肿

《素问·水热穴论篇》指出，水肿之病"其本在肾，其末在肺"。《素问·至真要大论篇》指出："诸湿肿满，皆属于脾。"管老认为肾性水肿可归属于中医水气、水肿、肿胀范畴，气虚为本，水停为标。

在临床中，运用五苓散、五皮饮治疗肾性水肿，对部分慢性肾炎患者疗效欠佳。管老指出"本虚"是慢性肾炎的主要病机，在水肿期间又以气虚、脾虚为主，肺为水之上源，故在益气健脾的基础上，佐以宣肺之品麻黄、桂枝"提壶揭盖"以消肿。管老根据多年临床经验总结出治疗肾性水肿的四个要点：①消肿须理气，管老认为，肺主一身之气，肺气宣通，则脾气得升，肾气得化，水津四布，其肿自消。提出"水气本为同类，治水者当兼理气，气化水自化"。②消肿宜活血，管老宗先贤"血水同源"之说，认为气行则血行，气滞则血凝，血不利则为水。在临床中注重运用活血化瘀法改善血液黏稠度，促进消肿。③消肿要提升，慢性肾炎患者多有脾阳受损之证，除表现在运化水湿功能减退外，升降失调也是主要病理机制，故要恢复脾胃升降之机，水湿自除，乃取培土制水之意。④消肿勿伤阴，所谓"治湿不利小便非其治也"，管老指出有可利与不可利之分：新病、体实、阴津未伤者可利；久病、体虚、阴津不足者不宜贸然利湿，否则愈利气虚愈重，血瘀愈显，水肿愈甚。阴虚水肿者常用泽泻利水不伤阴。

管老根据上述四个要点自拟水肿汤，方药如下：黄芪 30 g、党参 30 g、山药 12 g、白术 10 g、麻黄 10 g、桂枝 10 g、茯苓皮 30 g、猪苓 12 g、泽泻 12 g、车前子 12 g、赤小豆 20 g、冬瓜 20 g、薏苡仁 12 g、石韦 12 g、益母草 12 g，益气健脾、宣肺活血、利水消肿。如水肿按之如泥者，则加用紫河车以培补元气，疗效达 90% 以上。

3. 调脾胃

"脾为后天之本"，管老十分注重调理脾胃，因为在调理肺、脾、肾三脏功能，促进水谷代谢过程中，尤以脾胃最为关键。脾胃位于中州，在水液代谢中起枢纽作用，无论是上焦或下焦病变，都易影响中焦胃纳脾运、升清降浊的功能。脾胃健运，不仅可使升降正常，气血充足，还可增进水谷，发挥药物的疗效，补后天以助先天。管老在临证时常提醒我们，慢性肾炎病位在肾，治在脾，在用药治疗时应注意顾护胃气，患者能进食，服药为治疗疾病的根本，不能单用或过量使用苦寒伤胃之品，常用香砂六君丸、参苓白术散、补中益气汤等调理脾胃。

二、结语

慢性肾炎病程迁延日久，病机错综复杂；因正虚易留邪，邪留易伤正，故虚实寒热交互并见，这是慢性肾炎不易短期内恢复的主要原因。管老认为，本病在其演变过程中，虽有以本虚为主，又以邪实为甚，然本虚标实、虚实并见、寒热错杂是其病机演变的基本特征，此特征决定了慢性肾炎病势缠绵、证候多变、难以速愈。因此，临床要明辨虚实的轻重、寒热的甚微、湿瘀的有无，以进一步确定治疗大法，方能准确遣方用药。论其治法，重在扶正祛邪，强调标本兼顾，切忌一味扶正或只顾攻邪，以免犯虚虚实实之戒。故常在健脾益肾、扶助正气的基础上辅以清热利湿、活血化瘀而取得良好疗效。

参 考 文 献

[1] 刘益源，潘静．管竞环治疗慢性肾炎蛋白尿常用对药撷萃［J］.实用中医药杂志，
　　2017，33（2）：178－179.

[2] 周文祥，饶艳玲，管竞环．管竞环治疗慢性肾炎经验举隅［J］.辽宁中医杂志，
　　2011，38（9）：1738－1739.

[3] 周文祥，冯成，王玉梅，等．管竞环教授治疗慢性肾炎"三先"原则［J］.中国中
　　西医结合肾病杂志，2011，12（3）：193－194.

郭恩绵教授治疗慢性肾衰竭经验

医家介绍：郭恩绵，辽宁中医药大学附属医院主任医师、博士研究生导师。从事中医医疗、科研、教学40年，为国医大师李玉奇的首批高徒，其间博采众长，继承中又不乏创新，积累了丰富的理论知识和临床经验，在慢性肾脏病治疗领域，郭老师崇尚经典，临床上灵活多变。

郭恩绵教授将慢性肾衰竭命名为"虚劳水气病"，认为其是由外感风寒、风热，疮毒，水湿；或饮食不调，或先天不足，或后天失养，或久病耗伤脾肾所致之水气病日久不复，耗伤气血，导致脏腑、气血阴阳俱虚的虚劳证。现总结其辨治慢性肾衰竭的经验。

一、学术思想

1. 病因病机

郭恩绵教授根据慢性肾衰竭源于肾小球疾病，其临床表现即张仲景《金匮要略》所载之"水气病"，是由于水气病日久不愈，湿浊不除，内蕴日久，耗伤气血，损伤脏腑，导致气血阴阳亏损的一种虚劳证，所以说慢性肾衰竭源于水气病，表现为虚劳证候，具有虚劳之本质，故郭教授将其命名为"虚劳水气病"。

郭老认为慢性肾衰竭病机复杂，变化多端，本虚邪实贯穿于始终。本虚主要表现为阴、阳、气、血及脏腑的虚损，在诸虚中，以"脾肾气阴两虚"最为常见，标实则以"湿、毒、痰、瘀、风"等为重，其中湿浊为本病之根。郭老从错综复杂、虚实并存的证候中，抓住气阴两虚、湿浊弥漫这个主要病机，提出扶正祛邪、攻补兼施的治法原则。

本病的主要病机为脾肾衰弱，气血阴阳亏虚，湿浊尿毒羁留，气血壅滞，肾虚毒蕴贯穿始终。早、中期主要以肾气阴亏虚、湿浊毒邪留恋为主，中、晚期则以脏腑阴阳亏损为主，临证时应辨证论治，因人而异。

2. 辨证论治

（1）在具体临床应用上郭老根据湿浊之邪的特点，认为"化浊解毒"

是治疗的关键，适用于慢性肾衰竭各期，并提出了"化浊、泄浊、散浊、驱浊"的治浊四法，郭老根据多年临床实践经验，反复揣度，将慢性肾衰竭分为以下四大证型辨证治疗。

1）湿浊中阻关格证：临床以恶心呕吐、尿少甚或闭塞不通为突出表现，或伴有面色萎黄，胸腹满闷纳差，疲乏无力，少气懒言，舌质淡，苔白滑，脉沉细。治则：除湿降浊，助阳化气。方药：温脾汤加藿香、佩兰、泽泻、车前子、砂仁。

2）湿浊不化水肿证：临床以高度水肿、四肢不温为突出表现，或伴面色萎黄，疲乏无力，胸闷，纳呆，小便清长，大便黏滞不畅，舌体胖边有齿痕，质淡暗，苔腻，脉细滑或沉细。治则：温阳益气，化气行水。方药：实脾饮加泽泻、车前子、防己、金衣。

3）湿浊化热动血证：临床以面色苍白、口唇爪甲无华、尿血、手足心热为突出表现，舌质红，苔黄腻，脉濡数或滑数。治则：清热化浊，凉血止血。方药：知柏地黄丸加大黄、生地、地骨皮、栀子、小蓟。

4）湿蕴清阳眩晕证：临床以眩晕、恶心呕吐、食少纳呆、苔白腻为突出表现，或可伴头重如蒙，神疲乏力，舌质淡，苔腻，脉弦滑。治则：化湿降浊，清利头目。方药：半夏白术天麻汤加陈皮、竹茹、黄芪、白豆蔻、菟丝子。

（2）郭老治此顽疾首倡"治浊四法"，即"口服中药化浊，中药灌肠泄浊，轻取其汗散浊，药物敷脐驱浊"，旨在"减少生成，抑制吸收，增加排泄"，全方位、多途径、多角度治疗慢性肾衰竭。

1）口服以化浊：郭老自拟肾衰饮为基础方，药用黄芪、白术、太子参、砂仁、藿香、车前子、山茱萸、菟丝子、大黄等。方中黄芪、白术、太子参补气健脾；山茱萸、菟丝子补阳益阴；藿香、砂仁等芳香化浊；大黄解毒泄浊通腑；车前子利水，诸药共奏健脾益肾、化湿泄浊之功。全方扶正祛邪，攻补兼施，寒温并用，祛邪而不伤正。

2）灌肠以泄浊：慢性肾衰竭是由脾肾两虚、湿浊毒邪内郁或湿浊毒热内盛所产生的全身性疾病。郭教授针对患者毒邪内盛的关键，确定了以减少生成、抑制吸收、增加排泄为原则，筛选四味中药，发明了"降氮洗剂"，在口服辨证中药基础上保留灌肠，直祛病邪，排出湿浊毒邪。本方中重用大黄以通腑泄浊直祛毒邪，配以牡蛎佐制大黄，收敛固摄，增加肠道对钙的吸收；白头翁苦寒抑制腐败，减少氮质生成；丹参活血通络，增加排泄。本法为郭老最常应用的外治方法，体现了治顽疾应遵祛邪为急之旨。

3）药浴以散浊：郭老特别强调要"轻取其汗"，防止肾衰竭患者正气护卫不足而使"气随液脱"，犯"虚虚"之过。方以解表开腠、活血化瘀、泄浊排毒之品如麻黄、藿香、大黄、土茯苓、黄连、白鲜皮、地肤子等药物包煎30分钟后，将药汁置入浴缸内，加入适量温水，患者浸泡其中20～30分钟，待微微发汗即出。此法对于高血压、冠心病、心功能不全、有出血倾向、皮肤疾病及年老体弱者应谨慎使用。

4）敷脐以驱浊：郭老采用神阙穴中药敷脐方法辅助治疗慢性肾衰竭，并配合神灯照射以使局部血液循环加速，促进药物充分吸收，对改善症状亦有良效。

二、典型案例

患者，男，52岁，2013年6月6日初诊。主诉为双下肢水肿半年，加重3天。半年前无明显诱因出现双下肢水肿，于当地医院就诊，查尿常规：尿蛋白（＋＋＋），血肌酐300 μmol/L，西医诊断：慢性肾衰竭，慢性肾小球肾炎。对症治疗，效果不佳。3天前身肿加重，遂来诊。

症见双下肢水肿，按之凹陷不起，腰酸乏力，怯寒神疲，食少纳差，时恶心未吐，头晕，小便量减少，大便干，两日一行，夜寐差。既往史：慢性肾小球肾炎10余年。查体：神清，精神不振，面色无华，体重87 kg，血压150/90 mmHg，心率94次/分，双肾区无叩击痛，双下肢指压痕（＋＋＋）。舌暗淡，苔白厚腻，脉滑略数。辅助检查：血常规示血红蛋白92 g/L；尿常规示尿蛋白（＋＋＋）；肾功示血钾4.2 mmol/L，血肌酐419 μmol/L，尿素氮26.3 mmol/L；双肾彩超示双肾体积略小，皮髓质界线显示不清。中医诊断：虚劳水气（脾肾两虚，湿浊内蕴）。西医诊断：慢性肾衰竭（慢性肾脏病4期），慢性肾小球肾炎，肾性高血压，肾性贫血。治宜补益脾肾，解毒化浊，利水消肿。

处方：①肾衰饮，黄芪30 g，白术15 g，太子参20 g，砂仁6 g，藿香、佩兰各10 g，山茱萸20 g，大黄（单包，后下）7.5 g，菟丝子、丹参各15 g，白豆蔻10 g，土茯苓、黄瓜皮、西瓜翠衣各30 g，狗脊20 g，杜仲、泽兰各10 g，生龙骨、牡蛎各30 g，7剂，1剂/日，水煎300 mL，早中晚温服。②海昆肾喜胶囊，2粒/次，3次/日。③降氮煎剂100 mL，1次/日，保留灌肠。嘱优质低蛋白饮食、限制盐分及水分摄入、监测体重、血压，必要时对症降压；忌食辛辣刺激之品；避免劳累及感冒。

2013 年 6 月 13 日二诊：身肿较前减轻，腰酸乏力及怯寒神疲症状好转，纳尚可，无恶心，小便量增加，1500 mL/d，大便可，一日一行，夜寐尚可。精神尚可，面色无华，血压 135/90 mmHg，心率 84 次/分，双下肢指压痕（＋＋）。舌暗淡，苔白腻，脉滑。辅助检查：尿常规示尿蛋白（＋＋）；肾功能示血肌酐 335 μmol/L，尿素氮 19.2 mmol/L。7 剂，1 剂/日，水煎 300 mL。余治疗同前。

2013 年 6 月 20 日三诊：身肿较前减轻，轻度腰酸乏力，纳可，小便可，大便可，一日一行，夜寐尚可。面色无华，血压 130/70 mmHg，双下肢指压痕（＋）。舌暗淡，苔白微腻，脉略滑。辅助检查：血常规示血红蛋白 95 g/L；尿常规示尿蛋白（＋＋）；肾功能示血肌酐 296 μmol/L，尿素氮 16.8 mmol/L。处方：上方去黄瓜皮、西瓜翠衣、生龙骨、牡蛎，加土茯苓 30 g，枸杞子 15 g，大黄加至 10 g，14 剂，1 剂/日，水煎 300 mL。余治疗同前。

2013 年 7 月 4 日四诊：轻度身肿及腰酸乏力，大便可，2 次/日。面色无华，血压 135/80 mmHg，双下肢指压痕（＋）。舌暗淡，苔白微腻，脉略滑。辅助检查：尿常规示尿蛋白（＋＋）；肾功示血肌酐 202 μmol/L，尿素氮 11.7 mmol/L。上方 14 剂，1 剂/日，水煎 300 mL。余治疗同前。随诊半年，病情稳定。

三、结语

郭教授治疗慢性肾衰竭攻补兼施以攻为主，祛邪为先，主张祛邪之剂不宜过度峻猛，也不宜过分柔和。在扶正祛邪的同时不忘活血化瘀通络，认为慢性肾衰竭普遍存在瘀血阻络，不必等待有明显血瘀之证出现时才用活血化瘀药物，应早期长期应用，效果更好。因慢性肾衰竭患者多有出血倾向，或伴有高血压，故在活血化瘀药物的选择上，除丹参外郭教授亦喜用三七，取其活血散瘀又善止血之长，兼有补益气血、强身健体之用。重视调理脾胃，顾护胃气。善用健脾益气、和胃降逆之品，使药石水谷得进，正气得扶。禁用明确有肾毒性的药物，避免应用可能有肾毒性的药物。口服中药汤剂过程中注意监测血钾水平，必要时停服中药汤剂并对症处理。灌肠、药浴及敷脐等外治法可根据需要选用，灵活变通。如果病情进展迅速，或有急危重症出现，宜用西医直接有效之对症治疗以缓其急，待病情稳定后再用中药治疗。

在药物治疗同时，郭教授还强调合理饮食，预防感染，避免着凉及劳累，保持心情舒畅等对于疾病的控制同样重要，尤其是饮食调摄是慢性肾衰竭最基本有效的疗法，是一切药物治疗的基础。注重疏导患者情志，酌加理气解郁之药物，改善情绪及睡眠，帮助患者树立战胜疾病的信心，明显缓解临床症状，提高疗效。

参 考 文 献

[1] 孙劲秋，郭恩绵. 郭恩绵多途径治疗慢性肾衰竭 [J]. 实用中医内科杂志，2015，29（9）：8－11.

[2] 曹雪，远方. 郭恩绵教授从"虚劳水气病"论治慢性肾衰竭经验 [J]. 中国中西医结合肾病杂志，2011，12（1）：67－68.

[3] 李牧，张力洁. 郭恩绵治疗慢性肾功能衰竭经验 [J]. 辽宁中医杂志，2003，30（9）：698.

郭子光教授运用"肾甦"方治疗早中期慢性肾衰竭经验

医家介绍：郭子光（1932—2015），成都中医药大学教授，2009年被国家人力资源和社会保障部、原卫生部、国家中医药管理局联合组织评选为首届国医大师；为第三批全国老中医药专家学术经验传承工作指导老师、中华中医药学会终身理事、四川省学术技术带头人。

郭老从事中医临床近60年，擅治各科多种病证，尤其对肾脏疾病有较深入的研究。郭老集60年临床经验，总结出"肾甦"等基础方，治疗肾脏疾病，取得肯定疗效。现特将郭老治疗慢性肾衰竭的"肾甦"方经反向推理，将其治疗思路及经验介绍如下，以飨同道。

一、慢性肾衰竭早中期的分型辨治

慢性肾衰竭早期主要以虚证为主。肺气虚衰，表卫不固，可导致自汗、气短乏力、容易感冒、精神不振、面色苍白等。肺为水之上源，肾为水之下源，肺主治节及通调水道功能失司，肾主水及气化功能失权，则可导致水肿、多尿或夜尿，以及体内氮质产物等浊瘀滞留。肺虚不能制下，肾虚不能封藏，风邪内扰于肾，则每见蛋白尿等。肾失温煦或滋养，则会出现腰酸痛不适、畏寒、四肢不温或手足心发热等症状。

慢性肾衰竭中期以虚实夹杂为特征。患者一方面肺肾虚损的症状更加突出，甚至影响到脾胃，出现纳呆、便溏、乏力等；另一方面浊瘀滞留、肝阳上亢的实证也比较突出。

对于慢性肾衰竭之早中期，郭老临证一般分为两种证型辨治。

1. **肺气肾阳虚损型**

辨证要点：不任风寒，极易感冒，畏寒怕冷，面白少华，腰痛发凉，四肢不温，口淡不渴，夜尿清长；舌淡有齿痕，脉沉细。

处方："肾甦"方加阳济生（验方）。北黄芪50~90 g，制附片（先煎60分钟）20 g，淫羊藿30 g，生地黄15 g，山茱萸15 g，山药30 g，炒白术20 g，茯苓20 g，川牛膝15 g，水蛭5~10 g，牡丹皮10 g，车前子10 g，石韦 20 g，防风 20 g。

2. 肺气肾阴虚损型

辨证要点：极易感冒，自汗，不任风寒；面红唇赤，口苦咽干，心烦易怒，小便短赤，腰膝酸软，手足心热，皮肤干燥；舌红，脉细数；或见血压偏高。

处方："肾甦"方加阴济生（验方）。北黄芪 50～90 g，黄柏 15 g，知母 15 g，生地黄 20 g，山药 20 g，山茱萸 15 g，茯苓 20 g，炒白术 20 g，水蛭 5～10 g，川牛膝 15 g，牡丹皮 15 g，石韦 20 g，车前子 10 g，防风 20 g。

郭老通过临床观察发现，慢性肾衰竭阳虚型较为常见，较易恢复。阴虚型常兼有高血压，治疗难度相对较大，正如元代医家朱丹溪所云："人体阴气难成而易亏。"肾阴一旦受损，恢复过程则相对较长。郭老认为，慢性肾衰竭早中期的治疗相当关键，如果糖尿病、高血压患者早期发现尿蛋白等，及时采用中医药治疗完全可以阻止其发展为肾衰竭。郭老强调，慢性肾衰竭早中期患者通过中药治疗，即使肌酐恢复正常，也要继续服药巩固半年至 1 年，并定期复查（每个月 1 次）。若连续 3 个月正常，处方中可以逐渐减少动血、耗气的中药。

二、"肾甦"方介绍

1. 适应证

本方益肺健脾，补肾固精，除湿通络。适用于慢性肾小球肾炎、慢性肾衰竭（早中期）、肾病综合征等所致肾功能不全、蛋白尿，证属肺、脾、肾三脏气虚，湿滞络阻精失。

2. 方药组成

黄芪 50～90 g，白术 15～20 g，防风 15～20 g，怀山药 20～30 g，水蛭 8～10 g，蝉蜕 10～15 g，柴胡 10～15 g。

该方以玉屏风散加怀山药、水蛭、蝉蜕、柴胡而成。方中重用黄芪既可益肺脾之气，又可固表实卫，配防风祛邪防止外邪入侵，还能有效防止患者因外感而加重病情。白术甘温，合黄芪增加益气健脾之力，合防风祛风除湿，有效缓解蛋白尿患者小便"泡沫"的症状；山药健脾、除湿、补气、益肺、固肾、益精，一药可兼治三脏，且具固精作用，可有效防止蛋白丢失，合白术除湿，还可消水湿停滞之虞。佐活血之品，而内脏之脉络瘀阻，非虫类搜剔难以深入，故用水蛭、蝉蜕虫行搜剔，破血通络；且蝉蜕祛风，还能合防风强化祛散风邪之力以更好地消除尿中泡沫。柴胡一味，能升能散，擅调枢机，加之使气机通畅，清浊各依其路。

三、病案举隅

患者，男，64岁。初诊日期：2007年7月14日。

主诉：心悸气短、水肿乏力半年余。

病史：患者4年前确诊"冠心病心绞痛、心律失常，频发早搏"，长期服用扩血管、抗心律失常西药，素日自觉体力渐衰，精神渐差，倦怠气短，且极易感冒。刻诊：全身乏力，精神差，疲倦懒言，喜睡少动，行动则心累气短，偶有胸痛，下肢沉重无力；饮食乏味，口干苦；大便正常，小便短黄（泡沫甚多），夜尿3~4次；舌淡红、苔白厚（根部淡黄而干），脉沉细略滑数，偶有歇止，左右寸尺无力甚。查体：形体中等，面苍少华，神差懒言；下肢水肿，按之凹陷久久不起，扪之温。实验室检查：尿素氮8.5 mmol/L，肌酐177.5 μmol/L，尿酸450 μmol/L；血液流变学检查：血黏度增高。

辨证：肺气虚、肾阴亏为本，血瘀浊湿阻滞络道为标。

方用阴济生加减。处方：北黄芪50 g，黄柏15 g，牡丹皮15 g，生地黄15 g，山茱萸15 g，白术20 g，茯苓20 g，车前子15 g，川牛膝15 g，石韦20 g，水蛭10 g，丹参20 g，防风20 g。每日1剂，浓煎2次，将2次药液混合后分别于早9时、下午4时、晚9时分3次服用。嘱饮食清淡，忌肥甘厚味。西药随证情缓解逐渐减量至停服。

二诊（2007年8月16日）：色较前红润，自觉乏力、心累气短减轻，水肿尽消，自觉身体轻快舒适；每晚夜尿2次，泡沫减少；舌淡红、苔薄白，脉沉细滑，左右尺寸较有力，未见歇止。实验室检查：尿素氮6.2 mmol/L，肌酐112.5 μmol/L，尿酸400 μmol/L。证情缓解，宗法守方，上方每两日1剂（其中水蛭一味服10剂停10剂，以红花10 g代之）。患者坚持服药，2008年1月23日复查肾功能，各项指标均在正常范围，病情稳定。

四、结语

慢性肾衰竭早期主要以虚证为主。肺脾气虚，不能推动，可见气短乏力、精神不振、面色苍白等。肺为水之上源，脾为水之中源，肾为水之下源，肺主治节及通调水道功能失司，脾主运化水湿障碍，肾主水及气化功能失权，则可导致水肿、多尿或夜尿，以及体内氮质产物等浊瘀滞留。肺虚不能制下，脾虚不能统摄，肾虚不能封藏，风邪内扰于肾，则每见蛋白尿等。而气为"血之帅""津之帅"，肺脾肾既在全身津液代谢中发挥着重要作用，又承担着气血生成运行的重任，因此若肺脾肾三脏气虚，必然无以运津行血，久则因实致虚，导致湿浊、瘀血等实邪的产生，虚实交织，病程迁延，久病入络，进一步使该病难治，反复不愈。由此，补益肺脾肾便成为治疗慢性肾衰竭的根本大法，而又当以补肺脾肾三脏之气为要，因气固则能摄"精"（即蛋白精微），并佐以通络活血以畅气血运行，故用"肾甦"方作为基础方。

参 考 文 献

[1] 李秘，李凯，江泳. 基于"肾甦"方的国医大师郭子光治疗慢性肾功能衰竭思路探析［J］. 时珍国医国药，2014，25（6）：1493-1494.

[2] 李秘，李凯，江泳. 从"肾甦"方探析国医大师郭子光教授治疗慢性肾功衰临床思路［J］. 成都中医药大学学报，2013，36（2）：8-9.

[3] 刘渊，郭子光. 郭子光从肺肾虚损辨治早中期慢性肾衰竭经验［J］. 上海中医药杂志，2011，45（9）：4-5.

何婕教授从肝治肾四法

医家介绍：何婕，湖州市医学会肾脏病康复专业委员会副主任委员，从事内科临床工作 20 余年，积累了丰富的经验，擅长各类复发性尿路感染、原发及继发慢性肾炎、急慢性肾功能不全、尿毒症等疾病的中西医结合治疗。

从中医角度分析，肾病多与肺、脾、肾三脏密切相关，何婕教授在临床实践中体会到，某些肾脏病发病与肝脏密切相关。根据中医"同病异治"的原则，何婕教授总结出 4 种从肝论治肾病的方法，并取得了较好的疗效，现介绍如下。

一、肝肾在经络、病理、生理上的联系

（1）经络传病方面：肝经和肾经同属三阴经，足厥阴肝经可传至足少阴肾经。

（2）生理方面：肾主水，肾病多脾肾虚衰，导致水失健运、湿毒潴留；肝主疏泄，肝为肾之子，水液输布、排泄有赖于肝脏条达之性，气机通畅则有助于全身气血津液的运行。肾藏精，肝藏血，肝血依赖肾精的滋养，肾精又依赖肝血的不断补充，肝血与肾精相互资生相互转化，故有"肝肾同源""精血同源"之说。

（3）病理方面：肝气肝阳不足，肝主疏泄失司，则津液输布失调，聚而为饮；若肝虚，子盗母气，肾虚则水无所制，泛溢皮肤腠理之间为水肿。肾精与肝血亦常相互影响制约，肾精亏损，无力滋养肝血，则肝血不足，可导致肝阳偏亢，故临床上常可见到由肾阴不足，引起肝肾不足，致肝阳上亢；若肝火肝阳偏亢，下劫肾阴，形成肾阴不足。

二、从肝治肾四法

（一）温补肝肾，疏肝理气

适用于肝郁肾虚，阳气困乏，水气阻滞。

病案：患者，女，48岁，2001年3月24日就诊。慢性肾小球肾炎，反复水肿5年，近3个月加重。郁闷不乐，胸胁时痛，健忘脱发，舌淡苔白，脉细无力。方药：当归15 g，黄芪30 g，白芍15 g，桂枝10 g，党参15 g，仙灵脾15 g，菟丝子15 g，香附10 g，枳壳10 g，茯苓15 g，炙甘草6 g。前后共服药30剂，诸症好转。

按：该证属肝虚疏泄无力，肝气肝阳不足，阳气困乏，子盗母气，肾阳亦虚，水无所制，泛溢妄行，而为水肿，治予温补肝肾，疏肝理气，化气行水，使小便畅通，肿满消退，精神振奋。

（二）疏肝理气，健脾利湿

适用于肝失疏泄，气机不利，气滞湿阻，水湿停聚。

病案：患者，女，38岁，2001年6月7日就诊。肾病综合征，反复颜面、下肢水肿半年。腰酸背疼，胸闷纳呆，头晕而胀，食少便溏，苔薄白微腻，脉弦。方药：柴胡10 g，香附10 g，陈皮10 g，白术10 g，茯苓20 g，当归15 g，木香10 g，菟丝子10 g，益母草15 g，泽泻15 g，甘草6 g。服药15剂，诸症减轻。

按：脾主运化水湿以制水，肝主疏泄以助脾运化，若肝失疏泄，气机不利，克伐脾胃，中气溃败，水湿停聚，聚于上焦则头晕而胀，中焦则胸闷纳呆，下焦则便溏。治予疏肝理气，健脾化湿，湿去气畅，诸症缓解。

（三）补肾益肝，育阴潜阳

适用于肾阴久亏，水不涵木，肝肾阴虚，肝阳上亢。

病案：患者，男，42岁，2002年7月9日就诊。慢性肾炎，肾性高血压，反复头晕头痛、腰疼膝软10年。心悸失眠，遗精乏力，尿频尿浊，面色潮红，苔薄舌红，脉弦细。方药：熟地20 g，怀山药15 g，枸杞子10 g，山萸肉10 g，茯苓15 g，丹皮10 g，泽泻15 g，牡蛎30 g，川牛膝10 g，龙骨30 g，珍珠母30 g，钩藤15 g，炙甘草6 g。服药30剂，诸症好转。

按：肾主水藏阴精，肾阴久亏，则水不涵木，肝阳上亢，宣肃失司而致血压上升，心悸失眠，面色潮红，治拟补肾益肝，育阴潜阳，使木得水涵，肝肾条达，气机舒畅。

（四）补益肝肾，活血化瘀

适用于肝肾阴虚，久病入络，气滞血瘀，运行不畅。

病案：患者，女，59 岁，2000 年 9 月 12 日就诊。慢性肾炎氮质血症，反复头晕腰疼乏力 20 余年。耳鸣头昏，胸闷纳呆，夜尿频多，颜面无华，色晦暗，舌黯红，苔薄，脉弦涩细。方药：熟地 20 g，黄芪 30 g，党参 20 g，山萸肉 10 g，鸡血藤 10 g，干地龙 10 g，白茅根 30 g，炙甘草 6 g。服药 30 剂，诸症减轻。

按：久病入络，气机不畅，瘀血滞留而致面色无华，色晦暗，耳鸣头昏。治予补益肝肾，活血化瘀，祛瘀生新，气血运畅，诸症减轻。

三、结语

综上所述，肾病日久及肝，肝虚、肝郁又会加重肾病的进展，治以补益肝肾、疏肝理气兼顾活血化瘀，使木得水涵，气机调畅，化气行水，则水湿得化，瘀血消退。临床中又不可拘泥于四法，首当明确肾脏病的病因病机，索症求因，全面分析，辨证施治，灵活应用，才能取得令人满意的疗效。

参 考 文 献

何婕．肾病从肝论治 4 法［J］．安徽中医临床杂志，2003，15（3）：242．

何世东教授治疗难治性肾病综合征经验

医家介绍：何世东，广东省名中医，广州中医药大学教授，第三批全国老中医药专家经验传承工作的指导老师，2012年全国名老中医传承工作室专家，从医50年，擅长中西医结合治疗顽固性肾病综合征、急慢性肾炎、狼疮性肾病、慢性肾功能不全等。

难治性肾病综合征（refractory nephrotic syndrome，RNS）是一种对糖皮质激素抵抗、依赖和（或）频繁复发的肾病综合征。根据其症状和体征，可归属于中医"水肿""虚劳""腰痛"等范畴。何世东教授对治疗难治性肾病综合征形成了成熟的、具有很好临床效果的理论体系，现介绍如下。

一、本虚标实是发病关键病因病机

（一）脾肾阳虚

何教授引"邪之所凑，其气必虚"为据，认为RNS的发生发展，乃是以正气亏虚为主要病机，且关键为脾肾亏虚。脾主运化，脾虚则水湿不化，水液内聚，而成水肿；脾为后天之本，气血生化之源，脾虚无力化生气血，则营养不良。肾为先天之本，主水，藏精，肾虚则不能化气行水，膀胱气化不利，水液不循常道，横溢肌肤，形成水肿；肾不藏精，精微漏泄，则为蛋白尿。先天禀赋薄弱、后天失养、劳倦过度、水湿瘀血，均可导致脾肾亏虚。早在《诸病源候论·水病诸候》论述："水病无不由脾肾虚所为，脾肾虚则水妄行，盈溢皮肤而令身体肿满。"病情迁延不愈，而致脾肾愈虚，因虚致实，虚实夹杂，病情难复。同时何教授谨记《景岳全书》中云："以精气言则肾精之化，因于脾胃；以火土言则土中阳气，根于命门。"阴阳平衡是人体自稳调节的基本，水属阴，火属阳，水肿多属阳虚，故曰"命门火衰"，既不能自制阴寒，又不能温养脾土，则阴不从阳而精化为水，故水肿之证，多属火衰也。水为阴邪，湿盛阳微，二者互为因果，互相促进，肿愈盛则阳更虚，阳虚愈重则肿更难消，致病情严重。并且随着病程日久、反复发作，治疗上或反复使用激素或长期使用免疫抑制剂、细胞毒药物等，毒副作用药物种类繁多，机体脏腑功能进一步受到损害，破坏了机体阴阳平衡；免疫功能长期被抑制，疾病致机体脾肾亏虚、阴阳失衡。

（二）湿浊内蕴

RNS 患者，本有水湿内困中阳，且"湿盛则阳微"，阳气虚损，易蕴成"水湿内渍"之证，水湿蕴蓄不化，或用阳药不当，或用激素，而酿湿热之证。另外，RNS 患者多有水湿困阻中阳易致脾虚不运，易受外感湿热毒邪形成湿热之证。最后，由于 RNS 病情反复不愈或反复发作，常需要长期或反复使用大剂量糖皮质激素及免疫抑制剂。中医认为激素属阳热之品，且《黄帝内经》有"壮火食气，少火生气"之说，故何教授认为大剂量糖皮质激素及免疫抑制剂属"壮火"，能伤及脾胃之阴液及阳气，致损真阴、抑真阳之变，机体阴阳失调水火失济，气化之机怫郁，易导致脾胃运化功能受损，水谷之气及水湿不能正常运化，停留体内，蕴而化热，酿生湿热阻滞中焦。综上因素，湿郁化热，热积成毒，酿成"热毒内攻"之重症，水湿与热毒交相为害，而成难治性肾病一大难点。何教授引吴昆在《医方考》中说："下焦之病，责于湿热。"肾居下焦，在肾脏疾病中湿热极为普遍。

（三）瘀血内阻

何教授认为正常血在脉中运行是"阴阳相贯，如环无端"，如果某些因素引起血流不畅，即产生全身血瘀证，血和水二者密切相关。正如《素问·调经论》云："孙络水溢，则经有留血。"《金匮要略·水气病脉证并治》亦云："经有血，血不利则为水，名曰血分。"皆说明瘀血是成为水肿的病因之一；同时水湿内停，日久必致水瘀互结。朱丹溪谓："湿热熏蒸而为瘀"；《诸病源候论》曰："肿之生也，皆由风邪寒热毒气客于经络，使血涩不通，瘀结而肿也"。《血证论·阴阳水火气血论》更为详尽地指出："水火气血，固是对子，然亦互相维系。故水病则累血……瘀血化水，亦为水肿，是血病而兼水也。"说明了水病可致血病，而血瘀亦可导致水肿。血、水二者是相互影响的，而血瘀存在于 RNS 的整个病程之中，缠绵不愈。久病入络瘀阻于肾，致肾开阖、藏精之功能难复。

（四）外邪（毒邪）侵袭

自古《素问·刺法论》曰："正气存内，邪不可干。" RNS 由于激素的使用，免疫球蛋白的丢失，免疫力逐渐降低或失调，正气日亏，风为百病之长，易挟寒、热、湿邪侵袭人体，肺为水之上源，"伤于风者，上先受之"，导致肺气不宣，水气不行，发为水肿。同时何教授认为 RNS 反复发作亦常由感冒诱发，卫气亏虚、卫外不固是主要原因。卫气亏虚虽与肺脾亏虚密切相关，但与肾虚关系更为密切，因为"卫出于下焦"（《灵枢·营卫生会篇》），"卫气根于下焦，阴中之微阳，行至中焦，从中焦之有阴有阳者，升于上焦"（清·喻昌《医门法律》），故肾气亏虚、不能生发卫阳是肾病综合征患者反复感冒、反复发作的根本原因，这与大剂量激素长期应用抑制肾上腺皮质功能，致免疫力低下的认识是一致的。总之，防治外邪关键是重视其邪实问题，外感风寒或热毒侵袭于肺，肺失宣降致水肿加重。外邪（如湿邪）内扰于脾，则运化失职致水肿加重。外邪（如寒邪）内及于肾，则主水功能失职，致水肿加重。肾藏精开阖功能失调，蛋白尿加重。

二、何世东教授针对难治性肾病综合征常用方法

何教授谨守 RNS 的核心病机，论治以补虚为主，兼顾祛邪。临证时根据寒热虚实的不同变化而灵活运用，随时分析疾病的标本缓急，以确定具体的扶正祛邪的治疗方法。

（1）温阳利水法：用于脾肾阳虚水肿，方用真武汤合五皮饮加味。

（2）益气利水法：用于脾虚水肿，方用防己黄芪汤和参苓白术散加味。

（3）宣肺利水法：用于外感风邪后水肿加重，方用麻黄连翘赤小豆汤合枇杷叶加减，或合银翘散加减。

（4）滋阴清热法：用于大量激素治疗时表现阴虚阳亢，方用知柏八味汤合二至丸加减。

（5）益气补肾摄精法：用于激素减量至一定程度时表现气阴两虚，方用六味地黄丸合参苓白术散加黄芪。激素用较少量及停药时，表现为脾肾两亏，方用左归丸或右归丸合参术芪。

（6）清热祛湿法：本病反复发作难于痊愈的其中一因素，就是部分患者湿热交结，故对于有湿热内蕴者应加清热祛湿之法于各法之中，或某阶段着重清热祛湿。湿热清后正气才易恢复。

（7）活血祛瘀法：本法多以加入各法之中运用。

以上各法可单独使用，亦可合并应用。

三、何世东教授强调辨证施治

RNS 由于年龄、素体、病理类型、诱因、病程、并发症的不尽相同，因而患者临床表现错综复杂，病程迁延，病情顽固，变证较多，何教授认为，一方一法难以达到治疗目的，临证宜根据其标本缓急的特点，进行分期辨证治疗。根据难治性肾病综合征的发病规律，临床一般将其分为水肿期与非水肿期 2 个阶段治疗。

（一）水肿期治疗

此时主要矛盾在于消除水肿。水肿的主因是脾肾阳虚、水湿泛滥。但与湿热内蕴、瘀血内阻关系密切；有时与风邪侵袭有关。临床要明察。

1. 脾肾阳虚

水湿泛滥，症见面色㿠白，形寒肢冷、全身水肿、神疲尿少、腰膝酸软，若伴有胸水则气急促，难以平卧，伴腹水则腹胀、纳呆恶心，舌淡白苔滑腻，脉沉细。治则为温补脾肾、利水消肿。可用真武汤合五皮饮。药用熟附子、白术、茯苓皮、白芍药、生姜、大腹皮、五加皮、泽泻、桂枝、槟榔、陈皮。

2. 脾虚水肿

症见四肢水肿或全身水肿、少气乏力、神疲纳呆、面色萎黄、尿少。舌淡胖有齿印、苔白腻，脉沉缓乏力。治则为益气利水。可用防己黄芪汤合参苓白术散或五皮饮。药用黄芪、白术、茯苓、泽泻、薏苡仁、扁豆、砂仁、车前子、炙甘草、党参、大腹皮、五加皮。

3. 风邪外袭

症见水肿因外感而加重或复发，恶风发热、鼻塞流涕、咳嗽或咽痛、痰黄、尿黄短，舌淡红，脉浮。治则为宣肺利尿或兼清热利咽。可用枇杷叶煎合五皮饮或银翘散合麻黄连翘赤小豆汤加减。药用麻黄、连翘、赤小豆、枇杷叶、淡豆豉、栀子、杏仁、薏苡仁、银花、甘草、半夏、滑石。

以上三型互相错杂，并常有湿热血瘀之证兼夹，临床治疗可分清标本，并对症加入清热祛湿或活血祛瘀之品。

（二）非水肿期治疗

水肿消退后，多见面色无华、神疲乏力、腰膝酸软、头晕等，但大多数患者反复应用大量激素，表现为阴虚火旺、湿热内蕴、血瘀内阻之证，随着激素用量的减少，渐显气阴两亏之证，至激素停用后，表现阴阳两虚或脾肾阳虚，并常虚实错杂。消除蛋白尿及预防复发为本阶段的重点。

1. 脾肾两虚

症见面色㿠白、神疲乏力、腰膝酸软、舌淡、苔白、脉细弱。此型多为无激素治疗史或激素停用后所见。治则为益气补肾。可用右归丸或左归丸加黄芪、参苓白术散合水陆二仙丹。药用熟地黄、山茱萸肉、怀山药、枸杞子、茯苓、菟丝子、牛膝、黄芪、党参、女贞子、白术、杜仲、芡实、鹿角胶、巴戟、仙茅。

2. 气阴两虚

症见面色无华、少气乏力、咽干口燥、五心烦热、头晕目眩、多梦、尿黄，舌红少苔，脉细弦数。此型多为激素已减量患者。治则为养阴益气固肾。可用六味地黄汤加二至丸、党参、黄芪等。药用熟地黄、山茱萸肉、怀山药、泽泻、丹皮、党参、黄芪、茯苓、薏苡仁、女贞子、旱莲草。

3. 阴虚火旺

症见应用大量激素后表现为面红、失眠多梦、口干口苦、满月面、多毛、烦躁、盗汗等。治则为滋阴降火，可用知柏八味丸加栀子、二至丸，药用知母、黄柏、生地黄、丹皮、山茱萸肉、泽泻、怀山药、茯苓、女贞子、旱莲草、益母草、玄参。待激素渐减后，清热之品渐减。

以上三型可见于激素治疗不同阶段的不同表现，但亦常有湿浊（湿热）血瘀等兼证，临床上可灵活加入祛湿热，药用白花蛇舌草、半边莲、薏苡仁、蒲公英、玉米须、白茅根、茵陈、土茯苓等，以及活血化瘀之品，如川芎、益母草、田七、丹参、全蝎、血竭、赤芍等，才能获效。

何教授强调在激素减量至较少量时，往往出现阴阳两虚，而以阳虚为主，千万不要被激素伤阴之象所迷惑。因此补脾肾之阳更为重要，而在补阳过程中，何教授强调应着重阴中求阳，因为阴阳是互根的。正如张景岳所说："善补阳者，必于阴中求阳，则阳得阴助而生化无穷。"即使肾阳虚者，亦只能在补阴的基础上同时补阳。《医宗金鉴》云："……意不在补火，而在微微生火，即生肾气也。"

四、病案

患者，男，12 岁。患者 1978 年出现全身水肿，于广州某医院肾内科住院，诊断为原发性肾病综合征，应用皮质激素治疗，尿蛋白消失，当减药至泼尼松每天 10 mg 时，尿蛋白呈阳性（＋～＋＋），如是病程反复至 1983 年，仍存在大量蛋白尿，全身水肿，而入科室住院。症见面色㿠白，形寒肢冷，全身水肿，双下肢为甚，神疲尿少，大便溏，胃纳尚可，舌质淡，苔白滑腻，脉沉以尺脉为甚，辨证为脾肾阳虚，水湿泛滥，治以温补脾肾，利水消肿。药用：熟附子 8 g，白芍 12 g，白术 15 g，云苓皮 20 g，生姜 3 片，五加皮 15 g，大腹皮 15 g，黄芪 15 g，陈皮 4 g，并服泼尼松 1mg/（kg·d）。进 14 剂，水肿已消失，精神好，大便正常，胃纳大增，舌稍红，苔薄白，改用养阴益气固肾法：熟地 18 g，山萸肉 12 g，怀山药 15 g，丹皮 8 g，泽泻 9 g，茯苓 20 g，黄芪 20 g，益母草 20 g，共进 40 剂，尿蛋白消失，加用环磷酰胺 50 mg bid 45 天。激素逐渐减量。仅见腰膝酸软，舌淡红，苔薄白，脉细，予补肾益气法：熟地 20 g，山萸肉 12 g，北黄芪 30 g，淮山 15 g，云茯苓、菟丝子各 12 g，泽泻 9 g，田七 5 g，沙苑子 12 g，杜仲 10 g，芡实 15 g，枸杞子 10 g。当激素用量减少，中药补肾阳益气药随之增加，经 2 年治疗。完全停用激素，尿蛋白一直阴性，以熟地 15 g，鹿角胶 8 g，仙茅 8 g，巴戟 12 g，杜仲 10 g，沙苑子 12 g，枸杞子 10 g，北黄芪 18 g，白术 12 g，田七 5 g，淫羊藿 8 g，服 3 个月善后。此后患者痊愈，再无发作，并于 1998 年结婚，生一健康女婴。

五、结语

何教授认为，随着本病始发之时，正气虽虚，尚可养五脏，外邪入里不甚，随着病情正弱邪盛的发展，正气愈虚难复，邪愈甚难除，正邪胶着形成本虚标实夹杂的病理改变是其难治的基本病机；本病日久难愈阴损及阳，阳损及阴，势必阴阳俱虚，而外邪又常由水湿而起，湿性壅滞，日久缠绵难愈且易生他变，致湿热（毒）、湿浊、瘀血的发生，此亦是导致本病难治的原因之一。因此，在治疗中，必须从中医"整体观念，辨证论治"的精髓出发，坚持"中西结合"，制定不同的治疗方案，并切记补虚勿忘祛邪，最大限度发挥中西药长处，限制副作用，用中西医结合的优势，扬长避短，增强疗效，改善预后，重视养生调摄，以求发挥最大的治疗效果。

参 考 文 献

［1］邓丽娥．何世东教授治疗难治性肾病综合征的经验总结［D］.广州：广州中医药大学，2011.

［2］宁为民，詹利霞．何世东治疗顽固性原发性肾病综合征经验［J］.疑难病杂志，2003（5）：309 – 310.

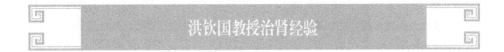

洪钦国教授治肾经验

医家介绍：洪钦国，岭南肾脏病学名家，广东省名老中医，第五批全国老中医药专家学术经验继承工作指导老师，广州中医药大学教授，从事中医临床工作50年，专攻肾病，结合岭南地区的地域及气候特点，总结出一套富有个人特色的中西医结合防治肾病的方案，用于临床疗效显著，为不少患者解除了疾病的困扰。其运用通腑泄浊法，采用温胆汤加减治疗非尿毒症期慢性肾衰竭，用药灵活，疗效显著；其在肾病综合征的中医治疗方面亦总结了一套独特、有效的经验。

一、辨证辨病辨治

洪教授认为，肾病综合征、肾炎、肾衰竭等肾系疾病均为慢性病。中医学理论认为久病及肾，久病入络，久病必瘀，故肾病不论原发病为何，临床表现如何，多有瘀血的存在。如肾病常见水肿一证，乃因三焦水道不畅、水湿之邪潴留泛滥肌肤所致；同时，三焦亦是气机升降出入之道，三焦不通，气机自然运行欠畅；气行则血行，气滞则血瘀。肾小球疾病均存在不同程度的高凝状态，肾小球内细胞增生、毛细血管微血栓形成，管腔变窄甚至闭塞；慢性肾衰竭的肾小球硬化、间质纤维化的病理表现如基质增生、球囊粘连、血管襻闭塞等，亦可认为是发生于肾脏的微观"瘀血"病变。现代研究亦证实，活血化瘀能改善肾脏的微循环，增加肾血流量，改善肾小球滤过，防止微血栓形成，保护残余肾单位。洪教授多用丹参、大黄、泽兰、川芎、红花、三七等，或血府逐瘀汤加减，或静脉使用丹参、川芎嗪等活血中药注射液。

（一）慢性肾衰竭

洪教授认为，湿、浊、瘀为慢性肾衰竭的基本病理状态，往往并存，结合体质的差异、病情的演变，往往伴有脾肾气虚、脾肾阳虚或病邪日久化热证，辨证上以脾肾衰败为纲，三焦邪实为目。洪教授认为，尿毒症越到后期虚证表现越明显，除虚证之外，还有尿毒湿浊之邪壅塞体内，故洪教授强调

"祛邪以扶正""急则治其标""泄实为先"的治疗原则,临床以通腑泄浊、化湿泄浊为常用治法。

(二)肾病综合征

洪教授认为,肾病综合征致病,并非单纯素体之虚。其难以治愈,或因邪气反复致病,或因久病入里,而在缓解期的复发则主要是邪气的作用。此时若先补其虚,不仅不能补益正气,反而有助长邪势的作用。正如治理洪水之法,若只筑堤坝而不疏通河道,纵使加强了堤坝,但洪水始终会对堤坝造成冲击,久而久之亦会崩溃。攻邪则相似于治理河道,只有洪水得以疏导,堤坝才得以坚固。洪教授治疗肾病综合征以"攻邪以扶正"为要,攻邪之法,离不开解表、发汗逐水、通腑泄浊、活血通络四法,其中,洪教授十分重视解表的作用,并将其放在攻邪的首位位置。

二、典型医案

(一)慢性肾衰竭

患者,男,62岁,于2017年5月以"乏力纳差呕恶1周"为主诉就诊。既往糖尿病15年,高血压病10年,慢性肾衰竭4年,现规律服用降压药及注射胰岛素控制血糖。诊见:颜面晦暗,乏力懒言,纳差,恶心呕吐,大便无力,尿少,舌淡胖,脉沉。

实验室检查:血红蛋白82 g/L,血钾4.8 mmol/L,二氧化碳总量17.6 mmol/L,尿素氮22 mmol/L,血肌酐355 mmol/L,尿蛋白(++)。

中医诊断:虚劳,属湿浊瘀阻兼脾肾气虚证;治以补益脾肾,通腑泄浊。

处方:温胆汤加减。法半夏、枳壳、厚朴、大黄(后下)、三七各10 g,陈皮、竹茹、黄芪、熟地黄、蚕沙(包煎)各15 g,茯苓、山药、积雪草各20 g,每天1剂,早、晚分服。连服7剂,患者食欲改善,无恶心呕吐,尿量增多,神情较前精神,复查血红蛋白82 g/L,血钾4.5 mmol/L,二氧化碳总量20.0 mmol/L,尿素氮18 mmol/L,血肌酐297 mmol/L,尿蛋白(++);门诊继续随诊,病情稳定。

洪钦国教授指出,治疗慢性肾衰竭应当注意以下几个方面。

(1)泄浊不伤正,对于湿浊壅塞之邪忌讳攻伐太过,在通腑泄浊的同时注意使用黄芪、党参、熟地黄、山茱萸等固护正气。

（2）将温阳法与通腑泄浊法同用，临床善用制附子配伍生大黄，使邪有出路，阳气得复，避免"闭门留寇"。

（3）慢性肾衰竭病程长，久病入络，在慢性肾衰竭不同阶段均有一定程度的血瘀征象，因此，在辨证基础上酌加活血化瘀药物，可缓解病情，提高疗效。

（4）有出血倾向的患者要慎用，也应注意不要活血太过。

（二）肾病综合征

患者，男，28 岁，因水肿反复发作 5 年，再发 2 个月就诊。患者因全身水肿及蛋白尿反复发作 3 年，在外院诊为慢性肾炎，在广州及外地医院治疗 3 年未愈，因再发加重 3 个月在某院肾内科住院，诊为肾病综合征，用大量皮质激素治疗，致消化道出血，遂停用激素。

其诉某日受凉后水肿日益加重，在外院虽用大量白蛋白及呋塞米治疗，疗效甚微，遂转入院做进一步治疗。

入院症见：全身水肿，下半身为显，形寒怯冷，腹胀纳呆，恶心作呕，小便量少，大便质硬，舌质淡红，苔黄白相兼，脉沉细，尿蛋白（＋＋＋），隐血（＋），白蛋白 28 g/L，血红蛋白 91 g/L。

治以温阳解表，升清降浊，方选麻黄附子细辛汤合防己黄芪汤为主方加减，药用：麻黄 15 g，细辛 10 g，熟附子（先煎）12 g，防己 15 g，黄芪 30 g，白术 30 g，茯苓 30 g，猪苓 15 g，泽泻 15 g，桂枝 10 g，土茯苓 15 g，虎杖 10 g，大黄（后下）10 g，槟榔 10 g，泽兰 10 g，炙甘草 6 g。共 5 剂，日 1 剂，水 300 mL 煎服，复煎煎煮 1 次，早晚饭后温服。

5 天后复诊，患者诉全身水肿较前明显减轻，精神较前明显好转，纳增，稍口干，二便调，舌黯红，苔白，脉弦，复查相关指标示：尿蛋白（＋），隐血（－），白蛋白 35 g/L，血红蛋白 95 g/L，遂在原方基础上减轻附子、细辛用量，去大黄、槟榔，加入西洋参，嘱患者再服 5 剂巩固，定期复查。

三、结语

洪教授认为，肾病多属慢性病，治疗棘手，应心平气和，不求速效，但求缓缓图功；起效虽慢，但若起效则疗效巩固，不易复发。故往往用药平和，少用虫类药、峻攻药、大补药和贵重药；中药处方往往价廉，也能减轻患者的负担。

参 考 文 献

［1］张恩，兰聪颖，洪钦国．洪钦国治疗原发性肾病综合征用药规律探讨［J］．广州中医药大学学报，2019，36（4）：592－596.

［2］王亮亮，陈刚毅，汤水福．洪钦国运用温胆汤治疗慢性肾功能衰竭经验介绍［J］．新中医，2018，50（8）：217－218.

［3］涂海涛，庄珣．洪钦国治疗慢性肾衰竭经验介绍［J］．新中医，2017，49（8）：198－199.

［4］曾莉，汤水福．洪钦国教授学术经验撷菁［J］．新中医，2012，44（10）：157－158.

［5］曾莉，洪钦国．洪钦国教授治疗肾病综合征经验介绍［J］．新中医，2004，36（10）：9－10.

［6］刘学耀．洪钦国教授对慢性肾衰竭的病机认识及辨治经验［J］．中国中西医结合肾病杂志，2002（5）：254－255.

黄春林教授治疗肾病综合征经验

医家介绍：黄春林，广东省惠阳人，1963年毕业于原广州中医学院，曾任广州中医药大学第二临床研究所副所长，现任该校教授、主任导师、博士研究生导师，广东省中医院主任医师。1993年被广东省政府授予"广东省名中医"称号，1997年、2002年先后两次被国家人事部、原卫生部、国家中医药管理局确定为全国第二批带徒名老中医专家。黄教授对心肾疾病的诊疗尤为擅长，对多种疑难杂症有深切的体会。黄教授一直致力于中西医结合发展道路的探索，其认为作为一个现代中医师，不仅要博览古方，熟悉中医经典，还需要具备扎实的西医理论基础，对中西医两套理论了然于胸，将辨病与辨证有机融合，方能发挥中西医结合的真正疗效。

一、慢性肾衰竭辨证经验

欲辨其病，必先明其理。肾病综合征是肾小球疾病常见的一种临床表型，病理表现多样，以微小病变肾病、局灶节段性肾小球硬化、系膜增生性肾小球肾炎、膜性肾病最为常见，不同病理类型的临床表现各具特点，对治疗的反应和预后也有较大差异。黄教授认为，肾病综合征以脾肾功能失调为重心，阴阳气血不足，尤其阳气不足乃病变之本；以水湿、湿热、瘀血阻滞为病变之标，表现为虚中挟实之证；而且易感外邪，也常因外感而加重病情，如病情迁延，正气愈虚，邪气愈盛，日久则可发生癃闭、肾衰等病。黄教授辨证治疗方面主张标本兼顾，常从下列证型着手。

1. 风水相搏证

主症：起始眼睑水肿，继则四肢水肿、全身水肿，皮肤光泽，按之凹陷，易复发，伴有发热、咽痛、咳嗽等症，舌苔薄白，脉浮或数。治法：疏风清热，宣肺行水。方药：越婢加术汤加减。生石膏（先煎）30 g，白术12 g，生姜皮10 g，麻黄9 g，大枣5枚，浮萍、茯苓各15 g，石韦、泽泻各18 g。

2. 水湿浸渍证

主症：多由下肢先肿，逐渐四肢水肿，下肢为甚，按之没指，不易恢复。伴有胸闷腹胀，身重困倦，纳少泛恶，小便短少，舌苔白腻，脉象濡缓。治法：健脾化湿，通阳利水。方药：五皮饮合胃苓汤加减。云苓皮、泽泻各30 g，陈皮、姜皮各10 g，桑白皮、白术各15 g，猪苓、石韦各18 g，桂枝6 g，益母草20 g，大枣5枚。若肿甚而喘者，可加麻黄9 g，葶苈子15 g。

3. 湿热内蕴证

主症：水肿明显，肌肤绷急，腹大胀满，胸闷烦热，口苦，口干，大便干结或便溏灼肛，小便短黄，舌红、苔黄腻，脉象滑数。治法：清热利湿，利水消肿。方药：疏凿饮子加减。泽泻、云苓皮、车前草、白花蛇舌草各30 g，石韦25 g，大腹皮、秦艽各12 g，蒲公英20 g，苦参10 g，甘草6 g。伴有血尿者，可加白茅根25 g，茜草、大小蓟各15 g。

4. 湿瘀阻滞证

主症：颜面或四肢水肿，面色黧黑晦暗，腰痛固定或刺痛，肌肤甲错或肢体麻木，或尿纤维蛋白降解产物升高，或全血黏度、血浆黏度升高，舌色紫黯或有瘀点、瘀斑，苔腻，脉象细涩。治法：活血祛瘀，利水消肿。方药：桃红四物汤加减。桃仁、当归各12 g，红花8 g，川芎10 g，赤芍、王不留行、泽兰各15 g，丹参、益母草各20 g。

5. 脾虚湿困证

主症：面浮足肿，反复消长，劳累后午后加重，腹胀纳少，面色萎黄，神疲乏力，尿少色清，大便或溏，舌苔白滑，脉象细弱。治法：温运脾阳，利水消肿。方药：实脾饮加减。黄芪、云苓、泽泻各30 g，白术15 g，桂枝6 g，大腹皮、广木香（后下）、川朴各12 g，益母草20 g，猪苓18 g，大枣5枚。

6. 阳虚水泛证

主症：全身高度水肿，腹大胸满，卧则更甚，畏寒神倦，面色㿠白，纳少，尿短少，舌质淡胖、边有齿印、苔白，脉象沉细或结代。治法：温肾助阳，化气行水。方药：阳和汤加味。麻黄、干姜、白芥子、甘草各6 g，熟地20 g，肉桂（另炖）3 g，鹿角胶（烊化）12 g，防己15 g，黄芪、益母草各30 g。心悸、发绀、脉结代者，则甘草改为炙甘草30 g，加丹参20 g；喘促、汗出、脉虚面浮者，宜重用人参（另炖）15 g，加五味子6 g，煅牡蛎20 g。

感染是肾病综合征的常见并发症之一，可导致肾病综合征病程迁延、频繁复发、肾功能恶化甚至死亡等诸多不良事件的发生。虚实错杂贯穿于疾病始终，临床需辨明虚实偏重，分清标本缓急，在整体辨证的基础上，黄春林教授提出了"扶正抑菌"的治疗原则，合理配比选用"扶正""抑菌"对症治疗药物，做到祛邪不伤正，扶正不恋邪。其一，扶正固本，提高免疫力。合理使用扶正药物可以提高机体免疫力，并能针对肾病综合征易并发感染的病理生理机制起到对应的疗效。例如黄芪、白术、云芝、山茱萸、女贞子等能促进 IgG 的产生并能增强白细胞的吞噬功能。黄春林教授主张依据疾病的病位、病性对药物进行归类，根据患者阴阳气血不足的偏重辨证选用药物。如常用人参、党参、黄芪、白术等补气健脾；附子、肉桂、菟丝子、巴戟天等补肾助阳。其二，"抑菌"祛邪，清除病灶。黄春林教授曾主编《中药药理与临床手册》，书中对常用的中药抗菌谱有详细归纳，临床应用有较强的参考意义。其三，对症用药，随症加减。黄教授根据多年的临床经验发现，要提高疗效，单纯的辨证用药还不够，还需要在辨证的基础上再加上对症用药。针对痰、咳、喘等呼吸道感染中最为常见的三大症状，使用不同的中药以对症施治。针对复杂性尿路感染者，还可能伴有尿路功能或解剖学异常及肾功能异常等问题，不仅着眼在抗菌治疗，更是借助中医药的干预对尿道的结构和功能异常进行针对性治疗。

二、典型病例

患者，男，17 岁，2012 年 11 月 2 日初诊。2012 年 10 月 30 日因"颜面、双下肢浮肿 2 周"入院，发病前 1 周有上呼吸道感染的病史。症见：微恶风寒，咽喉疼痛，倦怠，身重，尿量减少，尿浊多泡沫，腰酸腹胀，大便稀溏。查体：血压 140/90 mmHg，颜面水肿，咽充血（＋＋），心肺正常，移动性浊音（＋），双下肢中度水肿，腰骶部水肿。舌红苔黄，脉象浮滑。入院查尿常规：PRO（＋＋＋），红细胞（＋＋），24 小时尿蛋白定量9.1 g，血清 ALB 15.9 g/L，UA 615 μmol/L，Scr 120 μmol/L，TC 12.62 μmol/L，TG 2.43 mmol/L，FIB 6.16 g/L，ESR 76 mm/h。B 超示双肾实质回声稍增强。病理诊断：局灶节段性肾小球硬化（TIP 型）。西医诊断：肾病综合征；中医诊断：水肿病（肺肾气虚，风水相搏，湿热瘀阻）。病机：风邪外袭，入里化热导致外寒内热，伤及肺肾，气化失常，水湿泛滥。治则：急则治标；治法：散风寒，清里热，宣肺护肾，利水消肿。方药：黄氏双解汤加减。炙麻黄 5 g，紫苏叶 15 g，防风 15 g，桂枝 15 g，连翘 15 g，玄参 20 g，蒲公英 25 g，板蓝根 20 g，石韦 25 g，赤小豆 30 g，薏苡仁 50 g，茯苓皮

50 g，藿香 15 g，有瓜石斛 20 g，甘草 5 g。共 3 剂，每日 1 剂，水煎 2 次，分 3 次服用。

二诊（2012 年 11 月 5 日）：患者服药后咽喉疼痛基本消除，口干，体重减轻，尿量增多，仍有尿浊多泡沫，腰酸，腹胀，水肿明显减轻，大便正常，舌红干苔微黄，脉不浮但弦滑。治则：清热养阴解毒，活血利水。方药：生地二至丸加减。连翘 15 g，牡丹皮 15 g，生地黄 15 g，女贞子 15 g，旱莲草 20 g，北沙参 25 g，有瓜石斛 20 g，薏苡仁 50 g，茯苓皮 50 g，猪苓 50 g，藿香 15 g，红曲 1 袋，海螵蛸 15 g，甘草 5 g。共 3 剂，每日 1 剂，水煎 2 次，分 3 次服用。

三诊（2012 年 11 月 8 日）：患者病情继续好转，倦怠乏力腹胀消除，尿量正常，体质量减轻，水肿基本消退，患者病情明显改善，效不更方。

随访：2012 年 11 月 8 日出院后加上糖皮质激素足量，并规律减量维持，中药以仙芪补肾汤加减。1 个月后尿蛋白转阴，一直随诊至今，维持缓解。

按：患者为青年男性，急性起病，表现为肾病综合征合肾炎综合征及肾功能的损伤，中医根据宏观辨证及微观辨病相结合的方法，分析得出本病核心病机为风邪外袭、入里化热导致外寒内热，伤及肺肾，气化失常，水湿泛滥。初诊：患者以外感症状为主，当急则治标；治以散风寒、清里热、宣肺护肾、利水消肿为法，予黄氏双解方为主方加减治疗。方中炙麻黄、紫苏叶、防风、桂枝解表散寒，炙麻黄兼利水消肿；连翘、玄参、蒲公英、板蓝根、甘草清热解毒，玄参、板蓝根兼凉血，甘草兼调和诸药；石韦、赤小豆、茯苓皮利水消肿；薏苡仁健脾渗湿；藿香芳香化浊；有瓜石斛清热润肺。二诊患者表寒已解，内热已清，阴液耗伤，故在原方基础上去桂枝、防风、紫苏叶防其温散，去连翘、蒲公英及玄参防其苦寒，加生地二至丸益肾养阴，沙参润燥，红曲降脂，海螵蛸护胃，薏苡仁、猪苓、茯苓协同继续利尿消肿，甘草调和诸药。

三、结语

黄教授通过司外揣内、取类比象等中医思维去认识肾病综合征的不同证型，从而形成治法、方药。并将中医辨证思维与现代药理学研究相结合，相比于传统辨证用药方法中"大体、粗略、模糊"的缺点，有更好的针对性治疗作用，且临床实践证明行之有效。

参 考 文 献

[1] 陈德华. 基于病例研究探索黄春林教授治疗原发性肾病综合征经验［D］. 广州：广州中医药大学，2014.

[2] 黎创，吴一帆，卢富华，等. 黄春林病证结合治疗原发慢性肾小球病经验介绍［J］. 辽宁中医杂志，2010，37（4）：605 – 606.

[3] 刘旭生. 黄春林教授治疗肾病综合征经验［J］. 陕西中医，2003，24（4）：342 – 344.

[4] 凌颖茹，赵龙，白莉，等. 基于数据挖掘方法分析黄春林教授治疗肾病综合征用药经验［J］. 世界科学技术 – 中医药现代化，2013，15（5）：958 – 964.

[5] 凌颖茹. 基于数据挖掘探讨黄春林教授治疗肾病综合征的经验［D］. 广州：广州中医药大学，2013.

[6] 蒋玲玲，许苑，卢富华. 黄春林教授辨病治疗肾病综合征合并感染的经验［J］. 四川中医，2017，35（6）：17 – 19.

[7] 徐大基，黄积仓. 黄春林教授应用阳和汤经验［J］. 河北中医，1999，21（5）：287 – 288.

[8] 徐贤琦，卓若君，华俏丽，等. 黄春林应用微观辨病思想诊治肾病综合征的经验［J］. 中华中医药杂志，2019，34（8）：3547 – 3550.

黄淑芬教授治疗蛋白尿经验

医家介绍：黄淑芬，女，主任医师，教授，享受国务院政府津贴，四川名中医，博士生导师，四川省中医学会内科专业委员会委员、糖尿病专业委员会委员，从事临床、教学、科研 30 余年。擅长采用中西医结合的方法治疗各种急慢性肾炎、肾衰竭、泌尿系感染、肾和输尿管结石及前列腺疾病等。

蛋白尿是多种肾脏疾病，尤其是肾小球疾病的最常见临床表现，随着认识的深入，发现尿蛋白可能作为独立危险因素参与肾脏病变的发展。黄淑芬教授治疗本病有着丰富的经验和独到的见解，现整理如下。

一、元气亏虚，肾络瘀阻为病机根本

黄淑芬教授认为，蛋白质属于"精"或"精微物质"范畴，来源于水谷，由后天之本脾胃化生，经心肺作用输布、营运周身，是维持人体生命活动的基本物质。其盛者贮存于肾，赖肾的封藏作用而固密体内。尿中蛋白的出现意味着精微物质的漏泄，首先应责之于肾。《素问·逆调论》谓："肾者水脏，主津液。"人体水液运行至下焦，在肾的气化蒸腾作用下，清者经三焦上升于肺，复由肺的宣发输布全身；浊者下注膀胱成为尿液排出体外。尿液为废水，不应混有精微。蛋白尿是肾气蒸化水液、分清泌浊功能紊乱的结果。因此肾虚不固为本，治疗则以补肾固摄精气为主。

黄淑芬教授在临床实践中逐步认识到，蛋白尿还应责之于"肾络瘀阻"。肾络，即肾中的络脉，既是运行气血津液的通路，又是邪气致病的场所。肾脏生理功能的正常发挥有赖于肾络充盈、通畅，气血津液渗灌、出入有序，若某种原因造成肾络郁滞、气血津液输布不畅，肾失濡养，封藏失司，不能蒸腾气化水液，分清泌浊紊乱，精微物质则下泄于尿中，即形成蛋白尿；津液不循常道，泛滥肌肤则表现为水肿。正如《医学正传》所说："郁者，结聚而不得发越也，当升者不得升，当降者不得降，当变化者不得变化，此为传化失常。"

二、从络论治蛋白尿

黄淑芬教授总结临床经验，提出蛋白尿应属络病，病位当在肾络。清代医学大师叶天士指出："经主气，络主血""初为气结在经，久则血伤入络"。现代学者进一步提出：无论新病、久病，均可导致络中气血受伤而成络病。络病是以络脉阻滞为特点的一类病证，其病往往反复发作或缠绵难愈。从蛋白尿的发病与病变特点来看，与之颇相符合。

在经络系统中，络脉是经脉的分支。其形状细小，愈分愈细，呈网状扩散，纵横交错，内络脏腑，外联肢节，遍布全身，渗灌血气、互渗津血，具有易郁易滞特性。在肾络瘀阻病机的形成中，黄淑芬教授认为正气内虚与毒邪损伤两方面最为突出。其中邪气以湿邪、热毒、瘀血、风邪最为多见，一旦郁结肾络，阻碍络道，即可引起肾络郁滞，封藏失司，精微不固而外泄；正虚主要是脾肾气虚，推动无力，血行不畅，留而为瘀，瘀阻肾络，津液渗灌转输失调，则产生蛋白尿、水肿，而蛋白尿的出现又会进一步加重肾中精气的亏损，以致肾络郁滞更甚。如此恶性循环，最终正气衰竭，浊毒壅滞，阴阳升降逆乱而成癃闭、关格、肾劳之变乃至危及生命。

从络病学说来讲，蛋白尿的治疗应以通络法为基础，通因通用。黄淑芬教授认为，肾性蛋白尿的基本病机可概括为元气内虚，毒损肾络，清浊相混，封藏失司。治疗关键在于舒解肾络之郁，一要疏通络脉；二要解除毒邪；三要扶正补虚，合为舒络固肾之法。常用以下几类药物组方。

辛香透络：本症邪结络中隐曲之处，须用味辛气香善于疏散透达之品以引药入络，所谓"病在络脉，例用辛香""非辛香何以入络"。治疗蛋白尿以辛味芳香风药为佳，常用荆芥、防风、薄荷、紫苏叶等。如紫苏，《本草纲目》谓："苏，从酥，音酥，舒畅也，苏性舒畅，行气活血，故谓之苏。"用于蛋白尿治疗，能疏散风邪，舒解抑郁，调畅气机，以利于肾络的开通，尤能借其辛香引领诸药入络以发挥作用。

虫蚁搜剔：本症邪结肾络中隐曲之处，非一般草木之品所能竟全功。叶氏经验"须藉虫蚁血中搜逐，以攻通邪结""每取虫蚁迅速飞走诸灵，俾飞者升，走者降，血无凝着，气可宣通"。常用药有蜈蚣、全蝎、地龙、水蛭等。如蜈蚣，为虫类通络要药，又能以毒攻毒。叶天士称其"灵动迅速，追拔沉混气血之邪"，善于搜逐血络中之瘀滞凝痰。实践证明此类药物对改善肾脏病理变化、控制蛋白尿具有卓效，尤其病程日久、持续难消之顽固性蛋白尿，往往非用不可。

清利解毒：湿热浊毒蕴结是导致肾络郁滞的主要病因。浊毒不去，肾络难舒，故清利解毒不可或缺。常用药有三类：清热解毒药，如土茯苓、苦参、白花蛇舌草等；清热利湿药，如石韦、茅根、车前草等；淡渗利湿药，如薏苡仁、茯苓、赤小豆等。临证可根据湿与热的偏重酌情选用，以增强消除尿蛋白的效果。

扶正固本：元气亏虚，是邪毒入侵的内在基础，也是精微漏泄的必然结果，培补元气既是本症扶正固本的重点，又是推动血行、疏通络脉的需要。药如人参、黄芪、菌灵芝等。其中黄芪作为大补元气的主药，临床广泛用于多种肾病的治疗，其改善肾病大鼠蛋白质代谢紊乱状态、保护肾功能、降低尿蛋白作用已为药理实验所证实。临证可根据患者阴血、阳气亏损的不同，分别配伍养阴、温阳之品加强其针对性。

三、中西合用扬长避短

黄淑芬教授认为激素、免疫抑制剂具有起效快、疗效肯定的优势，而中药具有减轻激素、免疫抑制剂不良反应，巩固疗效，防止复发的特点，且中药本身也具有消除尿蛋白、降低血液黏滞度、提高血浆白蛋白的功能，二者合用必能提高临床疗效。激素性热，为阳刚之品，在激素治疗的不同阶段机体可出现阴阳盛衰的变化，对此黄淑芬教授主张分阶段中药辨证施治。

（1）大剂量激素治疗的初始阶段，可出现医源性肾上腺皮质功能亢进，患者常表现为五心烦热、失眠盗汗、口干咽燥、痤疮、舌红少津、脉细数等阴虚火旺之象，常用二至丸、龟板、生地、丹皮、麦冬、知母等滋阴清热之品。

（2）激素减量阶段，随着激素的撤减，阳热逐渐减轻，而气虚渐显，临床表现为腰膝酸软、神疲体倦、少气懒言、口干咽燥、舌质转为淡红、脉象转为沉细等气阴两虚之象，其主张气阴双补，常用芪地汤，重用黄芪、生地、山茱萸。

（3）激素减量后期，肾上腺皮质功能减退，患者可表现为畏寒怕冷、腰膝酸软等脾肾阳虚之证，应适当佐用温肾补阳药，如淫羊藿、菟丝子、肉苁蓉等，不主张大辛大热之品，以免伤阴之虞。

（4）小剂量激素维持阶段至停药，各项化验指标可正常，但由于长期服用激素，正气不足较明显，此期应积极预防感冒，防止复发。

（5）对于难治性肾病综合征无论是激素抵抗型或激素依赖型，都经过大剂量激素或免疫抑制剂治疗，故多有气阴虚不足、瘀血阻络，无论哪个阶段均用川芎、丹参、当归、益母草、莪术等活血化瘀之品，尤其在大量蛋白尿时更重用虫类"搜逐血络中瘀滞凝痰"之品，能更好地消除蛋白尿，减轻该病高凝状态。由于既往长期服用激素或其他免疫抑制剂导致机体抵抗力下降容易外感风寒或风热，出现呼吸道感染而加重病情，还应辨清风邪、湿热或热毒，分别加用清热疏风、清热利湿、清热解毒之剂。

四、结语

西医学认为肾性蛋白尿形成的主要环节在于肾小球滤过膜损伤以致蛋白质通透性增加，而肾小球是由肾中毛细血管网组成。中西对照，肾络郁滞致病同肾小球滤过屏障损伤有相关性。黄淑芬教授以调整元气虚损和肾络郁滞状态为治疗之本，从络论治，改善肾小球滤过功能，中西医结合辨证分阶段治疗，随症加减方能效如桴鼓。

参 考 文 献

［1］张琼，黄淑芬．黄淑芬治疗难治性肾病综合征经验［J］.辽宁中医杂志，2010，37（4）：607 - 608.

［2］张琼，张茂平，黄淑芬．舒络固肾法治疗难治性肾病综合征疗效观察［J］.辽宁中医杂志，2007（12）：1723 - 1724.

［3］王明杰，黄淑芬，张琼．蛋白尿从络病论治探讨［J］.四川中医，2004，22（11）：10 - 11.

黄文政教授治疗慢性肾小球肾炎经验

医家介绍：黄文政，天津市名中医，博士研究生导师。享受国务院政府特殊津贴，兼任中华中医药学会理事、内科分会理事、世界中医联合会肾脏病分会名誉会长、天津市中医药学会常务理事、内科分会主任委员、国家药品监督管理局新药审评专家、继承老中医药专家学术经验指导老师、天津市中医药学会肾病专业委员会顾问、国家自然基金委审评专家。2008年被美国加州大学特聘为客座教授。从事中医内科临床、科研50余年，擅长中医内科、肾脏病临床及科学研究，运用活血祛风、软坚散结法，益气养阴法等治疗慢性肾炎、肾功能不全、慢性肾衰竭及尿毒症均取得良好疗效。

肾小球肾炎是因复杂的致病机制而引起的不同肾脏病理改变，以水肿、蛋白尿、血尿（包括高血压、肾功能异常）等复杂而又重叠的临床表现为特点的一类疾病，肾小球肾炎的中医病名应归属于"肾风"的范畴。黄文政教授通过多年临床实践，对慢性肾小球肾炎有着深入的理解与认识，现总结如下。

一、肾络病变为本病之基，"内风"为本病之关键

肾小球肾炎是由不同的免疫学发病机制所引起的，人体自身免疫、遗传和免疫遗传归属于中医学"正气亏虚""禀赋不足"范畴；免疫炎症、凝血亢进、肾小球内"三高"及高血糖、高血脂分别归属于中医学"湿热""血瘀"及"痰浊"范畴，为人体内生之邪。人体正虚不足，化而生风；湿热、瘀血、痰浊日久，蕴而生风，以上均会导致风由内生。

肾小球毛细血管病变作为肾脏病理特点之一，普遍存在于各类型肾小球肾炎发生、发展过程中，如局灶节段性肾小球硬化症为阶段性毛细血管闭塞、毛细血管内或血管外泡沫细胞浸润、小动脉壁增厚等。从微观辨证的角度出发，肾小球毛细血管腔的狭窄、玻璃样变、硬化等病理改变与肾络络脉瘀阻、络体痉挛具有一致性。根据现代络病学说，肾小球毛细血管构成了肾脏的隶下之络，称为肾络，肾络是肾体的主要组成部分，主持津水互换，完

成人体水液代谢；主持分清泌浊，吸收精、血、津液等精微物质返回经脉，泌出代谢终产物及水湿，汇集成尿液排出体外，是完成肾主水、藏精的功能区域。肾络具有支横别出、络体细窄、网状分布、面性弥散、末端连通的空间结构特点及血管细长、血流阻力大、速度缓慢、黏度较高的气血运行特点，受邪则易虚易瘀、易损难复。因此，肾络在正气亏虚、禀赋不足及内生湿热、瘀血、痰浊诸邪所化生的内风不断侵扰、损伤之下，出现络脉瘀阻、络体痉挛等病理变化。肾络主持津水互换之功停滞，水湿内停发为水肿；主持分清泌浊之职失司，清浊不分、精微下泄而为血尿、蛋白尿；络脉瘀阻、络体挛急病理状态持续日久，肾络损伤难以修复则络脉闭塞、络体萎缩，肾风病进一步发展则转化为癃闭、关格重症。

因此，肾风病为内风侵扰、损伤肾络所致，与外风侵袭无关，而肾体深居体内，为阴中之阴，共同构成了肾风病"由内而发""因内伤所致""并无外感"的特点；肾络为肾体的重要组成部分，居于肾体之内，肾络病方为"肾脏之本病"；肾络瘀阻、络体痉挛则络气络血不足，正虚不足则易招邪侵，在外风相引之下内风风势暴涨，或可迅速起病，故曰"忽病如风"。

二、治宜疏利少阳、通畅三焦

黄文政教授在中医"少阳主枢""三焦者决渎之官"等理论的基础上提出疏利少阳、通畅三焦的思想，认为三焦是一个协调脏腑经络功能和信息传导的庞大而复杂的网络系统，将少阳三焦这种疏导调节作用称为"三焦网络调节机能"。

《灵枢·本脏》曰："肾合三焦膀胱。"李梴《医学入门》引《五脏穿凿论》："肾与三焦相通。"三焦气化之动力为少阳相火，而少阳相火又源于肾，故《灵枢·本输》："少阳属肾，肾上连肺，故将两脏"。可见生理上三焦与肾密切相关，同时病理上三焦与肾亦密切相关。《灵枢·邪气脏腑病形篇》曰："三焦病者，腹气满。小腹尤坚，不得小便。窘急，溢则水留即为胀。"此乃三焦枢机不利，决渎失司，形成气滞、湿聚、血瘀的病理，湿浊瘀血积于肾中，日久化热蕴毒，进而令肾气衰败。肾病者，诸如肿胀、淋浊、肾风、肾劳之属，皆肾气耗伤，浊邪不泻之故，尤令三焦通行阻滞，气化不行。邹润安云："肾固藏精泄浊之总汇也。"故其治法唯补肾与泄浊两端而已，而欲达此目的，又当疏利少阳，斡旋三焦，调理枢机，方能使气化归于正道、决渎水道通行，湿浊瘀毒，胶结之邪才能随之而解。

黄文政教授根据多年的临床体会及在既往医家经验的基础上对三焦的功能概括起来有以下几个方面：一为三焦通调人体全身的水道，输布水液，疏通水道，运行水液，是人体水液升降布散及浊液排泄之道；二为三焦主司人体全身气机与气化，三焦既为人体元气升降出入、通达脏腑的通道，又是气化的场所，出气的所在，一身之气，通过三焦输布到五脏六腑，充沛全身，肾之元气须赖三焦布散以达全身；三为三焦布散精微，排出糟粕。肝主疏泄，肾主水，小肠分清别浊。在肝肾小肠的共同作用下，将糟粕从膀胱和大肠等排出体外，犹如开通沟渠，疏导水流，强调了人体水液输布代谢过程中三焦和膀胱的气化作用。

三、药遵前法，善用虫类

虫类药物补之则谓其为"血肉有情之物"，攻之则谓其为"虫蚁搜剔之能"，具有攻坚破积、活血化瘀、搜风剔络、宣风泄热、息风镇痉、消痈散结、生肌收敛、行气和血、补益固本等功效。黄文政教授将治疗慢性肾脏病常用的虫类药大致分为两大类：一类效专活血通络，如地龙、土鳖虫、水蛭、穿山甲等；一类效专息风镇痉通络，如蝉蜕、僵蚕、蜈蚣、全蝎、乌梢蛇等。黄文政教授认为慢性肾脏病久病入络，根据现代络病学研究可将其分为三类，即络脉瘀阻、络脉绌急和络虚不荣。

络脉瘀阻，即久病气血运行不畅，顽痰瘀血阻于络脉。常见于肾病综合征，见明显水肿，大量蛋白尿，顽固性血尿，病理上往往合并静脉微血栓形成或局灶性肾小球硬化、肾间质纤维化等，符合久病入络、顽痰瘀血阻于络脉之病机。黄老认为此时一般活血化瘀药，如丹参、川芎、桃仁、红花、赤芍等疗效欠佳，唯有虫蚁搜剔之药才能深达微血栓核心部位而溶解之，其主导作用在促进纤维蛋白溶解系统。诚如叶天士所言："久则邪正混处其间，草木不能见效，当以虫蚁药疏通诸邪。"黄老治以虫蚁搜剔合辛香通络，以活血通络类药物为主，常用水蛭、土鳖虫、穿山甲等。

络脉绌急，即久病内风萌动，导致脉络绌急挛缩。常见于原发或继发肾小球疾病，见顽固性蛋白尿、血压升高、无水肿或仅轻度水肿，临床上此类患者常存在小血管痉挛、内皮素升高、一氧化氮降低。黄老对此病证用虫蚁搜剔之品以息风解痉通络，常用药有蝉蜕、僵蚕、地龙、全蝎、蜈蚣、乌梢蛇等。

络脉不荣，乃久病气血耗损、络脉失养，进而导致络脉瘀阻或络脉绌急的形成。黄老认为此时在应用虫蚁搜剔之品时，须配合健脾益肾、益气养阴、补益气血等扶正之剂，切不可单独使用，以免攻伐太过，徒伤正气。

黄文政教授强调应用虫类药治疗慢性肾脏病时当分轻重，轻者用蝉蜕、僵蚕、土鳖虫、地龙，中度加全蝎，重度再加蜈蚣、乌梢蛇、水蛭、穿山甲，宜循序渐进，用量上由小渐大，视患者体质和病情变化加减，不可过猛以免耗伤气阴。药物合理配伍以防其药性峻烈，制其偏性，缓制其毒。同时为保证虫类药药效，避免其性味难闻，可以散剂入药或研末装胶囊吞服。

四、典型病例

患者，男，21岁，2012年10月20日初诊。患者15前因"间断双下肢水肿，伴蛋白尿、血尿6个月余"入住某医院。临床诊断为肾病综合征，经肾穿刺病理诊断为不典型膜性肾病。

刻下：面黄，双下肢皮肤色黑粗糙高度水肿，畏凉，腰痛，脱发，健忘，恶心，纳呆，舌红苔薄，脉沉细。证属脾肾亏损，水湿停蓄，久病入络，治宜健脾益肾，温阳利水，活血通络。投以防己黄芪汤合桃核承气汤化裁。

药用：生黄芪30 g，白术20 g，防己15 g，防风15 g，茯苓30 g，泽泻30 g，制附子15 g，白芍15 g，丹参30 g，桃仁10 g，酒大黄10 g，生甘草10 g，水蛭10 g，土鳖虫10 g，砂仁10 g，生姜2片。7剂，水煎服，每日2次口服。

二诊：患者疲乏感减轻，尿量增多，下肢仍水肿但皮色渐浅，舌红苔薄，脉沉。前方增生黄芪60 g，制附子20 g，防己30 g，加地龙30 g，桂枝15 g，鬼箭羽20 g，土茯苓30 g。

三诊：服新方1周后，双下肢水肿较前减轻但仍肿，余症悉减，舌红苔薄，脉沉细。予前方加乌梢蛇10 g。

四诊：症如前述，加炮山甲5 g。前方随症加减续服1个月，双下肢已不肿，患者体重由初诊时294斤下降到180斤，各项化验指标趋于平稳向愈。

按：黄老认为此患者证属脾肾亏损，水湿停蓄，久病入络，治宜健脾益肾，温阳利水，活血通络。方以防己黄芪汤合桃核承气汤加减，重用虫类药搜剔络，初诊加用虫类药水蛭10 g，土鳖虫10 g，效不佳时，陆续加地龙30 g，乌梢蛇10 g，炮山甲5 g，搜剔力度逐渐加强，疗效明显。此病案诠释了黄老对虫类药的灵活运用特点，即重用虫药，搜剔通络；循序渐进，免伤气阴；扶正补虚，忌伐太过。

参 考 文 献

[1] 李蔓，王耀光，黄文政，等 . 黄文政教授疏利少阳、通畅三焦学术思想总结探讨 [J].光明中医，2018，33（9）：1241 – 1243.

[2] 李静，邢海涛，窦一田，等 . 黄文政教授对肾风病"内风"的认识与用药经验 [J].光明中医，2016，31（1）：34 – 36.

[3] 魏晓露，李国霞，黄文政 . 黄文政教授治疗肾性水肿经验介绍 [J].新中医，2016，48（1）：171 – 172.

[4] 邢海涛，李静，窦一田，等 . 黄文政教授从络论治肾风病的学术经验 [J].中国中西医结合肾病杂志，2015，16（12）：1038 – 1040.

[5] 李甜甜，王耀光，黄文政 . 黄文政运用虫类药治疗慢性肾脏病经验 [J].河南中医，2014，34（12）：2306.

[6] 黄文政，黄建新 . 三焦理论与慢性肾炎临床实践 [J].世界中医药，2013，8（9）：1010 – 1014.

[7] 王耀光，黄文政 . 黄文政教授三焦学术思想论治肾病探讨 [J].中医药通报，2012，11（5）：24 – 27.

[8] 董少宁，王耀光，黄文政 . 黄文政运用蝉蚕肾风汤经验初探 [J].辽宁中医杂志，2011，38（9）：1735 – 1736.

[9] 张威，甄仲，邢淑丽，等 . 黄文政教授临床验案举隅 [J].天津中医药，2007，24（1）：10 – 11.

[10] 黄文政 . 慢性肾炎中医治疗经验述要 [A] 中医药学术发展大会论文集 [C].中华中医药学会：中华中医药学会糖尿病分会，2005：4.

[11] 李国霞，黄文政 . 黄文政教授治疗系膜增生性肾炎经验介绍 [J].新中医，2005（5）：12 – 13.

[12] 黄文政 . 浅谈慢性肾炎的中医治疗 [J].天津中医学院学报，1996（1）：6.

[13] 时振声，黄文政，吕仁和，等 . 蛋白尿的中医辨治 [J].北京中医，1990（2）：9 – 13.

[14] 黄文政 . 略论肾的生理及病理特性 [J].天津中医学院第一附属医院院刊，1984（Z1）：4 – 10.

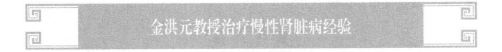

金洪元教授治疗慢性肾脏病经验

医家介绍： 金洪元，全国老中医药专家学术经验继承工作指导老师，新疆维吾尔自治区中医医院前任院长，现中医内科返聘专家。金洪元教授行医50余年，擅长诊治肝、脾胃、肾、内伤及肿瘤等疑难杂症，尤其擅长于急慢性肝炎、肝硬化、慢性胃炎、胃及十二指肠溃疡、溃疡性结肠炎、胆囊炎、胆石症、急性肾小球肾炎、肾盂肾炎、慢性肾小球肾炎、肾功能不全的诊治和预防，医术精湛，常获奇效。

慢性肾脏病是肾脏结构或功能异常的持续时间≥3个月，对健康有影响的肾脏疾病。金洪元教授对于肾病水肿、蛋白尿、肾功能不全三个方面的临床经验丰富、认识独到，现整理如下。

一、肾病水肿

（一）肾虚为本，肺脾失调为标

人体水液的运行，输布排泄贵在肺、脾、肾三脏气化运行不失常度，肺主气而通调水道，下输膀胱，脾为胃行其津液以灌溉于全身内外，肾为水脏，主蒸腾气化，司开阖。若肺气不宣，则不能调通水道，脾气虚弱则水湿不能运化而滞留于体内，肾阳不足，则开阖不利，不能化气行水，由于肺脾肾功能失调，可使体内水液代谢发生障碍，形成水肿。

《素问》曰："肾者，胃之关也，关门不利，故聚水而从其类也。"又曰："肾者，牝脏也……勇而劳甚，则肾汗出，肾汗出，逢于风，内不得入于脏腑，外不得越于皮肤，客于玄腑，行于皮里，传为胕肿，本之于肾，名曰风水"，故肾性水肿关键在于肾。朱丹溪也认为"水则肾主之，谷则脾主之，惟肾虚不能行水，胃与脾合气，胃为水谷之海，又因虚而不能传化焉，故肾水之溢，仅得以浸渍脾土，于是三焦停滞，经络壅塞，水渗于皮肤，注于肌肉，而发肿矣"。进一步揭示了水肿虽与脾胃相关，但关键是肾虚不能制水。《医门法律》也指出："肾司开阖，肾气从阳则开，阳太盛，则关门常开，水直下而为消，肾气从阴则合，阴气太盛，则关门常合，水不通而为肿。"

（二）治水三法，不忘肾本

《素问》提出"去菀陈莝，开鬼门，洁净府"的治水三法，具体如下。

开鬼门：本法重点治疗在肺，目的在于宣肺利水，盖以肺主皮毛，通调水道，下输膀胱，宣肺发表则肺气得开，三焦水道通利，水液得以下输膀胱而有利水作用，临床上可根据标本虚实寒热之不同，分别选用：三拗汤、越婢汤、麻黄连翘赤小豆汤、麻黄附子细辛汤等。

本法多用于急、慢性肾炎急性发作兼有表证如咳嗽、寒热、脉浮等症，临床中可在辨证选方中配以"五皮饮""五苓散"等方使用。急、慢性肾炎急性发作病初阶段，多有肺气失宣现象，但同时常伴有脾肾两虚水肿的病机，临床表现变化多端，或夹瘀血，或夹湿热，或有化热化寒之不同，因此治疗上要根据具体情况具体分析，既要注意本虚（肾阳虚）又要注意标实（水肿），要认清病的本质是阳虚一面，也要看到症象有化热、夹瘀的一面。临床中单纯用"开鬼门"之宣肺利水法并不能使水肿完全消失，故一俟肺气得宣，小便略增后，便需以健脾利水或温阳利水的方法跟上，方可使水肿全消，疗效巩固。

洁净府：本法重点治疗在脾肾，即利小便，脾主运化水湿，肾司二便主气化，脾阳不足不能制水，肾阳不足不能主水，以致水湿泛滥，而发水肿。同时肾阳不足，命门火衰，火不暖土，亦可脾土虚弱，脾土虚弱久则及肾，造成脾肾两虚之病机，症见全身水肿，面色㿠白，腰膝酸痛，倦怠肢软，纳差腹胀，肢冷畏寒，舌淡而润，脉多沉迟细弱，临床上可根据脾肾两虚之偏重及兼夹症不同，分别选用人参黄芪防己汤、实脾饮（或真武汤）加五皮饮、加减地黄丸加五皮饮加白茅根汤、大橘皮汤等。

临床发现，本法的运用，往往需服药数天后方能见效，临床中若患者服药后无不适应守方，有时有些病例初服某方有效，数剂之后效不显著，可改用其他方剂或与其他方剂交替使用。服西药利尿剂无效时，加以本法辨证应用，能收到较好的利尿效果。高度水肿、面色㿠白或水肿反复发作者，多为血浆蛋白减少之因，在应用本法之时，还得注意提高血浆蛋白，如加服鲤鱼粉或汤，方能完全消除水肿。若见水血互见时，临床上可配以活血化瘀、利水方药。肾性水肿，其病本质是"肾阳虚"。因此，诸利水方法，均要注意温补"肾阳"方可提高"化气行水"之功能，同时气行则水行，因此在使用本法时，要注意行气。

"去菀陈莝"，即泻便逐水，化瘀除浊，是言扫除肠胃血脉体内的陈腐障碍废物，多应用于急性肾炎水肿伴胸腹水而见瘀滞邪实正气不虚者，可以暂用化瘀攻泄逐水之剂，如浚川散（或芦氏肾炎丸）、桂枝茯苓丸加白茅根汤。

除以上方药外，还有如舟车丸、禹功散、十枣汤等方剂，应用本法，久服易伤正，要注意副作用和巩固疗效，一般采用攻补兼施，或先攻后补或配以渗利。因此以上三法，"开鬼门"仅运用于急性阶段，"去菀陈莝"非治疗之常法，而"洁净府"是肾性水肿的正治方法。

（三）经验单药，辨证施用

近年来，通过临床观察，发现部分中草药对肾性水肿有较好的作用，有的同时还有消除尿蛋白和改善肾功能的功效，只要在结合辨证论治基础上使用，就是行之有效的。白茅根：清热利尿，消尿蛋白。羊乳：滋阴利尿，消尿蛋白。益母草：活血利水，消尿蛋白。葎草：抗过敏利尿。玉米须：利水降压，消除尿蛋白。鱼腥草：清热利尿，消炎。黄芪：益水利尿，升补血浆蛋白，大量使用有降压作用。茯苓、黄芪：益气利水消除尿蛋白，对漏出液、胸腹水亦有效。肾精子：动物膀胱内之细小结石，每次 3～4 粒，清热利尿。琥珀：活血利水，并有消除红细胞作用。车前子、防己、石韦：利水，保护肾功能。大黄：清热化瘀，利水泄浊。鲤鱼汤（或粉）：利尿消除尿蛋白，升血浆蛋白。蝉衣、玉米须、石韦：利尿，抗过敏。卷柏：活血利水。水蛭粉：活血利水。

二、尿蛋白

（一）尿蛋白治疗八法

"肾精不固"是肾性蛋白尿的病理基础，其本质是损害了肾中之阳，肾气足则精气内守，肾气虚则收摄无权而精气外泄。正如清代邹澍指出："肾固藏精泄浊""肾气固当留其精而泄浊"。常用尿蛋白治法可归纳于以下八法。

（1）益气健脾滋补肾气法：适用于脾肾两虚而偏于脾气虚，除脾肾两虚见症外，若见气短、便溏，以补中益气加紫河车、枸杞、巴戟、菟丝子；若兼心悸、心慌、贫血，以归脾汤加紫河车、巴戟、枸杞、菟丝子之类。

（2）温肾益气法：适用于脾肾两虚而偏于肾阳虚，除脾肾两虚见症外，尚有畏冷、夜尿频、溲清长、滑精等肾虚症，以补肾之八味地黄丸加党参黄芪益气之品。

（3）益气滋肾清利湿热法：适用脾肾两虚而见湿热内蕴，阴津亏伤病例，除有脾肾两虚见症外，患者多舌质红苔黄腻，溲黄不畅，口干不饮，此类病例，多见于久服激素或伴有局部感染者，这类病例治疗最为棘手，拟以参芪地黄汤加白茅根汤。

（4）活血化瘀法：本法适用于病见血瘀阻滞者，患者可见舌质黯紫、瘀块、目胞色黑晦暗等血瘀之症，拟益肾汤以活血化瘀为主，配合清热解毒，对消除尿蛋白和恢复肾功能有效，当归芍药散亦适用于血瘀兼脾虚者，有健脾化瘀利水作用。

（5）收敛固肾法：适用于脾肾两虚而见肾精失固者，久病脾肾俱虚无实邪者尤宜，可用芡实合剂，以健脾益气固肾收敛，消除尿蛋白，本方药性平和，可久服无弊。

（6）滋肾养阴法：急性肾炎后期，水肿消退，或慢性肾炎服激素和利尿剂，多表现为肾阴不足，症见手足心热，口咽燥，腰膝酸痛，头晕头痛，舌质红无苔，脉沉细，宜滋肾养阴，拟六味地黄丸、杞菊地黄丸、知柏地黄丸。

（7）消除尿蛋白法：根据蝉衣与牛肉共煮，能使牛肉迅速煮烂，布渣叶可用于消化不良，有消尿蛋白作用，以及苏叶与田螺共煮食不觉腹胀，并能解鱼虾引起的过敏，提出以布渣叶、蝉衣、苏叶、益母草、槟榔作为消除尿蛋白的主方，据报道有效。

（8）滋补肾精法：适用于脾肾精亏、阴阳两虚者，拟人参龟鹿丸治疗慢性肾炎无水肿、蛋白尿长期不消者。

（二）单味中药，辨证施用

除上述中医辨证消除蛋白尿八种方法外，近年来，发现部分中草药及配合使用，对尿蛋白消除有一定作用：黄芪、山药、白茅根、益母草、昆布、海藻、紫河车、益母草、石韦、黄精、鳖甲、桑螵蛸、莲须、苦参、丹参、红人参、金樱子根、苏叶、蝉衣、山楂、蟾酥、金锁固精丸、砂仁炭、玉米须等。

三、肾功能不全

（一）尿毒症治疗八法

金洪元教授认为，脾肾阳虚是尿毒症的基础，由于脾肾阳虚，气化不行，运化输布及关门功能失常，小便不利，浊湿不得排出，以致邪湿内留，关格不通，胃中浊气上逆，而恶心呕吐，尿少尿闭。正如《证治汇补》指出："关格者……既关且格，必小便不通，且夕之间陡增呕吐，因浊邪壅塞，三焦正气不得升降，所以关应下而小便闭，格应上而生呕吐，阴阳闭绝，一日即死，最为危矣。"由于浊邪不得排泄，壅塞体内所致，湿浊于体内可进一步化热化寒。

在湿浊未化热的情况下，治宜温阳利水，温阳降逆，温阳通腑，使阳气通达，浊湿得下。如湿浊化热，则标热而本寒，寒热夹杂，虚实互见，矛盾重重，治疗上不易兼顾。苦寒清热可以伤阳，扶阳固本又可助邪化热，往往治疗效果不好，且病情发展迅速，不易控制，根据临床主要矛盾的不同，中医治疗原则分述如下。

（1）温阳利水法：适用于以小便不通、高度水肿为主要矛盾者。温阳利水，小便得通，胃中浊气得泄不致上逆为患，选真武汤、实脾饮、金匮肾气丸，如水气凌心可选用苓桂术甘汤。

（2）温阳降逆法：适用于恶心呕吐为主要矛盾者，胃阳失运，浊湿不化，浊气上逆，恶心呕吐，方选吴茱萸汤、人参半夏汤。若湿浊化热，宜苦辛合用，方选黄连汤或黄连温胆汤。

（3）温阳通腑法：适用于以大便秘结不通为主要矛盾者。脾胃阳虚，中挟宿滞与湿热搏结，腑气内闭，大便闭结，宜温阳通腑，通泄浊气，方选温脾汤。

（4）清热利湿法：湿热壅结中焦或留滞下焦。湿与热结，中焦痞满，宜辛开苦降，用小陷胸汤加枳实；湿热蕴结下焦，宜八正散，分消清利。若清利小便效果不显，甚则尿闭不通，可攻泄逐水，以降湿浊之邪。

（5）平肝息风法：适用于以抽搐为主要矛盾者，邪热侵及肝木而抽搐痉厥，病情危重，由于脾肾阴素虚，一旦湿邪化热，热灼阴津，津伤动风，方选羚角钩藤汤。羚羊角尖研末冲服最好，在抽搐停止神清2~3天后再停用，如大便不通可酌用调胃承气汤，以泄其热。

（6）清营解毒法：适用于以出血为主要矛盾者，邪热犯心，营血有热，神志昏迷或狂妄谵语，或鼻衄、牙龈出血，舌质红绛，脉数，宜清营解毒，方选犀角地黄汤、清营汤；若血分有热，而阳气虚亦可用犀角地黄汤加真武汤。

（7）益气固脱法：适用于以气虚欲脱为主要矛盾者，邪热犯肺，心悸，气促痰鸣，甚则汗出脉微。急宜益气固脱，用生脉散合参蛤散，如肢冷脉伏，则宜回阳固脱，如参附龙牡汤，或参附汤。

（8）开窍醒神法：适用于以神志昏迷为主要矛盾者，如神志昏迷属邪热犯心，宜清心开窍，可用安宫牛黄丸，紫雪散，至宝丹；如属湿浊弥漫，蒙蔽清窍，则宜芳香开窍，用菖蒲郁金汤送服苏合香丸。

（二）单味中药，辨证施用

五苓散：可使肾小球过滤、肾血流量增加，并有降压作用。

当归芍药散，肾气丸加桑螵蛸、金樱子，肾气丸加肉苁蓉、人参，六味地黄丸和参苓白术散加龟胶、鹿胶，人参龟鹿丸，补中益气汤，均有恢复肾功能作用。

人参、黄芪：能提高酚红排泄，降低非蛋白氮，改善肾功能，并有提高血浆蛋白作用。

大黄、附子：内服和灌肠可降低非蛋白氮，减轻氮质血症，类似肠道透析作用。

白芷、夏枯草：有保护肾功能作用，并有降压作用。

丹参、王不留行、川芎、苏木：有改善肾血流量作用。

荔枝草、大黄：可降低非蛋白氮。

车前子、防己、石韦：有利尿引流作用。

人参、白术、黄芪、茯苓：有改善肾功能作用。

高丽参、山萸肉：降低非蛋白氮，减轻氮质血症。

穿心莲、龙骨、牡蛎、大黄：煎水保留灌肠，可减轻氮质血症。

此外，黄精、覆盆子、菟丝子、桑螵蛸、何首乌、苍术、石韦、白茅根、黄芪、防己等均有改善肾功能作用。大、小蓟不但对肉眼血尿有效，对尿中红细胞亦有效；白花蛇舌草、鱼腥草、银花、蒲公英有消除尿中白细胞作用。泽泻、防己、萆草有消除透明管型作用。

参 考 文 献

[1] 金洪元. 中医对尿毒症的认识及治疗 [J]. 天津中医, 1985 (4)：9 - 11.

[2] 金洪元. "肾小球肾炎" 中医治疗探讨 [J]. 新疆中医药, 1985 (1)：14 - 19.

旷惠桃教授治肾经验

医家介绍：旷惠桃教授是第五批全国老中医药专家学术经验继承工作指导老师，国家级名老中医，湖南中医药大学第一附属医院首届名医。旷教授从医40余年，积累了丰富的临床经验，对诊治风湿类疾病、肾脏疾病尤为专长。

一、过敏性紫癜肾炎

旷教授在临床中观察，本病初则感受风湿热之邪，正邪相搏，毒热伤络，迫血妄行，血溢于脉外，渗于肌肤发为紫斑，循经下侵于膀胱，损伤脉络，则为尿血，血热搏结，灼伤阴血，离经之血化为瘀血，滞于脉中之血者亦化为瘀血，日久不愈，又耗伤气血，损及脾肾，而热邪未去，正气已伤之虚实夹杂证，故初起病为风湿热袭表灼血，中期为血分湿热灼伤津血化为瘀血，后期为气阴两虚，脾肾不足，湿热之邪蕴结。纵观全程，外邪、风湿夹热是重要的致病因素。瘀血为气阴亏虚、脾肾不足而使外邪侵袭所致之病理产物。故初期祛风清热利湿，祛邪以扶正；中期疏风利湿，凉血化斑，兼疏风利湿。因消风散可祛风清热，将原方化裁加减，初期重用祛邪药，中期祛邪扶正并用，后期重以扶正，兼以祛邪，故疗效显著。

验案：患者，男，36岁。2002年6月9日初诊。因"反复皮肤紫癜伴小便多量泡沫3年"来诊。患者自1999年4月起无明显诱因四肢出现大小不等紫癜，大如铜钱、小如针尖，此起彼伏，稍受凉即发，紫癜色暗，腰部酸软乏力，时觉胀痛，小便颜色较深，伴大量泡沫，小便量可，24小时约1500 mL，畏寒喜暖，着衣多于常人，头晕、口淡，食纳不佳，饮水较多，大便先干后稀。于外院以泼尼松口服每次60 mg，每日1次，8周后渐减，现以每次5 mg，每日1次维持。血压160/100 mmHg，腹部移动性浊音（-），双下肢轻度凹陷性水肿。舌淡白，边有齿痕，苔白，脉细涩。血常规示Hb 90 g/L，尿常规示隐血（++），镜检RBC 1个/HP，尿蛋白（+++），24小时尿蛋白总量4.0 g，Cr 270 μmol/L，BUN 11 μmol/L。

中医诊断：血证（肌衄、尿血）、水肿（阴水）；西医诊断：紫癜

（紫癜肾炎）。

辨证：外邪入里，痰瘀阻络，脾肾亏虚。治法：温阳益肾，活血化瘀，兼清湿热，祛风邪。

方药：消风散合参芪地黄汤加减。

处方：荆芥、防风、蝉蜕、泽兰、川芎、苦参、山茱萸、牡丹皮各10 g，黄芪、薏苡仁各30 g，山药20 g，党参、熟地黄、茯苓、当归、泽泻各15 g，制附子6 g。上方服7剂。

二诊：2002年6月17日。患者服药后水肿明显减轻，尿中泡沫减少，四肢紫癜无新发，但仍感畏寒，舌淡，边有齿痕，苔薄白，脉细涩。嘱原方去荆芥、防风、苦参，再服14剂。

三诊：2002年7月5日。患者水肿消退，尿中泡沫不明显，四肢紫癜尽消，已无畏寒，但感乏力，舌淡，苔薄白，脉细。小便化验正常，Cr 101 μmol/L，嘱前方去泽泻、薏苡仁、制附子，服14剂。并口服金匮肾气丸、补中益气丸各9 g，每日3次，可长期口服。随访2年，未见复发，多次复查尿常规，肾功能均无异常。

按：方中防风、荆芥、蝉蜕祛风清热，荆芥更可止血。紫癜斑疹鲜红，突发或时隐时现，类似于中医之"风"，这种表现往往贯穿患病全程，故以防风、荆芥、蝉蜕一类祛风药以祛风邪。苦参，清热燥湿，李时珍曰："热生风，湿生虫，故能治风杀虫。"当归可补血活血，用于各种血虚血滞，为血中之圣药。川芎活血行气，祛风止痛，现代药理学证实其可降低血小板表面活性，抑制血小板聚集，从而预防血栓形成。消风散为基本方，共奏养血活血、祛风解表、清热利湿、祛邪而不伤正、扶正而不留邪之功；合用参芪地黄汤侧重健脾益肾而不忘活血祛风，清热燥湿。

二、糖尿病肾病

旷教授认为糖尿病肾病虚多邪少，但湿、热、瘀、水、毒等标实之邪在各期中均可夹见，阶段不同，主次不等，程度各异。早期以热、瘀、湿等为主，在治疗中多选用黄连、知母、牛蒡子、半枝莲等；活血化瘀则多选用川芎、赤芍、丹参、益母草、鬼箭羽、泽兰等；中后期水饮、浊毒渐成主要矛盾，利水多用茯苓、猪苓、车前子、冬葵子，尤可选用有双效作用的黑豆健脾利水，泽兰、王不留行化瘀利水，桑寄生补肾利水；祛湿浊毒邪则选用土茯苓、虎杖、生大黄、茵陈、蒲公英、紫苏叶等。尿中蛋白为水谷精微化生，大量蛋白从尿中排泄，正气日益耗损，脾肾更见亏虚，遂形成恶性循环。故如何尽量减少尿蛋白量也是糖尿病肾病治疗的重要环节，可酌情选加萆薢、芡实、益智、覆盆子、桑螵蛸、金樱子、玉米须等，选药得当，疗效尤佳。

验案：患者，男，65 岁，2017 年 3 月初诊。因"反复双下肢水肿 1 年余，加重 1 个月"来诊。患者既往有 2 型糖尿病病史 10 年余，口服降糖药治疗，血糖控制不佳，改用胰岛素降糖治疗已 3 年余，自述血糖控制良好；有高血压病史 10 年，每天规律服用施慧达 2.5 mg 降血压，血压控制尚可。查体：血压 140/80 mmHg，颜面水肿，心肺（-），腹部（-），双下肢重度凹陷性水肿，舌质黯、苔白，脉沉细。症见：面色萎黄，少气懒言，动则气喘，畏寒肢冷，心烦口渴，腰膝酸软，尿少，双下肢重度水肿，舌质黯，苔白，脉沉细。查血常规：血红蛋白 79 g/L，余值正常；尿常规：隐血（-），蛋白（+++）；血生化：肌酐 410 μmol/L，尿素氮 11.8 mmol/L，尿酸 463 μmol/L，肾小球滤过率 18.6，肝功能、电解质（-）。

中医诊断：消渴肾病、水肿；西医诊断：糖尿病肾病。

辨证：阴阳两虚、瘀浊互结证；治法：温阳益气、滋阴利水，兼活血化瘀。

处方：旷教授经验方肾衰汤加减。制附子 10 g，黄芪 30 g，山茱萸 10 g，山药 10 g，生地黄 15 g，熟大黄 10 g，岗梅 10 g，茯苓 15 g，泽泻 15 g，大腹皮 20 g，丹参 15 g，红花 10 g，益母草 10 g，白花蛇舌草 10 g，地龙 10 g，14 剂。

二诊：服药 2 周后患者水肿消退，精神好转。复查尿常规：蛋白（++）；血生化：肌酐 376 μmol/L，尿素氮 9.2 mmol/L，尿酸 407 μmol/L，肾功能较前好转。继续坚持门诊中医治疗，定期复查，病情稳定。

按：该患者糖尿病病史已 10 年余，病程较长，既往血糖控制欠佳，出现肾功能不全、尿蛋白、水肿，诊断为消渴肾病，根据症状舌脉辨证为阴阳两虚、瘀浊互结证。旷教授认为该患者病久及肾，肾阴阳两虚，不能化气行水，导致痰浊水饮瘀结，在治疗上选用阴阳双补兼有益气、利水、活血之效的肾衰汤。肾衰汤为旷教授治疗糖尿病肾病之经验方，在肾气丸的基础上加减而来，方中附子温肾助阳；山茱萸、地黄滋肾益精；山药、茯苓健脾渗湿，泽泻、大腹皮、益母草利水消肿；岗梅、白花蛇舌草解毒；更有丹参、红花、熟大黄活血化瘀，酌情加入少量虫类药地龙活血通经，全方阴阳双补、活血、解毒、利水兼顾，正气得复，瘀血邪毒皆除。服药14剂后，患者复查肾功能明显好转，继续坚持服药，同时合理控制血糖、血压，患者病情稳定。

三、狼疮性肾炎

旷教授主张此病病证结合，中西并重，以西药强有力的免疫调控作用，联合中药整体辨证。辨证之时，正本清源，明晰病本，分别以温补脾肾和补益肾气为法组方施药，故可取效。此外，狼疮活动期，治疗当以控制狼疮活动为主，治疗时需以足量激素封闭亢进的免疫复合物，控制狼疮活动，同时辨证联合使用中药，在急性期注重养阴基础上解毒泄浊；狼疮活动表现不显，激素可减量，此时注重滋养肾阴，分期以不同方案治疗，重点突出。

验案：患者，女，33岁。2009年10月21日初诊。因"右膝腕反复胀痛3个月，伴双下肢轻度浮肿1周"来诊。患者3个月前无明显诱因感右膝腕胀痛，未重视，渐加重，烦躁，口干，乏力，腰膝酸软，脱发，口腔溃疡，伴双下肢轻度浮肿，月经色暗红，量少，夹有血块，大便干，小便黄。体格检查：右侧膝腕关节无红肿，但有压痛，双下肢轻度水肿，舌黯红，苔少，脉弦细。血常规：WBC 3.8×10^{12}/L，RBC 3.26×10^{12}/L，HGB 119 g/L，PLT 106×10^9/L。尿常规：尿蛋白（++），隐血（++）。传染病全套：阴性。出凝血时间：PT 14.2秒，APTT 47.3秒，FIB 3.28 g/L。生化检查：球蛋白34.2 g/L，ALB 31.6 g/L，Cr 91 μmol/L，BUN 7.47 mmol/L。风湿全套：ESR 76 mm/h，RF 8 IU/mL，CRP 11 mg/dL，ANA（+），抗ds-DNA（+），抗SSm（+），补体 C_3 0.4 g/L。

中医诊断：痹证、肾痨；西医诊断：系统性红斑狼疮，狼疮肾炎。

辨证：肝肾阴虚，瘀血阻络。治法：滋养肝肾，清热除瘀。

处方：自拟方滋肾清热汤加味。生地黄、墨旱莲、女贞子各20 g，茯苓、枸杞子、山茱萸各15 g，山药30 g，牡丹皮、泽泻、知母、黄柏、连翘、桃仁、丹参各10 g。14剂。同时予醋酸泼尼松片30 mg，每日1次，双嘧达莫片50 mg，每日3次。

二诊：2009年11月7日。患者右膝胀痛明显减轻，稍口干，但口腔溃疡已消，双下肢已无明显浮肿，大便稍干，小便淡黄，舌暗，苔薄，脉细。复查血常规：WBC 3.9×10^9/L，RBC 3.29×10^{12}/L，HGB 119 g/L，PLT 109×10^9/L，24小时尿蛋白定量0.68 g。生化检查：球蛋白30.8 g/L，ALB

34. 7 g/L，Cr 92 μmol/L，Ur 6. 34 mmol/L。风湿全套：ESR 20 mm/h，RF 9 IU/mL，CRP 2.7 mg/dL，ANA（－），抗 ds-DNA（－），抗 SSm（－），ACL（－），补体 C_3、C_4（－）。中药原方去泽泻、知母、连翘，加制何首乌 15 g。28 剂。西药维持原方案。

三诊：2009 年 12 月 7 日。患者诸症悉除，复查血常规：WBC 4.2 × 10^9/L，RBC 3. 32 × 10^{12}/L，HGB 116 g/L，PLT 111 × 10^9/L。24 小时尿蛋白定量 0.21 g。生化检查：球蛋白 30.3 g/L，ALB 36.7 g/L，Cr 86 μmol/L，BUN 7. 16 mmol/L。风湿全套：ESR 20 mm/h，RF 9 IU/mL，CRP 0.7 mg/dL，ANA（－），抗 ds-DNA（－），抗 SSm（－），ACL（－），补体 C_3、C_4（－）。中药予以生地黄、山茱萸各 15 g，墨旱莲、女贞子、黄芪、山药各 20 g，枸杞子、丹参、制何首乌、茯苓、牡丹皮各 10 g。30 剂。醋酸泼尼松片减至 20 mg，每日 1 次，停用双嘧达莫片。

四诊：2012 年 12 月 27 日。无特殊不适，查 24 小时尿蛋白定量 0.15 g。

按：本例患者较为典型，符合狼疮肾炎诊断标准，中医诊断为痹证、肾痨。中药为天然药物，符合"天人合一"规律，对人体毒副作用较少。辨证组方施药能有效改善症状。本例患者辨证为肝肾阴虚，瘀血阻络，中药予以滋养肝肾之阴，去除瘀血浊毒；二诊患者阴虚浊毒减轻，尿蛋白减少，故原方去知母、泽泻、连翘，加制何首乌滋养先天之本；三诊则各项指标基本正常，症状消除，中药以培本为主。整个治疗过程充分体现了病证结合、整体辨证、分期组方，使机体达到"阴平阳秘"，气血阴阳得以平衡。

参 考 文 献

[1] 王莘智，农康康，许亮. 旷惠桃教授治疗过敏性紫癜性肾炎经验总结［J］.中医药导报，2005（4）：8－9，12.

[2] 吴鑫，旷惠桃，周月红. 旷惠桃治疗糖尿病肾病经验［J］.湖南中医杂志，2018，34（2）：24－26.

[3] 周珂，王莘智，吴伊莹，等. 旷惠桃教授中西医结合治疗狼疮性肾炎验案体会［J］.中医药导报，2018，24（1）：44－46.

李洁生教授治疗肾盂肾炎经验

医家介绍：李洁生，安徽省名老中医，敏而好学，老而弥笃，医术精湛，学验俱丰，尤擅长各种疑难疾病的诊治，处方稳妥精当，遣药独具匠心。

肾盂肾炎是致病微生物引起的肾盂和肾实质炎症，常伴有下尿路炎症，属于中医学"淋证""腰痛"范畴。李老对本病治疗积累了丰富的临床经验，现将李老治疗肾盂肾炎经验整理总结如下，供同道参考。

一、谨守因机，廓清邪气

肾盂肾炎乃系外阴不洁，湿毒内侵，或醇酒厚味，蓄成湿热，流入膀胱，循经上犯达肾，气化不利，水道失畅所致，临床表现为发热恶寒、尿频短涩、淋漓刺痛、欲出未尽及腰痛等。李老谨守湿热之邪是其发病之本，故治疗极重视寒凉清热，淡渗通利，尤其对急性期且体壮邪实者，更是必用之法。自拟肾盂清解方，药用：通草、黄芩、生大黄、车前草、土茯苓、灯心草、白茅根、石韦、甘草梢。全方药力下趋，直达病所，尤具因势利导、分消病势之功。李老常以此方灵活化裁，在湿热兼证上变通，屡获佳效。如热邪炽盛，则以清泻为主，重用黄芩，加栀子、连翘、龙葵；湿浊偏盛，注重配以渗利之药，如泽泻、滑石、薏苡仁等；腹胀便秘，倍用大黄，加枳实；若尿道痛如刀割，小腹胀急，此热结水腑，火邪内炽，李老常加入夏枯草、黄连、木通，以清火导热，散结利尿；兼舌质干裂，苔燥而不润，酌加生地、知母，以清热养阴；至于其他兼症，随症进退可矣。

二、标本兼顾，尤重脾肾

肾盂肾炎急性期经积极治疗后，症状大多逐渐缓解而病愈。若素体不足，常渐渐转为慢性，形成余邪未尽、正气已衰的本虚标实证。李老认为此湿热之邪十去七八，余邪留恋，蕴伏不化，脾肾不足，正虚难以鼓邪外达所致。故临证遣药总以扶正固本为主法，根据湿热余邪孰轻孰重，斟酌药量择入清利之品，以补中寓通，标本兼顾。以脾虚为主者，用程氏萆薢分清饮，方中丹参易党参加赤茯苓，药用萆薢、车前子、石菖蒲、莲子、白术、黄柏、党参、赤茯苓；脾肾俱虚者，用无比山药丸加茯苓、滑石、薏苡仁；脾肾阳虚者重在补阳，方选保元汤合大补元煎加减；兼面色虚浮，肢体水肿，用济生肾气丸化裁。强调补益脾肾之剂切忌温燥猛烈，以恐壅滞助热反成其害，苦寒之属须少用，因过施寒凉，易伐中州，损克脾肾。更有肾阴不足，又挟湿热者，其治颇为棘手，若滋补不当，常致湿热留聚，阻碍气机，反有闭门留寇之弊，李老主张即使应用也应在补阴剂中择入清利之品，常用左归饮加入花类之药，如木槿花、荠菜花、白扁豆花等。李老推崇花药，认为花性多散，质轻气浮，善理气机，以此佐入补阴剂中，柔刚相宜，补通相融，既加速湿热之邪的祛除，又无伤阴之虞，对阴虚兼有湿热者，甚为合拍。

三、衷中参西，证病结合

急性期表现为高热寒战，尿路刺激症状重，尿检有白细胞、脓球，尿培养有致病菌生长，菌落计数 > 10 万/mL，李老谓此正盛邪实，湿热内炽，毒邪嚣张，常选加紫花地丁、蒲公英、败酱草、野菊花等清热解毒之品，以制菌消炎。急性期镜检血尿，多属热伤血络，主张不宜妄施止涩药，宜于凉血止血之中寓以清利，常选肾盂清解方加丹皮、生藕节、鲜小蓟根。李老认为鲜小蓟根功擅止血清利，有止血不留痕、利尿不伤阴之特点，煎服用量宜大，每用 60～120 g，也可捣汁服用。

慢性期症状不典型，甚至无证可辨，依据实验室检测结果用药，颇为重要。如尿检白细胞持续存在，常因正气虚馁所致，当随症施加扶正之药；如以反复持续镜检血尿为主，伴下肢浮肿、头晕肢倦、懒言气短，面色萎黄，纳少便溏，舌淡脉弱，此属病程日久，脾虚不摄，治宜培补中州，益气摄血，常用参苓白术散加阿胶、黄芪、熟地炭、仙鹤草等；若伴头晕耳鸣，虚烦不眠，低热盗汗，舌红苔少，脉细数，多因阴不涵阳，虚火内动，常用大补阴丸加旱莲草、茜草根、血余炭等；镜检血尿久治不消，当属久病入络，血不归经所致。李老指出，血尿不止，最忌见血止血，强调"水道之血宜利"，止血勿忘化瘀利小便，选药以平和为贵；总要着眼于止血之中寓以散瘀，散瘀之中寓以清利，并注意药味不宜多，用量不宜重，常选用川牛膝、刘寄奴、益母草、泽兰、血余炭等，每收事半功倍之效；病情反复发作，缠绵不愈，常出现顽固性蛋白尿，难以消除，李老认为此为肾气亏虚，精微不固，治疗除注重培补外，亦常加金樱子、芡实、五味子、桑螵蛸固涩止遗。

四、验案

患者，女，31 岁。1989 年 4 月 9 日初诊。2 个月前尿频涩短，发热腰痛，本市某医院诊断为急性肾盂肾炎。经住院西药治疗半个月，症状消失出院。近 10 天腰痛又作，尿频、尿道有热感，午后低热，复经西药治疗 1 周无效转请李老诊治。症见：精神萎靡，体温37.5 ℃，纳食减少，头晕体倦，口苦而黏，舌质淡红，苔薄腻略黄，脉细滑。尿检：白细胞（＋）、脓球（＋）。

证型：中州虚馁，湿热蕴留。治宜培补中州，清利湿热。

处方：白术、党参、木槿花各 10 g，莲子、蒲公英各 15 g，车前子（包）12 g，薏苡仁 30 g，赤茯苓 20 g，黄柏 6 g，甘草 4 g。服药 5 剂，精神转佳，发热已退，溲便如常。后守方增损药量，续服 12 剂，诸恙悉平。随访 1 年无复发。

五、结语

李老提倡中医辨证与西医辨病相结合，强调中西药物联用，非常重视用实验室指标来指导用药。方药一旦中病，当守不易，务必廓清邪气，争取在短期内控制症状，防止病情迁延。若由于各种原因转为慢性，则会形成余邪未尽、正气已衰的本虚标实证，治疗当补中寓通，标本兼顾。

参 考 文 献

李龙骧，耿守刚. 李洁生老中医治疗肾盂肾炎经验 [J]. 陕西中医，2000，21（4）：167－168.

李久荣教授治疗细菌尿经验

医家介绍：李久荣，曾任中华中医学会济宁分会理事，山东省继承老中医药学术经验导师，擅长应用中医或中西医结合的方法治疗以内科为主的各类疑难杂症，尤对肾病和妇科杂症更有独特疗法。

细菌尿（简称菌尿），凡是中段尿定量培养细菌 ≥ 10^5 个/mL，均称为有意义的菌尿。现代医学认为菌尿是细菌进入尿路并生长繁殖，引起感染的一种临床表现。李久荣主任辨治细菌尿，疗效显著。现将其经验介绍如下。

一、辨病辨治

（一）急性期多属实热，治以清热解毒

菌尿早期属实热证，主要是由于会阴部感受秽浊之邪，酿成湿热，湿热毒邪蕴结于下焦，滞留于膀胱而发菌尿。起病急，可伴有尿路刺激征、腰腹痛、浮肿及全身症状，舌红苔黄腻，脉滑数。此症多见于急性泌尿系感染、尿结石，或某些全身感染性疾患。治疗多以清热解毒为主，常用药物：金银花、白花蛇舌草、白茅根、车前草、萹蓄、瞿麦、冬葵子、泽泻、滑石、竹叶、甘草梢。

随症加减：发热加柴胡、黄芩，尿血加大蓟、小蓟、侧柏叶，里热盛、大便秘结加生大黄，尿细菌培养为金黄色葡萄球菌加鱼腥草、连翘、蒲公英，大肠杆菌加白头翁、马齿苋、土茯苓。

验案：患者，女，26 岁。菌尿出现 7 天，伴尿急、尿频、尿痛、尿血，发热，舌红苔黄腻，脉滑数。尿常规：白细胞（ + + ），红细胞（ + + ），脓细胞（ + + ），尿蛋白（ - ）。尿细菌培养为大肠杆菌。西医诊断：急性肾盂肾炎。中医辨证为湿热毒邪蕴结于膀胱。治以清热解毒，利湿通淋。处方：金银花 30 g，白花蛇舌草 30 g，生地黄 15 g，白茅根 30 g，车前草 15 g，萹蓄 15 g，瞿麦 15 g，滑石 15 g，白头翁 30 g，土茯苓 30 g，大、小蓟各 30 g，竹叶 10 g。水煎服，日 1 剂。服药 1 周，发热退，尿急、尿痛、

尿频消失，腰痛明显减轻。尿常规：白细胞（＋），脓细胞、红细胞均消失。尿培养未见细菌生长。继续服药 1 周，病情继续好转，尿常规 2 次正常，中段尿连续培养 3 次均阴性，痊愈出院。随访半年未复发。

（二）慢性期正虚邪恋，扶正祛邪并用

慢性期菌尿，多因早期失治、误治或治疗不彻底，反复感染，日久导致脾肾亏虚、肝肾阴虚，湿热未清，毒邪滞留。此时以正气亏虚为本，湿热毒邪滞留为标。临床表现为病程较长，菌尿反复出现，持续不消，伴有腰痛，少腹坠胀痛，尿意不尽，点滴而出，舌淡红苔白，脉细。多见于慢性肾盂肾炎等病。李老认为，慢性期当以补肾治本为主、清热解毒消除病因治标为辅，故解毒与补肾并用。药用生地黄、熟地黄、枸杞子、菟丝子、山茱萸、黄芪、泽泻、茯苓、丹皮、山药、金银花、白花蛇舌草、白茅根、车前草。

随症加减：蛋白尿加金樱子、芡实，腰痛加杜仲、续断，会阴部胀痛加橘核、山楂核、乌药。

验案：患者，女，48 岁。菌尿持续 1 年余，反复不消，伴有腰痛，小便点滴不尽，曾用多种抗生素治疗，效果不显。李老诊见舌淡红苔白，脉细。尿常规：白细胞少许，蛋白（＋）。尿细菌培养为 L 型细菌。西医诊断：慢性肾盂肾炎。中医辨证为肾气亏虚，湿热毒邪未尽。治以补肾解毒。处方：黄芪 30 g，生地黄 15 g，丹皮 9 g，泽泻 9 g，山茱萸 12 g，枸杞子 12 g，茯苓 9 g，白花蛇舌草 30 g，金银花 30 g，白茅根 30 g，土茯苓 30 g，杜仲 12 g，芡实 30 g。水煎服，日 1 剂。服药 1 周，小便点滴不尽消失。继服 3 周，尿培养未见细菌生长。又服 4 周，巩固疗效，连续 3 次尿细菌培养均为阴性，痊愈出院，随访 1 年未复发。

二、结语

李老认为菌尿是邪毒侵犯下焦，滞留于肾与膀胱所致，故其病变主要在肾与膀胱，治疗一般分为急性期和慢性期两个阶段。急性期多属实热，治以清热解毒，慢性期正虚邪恋，扶正祛邪并用。

参 考 文 献

杨际平．李久荣治疗细菌尿的经验［J］．山东中医杂志，1997，16（12）：562.

李久荣分期论治肾盂肾炎血尿经验

医家介绍：李久荣，曾任中华中医学会济宁分会理事，山东省继承老中医药学术经验导师，擅长应用中医或中西医结合的方法治疗以内科为主的各类疑难杂症，尤对肾病和妇科杂症更有独特疗法。

肾盂肾炎血尿，临床可单独出现，而且不伴有任何症状，也可兼见腰腹疼痛、尿路刺激征、浮肿或全身症状。李久荣主任医师辨治肾盂肾炎血尿，疗效显著。现将其经验介绍如下。

一、辨病辨治

（一）急性期

急性肾盂肾炎血尿，多属实热证，主要是由于会阴部感受秽浊之邪，酿成湿热，湿热之邪蕴结下焦，热邪灼伤肾与膀胱血络，迫血妄行所致，故血尿、量多。起病急，可伴有尿路刺激征、腰腹痛、浮肿及全身症状，舌红苔黄腻，脉滑数。治宜清热解毒、凉血止血，佐以清利，以白花蛇舌草、金银花、生地黄、大蓟、小蓟、大黄、炒蒲黄、萹蓄、瞿麦、白茅根、竹叶、车前草、三七粉为基本方。

随症加减：发热者加柴胡、黄芩，湿热偏盛者加石韦、黄柏，血热偏盛者加栀子炭、丹皮，尿培养细菌阳性者加蒲公英、土茯苓。

验案：患者，女，42岁，1997年2月6日初诊。7天前突见肉眼血尿，伴发热、尿频、尿急、尿痛、腰痛等症。尿检：WBC（＋＋＋）、蛋白（＋）、RBC满布视野。给予诺氟沙星、复方新诺明等药治疗，热退，肉眼血尿消失，但镜下血尿仍存，且腰痛，尿路刺激症状无明显缓解。刻诊：颜面、下肢无浮肿，双侧肾区轻度叩击痛，舌红苔黄腻，脉滑数。尿检：RBC（＋＋＋），WBC（＋＋＋），蛋白（－）。尿细菌培养为大肠杆菌。西医诊断：急性肾盂肾炎。李老辨证为湿热蕴结下焦所致血尿。治宜清热解毒、凉血止血、通淋。药用：白花蛇舌草30 g，金银花30 g，生地黄15 g，大、小蓟各 30 g，大黄 10 g，炒蒲黄 10 g，萹蓄 15 g，瞿麦 15 g，白茅根 30 g，蒲公英 30 g，车前草 15 g，三七粉（冲）3 g。5 剂，日 1 剂。

二诊：服药后尿路刺激征消失，腰痛明显减轻，小便增多，色淡。尿检：RBC（+），WBC（+），蛋白（-）。原方加杜仲 12 g，7 剂后症状全消，尿检 3 次均正常，半年后复查尿常规仍阴性。

（二）慢性期

李老认为，慢性肾盂肾炎血尿之病理机制，多为气阴两虚、湿热未尽。多因急性期失治、误治或治疗不彻底，迁延日久，湿热留恋，损伤精血，耗伤气阴，气虚固摄无权，血溢于脉外；或肾阴亏虚，阴虚火旺，灼伤血络而致血尿、量少。属虚中夹实之证。治疗不应一味止血，而应以益气养阴、扶正固本为先。自拟黄芪、太子参、麦冬、生地黄、熟地黄、枸杞子、旱莲草、女贞子、大蓟、小蓟、仙鹤草、阿胶为基本方。

随症加减：气虚甚者，重用黄芪、太子参，加白术、山药；肾阴亏虚明显者，重用生地黄、熟地黄，加山茱萸；淋漓不尽者，加桑螵蛸、益智仁；尿频、尿急者，加车前草、滑石；湿热不解者，加白茅根、白花蛇舌草；瘀滞尿少者，加泽兰、益母草；腰痛者，加杜仲、川续断；尿蛋白不消者，加桑螵蛸、芡实。

验案：患者，女，42 岁，1996 年 12 月 10 日初诊。间歇性血尿 3 年，伴有腰痛、小便点滴不尽，劳累时出现肉眼血尿和尿急、尿痛、尿频，经用抗生素、止血剂等药治疗，效果不明显。诊见：乏力，腰痛，尿频，尿色淡红，口干，舌红少苔，脉沉细。肾区轻度叩击痛。尿化验：RBC（+++），WBC（++），蛋白（+）。尿培养为 L 型细菌。此为慢性肾盂肾炎之血尿。李老认为证属气阴两虚，兼有下焦湿热，治以益气滋阴、止血，佐以清利。药用：黄芪 30 g，太子参 20 g，生、熟地各 15 g，枸杞子 12 g，女贞子 12 g，旱莲草 12 g，大、小蓟各 30 g，仙鹤草 30 g，炒蒲黄 10 g，阿胶（烊化）12 g，杜仲 12 g，桑螵蛸 20 g，车前草 15 g。

二诊：7 剂后诸症减轻，腰痛、尿频消失，仍感乏力。尿化验：RBC（+）。继用上方 2 周，诸症消失，尿检正常。用上药调理月余以善其后，至今未复发。

二、结语

李老认为，肾盂肾炎感染后，局部炎症充血、肿胀、渗出，可导致血流障碍而产生瘀血，阻于脉道，迫血妄行，又可导致血尿，故在辨证治疗中，加入活血化瘀之品如丹参、益母草、琥珀等，则有助于本病的康复。慢性肾盂肾炎血尿病理机制以热邪迫血妄行与气不摄血为主，治疗宜凉血止血与益气摄血，但在不同的发病阶段，有其各自的诊治规律。肾盂肾炎血尿为细菌感染所致，无论慢性、急性，在辨证的基础上都应配合清热解毒之品，以提高疗效。同时，感染是血尿发生或加重的主要原因，血尿常随感染的控制而好转。因此，预防感染、节制房事，可以防止血尿的发生和病情的反复。

参 考 文 献

杨际平 . 李久荣治疗肾盂肾炎血尿经验 [J]. 山东中医杂志，1998（7）：329.

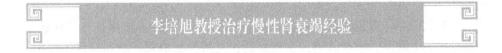

李培旭教授治疗慢性肾衰竭经验

医家介绍：李培旭，男，现任河南省中医药研究院附属医院主任医师，兼任河南省中西医结合学会肾病专业委员会主任委员，河南省中医学会肾病专业委员会副主任委员，首批全国中医临床优秀人才，第五批国家老中医药专家学术经验继承工作指导老师，国家名老中医药专家传承工作室导师，河南省中医管理局"112 人才学术带头人"，编写著作 6 部，获省、厅科技成果奖 5 项。其从事肾病临床、科研、教研工作 40 余年，治学严谨，临床经验丰富。

一、李培旭教授学术思想概括

李培旭教授提出以升清降浊、通补兼施法治疗临床肾脏疾病及疑难杂症。注重调理脾胃，补益人体正气。擅从整体出发，辨病与辨证相结合，经方治今病，中西合参。并且在治疗慢性肾衰竭上有独到见解，曾提出中医药治疗慢性肾衰竭的"五要素"，尤其善于运用调节气机升降的方法治疗此病。

二、李培旭教授治疗慢性肾衰竭经验整理

慢性肾衰竭是因慢性肾脏病引起的肾小球滤过率下降及相关的代谢紊乱表现出的综合病征，不同阶段，其临床症候也不同，主要有腰酸、乏力、水肿等表现，多系统受累。现代医学认为慢性肾衰竭是不可逆的，但李培旭教授却认为这种"不可逆"并非绝对，关键在于把握治疗此疾病的要领。

（一）升清降浊，行水祛瘀

李培旭教授的观点是慢性肾衰竭主要因肾病迁延日久，或他病失治误治，致脏腑虚弱、功能失调，痰湿、湿热、瘀血等久留不祛，浊毒内生；或因外邪侵袭、情志所伤、劳累过度、饮食失宜等致病情加重。其中正虚邪实贯穿本病的始终。正虚可见阴、阳、气、血及脏腑的虚损；邪实则有水湿、痰湿、湿热、瘀血、浊毒等病理产物。李教授认为脾肾气虚、脾肾阳虚、脾

肾气阴两虚、肝肾阴虚、阴阳两虚在慢性肾衰竭中占主导地位。脾肾虚弱，脾失健运，水谷失运化，肾失化气行水、升清降浊之职，则水湿内停，气机升降失司，三焦阻遏，气机逆乱，血行瘀滞，浊毒壅滞。而水湿浊毒又反伤脾胃，形成恶性循环。亦可由于肝肾阴虚，则或致阳亢，或生内热，或化内风，致阴阳失调，气血逆乱，毒热内生，阳亢、内风、毒热又反伤真阴，互为因果。病变过程中，无论因虚起源，还是因实所致，抑或虚实错杂而成，均离不开脏腑气机运行障碍、气机升降失常这一基本病机变化。故提出升清降浊、行水祛瘀之治则，详述如下。

1. 升清降浊法

（1）扶正固本，复升降：气机升降失常是产生水毒浊邪的本源，扶正固本，复气机升降，既能改善脏腑功能，又能提高内生肌酐清除率。脾肾气虚者，治宜补益脾肾，运脾升清，以参苓白术散加减，方中人参、白术、山药、扁豆补益脾肾，扶正固本，桔梗升清。脾肾阳虚者，治宜温补脾肾，升发清阳，以保元汤加减，方中黄芪、肉桂温补脾肾，升发清阳。脾肾气阴两虚者，治宜益气养阴，升清降火，以参芪地黄汤加减，方中黄芪补气升清，生地黄养阴降火。肝肾阴虚、阴虚内热者，治宜滋阴降火，以知柏地黄丸加减。阴虚阳亢者，治宜滋阴潜阳，以天麻钩藤汤加减。

（2）通利六腑，祛诸邪：六腑"以降为顺""以通为用"，通降不及则水湿、邪毒、瘀血在机体停蓄。通利六腑以除诸邪，方法诸多，如中药熏蒸发汗、内服中药通利、中药灌肠等。内服中药，常用的治法如利水化湿、和胃化浊、清利湿热、泄浊解毒、通腑化瘀。水湿内停者，应利水化湿，以五苓散加减；湿浊中阻者，应和胃化浊，以温胆汤加减；湿热蕴结者，应清利湿热，以三仁汤加减；浊毒内盛者，应泄浊解毒，以大黄牡丹皮汤加减；瘀阻下焦者，应通腑化瘀，以桃核承气汤加减。

（3）善用和法，疏三焦：三焦是水液运行的通道，气机升降常，三焦壅塞，则水湿浊邪停留，因此治疗慢性肾衰竭必须通利三焦。而和法主要是运用小柴胡汤加减，起到疏利三焦的作用。湿毒者肢体困重，面色淡黄，食欲不振，恶心呕吐，口中黏腻且有尿臭，舌淡、苔白腻或黄腻，脉濡，治宜疏利三焦，祛湿化毒。方用小柴胡汤加藿香、苏叶、砂仁、土茯苓、白花蛇舌草等。在临床具体应用时，水湿内停者，应利水化湿，配合五苓散加减；湿浊中阻者，应和胃化浊，配合温胆汤加减；湿热蕴结者，宜清利湿热，配合三仁汤加减。

2. 行水祛瘀法

李培旭教授根据《金匮要略》治疗瘀血证的方法，提出行水祛瘀法。津血同源，津入于脉则为血，津液不足则血液外渗以补充之。现代研究也表明，人的组织间液（津液）中含有水、电解质和多种有机物，不断地与血液进行物质交换，以维持机体的相对稳态。活血药能促进瘀血溶解、降低血液黏稠度，行水药则能促使组织间液渗入血脉，排出代谢产物。行水三法，发汗、利尿、通大便。发汗扩张皮肤毛细血管，令瘀血的代谢产物从鬼门而出；利尿增加肾血流量，加速血流，使瘀浊之邪经净府排出体外；通大便逐水逼迫水毒从魄门而泻。行水活血并施，可在消散瘀血的同时又能使其及时排出体外，二者合用，共奏瘀随水去之功。

（二）重调脾胃，增强生机

李培旭教授在治疗慢性肾衰竭时重视调理脾胃，脾胃为后天之本，气血生化之源。调理脾胃除了能够使气机升降失常，湿浊之邪无以生，还能增强生机，改善贫血，便于用药吸收。《吴医汇讲》云："治脾胃之法，莫精于升降……俾升降失宜，则脾胃伤，脾胃伤则出纳之机失其常度，而后天之生气已息，鲜不夭扎生民者已。"调脾胃之法众多，如调理脾胃、调中和胃、调和肠胃、升清降浊、化湿和中、健脾化湿、温中化湿、清化中焦、健脾利水、益气健脾、温运脾阳、温中散寒、补中益气、养胃和中。李培旭教授尤其推崇李东垣调脾胃之方，如补中益气汤、中满分消丸、通幽汤等。

（三）去除诱因，阻断恶化

慢性肾衰竭恶化大多有诱发因素，如感染、水盐代谢紊乱、蛋白质摄入量过高、肾毒性药物的使用、严重高血压、尿路梗阻、充血性心力衰竭。中医则论外邪、湿浊、毒热、饮食、劳倦、情志。李培旭教授主张注意气候变化，防止过劳伤肾，饮食清淡易消化，调畅情志。在具体治疗过程中，更应重视湿浊邪气，积极清除湿浊之邪，则可使脏腑功能协调、气机升降有序、气血和畅，从而阻断病情恶化，逆转病情，使预后改观。

（四）治疗未病，不失时宜

李培旭教授认为治疗未病包括未病先防、既病防变两个方面。尤其是早期治疗，对治疗慢性肾衰竭患者来说更具有十分重要的意义。肾功能不全代偿期和失代偿期，经过积极治疗，能逆转慢性肾衰竭病程，使症状消失。

三、病案举隅

患者，女，49 岁。于 2004 年 8 月 12 日初诊。患者患慢性肾炎 20 年，于 2004 年 6 月出现恶心呕吐，到某医院住院治疗，诊断为慢性肾炎致慢性肾衰竭，住院治疗 2 个月，肾功能进一步恶化。刻诊：恶心呕吐，腹胀纳差，大便溏，腰膝酸软，肢体乏力，双下肢轻度浮肿，舌淡边有齿痕，苔白腻，脉沉细。血肌酐 291 μmol/L，尿素氮 17.5 mmol/L。血常规：白细胞 4.4×10^9/L，红细胞 2.66×10^{12}/L，血红蛋白 78 g/L。诊断：慢性肾炎、慢性肾衰竭。辨证：脾肾虚弱，湿浊中阻。治以温补脾肾，化湿祛浊。处方：生晒参 10 g，土白术 10 g，干姜 6 g，仙茅 10 g，淫羊藿 10 g，藿香 15 g，陈皮 10 g，姜半夏 10 g，茯苓 15 g。水煎服。上方加减服用 4 个月，恶心呕吐等症消失。血肌酐 150 μmol/L，尿素氮 9.3 mmol/L；血常规：红细胞 3.2×10^{12}/L，血红蛋白 101 g/L。

四、按语

李培旭认为慢性肾衰竭以脾肾虚弱最为常见。从西医学来看，本病是由各种原因造成慢性进行性肾实质损害，致使肾脏不能维持其基本功能，从而呈现代谢紊乱和各系统受累等临床综合征，以少尿或无尿，水肿，食欲不振，恶心呕吐，乏力，面色少华等为常见。从中医角度而言，脾虚则不能运化水湿、化生水谷精微，气血生化无源；肾虚则不能化气行水、升清降浊。从而水湿停留，浊毒内生，升降失司，气血虚弱。故治疗应补益脾肾，改善脾肾功能。

参 考 文 献

[1] 李培旭，安艳秋. 论气机升降与慢性肾衰竭 [J]. 山东中医杂志，1999，18（5）：196 - 197.

[2] 袁小飞，许辉. 李培旭治疗慢性肾功能衰竭经验 [J]. 河南中医，2016，36（6）：965 - 967.

[3] 李培旭，安艳秋. 中医药治疗慢性肾功能衰竭五要素 [J]. 光明中医，1999（6）：9 - 11.

[4] 徐书立，邵树军. 李培旭主任医师治疗慢性肾功能衰竭经验 [J]. 中医研究，2006（10）：54 - 55.

李顺民教授从脾胃论治慢性肾脏病经验

医家介绍: 李顺民,男,1955 年出生,广东省深圳市中医院和广州中医药大学深圳附属医院业务副院长兼肾病科主任,是深圳市中医院国家临床重点专科(中医肾病)、国家中医药管理局中医肾病重点专科学科带头人。广东省名中医,博士及博士后合作导师,享受国务院政府特殊津贴。先后获得中华中医药学会科技进步二等奖 1 项、三等奖 1 项。其从事中医内科及中医肾病医、教、研工作 40 余年,在慢性肾衰竭的中医药诊治方面有丰富的临床经验和独到的理论认识。

一、李顺民教授学术思想概括

李顺民教授师承国医大师邓铁涛,继承了"五脏相关"的观点,主张五脏相关辨证,综合调理。其自创"健脾益肾、二补五通法"治疗慢性肾衰疾病,尤其善于从脾胃论治慢性肾脏病。根据"全人学"创立"治病先治人"的学说,并创立"三气学说"。其强调"治未病"的思想,注重"五个"结合,即病证结合、中西医结合、防治结合、身心结合和医患结合。

二、李顺民教授从脾胃论治慢性肾脏病经验整理

李教授认为脾虚是慢性肾脏病的基本病机之一,治疗过程中当时刻注意调补脾气,保持脾气的旺盛是疾病向愈的关键。

(一) 理论根源:五脏相关,治脾以治肾

李顺民教授的观点是脾居中焦,其主要生理功能是主运化、升清和统摄血液,为后天之本。肾居下焦,其主要生理功能有藏精,主生长、发育、生殖和水液代谢,为先天之本。脾肾二脏不仅功能上有异,空间上也不相连,然而,在维系人体的正常生命活动中,均起着至关重要的作用。脾主运化水谷精微,需借助肾阳的温煦,故有"脾阳根于肾阳"之说。肾中精气亦有赖于脾所运化水谷精微的培育和充养,才能不断地充盈和成熟。因此,脾肾

二脏在生理上的联系是先天与后天的关系，它们相互资助，相互促进。从中医藏象学说的角度上来说，先天之气是指肾中所藏的精气，后天之气是指脾胃运化的水谷之气，先后天之精气不是一成不变的，而是存在一定的可变性。出生前虽依赖先天，但由于胎儿不断受到母体后天水谷之精的滋养，故先天中亦有后天；出生后虽属后天，但由于先天之精依然存在，且持续终生，故后天中也有先天。可见，先天与后天虽有分，但分中有合，合中有分，两者既相互独立，又融为一体，既各有所主，又同时并存。先天与后天之所以可以同时并存，是因为它们既是时间的，又是空间的；脾与肾同时并存，但肾属先天，脾属后天。唐·孙思邈也提出"补肾不若补脾"的观点，肾气的充盛与否，与脾的运化功能健旺与否密切相关，脾主运化功能健旺，则肾气有所充盛，因此肾病能经脾治。

（二）临床根据：基本病机，脾虚致肾虚

李教授从临床实践中认识到，慢性肾脏病的基本病机是脾气虚弱，致使机体免疫功能失调，从而诱发异常免疫反应。中医治疗肾脏病的思路及方法主要是通过健脾益肾的方法增强患者体质，提高机体免疫力。脾胃在一年四季中对人体抗御外邪起着重要的防卫作用，脾胃的盛衰，关系到人体抗病能力强弱，故张仲景云："四季脾旺不受邪"。李东垣亦云："内伤脾胃，百病由生。"邓铁涛教授则指出："内在的元气充足，则疾病无从发生。元气充足与否，关键在于脾胃是否健旺。"并认为："脾胃的健旺，使五脏六腑四肢百骸都强健，身体没有弱点给疾病以可乘之机，则不易成病；既成病之后，调理其脾胃则疾病易愈。"脾气虚弱是疾病发生的主要内在因素，而临床所见肾脏病的发病和愈后复发也大多与气虚、抵抗力低下密切相关。因此，李教授认为慢性肾脏病的基本病机是脾气虚弱，强调从脾论治肾脏病。李教授在临床观察中也证实了这一点，肾病患者经健脾治疗后其精神状态及食欲可明显改善，随后其营养状况及免疫功能也会得到逐渐恢复，与之同步的诸如蛋白尿、血尿、水肿等临床症状均会有不同程度的改善。而这类患者经中医长期健脾治疗，脾胃健旺、元气充足时，临床治愈后即使偶有感冒发热亦不易复发。

李顺民教授认为健脾当分以下几种。

1. 健脾固精法

主症：面色少华，神疲乏力，四肢酸软，腰痛耳鸣，泡沫尿或镜下血

尿，水肿，舌胖有齿印，苔白腻，脉沉。主法：健脾益气固精。主方：金锁固精丸加减。

方药：黄芪（大量）、山药、芡实、莲须、莲子、沙苑子、煅牡蛎、三七、炙甘草。

2. 健脾固表法

主症：面色㿠白，自汗，乏力，易感冒，咽喉不适或感冒迁延难愈，舌淡有齿印，脉浮细。主法：健脾益肺固表。主方：玉屏风散加味。

方药：黄芪、白术、防风、连翘、山药、太子参、莲子、白扁豆、炙甘草。

3. 健脾摄血法

主症：面色萎黄，神疲乏力，四肢倦怠，尿血或镜下血尿，舌淡体胖，苔薄白，脉细。主法：健脾摄血。主方：归脾汤加减。

方药：党参、黄芪、当归、茯神、龙眼肉、山药、山萸肉、黄精、阿胶、玉米须、三七、小蓟炭。

4. 健脾升阳法

主症：饮食减少，体倦肢凉，少气懒言，面色萎黄，头晕，大便稀溏，舌淡，苔白，脉细。主法：健脾益气升阳。主方：补中益气汤加减。

方药：黄芪、党参、炒白术、当归、陈皮、升麻、柴胡、大枣、桂枝、五爪龙。

5. 健脾降浊法

主症：面色萎黄，语气低弱，气短乏力，食少便溏，恶心欲吐，胸膈痞闷，夜尿，舌淡苔白腻，脉细。主法：健脾和胃泄浊。主方：陈夏六君子汤加减。

方药：黄芪、党参、白术、山药、陈皮、茯苓、丹参、大黄、炙甘草。

6. 健脾利水法

主症：面色萎黄，肢体倦怠，身重水肿，小便少，舌淡苔白，脉沉细。主法：健脾利水导浊。主方：防己黄芪汤合五皮饮加减。

方药：黄芪、白术、防己、炙甘草、茯苓皮、陈皮、姜皮、桑白皮、冬瓜皮、泽兰。

7. 健脾益肾法

主症：神疲乏力，纳差，腹胀，夜尿清长，面色黧黑，舌淡有齿印，苔白浊，脉细尺弱。主法：健脾益肾，活血化浊。主方：健脾益肾方（李顺民经验方）。

方药：黄芪、生白术、山药、肉苁蓉、豆蔻、丹参、大黄、苏叶、冬瓜皮。

8. 健脾理气法

主症：神疲乏力，头晕目眩，胸闷，胁胀，善太息，纳差，口干、口苦，易急躁，大便稀溏，舌胖大，苔白腻，脉细。主法：健脾和胃，疏肝理气。主方：逍遥散加减。

方药：黄芪、白术、茯苓、柴胡、白芍、当归、薄荷、炙甘草、合欢花。

三、李顺民教授医案举隅

患者，男，62岁。初诊时间：2013年4月2日，主诉：发现血肌酐升高5年。现病史：患者2008年体检查血Cr 143 μmol/L，此后逐渐升高，外院予口服百令胶囊、大黄苏打片等药物治疗，多次复查血Cr维持在140～170 μmol/L，2013年3月因感冒上升至203 μmol/L。刻诊：腰酸乏力，口气重，口干，无双下肢水肿，无头晕眼花等不适，纳差，眠一般，大便日1次，便干，夜尿1次。查体：舌淡，边有齿痕，苔黄干，脉弦缓；双肾区叩击痛阴性，双下肢无水肿。血压125/79 mmHg。3月12日外院查Cr 207 μmol/L。西医诊断：慢性肾衰竭（CKD3期）；中医诊断：肾衰病（脾肾气虚型）。治以健脾益肾、活血泄浊为法，方以健脾益肾方加减。方药：黄芪20 g、生地黄20 g、丹参10 g、山药20 g、肉豆蔻10 g、大黄10 g、酒苁蓉15 g、紫苏叶10 g、桃仁10 g、炙甘草5 g、芡实20 g、益智仁15 g、牡丹皮10 g、冬瓜皮30 g。7剂，日1剂，水煎分两次服。

2013年5月7日二诊：腰酸减轻，餐后腹胀，纳眠可，大便日3次，质稍干，夜尿1次，苔黄腻，脉滑。中药予前方去益智仁、牡丹皮，大黄用量加至15 g，加厚朴10 g行气，白术10 g健脾燥湿，白茅根20 g清热利湿。14剂，煎服方法同前。

2013年6月4日三诊：症状改善，仍餐后腹胀，偶痛，纳一般，眠可，大便1～3次/日，质软，夜尿2次，苔薄白腻，脉缓小弦。复查Cr 143 μmol/L。治疗仍以健脾益肾、活血泄浊为法。方药调整如下：黄芪30 g、生地黄20 g、丹参10 g、山药20 g、大黄15 g、酒苁蓉15 g、紫苏叶10 g、桃仁10 g、炙甘草5 g、芡实20 g、白茅根20 g、姜厚朴10 g、白术

10 g、枳实 10 g、砂仁 10 g、泽泻 2 g。14 剂，煎服方法同前。

2013 年 7 月 2 日四诊：大便日 4 次，质稀，无腹痛，纳眠可，夜尿 2 次，苔薄黄腻，有裂纹，脉弦。复查尿常规正常，Cr 131 μmol/L。中药予前方去泽泻，加牛膝 30 g，14 剂，煎服方法同前。

四、按语

慢性肾功能衰竭是各种慢性肾脏疾病发展至晚期的一组危重综合征，主要表现为水、代谢产物大量潴留，酸碱及电解质平衡紊乱，属中医慢性肾衰、关格、癃闭、虚劳、水肿等范畴。李教授根据"五脏相关学说"理论，主张慢性肾衰应从脾论治，并针对慢性肾衰脾肾阳（气）虚患者，兼有湿浊、水气和血瘀的特点，创制了治疗该病的经验方健脾益肾方。健脾益肾方的方药主要由黄芪、怀山药、白术、生地黄、肉苁蓉、肉豆蔻、丹参、桃仁、生大黄、紫苏叶、炙甘草等组成。该方的药物组成充分体现从脾论治慢性肾衰的用药特点，方中重用黄芪健脾益气为君药，怀山药、白术健脾以助肾脏气化为臣；佐以生地黄、肉苁蓉、肉豆蔻以引药入肾，补益肾之阴阳，加丹参、桃仁、生大黄以活血祛瘀泄浊；加紫苏叶以芳香化浊，可开启脾胃升降之枢，使补而不滞；炙甘草健脾而调和诸药。诸药合用共奏健脾益肾、活血化浊之功。

参 考 文 献

[1] 杨栋，杨曙东，李顺民．李顺民教授从脾论治肾病经验［J］．新中医，2014，46（6）：22–23.
[2] 李雨彦，林韦翰，李顺民．李顺民"健脾益肾二补五通"法治疗慢性肾衰经验总结［J］．世界中西医结合杂志，2019，14（11）：1519–1522，1538.
[3] 杨栋，杨曙东，李顺民．李顺民教授从脾论治肾脏病医案三则［J］．世界中医药，2015，10（6）：831–833.

李学铭教授治疗 IgA 肾病经验

医家介绍：李学铭，男，1935 年出生，浙江省中医院主任中医师，老中医叶熙春关门弟子，国家级名中医。

一、李学铭教授学术思想概括

李教授早年致力于纯中药治疗疾病的研究，在治疗黄疸型肝炎、慢性肾盂肾炎、结核性渗出性胸膜炎、风湿病等方面有独特见解，借鉴民间验方研制的"木合剂"治疗上消化道出血疗效显著。七十年代起致力于中医、中西医结合治疗肾病的研究。研制了治疗尿毒症的"启坎散""肾衰败毒散"，治疗痛风性关节炎的"痛风洗剂"，并创解毒祛瘀滋阴法治疗 SLE，立治血尿"六法"。其尤其善于辨证论治 IgA 肾病。

二、李学铭教授治疗 IgA 肾病经验整理

IgA 肾病是以肾小球系膜区 IgA 沉积为特征的肾小球肾炎，确诊需肾组织活检。IgA 肾病在临床上主要表现为孤立性血尿、反复发作性肉眼血尿、无症状性血尿或蛋白尿。凡患者出现无症状血尿或蛋白尿，应警惕 IgA 肾病。

李学铭教授提出 IgA 肾病属本虚标实、虚实夹杂之证。虚有气血阴阳亏虚及脏腑虚损；标实主要为湿、热、瘀，这是致使疾病恶化的主要病理因素。病位涉及肺、肾、脾、肝，肾是本病中心所在。

李老认为 IgA 肾病当辨证论治，具体如下。

（1）内热炽盛型：近期曾有外感史，或发热，或无发热，或虽无外感病史，但症见小便黄，口干，咽干痛，或伴咳嗽痰稠，或伴鼻塞涕黄，尿检以镜检血尿为主，红细胞（＋～＋＋），少数患者尿蛋白（＋），脉沉数，舌质色泽无明显变化或略偏红，苔白少津，或根部微黄，治拟清热宁络散风。处方：一枝黄花、玉米须各 30 g，大蓟、小蓟、白茅根、浮萍各 12 g，蝉衣 10 g。肾阴虚加女贞子、旱莲草各 15 g；肺阴虚加北沙参 12 g，麦冬 10 g；咽痛加生甘草 6 g，知母 10 g，板蓝根 12 g；鼻塞加杏仁 10 g，苍耳子

12 g；口干渴加芦根 30 g，天花粉 12 g。

（2）气虚热郁型：症见程度不一的乏力、肢软、头昏，少数出现轻度下肢浮肿，伴有反复发作的咽干、咽痛，或鼻塞涕稠，以及小溲灼热，带下黄稠，尿检红细胞（＋～－），或伴有蛋白尿（＋）左右，脉沉细数，舌苔薄白少津，或白燥，或舌根微黄，治拟补气清热宁络。处方：生黄芪、白茅根、汉防己、茜草、白及、白薇、银花各 12 g，鹿衔草、蒲公英各 30 g。咽干痛加芦根 30 g，天花粉、板蓝根各 12 g；鼻塞涕稠加杏仁 10 g，苍耳子、黄芩各 12 g；带下黄稠加白毛藤、鸡冠花、凤尾草各 30 g；内热与血尿较著加大蓟、小蓟各 12 g。

（3）肺脾气虚型：症见乏力，肢软，头昏，纳谷减少，大便易溏，易受外感，或伴有面虚浮，足浮肿，尿检多数为单纯性蛋白尿常在（＋～＋＋），少数患者伴有轻度镜检血尿，治拟平补肺脾。处方：炒党参、炒白术、防风、乌药、益智仁、制僵蚕、生山药各 12 g，生黄芪、石见穿各 30 g。大便干者加干姜 3 g，炙甘草 10 g，赤石脂 15 g，甚者加炮附子 3～6 g；大便溏、里急后重者，腹痛伴有黏液加黄连 3 g，马齿苋 30 g；反复鼻塞而受凉辄发加川芎、辛夷各 10 g，白芷 6 g；乏力明显并且伴有畏寒加杜仲、潼蒺藜、狗脊、补骨脂各 10 g，五味子 6 g；挟有肺热而咽喉干痛去乌药、益智仁，加生甘草 5 g，桔梗 6 g，黄芩 10 g。

（4）肺肾阴虚型：症见腰腿酸软，乏力头晕，男子遗精，女子月经不调，口干咽痛，大便干结，或伴烦热失眠，尿检蛋白（＋～＋＋），红细胞（＋～＋＋），脉沉细数或弦细数，舌质红，苔薄白，治拟滋养肝肾。处方：大生地、山萸肉、生山药、茯苓、当归各 12 g，丹皮、知母、生甘草各 10 g，赤小豆 30 g。低热加地骨皮 12 g，黄柏 10 g；咽痛加桔梗 6 g，藏青果 10 g；头晕目眩加菊花、天麻各 10 g；大便干结加麻仁、全瓜蒌各 12 g；肺阴不足加北沙参 12 g，麦冬 10 g。

（5）脾肾阳虚型：症见下肢重度浮肿，或全身浮肿，按之凹不起，面色苍白，神倦肢软，乏力畏寒，纳差，便溏，尿检呈多量蛋白尿（＋＋＋～＋＋＋），定量在 3.5 g/d 以上，或伴镜检血尿（＋）左右，同时具有低蛋白血症与高脂血症，部分可出现高血压或轻度肾功能不全，脉沉细，舌胖淡，治拟温补脾肾。处方：大生地、茯苓皮各 30 g，山萸肉、生山药、炒党参、炙黄芪各 12 g，炙甘草、制附片各 10 g，仙灵脾 20 g。轻度血尿，且咽痛，鼻塞涕黄，或正值感冒以后，去附子，加菊花、银花、板蓝根；无肺热症状，加当归、桃仁、芍药、五灵脂。

血尿亦是 IgA 肾病的常见表现，并有较多患者长期以镜下血尿作为本病的主要症状，但 IgA 肾病血尿不同于其他出血性疾病，李老认为治疗本病血尿有以下几种方法。

①中等以上血尿而内热较重者：一枝黄花、大蓟根、小蓟炭、白茅根、蝉衣、浮萍等。

②轻中度血尿，气虚内热较轻者：生黄芪、茅根、白薇、白及、茜草、汉防己、鹿衔草等。

③不同程度血尿，肺胃津液不足而内热不清者：太子参、麦冬、生甘草、生石膏、茅根、淡竹叶、忍冬藤、车前草等。

④感冒发热，表解热退以后上焦余热不清，轻中度血尿者：银花、连翘、赤小豆、白茅根、白毛藤、菊花、板蓝根、淡竹叶、石韦、白花蛇舌草等。

⑤轻中度血尿，病程较长，肾阴亏内热轻者：太子参、麦冬、生地、女贞子、旱莲草、丹皮、炙当归、茜草、参三七、赤小豆等。

⑥不同程度血尿，病程长，肾阴虚内热著者：生地、炙知母、黄柏、龟板、山萸肉、怀山药、炒泽泻、炙当归、茜草、生蒲黄等。

⑦轻中度血尿，病程较长，气虚内热者：炒党参、炒白术、生黄芪、生甘草、炒怀山药、车前草、忍冬藤、炙当归、红花、茜草、仙鹤草等。

李老认为治疗 IgA 肾病血尿当注意以下 3 点。

（1）瘀血是 IgA 肾病血尿反复发作的重要因素。"血水相关"，湿热日久，脉络不利，积而为瘀或因虚致瘀，久病致瘀，瘀血日久化热，热毒更甚，迫血妄行，而致尿血不止。瘀血既是本病的病理产物，也是病情加重的重要因素。因此，李老认为瘀血贯穿 IgA 肾病血尿始终，在治疗 IgA 肾病血尿的各期各型中均应适当配以活血化瘀之品，使瘀化血行，气通血和，常选用桃仁、当归、红花、丹参等。

（2）IgA 肾病血尿不同于其他出血性疾病，不可见血止血，妄投收涩止血之品，以免闭门留寇。若湿热实邪已清，血尿病久或血尿量多者，可短期使用炭类止血药，常用有蒲黄炭、侧柏炭、琥珀炭、藕节炭等。

（3）IgA 肾病多病程缠绵，患者抵抗力低下，易感受外邪而加重或反复，李师强调邪实必先以祛邪为主。常见呼吸道感染、尿路感染、妇科炎症等，严重者加用西药治疗，以求快速控制病情，使血尿得减。

三、李学铭教授医案举隅

患者，女，40 岁。2008 年 11 月初诊。患者 1 年前因劳累后感乏力、尿中多泡沫，查尿蛋白（＋＋），肾活检诊断为 IgA 肾病Ⅳ级。曾服泼尼松、来氟米特等，病情一度好转，但停药后又反复，劳累及感冒则加重。诊见乏力、肢软、头昏，大便易溏，胃纳欠丰。舌淡，苔薄，脉细。尿蛋白（＋），红细胞（±）。证属肺脾两虚。治宜补益肺脾为主。加味四君子汤：炒党参、茯苓、防风、蝉衣、独活、僵蚕、益智仁各 12 g，黄芪、山药、石见穿各 30 g，白术 20 g，甘草 6 g。每日 1 剂，水煎，分早晚服，7 剂。

复诊：咽痛、咳嗽，无发热。舌质偏红，苔薄黄，脉细数。尿蛋白（＋），红细胞（＋＋）。系正虚外感，肺失宣降。治宜疏风宣肺、清热宁络。方选桑菊饮，加白茅根、紫珠草各 12 g，鹿衔草、仙鹤草各 30 g。5 剂。

三诊：咽痛、咳嗽已愈，但感疲乏，大便成形，质软，胃纳欠佳。舌淡，苔薄，脉细。尿蛋白（＋），红细胞（±）。仍以加味四君子汤调理，病情好转。

四、按语

李老以为本例患者系脾肺亏虚，脾运失职，治宜益气健脾为主。初诊以加味四君子汤，方中炒党参、黄芪、山药益气健脾；白术、茯苓、甘草有健脾燥湿、益气助运之力；黄芪、防风、白术益气固表；蝉衣、独活、僵蚕祛风胜湿；益智仁温脾暖肾；久病入络，加石见穿活血通络。二诊时正虚外感，肺系受邪，上熏咽喉，方选桑菊饮疏风宣肺，加白茅根、鹿衔草、紫珠草、仙鹤草宁络止血。后仍投加味四君子汤，使脾气健，正气复，精秘固，获显著疗效。

参 考 文 献

[1] 何灵芝. 李学铭治疗 IgA 肾病经验 [J]. 浙江中医杂志，2005（8）：329 – 330.
[2] 李星凌. 李学铭学术思想浅述 [J]. 浙江中医杂志，2016，51（3）：195 – 196.
[3] 范军芬. 李学铭治疗肾性血尿经验简介 [J]. 山西中医，2011，27（6）：11，14.
[4] 范军芬. 李学铭治疗 IgA 肾病临证经验撷菁 [J]. 浙江中医杂志，2012，47（1）：10 – 11.

林兰教授治疗糖尿病肾病经验

医家介绍：林兰，女，1938 年生，国家级名老中医，现任中国中医科学院首席研究员，广安门医院内分泌重点专科主任，主任医师，博士研究生导师，享受国务院政府特殊津贴。临床擅长治疗糖尿病及其并发症、甲状腺疾病及内科疑难病症。担任国家卫生和计划生育委员会"重点专科"、国家中医药管理局"全国中医内分泌重点专科"和"全国中医内科内分泌学重点学科"学术带头人，中央保健委员会会诊专家、国家药品监督管理局药品评审专家。先后承担国家自然基金课题 5 项、国家科技攻关课题 3 项、国家中医药管理局和中国中医科学院课题 8 项。先后获国家（部级）重大科技成果奖 1 项、北京市科技进步奖 3 项、中国中西医结合学会科技成果奖 3 项、国家中医药管理局科技进步奖 2 项、中国中医科学院科技成果奖 4 项。出版专著 4 部，主编、主审学术著作 4 部，发表论文 70 余篇。

一、林兰教授学术思想概括

林兰教授熟读中医经典，博览医籍，刻苦钻研医术，综合各家所长并结合自己临床实践，最终揣摩出了一整套独特的内分泌疾病辨证治疗规律。她提出的"糖尿病三型辨证"发展并完善了中医学消渴病的相关理论，成为糖尿病中医辨证论治新方法。林老针对糖尿病肾病的治疗提出"病机以气阴两虚为主，治疗当益气养阴为先"。在中药应用方面遵从中医理论、现代医学理论、药理实验研究，临床疗效出众，现将其临证经验整理如下。

二、林兰教授治疗糖尿病肾病经验整理

1. 创建糖尿病"三型辨证"理论

糖尿病是一组以长期高血糖为主要特征的代谢综合征，主要是由于胰岛素缺乏和（或）胰岛素生物作用障碍导致的糖代谢紊乱，同时伴有脂肪、蛋白质、水、电解质等代谢障碍，可以并发眼、肾、神经、心血管等多脏器的慢性损害。症状以多饮、多食、多尿、烦渴、善饥、消瘦、疲乏无力为主，属于中医"消渴病"范畴。林兰教授将糖尿病辨证分为阴虚热盛、气

阴两虚、阴阳两虚三型，临床视具体情况灵活论治，在预防和延缓糖尿病的发生发展方面疗效显著。

（1）阴虚热盛：表现为肺热阴伤，口渴引饮，胃火亢盛消谷善饥，或心火亢盛而心烦，失眠，心悸怔忡等。舌红，苔黄，脉细数。治以清胃泻火为主，方以玉女煎加味：生石膏30 g，知母10 g，生地12 g，麦冬10 g，黄连6 g，栀子10 g，牛膝10 g。大便秘结者加玄参、石斛，以加强滋阴清热生津之效；心悸失眠者加柏子仁、炒枣仁，以养心安神。

（2）气阴两虚：表现为神疲乏力，汗出气短，心悸失眠，怔忡健忘，五心烦热，咽干舌燥。舌红苔薄，脉细数。治以益气养阴为主。方以生脉饮加味：党参10 g，麦冬10 g，五味子10 g，生地12 g，黄芪20 g，知母10 g。若心悸失眠加炒枣仁、远志以加强养心安神之效，口渴多饮加石斛、玄参以养阴生津止渴。

（3）阴阳两虚：表现为畏寒倦卧，手足心热，口干咽燥，但喜热饮，眩晕耳鸣，腰膝酸软，小便清长，阳痿遗精，女子不孕。舌淡苔白，脉沉细。治以滋阴温阳，方以右归饮加味：熟地12 g，山萸肉10 g，丹皮10 g，泽泻10 g，枸杞子10 g，肉桂3 g，云茯苓12 g，龟板12 g，杜仲10 g。小便频数加桑螵蛸、覆盆子、补骨脂；遗精早泄加金樱子、芡实；阳痿加仙茅、淫羊藿。

除此以外，林老在临床辨证中发现随着糖尿病病程的进展，往往还易兼夹湿、痰、瘀等证。夹湿证按湿邪寒热不同，又可分为湿热证与寒湿证。

（1）湿热证：表现为脘腹胀满，口甜纳呆，恶心呕吐，口渴而不多饮，伴肢体困重，头重如裹。舌体胖大，舌淡苔黄腻，脉弦滑。药用：茯苓、泽泻、薏苡仁、连翘等。

（2）寒湿证：表现为脘腹胀满，便溏泄泻，同时伴有恶心呕吐，形寒怕冷，面色㿠白，四肢不温。舌体胖大，舌淡，苔白腻，脉沉无力。药用：苍白术、山茱萸肉、泽泻等。

（3）夹瘀证：表现为肢体麻木，刺痛不移，唇舌紫黯，或有瘀斑，舌下青筋暴露，伴手足发冷，胸痹心痛，或眼花目暗，或中风不语，半身不遂。舌暗，苔薄白或薄黄，脉沉细。药用：当归、丹参、桃仁、乳香、没药、川芎等。

2. 治疗糖尿病肾病当以益气养阴为先

糖尿病肾病是糖尿病常见的慢性微血管并发症，也是糖尿病患者致死的主要原因之一。迄今为止西医尚无有效方法阻止糖尿病肾病的肾损害进程，中医中药疗法在此方面呈现了一定的优势。林兰教授认为糖尿病肾病的病机以气阴两虚为主，可从肺胃气阴两虚、心脾气阴两虚、脾肾气阴两虚等方面整体把握，兼顾相关变证，治疗以益气养阴为先，根据标本缓急，灵活论治。

（1）肺胃气阴两虚型：表现为气短自汗，倦怠乏力，食纳欠佳，胃脘不适，咽干舌燥，平素易感冒。舌淡红苔薄，脉虚细。治宜益气养阴，补益肺胃。方以补肺汤、益胃汤加减。药用：太子参10 g，生黄芪15 g，生地12 g，五味子10 g，桑白皮12 g，北沙参、麦冬、玉竹各10 g。

（2）心脾气阴两虚型：表现为失眠多梦，心悸健忘，头晕目眩，倦怠乏力，食纳不佳。舌淡，脉濡细。治宜补益心脾。方以人参归脾汤加减。药用：党参、炒白术各10 g，生黄芪20 g，远志10 g，炒枣仁12 g，茯神15 g，龙胆肉12 g，木香10 g，甘草6 g，当归10 g。

（3）脾肾气阴两虚型：表现为纳呆乏力，胃脘胀满，腰膝酸软，耳鸣耳聋，面色萎黄，小便清长，大便溏薄。舌淡苔薄白，脉虚细。治以补益脾肾为主。方以六君子汤合六味地黄汤加减。药用：党参、炒白术各10 g，茯苓、薏苡仁、山药各12 g，山茱萸10 g，熟地12 g，大腹皮15 g，炙甘草10 g，炒扁豆12 g，半夏10 g，陈皮6 g。

（4）肝肾阴虚型：表现为头晕头痛，急躁易怒，腰酸耳鸣，五心烦热，面红目赤。舌红苔薄黄，脉弦细数。治宜补益肝肾，滋阴潜阳。方以杞菊地黄汤加减。药用：枸杞子、菊花各10 g，生地、山药各12 g，茯苓15 g，山茱萸、丹皮、泽泻各10 g，石决明、磁石各20 g。

（5）脾阳不振水湿逗留型：表现为面色萎黄，倦怠乏力，面目肢体浮肿，腰以下为甚，脘腹胀满，纳呆便溏，形寒肢冷，小便短少。舌体胖大舌淡或黯淡苔白腻，脉濡细。治宜温补脾阳，利水消肿。方以实脾饮加减。药用：茯苓15 g，白术、苍术各10 g，大腹皮15 g，草豆蔻、厚朴、桂枝、木香各10 g，猪苓15 g，制附子6 g，木瓜10 g。

（6）肾阳虚亏水湿泛滥型：表现为面色㿠白，晦暗无华，形寒怕冷，四肢欠温，周身悉肿，以下肢为甚，腰膝酸软，伴胸闷憋气，心悸气短，腹胀尿少。舌淡红或黯淡苔白腻，脉沉细无力。治宜温补肾阳，利水消肿。方以苓桂术甘汤合真武汤加减。药用：附子10 g，肉桂6 g，党参、葶苈子各10 g，茯苓15 g，泽泻10 g，大腹皮15 g，五加皮、白术各10 g，生姜、炙甘草各 6 g。

（7）阳虚水泛浊毒上逆型：表现为全身悉肿，形寒肢冷，面色晦暗，精神萎靡，神疲嗜睡，胸闷纳呆，恶心呕吐，口有秽臭，大便溏泄，尿少或无尿，舌体胖大。舌黯红苔白腻或垢腻，脉沉细无力。治宜温阳利水，逐毒降逆。方以大黄附子汤加味。药用：附子、生大黄、半夏各 10 g，生姜、砂仁各 6 g，藿香、木香、苍术、厚朴各 10 g。

（8）肝肾阴竭虚风内动型：表现为头晕目眩，耳鸣心悸，五心烦热，神志不清，筋惕肉瞤，四肢抽搐，溲赤便秘。舌红苔少或剥苔，脉弦细或弦细数。治宜育阴潜阳，平肝息风。方以羚羊钩藤汤加减。药用：羚羊角（研冲）1 g，生地、钩藤各 15 g，丹皮 10 g，石决明 20 g，菊花 10 g，鳖甲、茯神各 15 g，白芍、玄参各 10 g，全蝎 6 g。

三、典型病例

患者，女，45 岁，银行职员。患者于半年前出现口渴多饮，食欲增加，倦怠乏力，在某医院确诊为 2 型糖尿病，给予二甲双胍 250 mg、3 次/日。开始血糖控制尚可，3 年后血糖逐渐上升，遂加用格列本脲 2.5 mg、3 次/日，血糖控制仍不理想，遂找林兰教授求治。患者一年来自感倦怠乏力、气短懒言、胸闷憋气，剧烈活动后尤甚，伴心悸失眠、口干欲饮、腰酸腿软、肢体麻木、腹胀便溏、夜尿频繁。舌淡红，苔薄，脉沉细。既往体健，否认糖尿病家族史。

查体：脉搏 76 次/分，血压 120/80 mmHg，BMI 26 kg/m²。

辅助检查：空腹血糖（FBS）11.0 mmol/L，餐后血糖（PBS）13.9 mmol/L，糖化血红蛋白（HbA1c）7.8%；血清 C 肽（C-P）5.3 ng/mL，血浆胰岛素（INS）25 mU/mL；TG 2.8 mmol/L，TC 7.4 mmol/L，HDL 0.90 mmol/L，LDL 4.21 mmol/L；心电图示电轴右偏，心脏彩超提示左心室舒张功能降低，尿微量白蛋白 220 mg/24 h。

中医诊断：消渴病，证属气阴两虚兼夹痰湿。

辨证施治：治则拟益气养阴，补益脾肾。

方药以异功散合麦味地黄汤加减：党参、炒白术、茯苓、山药、陈皮、砂仁、丹皮、泽泻、熟地、山萸肉、炙甘草、生黄芪、麦冬、五味子。

连服 14 剂，诸症得到改善。间断服汤药半年后，改用益气养阴、补益肝肾的中成药糖微康胶囊（林兰教授研制）长期服用。目前患者血糖控制满意，心情舒畅，病情稳定。

按：患者罹患消渴病经久不愈，伤及脾肾。脾主运化，主肌肉，其华在唇。脾虚则气血精微生化不足，而见面色苍白少华，乏力倦怠，气短懒言，肢体麻木；脾运不健，痰湿中阻，气机不畅而胸闷憋气；运化失司而腹胀便溏。肾藏真阴，真阴不足，水不上承，则口干欲饮；水火不济，心肾不交则心悸失眠。腰为肾之府，肾主骨生髓。肾阴亏虚，骨髓不充则腰酸腿软；肾虚开阖失司，则夜尿频数。舌脉均为虚象。方中以党参、炒白术、茯苓益气健脾为主药；熟地滋肾填精，山药补益脾阴而固精为辅药；生黄芪味甘性温，大补脾气，山萸肉、五味子甘酸敛阴，麦冬甘寒养心阴，四药相伍，益气养阴，共为佐药；陈皮、砂仁理气宽中，使诸药补而不滞，丹皮、泽泻清泻相火，甘草调和诸药，共为使药。如腹胀、腹泻甚者，可加大腹皮、白扁豆、广木香以加强健脾理气之功。

参 考 文 献

[1] 倪青，董彦敏．林兰治疗糖尿病中药组方经验［J］．中医杂志，2000，41（7）：399－400.
[2] 刘守杰，倪青．林兰辨证治疗糖尿病的经验述要［J］．中国医药学报，1999，14（5）：38－41.
[3] 玉山江．林兰辨治糖尿病经验浅述［J］．辽宁中医杂志，2009，24（10）：1076－1077.
[4] 倪青．著名中医学家林兰教授学术经验系列之四　病机以气阴两虚为主治疗当益气养阴为先——治疗糖尿病肾病的经验［J］．辽宁中医杂志，2000（4）：145－146.

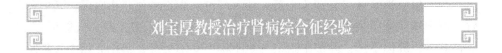

刘宝厚教授治疗肾病综合征经验

医家介绍： 刘宝厚，男，1932 年生，中西医结合肾病专业教授、主任医师、硕士研究生导师。1993 年获国务院政府特殊津贴。曾任兰州大学第二医院中医科主任、中医教研室主任。现任兰州市中西医结合肾病治疗中心主任、中国中西医结合学会肾病专业委员会委员、中国中医药学会内科肾病专业委员会副主任委员、国家药品监督管理局药品评审委员、中国中西医结合肾病杂志编委等职。

一、刘宝厚教授学术思想概括

刘宝厚教授业医 40 余载，学验俱丰，形成了一整套独特的中西医结合治疗肾病综合征的学术思想体系。其认为"肺肾气虚、肝肾阴虚、脾肾阳虚、湿热血瘀"是该病发病机制的重要环节，概而言之不外虚、湿、瘀三类。临床治疗时，擅长在标准激素疗程及正规运用免疫抑制剂的基础上分阶段辨证施治，提高近期疗效的同时增强远期疗效，减少激素、免疫抑制剂的毒副作用。祛邪方面，刘师尤重湿、瘀两端，提出"瘀血不去，肾气难复""湿热不除，蛋白难消"的治疗观。现将其临床经验所得整理如下。

二、刘宝厚教授治疗肾病综合征经验整理

肾病综合征是由多种病因引起，以肾小球基膜通透性增加为主要病理机制，表现为大量蛋白尿、低蛋白血症、高度水肿、高脂血症的一组临床综合征。该病在中医学属"水肿""肾虚"范畴。刘师认为在肾病综合征的病程中，湿热是主要原因，瘀血是主要病机，肺肾是主要病位，阴虚、气阴两虚、阴阳两虚是主要证型。也由此总结出"分阶段论治""祛邪注重湿、瘀"的治疗法则及独到的用药经验。

1. 阶段施治肾病综合征

（1）大剂量激素结合滋阴降火：一般给予初发病例激素的首始剂量要足，才能诱导肾病迅速缓解。刘教授认为激素为燥热之品，大剂量长期服用易致人体阴液亏损，呈现阴虚火旺证候（如兴奋失眠，潮热盗汗，五心烦

热，食欲亢进，口干舌燥，两颧潮红，多毛痤疮，舌质黯红，脉象弦数或细数）。故应滋阴降火，拟养阴健肾汤加减。方药：生地黄 30 g，玄参 15 g，牡丹皮 15 g，地骨皮 15 g，女贞子 15 g，旱莲草 15 g，知母 15 g，黄柏 10 g，益母草 30 g，地龙 15 g。每日 1 剂，水煎服。

（2）激素减量结合益气养阴：此阶段阴虚火旺证候逐渐缓解，由于"壮火食气"，阴损及阳，患者常呈现气阴两虚证（如疲乏无力、腰膝酸软、口干咽燥，舌红少苔，脉象细数）。治宜益气养阴，活血通络，拟益气健肾汤加减。方药：黄芪 30~60 g，太子参 15 g，当归 15 g，生地黄 20 g，女贞子 15 g，旱莲草 15 g，益母草 30 g，莪术 15 g，石韦 30 g。每日 1 剂，水煎服。

（3）激素维持结合温肾健脾：此阶段患者激素量已接近人体生理剂量，副作用较少，患者常表现出脾肾气虚（阳虚）证候（如疲乏无力、腰膝酸痛、畏寒肢冷）。治宜温肾健脾，活血通络，拟补阳健肾汤加减。方药：红景天 15 g，淫羊藿 15 g，菟丝子 10 g，锁阳 15 g，女贞子 10 g，炒白术 15 g，益母草 30 g，莪术 15 g。每日 1 剂，水煎服。须注意在应用补阳药时，多选用温而不燥之品，如锁阳、淫羊藿、菟丝子，以防大热大燥之品损耗刚刚恢复的肾阴。

2. 祛邪尤重湿、瘀

（1）瘀血不祛，肾气难复：刘教授曾对肾病综合征进行了血液流变学实验研究，并在国内首次报道了患者机体内的高凝状态和血液中血小板聚集性增强、纤维蛋白原含量升高等病理改变。中医临床辨证也常发现患者有面色晦暗，腰部疼痛，舌质黯红或瘀点、瘀斑等瘀血症状。因此在治疗的各个阶段中适当加入 1~2 味活血化瘀药（如当归、益母草、泽兰、莪术、水蛭等）有助于改善血液的高凝高黏状态及肾脏微循环，从而修复肾脏的病理改变。基于此，刘老提出了"瘀血不祛，肾气难复"的观点。

（2）湿热不除，蛋白难消：肾病综合征患者易见湿浊或湿热交织，伤津耗气，致使脾肾失于滋养。脾虚则统摄失司，清浊不分，精微下注；肾虚则气化无权，封藏失职，精微不固。无论是精微下注抑或是精微不固，最终都将导致蛋白尿的形成。由此可见，清热利湿在蛋白尿的治疗中占有重要地位，而刘师清除湿热分三焦论治。

上焦湿热症状：咽喉红肿疼痛，或咳嗽、咳痰不利，或皮肤疖肿，腰酸痛，尿血，舌红苔黄，脉数。治法：疏风清热，解表化湿。处方：白花蛇舌草 30 g，半枝莲 30 g，青风藤 15 g，僵蚕 10 g，龙葵 10 g，石韦 30 g，茜草根 15 g，地锦草 30 g，紫珠草 30 g，桔梗 10 g，生甘草 6 g。

中焦湿热症状：脘闷纳差，胁痛，倦怠，口苦口干不欲饮，小便黄赤，大便不爽或溏，舌红，苔黄腻，脉数。治法：化湿清热，宽中行气。处方：藿香 10 g，半夏 10 g，茯苓 15 g，生薏苡仁 15 g，杏仁 10 g，白豆蔻 6 g，猪苓 15 g，泽泻 15 g，厚朴 10 g，淡豆豉 10 g。

下焦湿热症状：小便黄赤灼热，尿色鲜红，腰痛，舌红，苔黄腻，脉滑数。治法：清热利湿，凉血止血。处方：忍冬藤 30 g，石韦 30 g，土茯苓 20 g，萹蓄 20 g，瞿麦 20 g，地榆 20 g，茜草根 15 g，当归 10 g，藕节 15 g，栀子 10 g，甘草 6 g。

三、典型病例

患儿，女，10 岁，2008 年 3 月初诊。家长叙述原发性肾病综合征并治疗 1 年余，反复发作。症见眼睑及双下肢水肿，疲乏，纳差，手足心热，多汗，头昏、头痛，眠差，大便干，消瘦（体质量 27 kg），舌质淡、苔白腻，脉沉细。

辅助检查：尿常规示蛋白（＋＋＋），潜血（＋＋＋），红细胞 15～18 个/HP。尿蛋白定量 5.78 g/24 h，血清白蛋白 19.3 g/L，胆固醇 7.5 mmol/L，血清三酰甘油 1.4 mmol/L，低密度脂蛋白胆固醇 4.3 mmol/L，自身抗体（－）。肾穿刺活检示弥漫性系膜增生性肾小球肾炎，伴节段膜增殖，膜性病变（Ⅰ～Ⅲ期），局灶阶段性肾小球硬化，轻度肾小管间质病变。

中医诊断：水肿，证属肺肾气虚、湿热瘀阻。西医诊断：难治性肾病综合征（原发性）。

采用中西医结合一体化治疗方案，给予甲泼尼龙冲击，环磷酰胺和泼尼松联合抑制免疫，双嘧达莫抗凝，其他西药对症处理。首始大剂量激素后，患儿出现阴虚火旺证候，症见失眠，盗汗，头昏、头痛，口舌干燥，纳差，两颧潮红，舌质黯红、少津，脉细数。采用滋阴降火法，予自拟养阴健肾汤加减，药用生地黄 10 g、玄参 10 g、牡丹皮 5 g、地骨皮 5 g、女贞子 10 g、旱莲草 10 g、麦芽 15 g、山药 15 g、丹参 10 g、地龙 5 g、石韦 10 g、益母草 15 g。每日 1 剂。住院期间在上方基础上根据辨证配合益气健脾或活血通络治疗，以改善患儿水肿、多汗、纳呆、疲乏、头痛等症。经过中西医结合系统治疗，复查尿蛋白定量：2008 年 4 月为 4.53 g/24 h，2008 年 7 月为

1.16 g/24 h，2008 年 8 月为 0.27 g/24 h。尿常规无异常，患儿好转出院。随后规律撤减激素，门诊继续治疗。此阶段患儿由阴虚转为气阴两虚，症见疲乏无力，易感冒，舌黯红、少苔，脉细数。采用益气养阴法，予自拟益气健肾汤加减，药用黄芪 15 g、太子参 10 g、生地黄 10 g、女贞子 10 g、旱莲草 10 g、当归 5 g、莪术 10 g、麦芽 15 g、山药 15 g、丹参 10 g、川芎 5 g、益母草 15 g、石韦 10 g。每日 1 剂。期间在上方基础上根据辨证配合疏风宣肺或养阴清热或活血通络治疗。2009 年 4 月复诊，患儿出现脾肾两虚证候，症见：易感冒，疲乏无力，少气懒言，大便干，舌质淡白，舌边有瘀点，脉沉细。复查血、尿常规及血生化均无异常。刘教授认为患儿病情已完全缓解并稳定，给予激素维持治疗，采用脾肾双补法，予自拟补阳健肾汤加减，淫羊藿 10 g、肉苁蓉 10 g、红景天 10 g、女贞子 10 g、益母草 15 g、莪术 5 g、菟丝子 5 g、炒白术 10 g、麦芽 15 g、山药 15 g、丹参 10 g、川芎 5 g、桃仁 5 g。每日 1 剂。2010 年 3 月门诊复查血、尿常规，血生化均无异常，患儿精神好，无不适，病情已完全缓解并稳定，停用西药，继续中医辨证治疗。采用平调阴阳、脾肾双补法，药用淫羊藿 10 g、肉苁蓉 10 g、红景天 10 g、黄芪 15 g、太子参 10 g、生地黄 10 g、女贞子 10 g、旱莲草 10 g、当归 5 g、莪术 10 g、麦芽 15 g、山药 15 g、丹参 10 g、川芎 5 g。每日 1 剂。2011 年 7 月复查血、尿常规，血生化均无异常，目前继续门诊随访，监测病情稳定。

按语：刘宝厚教授认为难治性肾病综合征的中医病机可归纳为脾肾亏虚、湿邪阻滞、血脉瘀阻，虚、湿、瘀三者并存，因此提出"湿热不除、蛋白难消，瘀血不祛、肾气难复"。对于有湿热证者，在治疗时必先清热祛湿，继而扶正，配合活血化瘀贯穿始终。刘师治疗难治性肾病综合征以中西医双重诊断、中西药有机结合为特征，既提高了难治性肾病综合征的近期疗效，又提高了其远期缓解率。

参 考 文 献

[1] 戴恩来，孙红旭，李建省. 刘宝厚教授治疗难治性肾病综合征的用药经验 [J]. 中国中西医结合肾病杂志，2006，7（2）：67 - 68.

[2] 许筠. 刘宝厚教授对肾病综合征分阶段论治的经验 [J]. 中国中西医结合肾病杂志，2003，4（1）：4 - 5.

[3] 李永新. 刘宝厚教授诊治肾病综合征经验 [J]. 西部中医药，2011，24（1）：9 - 10.

［4］甘培尚．刘宝厚教授治疗肾病综合征经验举要［J］．西部中医药，2004，17（9）：16－17．

［5］戴恩来．刘宝厚教授肾病微观辨证思维初探［J］．陕西中医学院学报，1996（1）：3．

［6］李永新，薛国忠．学习刘宝厚教授"湿热不除，蛋白难消"经验的体会［J］．中医研究，2010，23（6）：69－70．

刘渡舟教授治疗慢性肾小球肾炎经验

医家介绍： 刘渡舟（1917—2001），男，中医学家。着力于《伤寒论》的研究。强调六经的实质是经络，重视六经病提纲证的作用。提出《伤寒论》398 条条文之间的组织排列是一个有机的整体。临床辨证善抓主证，擅长用经方治病，在肾脏疾病的诊治方面更是有着独到的经验。

一、刘渡舟教授学术思想概括

刘教授潜心研究数十年，撷古采今，旁涉诸家，结合自己的心得体会，著有《伤寒论通俗讲话》《伤寒论十四讲》《伤寒论诠解》《伤寒契要》《新编伤寒论类方》等书，既有理论又有临床，深入浅出地介绍了《伤寒论》的六经辨证理论体系。其中对水肿的治疗颇有心得，提出"经方辨治水肿八法"。在慢性肾小球肾炎的治疗方面，更是提倡辨证与辨病相结合，针对慢性肾炎所表现的主要症状进行中医辨证，同时结合辨病经验遣方用药，极大地提高了临床疗效。现将其临床经验整理如下。

二、刘渡舟教授治疗慢性肾小球肾炎经验整理

慢性肾小球肾炎简称慢性肾炎，系指以蛋白尿、血尿、高血压、水肿为基本临床表现，可伴有不同程度的肾功能减退，具有肾功能恶化倾向，最终将发展为慢性肾衰竭的一组肾小球疾病。病因病机复杂，临床表现多样，病情迁延难愈，目前西医尚缺乏行之有效的治疗手段，因此中医中药具有广阔的应用前景。刘渡舟教授临证时常喜辨证与辨病结合，在蛋白尿、血尿、氮质血症、水肿等症状的基础上进行中医辨证，指导遣方用药。

（一）蛋白尿——调理脾肾，补益寓于祛邪

蛋白尿作为慢性肾小球肾炎的主要临床表现之一，其发生与脾肾二脏功能失调密切相关。脾主运化水谷精微，脾虚不运或水湿困脾，则精微下陷；肾主封藏脏腑精气，水湿伤肾，肾气不固，则精微下漏于尿中。因此，调理脾肾是治疗慢性肾炎蛋白尿之关键。刘师认为首当补益脾气，盖因脾执中央

以灌四旁，脾土封疆，则精微不散。其次，应注重祛邪。历代医家多认为本病病机属脾肾两虚，但刘教授临证发现实证颇多，其病机为湿热之邪，久郁成毒，壅滞三焦，下注于肾。故不可专用补涩，否则越补邪气越恋，越涩病情越重，关门留寇，病情难愈。基于此，刘师临床治疗蛋白尿时，多采用健脾益气、利湿化浊之法，以参苓白术散加白豆蔻、焦三仙、泽泻、芡实等。待邪气已去、仍有蛋白渗漏时，再以固肾收涩法治之。

（二）血尿——着眼湿热，临证须分虚实

持续性肉眼血尿或镜下血尿也是慢性肾小球肾炎发展过程中治疗颇为棘手的一大症状，刘师认为其与下焦湿热关系密切，多因湿热损伤肾与膀胱血络。《金匮要略》亦有云："热在下焦者，则尿血。"临床治疗时需辨明虚实。湿热下注伤肾，迫血妄行，常见肉眼血尿如洗肉水样或咖啡样，或见镜下红细胞满视野，并伴有其他湿热征象。治以清利为法，方选小蓟饮子加减；肾阴不足，湿热留恋，损伤血络所致尿血者，往往表现为镜检红细胞多，小便短赤，伴见心烦、失眠、舌红少苔、脉细数等阴虚征象。治以滋肾阴、清湿热并重，方选猪苓汤加减。需要指出的是，刘渡舟教授认为慢性肾炎之尿血尤其不宜使用止涩之品，否则易致瘀血内停，出血加重，或生变证。

（三）氮质血症——疏利三焦，溃败邪毒为要

氮质血症由慢性肾小球肾炎逐渐发展而来，是肾功能不全的表现。刘师认为系由湿毒壅滞三焦、肺脾肾功能俱损所致，虽有虚象，但非正气本虚，实为邪盛伤正，因此祛邪以扶正乃为治疗大法，自拟荆防肾炎汤，方中有荆芥、防风、柴胡、前胡、羌活、独活、桔梗、枳壳、半枝莲、白花蛇舌草、生地榆、炒槐花、川芎、赤芍、茜草、茯苓等。该方为荆防败毒散加减而来，方中巧妙使用对药。荆芥、防风发表达邪，有逆流挽舟之用；柴胡、前胡疏里透毒，以宣展气机为功；羌活、独活出入表里；桔梗、枳壳升降上下；半枝莲、白花蛇舌草化湿解毒；生地榆、炒槐花溃邪止血；川芎、赤芍、茜草、茯苓入血逐邪以祛血中之湿毒。

（四）水肿——燮理阴阳，祛邪寓于扶正

水肿是慢性肾炎的常见表现。刘教授认为不论是阴水还是阳水，总属水

液郁积体内导致阴阳失衡、气血失调。治以祛除体内郁积之水液，或发汗以"开鬼门"，或利尿以"洁净府"。属阴水者，若见下肢水肿，时轻时重，伴大便溏薄，畏寒气怯，脉软肢冷，为脾阳虚水停，方选实脾饮加减；若见下肢水肿，面色黧黑，小便不利，心悸头晕，背恶寒，脉沉，为脾肾阳虚水停，方选真武汤加减；若见腰酸脚弱，小便不利，尺脉沉迟或细小，则为命门火衰，水气不化，方选金匮肾气丸加减。属阳水者，若见通身水肿，二便不利，脉来浮滑，其人体力不衰则用疏凿饮子，使用时注意中病即止后，改用越婢加术汤或防己黄芪汤收功；若患者年老体弱，则在外散内利的同时兼以固本，方选茯苓导水汤加减。

临床治疗水肿除以阴阳为界外，刘渡舟教授还提出了"经方辨治水肿八法"。

1. 疏风清热，宣肺利水法

肺为水之上源，主一身之表，外合皮毛，最易遭受外邪侵袭，一旦为风邪所伤，则肺气失宣，不能通调水道，下输膀胱，以致风水相搏，流溢肌肤，发为水肿。此证治以越婢汤，宣肺以利小便，清热以散风水之邪。组成：生麻黄12 g，生石膏30 g，炙甘草10 g，生姜10 g，大枣4枚。

2. 疏风益卫，健脾利水法

外感风邪袭表，肺气失宣，通调失职，水气不行，其虚者，脉浮软而身重、恶风寒比较突出，治疗上用防己黄芪汤疏风益卫，健脾利水。组成：黄芪30 g，防己15 g，白术20 g，炙甘草10 g，生姜3片，大枣4枚。若因脾虚不能运化水湿，水液停留，外泛于肌肤所致则为皮水，病起于内。身半以上水肿明显或脉浮者，其病势偏向于表，仍用越婢加术汤；身半以下水肿明显、脉沉缓者，病势偏向于里，则用防己茯苓汤治之。

3. 攻下逐水，通利二便法

仲景曰："诸有水者，腰以下肿，当利小便；腰以上肿，当发汗乃愈。"腰以下肿，若其人脉沉有力，当用牡蛎泽泻散。此乃逐水之重剂也，不但利小便也能泻大便，属于"逐水"之范畴。刘老在临床治疗"肝硬化腹水"而气不衰者，初期用本方有效，然后再投用补脾养正之方善后为宜。

4. 攻补兼施，行气利水法

湿性黏腻，不易速化，故起病缓慢，病程较长。脾为湿困，阳气不得舒展，则见身重、神疲、胸闷、纳呆、泛恶。治宜通阳行气，化湿利水，方选导水茯苓汤治之。组成：泽泻15 g，茯苓30 g，桑白皮15 g，木香10 g，木瓜 10 g，砂仁 10 g，陈皮 10 g，白术 15 g，苏叶 10 g，大腹皮 10 g，麦冬 30 g，槟榔 10 g。

5. 温补脾胃，化湿利水法

脾胃气虚，运化失常，水湿浸渍肌肤，则见头面四肢水肿；脾虚失运，水湿下注，症见大便稀溏。治宜温补脾胃之法，补中益气汤乃首选之方：人参、黄芪、炙甘草、白术、陈皮、升麻、柴胡、当归、生姜、大枣。如果中虚挟有寒湿之邪，则用实脾饮：白术 10 g，茯苓 30 g，木瓜 10 g，炙甘草 10 g，木香 10 g，炮附子 10 g，槟榔 10 g，草果 10 g，干姜 8 g，厚朴 10 g。

6. 温阳利水法

心阳不足，心脉运行受阻，水不化气，外溢则为水肿。心阳衰微不能温煦四肢百骸，则形寒肢冷。治宜真武汤温阳利水。组成：附子 12 g，茯苓 18 g，白术 10 g，生姜 12 g，白芍 10 g。若尺脉沉迟或细小，小便不利，或夜尿相对较多，腰酸脚弱，则转方用金匮肾气丸或济生肾气丸。尤需注意的是，阴水虽多为阴寒，然亦有湿热为患者，表现为下肢水肿，时轻时重，小便短黄，舌苔薄黄腻，脉虚滑等，治当以清利湿热、鼓动气化为法，刘老常用《医宗金鉴》中的当归拈痛汤治疗。

7. 育阴清热利水法

若肾阴虚生热，热与水结，症见小便不利、水肿、渴、呕、咳、心烦少寐、脉来多浮（阳脉），则用猪苓汤育阴清热利水。组成：猪苓 20 g，茯苓 30 g，泽泻 20 g，阿胶（烊化）12 g，滑石 12 g。

8. 通气行水，活血通络法

刘老临床治疗水肿大病，勤求博采，于肿胀大证补攻两难之时，自制白玉消胀汤。其方为：茯苓 30 g，玉米须 30 g，白茅根 30 g，葫芦 12 g，冬瓜皮 30 g，大腹皮 10 g，益母草 15 g，车前草 15 g，土鳖虫 10 g，茜草 10 g，川楝子 10 g，延胡 10 g，紫菀 10 g，枳壳 10 g。此方通气行水，活血通络，虽然属逐邪消水之类，但无伤正损人之弊，适用于施诸补药以后，而肿胀不减者。

三、典型病例

患者，女，49 岁，1994 年 10 月 12 日就诊。患者素弱，4 个月前，下肢轻度水肿，时未介意，后水肿日趋加重，并逐渐波及全身，始去求治，经当地医院诊为"慢性肾小球肾炎"，经用中西药治疗，肿势渐减。因时值秋收，患者勉强劳作两日后，水肿再起，复求医数次，疗效不显，今来请刘教授为诊。刻下身面俱肿，下肢尤甚，按之如泥囊，小便短少，腰部酸楚不适，倍觉乏力，未及坐定便呼气短，纳呆泛恶。舌淡，苔白腻，脉沉而弱。

辅助检查：尿检示蛋白（＋＋），颗粒管型（＋＋），红细胞5~7个/HP，白细胞偶见。

按：此阴水未愈，阳水又发之候。良由过劳伤中，脾虚不运，水湿内泛，上干肺娇，下壅肾关所致。本"急则治标"之意，先行外散内利、去菀陈莝之法，然又虑其体素弱，恐不任大伐，故选用茯苓导水汤治之：茯苓30 g，泽泻15 g，白术10 g，桑白皮15 g，大腹皮15 g，木香10 g，木瓜10 g，陈皮10 g，砂仁6 g，苏叶6 g，麦冬9 g，槟榔10 g。服7剂，小便量增多，肿势顿挫，大便溏薄，日行2次，仍气短乏力，并有畏寒，两手指尖发凉，带下量多质稀，舌脉如前。此水邪已十去七八，惟脾肾阳气不振，气化不及，水湿残留为患，治当通阳消阴，化气利水，方用实脾饮加防己、黄芪。守方服30剂，水去肿消，诸恙皆瘥，尿检正常。后嘱服金匮肾气丸，以巩固疗效。

参 考 文 献

[1] 闫军堂，刘晓倩，王雪茜，等. 刘渡舟教授经方辨治水肿八法 [J]. 辽宁中医药大学学报，2016，18（4）：104-107.

[2] 陈明. 刘渡舟辨治慢性肾小球肾炎主要症状的经验 [J]. 北京中医，2003，22（2）：10-12.

[3] 路军章. 刘渡舟教授治慢性肾病蛋白尿的经验 [J]. 新中医，1992（4）：12.

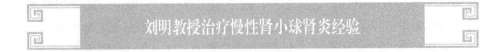

刘明教授治疗慢性肾小球肾炎经验

医家介绍：刘明，辽宁中医药大学附属医院主任医师，现任中国中医药学肾病专业委员会常委、辽宁省肾病专业委员会副主任委员、沈阳市中医高级职称评委会评委、中华现代中西医杂志编委等。从事中医肾脏病科、教、研工作近40年，对各种急慢性肾炎、肾功能不全、泌尿道感染治疗有独到的见解。

一、刘明教授治疗慢性肾小球肾炎经验总结

慢性肾小球肾炎（简称慢性肾炎）是由多种原因、多种病理类型组成，原发于肾小球的一组疾病，临床上可有蛋白尿、血尿、高血压和水肿等表现。古籍中无"慢性肾小球肾炎"病名，根据临床表现不同，中医可归属于"水肿""肾水""腰痛""虚劳""血尿"范畴。现将刘明教授治疗慢性肾炎综合征的临证经验总结如下。

（一）湿热

刘明教授认为慢性肾炎的病因病机复杂，变化多端，其发病的内因是正气亏虚，其中以脾肾亏虚最为常见，外因不外乎湿、热、毒、瘀。正虚是慢性肾炎的发病基础，水湿内停、热毒蕴结、瘀血内停是慢性肾炎发生、发展、迁延难愈的基本病理变化，其中以湿、热最为多见。湿热作为慢性肾炎的主要病机，贯穿整个疾病发展的全过程。湿热留于体内，影响脾肾统摄封藏，使肾不藏精，脾不摄精，或脾不升清，精气下泄，而出现蛋白尿。湿热伤及血络，迫血妄行，湿热困脾，脾肾两虚不能摄血，引起尿血。《素问·经脉别论》曰："饮入于胃，游溢精气，上输于脾，脾气散精，上归于肺，通调水道，下输膀胱，水精四布，五经并行。"湿邪外袭，阻遏肺气，通调失司，湿热中阻，脾失运化，湿热下注，肾失开阖，气化失常，三焦气机壅滞，水液代谢失调故见水肿。湿热日久，灼伤肝肾之阴液，肝阳上亢，或湿热停留，阻遏中阳，使清阳不升，或湿热阻滞气机，血脉不利，清窍失养，可引起高血压。湿热留于机体，使脾胃升降失司，清浊难分，湿浊互结日久成毒。

（二）气机

《素问·六微旨大论》曰："气的升降，天地之更用也。"气，是构成和维持人体生命活动最基本的物质。气的升降出入，环周不休，循环不止，升降有序，出入平衡，维持机体的正常生理活动。若气机郁滞，则疾病多发。刘明教授认为，中医治病的根本是调整气机，顺应脏腑升降出入之特性，从而使阴阳平衡，恢复脏腑的生理功能。慢性肾炎的发病，本虚为人体先天禀赋不足、脏腑虚损、卫气失固，邪实有水湿、湿热、瘀血、浊毒互结，阻碍气机，气机升降出入失调、气机逆乱，又反伤脾胃，形成因虚致瘀、因瘀致虚、虚实夹杂之恶性循环。刘明教授在治疗本病时，权衡标本缓急、虚实兼顾，立方遣药中善于以补配消，以塞配通，疏通气机，以调理脏腑功能及调畅逆乱之气机，使阴平阳秘，元气生生不息。常配伍鸡内金、砂仁等，使补而不滞。

（三）辨证论治

1. 正虚邪恋，勿忘平补缓攻

刘明教授认为慢性肾炎的形成具有本虚标实、虚实夹杂两方面，本虚表现在肺、脾、肾三脏的气虚或气阴两虚。肺主皮毛，若肺气虚损，肺失宣降，可出现鼻塞、咳嗽；不能通调水道，水湿泛溢肌肤，致水肿；金不生水，影响肾的封藏而致蛋白尿加重。治疗多用黄芪、白术、防风益气固表，取玉屏风散之意。慢性肾炎湿阻中焦，脾失运化，水湿泛溢肌肤出现全身水肿，按之没指，身体困重，水湿之邪郁而化热可见胸脘痞闷，烦热口渴，大便干结，小便短赤，舌苔黄腻脉滑数，此时脾虚为主，兼湿热内生，此时应予以健脾清热化湿之法，常用药物为茯苓、车前子、白茅根、老头草、萹蓄等清热利水渗湿，太子参、黄芪、白术、玉米须、山药、扁豆等健脾利湿，还可酌情加入少量砂仁、莱菔子，既可以行气健脾胃又可以防止补益药物过于滋腻阻碍脾胃运化。慢性肾炎水湿停聚于下焦，肾气内乏，肾精亏损，不能化气行水，遂使膀胱气化失常，开阖不利，水液内停，形成水肿。症见面浮身肿，腰以下尤甚，按之凹陷不起，心悸气促，腰部冷痛酸重，尿量减少，夜尿增多，神疲肢冷，舌质淡胖，苔白，脉沉细或沉迟无力。病至后期，因肾阳久衰，阳损及阴，又可出现肾阴虚为主的病证，如水肿轻微但反复发作，精神疲惫，腰酸遗精，口干咽燥，五心烦热，舌红少苔，脉细弱等。此时正虚与邪实同时存在，而以正虚为主，治疗应以滋补肾阴为主兼化气利水，刘教授常用枸杞子、女贞子、旱莲草、菟丝子、炒杜仲、太子参、麦冬、黄芪、蒲公英、白芍益肾养阴，白术、茯苓、车前子、白茅根、老头草等淡渗利湿。待患者病情平稳后，将冬虫夏草、紫河车和西洋参研末装入胶囊口服可调机体免疫功能，冬虫夏草益肾补阳，西洋参补气养阴，紫河车补精养血益气，三药相配，补而不腻，温而不燥，平调阴阳。

2. 通利三焦

气行则水行，气滞则水停，三焦气滞，水道不通，小便不利，故见全身水肿。临床可见上焦胸闷气短，中焦脘腹胀满，下焦小便不利。三焦气化与肺主宣发、脾主运化、肾主气化、肝主疏泄密切相关。刘教授在治疗慢性肾炎时注重调畅气机，在补益药中加入少量调理气机之剂，如柴胡、连翘、砂仁、莱菔子、川楝子、陈皮等醒脾胃，但行气药多为辛温之品，久用易化燥伤阴，故多佐以酸甘养阴之品，如生地、沙参、白芍、麦冬等。

（四）注意事项

（1）单纯补益湿热毒瘀非但不能祛除，反而使湿热毒瘀滞留加重，使气机升降受阻，脾气不升、胃气不降、肝气不舒，肾失开阖，导致正气更虚；若攻伐太过，湿热毒瘀虽祛，而元气大伤，则体虚不复，导致疾病难愈。故治疗上采用平补脾、肺、肾，兼清利湿热、活血化瘀之缓攻，常有良效。

（2）慢性肾炎一般都存在高凝状态，血栓栓塞风险高，这些病理状态与中医"瘀"的概念相符合，因此治疗中需注意活血化瘀，可选用丹参、当归、益母草、桃仁、红花、牛膝、川芎等药物，配合行气导滞或补气，可提高疗效。

（3）注意疏肝气、健脾气，使枢机调畅，五脏六腑功能得复，达到"气行则血行水运"的目的。临床常见因肝气郁结，病情反复难愈，甚至逐渐加重，可酌情加入疏肝理气之药物，如柴胡、川楝子、陈皮等，既可通达气机，又能醒胃悦脾。

（五）结语

慢性肾炎综合征是一种免疫复合物沉积的变态反应性疾病，中医学认为与正虚、邪实有关。刘明教授在辨治中，权衡标本缓急、虚实兼顾，立方遣药上，善以补配消、以塞配通、疏通气机、清利湿热，平补缓攻，调整脏腑阴阳失衡，恢复脏腑正常生理功能，每每收获佳效。

二、验案举例

患者，男，43 岁。患慢性肾小球肾炎 1 年，1 个月前由于双下肢水肿伴尿色加深而来院求治。就诊时症见：双下肢水肿，颜面虚浮，腰酸腿沉，乏力，畏寒，舌淡，苔白腻，脉沉。尿常规：蛋白质（＋＋），颗粒管型 1 个/HP，RBC 10～15 个/HP，尿红细胞形态示畸形 RBC 占 80%，血压 18/11 kPa。按病例实属脾肾两虚、瘀血湿浊相夹杂，治以平补脾肾、清利活血之法。刘教授认为"正气存内，邪不可干"，为避免外邪侵袭，控制病情发展，临证施治应注意扶正气，标本同治。自拟方，药用：生黄芪 20 g，白术 15 g，山药 15 g，山茱萸 25 g，茯苓 30 g，枸杞子 25 g，益母草 30 g，旱莲草 30 g，牛膝 15 g，鸡内金 15 g，白茅根 30 g，老头草 30 g。6 剂，水煎服。1 周后，该患复诊时症见：浮肿已消，仍有腰酸，轻度乏力、畏寒、舌淡红，苔薄白，脉沉。尿常规：蛋白（＋），RBC 5～7 个/HP，血压 15/11 kPa。刘师在原方的基础上，去老头草 30 g，加狗脊 20 g，杜仲 20 g。6 剂。水煎服。1 周后，该患复诊：仅有腰酸，余如常，尿常规：蛋白（－），RBC 1～3 个/HP。刘师见其病情已趋于平稳，予该患口服自制冬虫夏草胶囊，疗程为 2 个月，随后的 2 个月，1 周复查一次，症状无特殊变化，尿常规未见异常，自觉劳累后腰酸，余无特殊不适。

三、按语

刘明教授认为人体先天禀赋怯弱，脏腑虚损，卫气失固者易感风寒、风热、湿毒之邪，邪气久蕴不去，则蕴久化热，热伤肾络，血溢脉外而为瘀血，湿热毒夹瘀，久蕴于肾，加之热耗阴精，水湿不化，闭遏难出，使湿、热、瘀互结脏腑经络，故病情缠绵难愈。临床常用药物为茯苓、车前子、白茅根、老头草、萹蓄等清热利水渗湿，太子参、黄芪、白术、玉米须、山药、扁豆等健脾利湿。适当配伍行气药物助脾胃运化。患者病势趋于平稳后，刘教授常用自制冬虫夏草胶囊，取西洋参性寒，补益气血，与冬虫夏草配伍，可以佐制其性温，并协同冬虫夏草旺脾肺，以温肾中阳气，培补肾中精血，使精旺气充，有补而不过之功效。

参 考 文 献

[1] 庞媛. 刘明教授治疗慢性肾小球肾炎经验拾萃 [J]. 中医药学刊, 2002, 20 (2): 158 – 159.

[2] 汤溟. 刘明教授从湿热论治慢性肾小球肾炎浅识 [J]. 中医药学刊, 2005, 23 (9): 1563 – 1564.

[3] 汤溟. 刘明教授从湿热论治慢性肾小球肾炎经验总结 [D]. 沈阳: 辽宁中医学院, 2004.

刘晓鹰教授治疗儿童血尿经验

医家介绍：刘晓鹰，主任医师，教授，博士研究生导师，第二批全国名老中医药专家学术继承人，中华中医药学会儿科分会委员，中华中医药学会名医学术思想研究分会常务委员，中国中医高等教育学会儿科分会第三、第四届理事，湖北省教育厅重点学科湖北中医药大学中医儿科学学科带头人，湖北省中医药学会儿科专业委员会委员，武汉中西医结合学会儿科专业委员会副主任委员，湖北省中医儿科专业委员会委员。刘晓鹰教授从事儿科医、教、研工作30余年，主持及参与多项国家级、省级、部级课题，在国内外医学杂志上发表学术论文40余篇，主持参与撰写学术专著10部。尤其擅长中西医结合治疗小儿肾脏病（血尿、肾病综合征、紫癜性肾炎等）、肺脾系疾病（哮喘、厌食等），为广大患儿带来福音。

一、刘晓鹰教授学术思想概括

刘晓鹰教授师承著名儿科专家倪珠英教授，总结倪老经验，继承并进一步研究发展"小儿血尿热因论"，强调"热邪"是小儿血尿的主要致病因素，"湿热"是小儿血尿反复发作、缠绵难愈的病理关键，热邪贯穿血尿病程始终，治疗以清热解毒、利湿止血为主，基于倪老验方创立并研制的"金水清合剂"进行一系列临床及基础研究。

二、刘晓鹰教授治疗小儿血尿经验整理

1. 发病机制

血尿是指尿液中红细胞数超过正常含量，分为镜下血尿和肉眼血尿。小儿单纯性血尿为尿中的红细胞数超过正常而无明确的全身性和泌尿系疾病及其症状，属中医的尿血、血证范畴。刘晓鹰教授认为"湿热"是小儿血尿的主要致病因素，又是加重且缠绵难愈的病理关键。这与成人血尿病理有一定相似性，但小儿血尿也有其特点。因小儿肌肤薄，藩篱疏，肺娇嫩，卫表弱，外易感风热湿毒，内有脾常不足的生理特点，既可因六淫直伤脾胃，脾失健运而生湿，又可由饮食不知自节，重伤脾胃而致湿、食内滞。小儿为

"纯阳之体"，感邪易从阳化热，湿邪阻遏阳气，使小儿不足之肾阳更亏，水湿难化，蕴蓄日久必化热，湿热下注膀胱，形成湿热之证。湿热之邪兼有火之亢盛炎上及湿之黏滞、重着的致病特点，两者相合，如油裹面，形成无形之热蒸动有形之湿的趋势，湿热胶着，黏滞难化。小儿本就属"稚阴稚阳"之体，五脏六腑成而未全，全而未壮，易感受外邪。湿热日久不化，伤阴耗气，导致阴伤虚火内炽，灼伤肾络，血尿难消。

2. 辨证分析

小儿血尿的病理演变是"以热为先，因湿为重，因实致虚，先实后虚"。治疗总以清法为先，再审度虚实分而治之。实热者，以清热止血为主；虚热者，以滋阴泻火为法。大量的临床观察提示，实热为其早期阶段，肾脏病理改变尚不严重，在此阶段治以清热解毒、利湿止血之法，必能事半功倍，逆转血尿病理发展趋势，阻止肾脏病变的慢性进展。在病程的早中期，使用验方金水清，该方由漏芦、连翘、生甘草组成，其中漏芦能泄三焦之热以止血，连翘清散上焦邪热、清血热、散血结，生甘草清热泻火解毒并调和诸药，配伍严谨，用药简练。此外，还常配伍赤芍、紫草、生地、丹皮、水牛角、仙鹤草、茜草、桔梗、牛蒡子等药物。

后期血尿日久，精微外泄，气阴两亏，治疗以清热利湿、健脾益气或滋阴清热为主。尤其重视"扶中"。《素问·玉机真脏论》中有"脾为孤脏，中央土以灌四傍"之说。张景岳在《类经》中论述"脾属土，土为万物之本，故运行水谷，化津液以灌溉于肝心肺肾之四脏者也"。刘教授认为，"脾胃"居于中焦，为后天之本，气血生化之源，是人体气机升降之枢纽。小儿稚阴稚阳，脏腑娇嫩，形气未充，脾常不足，加之喂养不当、饮食失宜，或感受外邪或禀赋不足，常致脾胃亏虚，运化无力，湿、热、瘀互结，阻滞气机，故病情缠绵。

临床许多病情顽固的患者，无特殊主诉，舌脉如常，无症可辨，看似无从下手，可先从病史、症状体征进行全面系统分析，并通过实验室检查，除常规的尿常规、尿红细胞形态、肾功能等指标外，还可结合免疫、凝血等指标，进行"瘀血证""虚证"辨证。

3. 辨病分析

血尿的常见病因有急性肾小球肾炎、紫癜性肾炎、IgA肾病等。

（1）急性肾小球肾炎：血尿是本病早期主要症状之一，也是后期迁延不愈的唯一指标。湿热、热毒是肾炎血尿的病理关键。治法以清热解毒、利湿凉血为主。

（2）紫癜性肾炎：早期伴有皮肤紫癜，大多无任何症状，遇外感易反复。早期以清热解毒为主法，中期则解毒凉血活血并重，晚期以脾肾阳虚、肺脾气血居多，注重扶正补虚。加强活血化瘀。

（3）IgA 肾病：早期以湿热为主，治以清热利湿；湿热日久，导致阴伤虚火内炽，灼伤肾络，中后期以气阴两虚为主，治以益气养阴。

（4）孤立性血尿：仅有血尿，而无其他临床症状、化验改变及肾功能改变者。本病以实热为主，多源于上中二焦，以肺胃多见。中后期虚证比例上升，注意健脾益气。

三、典型病案

患者，女，12 岁，因双下肢反复紫癜 1 个月，血尿 1 周初诊。1 个月前无明显诱因出现双下肢紫癜，无腹痛、关节痛。口服维生素 C 及抗过敏药物，紫癜消退。1 周后无明显诱因再次出现双下肢紫癜，未再消退。就诊时，患儿无涕不咳，无热，双下肢紫癜，无腹痛、关节痛，口干喜饮，纳食可，小便如茶色，量可，大便调。查体：血压 120/80 mmHg，精神可，面红，双眼睑微肿，咽红，心肺正常，腹软无压痛，双下肢散在蚕豆大小或针尖大小不等之斑丘疹，呈鲜红、暗红色，压之不褪色。舌质红、苔白微黄腻，脉滑。查尿常规：PRO（＋）、RBC（＋＋＋＋），BLD（＋＋），尿红细胞形态畸形 70%，尿 β_2-MG、IgG 均高于正常。诊断：紫癜性肾炎，辨为血尿。以清热利湿、凉血止血为法。方用金水清加蒲公英、炒蒲黄、白茅根各 30 g，地丁、泽泻各 10 g，银花、茜草、车前草、丹参各 15 g，7 剂，日 1 剂。二诊，紫癜消失，小便色黄量多，不肿，舌红苔白微黄，脉滑。尿常规：PRO（－）、RBC（＋＋＋＋）。上方加白及 15 g 以加强凉血止血，再进 10 剂。患儿无口干，喜饮，舌红，苔白，脉滑。尿常规：PRO（－）、RBC（＋＋）。上方去银花、地丁，加仙鹤草 30 g，生地 10 g，继服 15 剂。三诊：患儿未诉不适，小便淡黄，舌红苔白，脉滑。尿常规：PRO（－）、RBC（＋）。上方加生大黄 8 g 煎服，加强解毒之力，继服 10 剂，尿检正常，再改服知柏地黄丸，以补肝肾清虚热，随访 2 年未复发。

四、按语

基于小儿的生理特性，肺脏娇弱，脾常不足，或六淫直伤脾胃，或饮食不节重伤脾胃，脾失其健运，湿邪内生，加之"纯阳之体"，从阳化热，日久化热，故刘教授认为"湿热"是小儿血尿的主要致病因素。湿热下注膀胱，血随火溢，故尿血。湿热之邪熏蒸，迫血妄行，泛溢肌肤，故见皮肤紫癜。湿热灼伤阴津，水不上承，则口干喜饮。治疗上，以清热利湿，凉血止血为主，常用验方金水清，漏芦苦寒，入足少阴肾、足厥阴肝经，能泄三焦之热且止血，连翘性微寒而味苦，入肺、心经，能清散上焦邪热，清血热，甘草甘平，归心、肺、脾、胃经，生用清热泻火解毒，调和诸药之力。三药配伍严密，组方精练，共奏清热利湿、解毒止血之功效。刘教授尤其重视初期忌用滋补之剂，以免湿热又生，湿邪留恋，致病程迁延。

参 考 文 献

[1] 刘晓鹰，王林群. 小儿肾小球性血尿中医诊疗方案初探 [J]. 江苏中医药，2013，45（8）：9-11.

[2] 张雪荣，李云海. 刘晓鹰教授治疗小儿单纯性血尿经验 [J]. 中医药通报，2005，4（2）：53-55.

罗仁教授治疗慢性肾衰竭经验

医家介绍： 罗仁，南方医科大学二级教授、主任医师，博士生导师，广东省名中医，现任南方医科大学中医药学院内科教研室主任，南方医院中医科主任，国家教育部中西医结合临床重点学科肾病专业学术带头人。任中华中医药学会亚健康分会副主任委员、世界中医药学会联合会中医肾病学会常委、中华中医药学会肾病学会常委等。罗仁教授 40 余年始终坚持在医疗、教学、科研工作的第一线，高标准，严要求，为军队和地方中医药事业的发展默默奉献。罗仁教授专于肾病医、教、研工作，长期的临证中有独到的经验体会，对肾性血尿、蛋白尿、糖尿病肾病、慢性肾衰竭、肾结石等疾病有着丰富的诊治经验。

一、罗仁教授学术思想概括

罗仁教授在治疗肾病过程中强调抓主证，识病机，对疾病的发生发展过程要做到充分的掌握，临证中病证同治，喜用专方治专病。如肾病综合征以小四五汤益肾养血、滋肾利水、理气化瘀；罗氏肾病Ⅰ号方治疗肾性蛋白尿以健脾补肾活血祛瘀解毒；对于肾虚证，罗教授撰写了《肾虚病症的诊断与治疗》一书，详细说明了肾虚证的分类及其相应的 30 种补肾法，结合"菜篮子疗法""药食结合"的健康管理模式，在临床上收获良效，得到了广大患者的认可。尤其对慢性肾衰竭的辨治，罗教授有独到见解，并创立了罗氏肾病Ⅲ号方，现将罗教授治疗慢性肾衰竭的经验总结如下。

二、罗仁教授治疗慢性肾衰竭经验整理

慢性肾衰竭是指各种原因造成慢性进行性肾实质损害，致使肾脏明显萎缩，不能维持基本功能，临床出现以代谢产物潴留，水、电解质、酸碱平衡失调，全身各系统受累为主要表现的临床综合征。根据慢性肾衰竭发展过程中的临床表现及特点，通常认为其属于中医学"水肿""关格""肾劳""癃闭"等范畴。对于慢性肾衰竭的治疗，尤其是对 3 期至 5 期（未透析）这一阶段及透析后生存质量下降问题，中医中药有着独特的优势。

（一）中医病因病机

1. 先伤于气，后损于阴，以气虚为根本

肾为先天之本。《医宗必读·水肿胀满》曰："水虽制于脾，实则统于肾，肾本水脏，而元阳寓焉。命门火衰，既不能自制阴寒，又不能温养脾土，则阴不从阳而精化为水，故水肿之证多属火衰也。"肾气亏虚，气化不利，气机失常，脾不摄精，肾不藏精则精微下注，形成蛋白尿、血尿，进一步耗伤阴精，使用激素、利尿剂、温阳利水药物后更易伤阴化热。另外，水湿痰瘀等浊毒内蕴，郁而化热，加重气阴耗伤。因此，治疗用益气养阴、补肾填精微大法，慎用温燥之品。

2. 脾肾亏虚，浊毒内蕴，以浊毒内蕴为标实

浊毒是慢性肾衰竭病理变化过程中的特征性病理产物，贯穿慢性肾衰竭症候演变过程的始终。浊毒的形成主要是由于脾肾亏虚，气化不利，水液代谢失常，水聚成湿；湿邪停滞日久，蕴积成痰；"水不行则瘀血"，血行无力，滞而为瘀；水湿痰瘀堆积日久则成毒。《类证治裁》曰："痰浊随气升降，遍身上下，无处不到，在肺则咳，在胃则呕，在心则悸，在头则眩。"浊毒内蕴，临床可由恶心呕吐、小便不利、水肿、肌肤甲错等多种表现。在治疗过程中，注重解毒排毒、利湿泄浊、消痰化瘀。

3. 外邪及劳倦促进病程进展

外感六淫、劳倦过度、外伤感染都是使慢性肾衰竭病情加重甚至迅速恶化而死亡的重要诱因，尤其是风湿热邪，易耗气伤阴，尤为凶险。罗教授认为，"风为百病之长"，故在处方中加入宣肺祛风之品，能预防外邪入侵，又能使浊毒从皮毛外泄，还能发挥肺与大肠相表里的作用，使浊毒通过大肠排出。

（二）辨治原则

1. 病证结合，标本同治

通过上述对慢性肾衰竭病因病机的认识，临床治疗上应辨病与辨证相结合，治以益气养阴，理气泄浊，固肾利水，标本同治。基于多年的临床实践和总结，罗仁教授总结出肾病Ⅲ号方作为治疗慢性肾衰竭的经验方。全方由《伤寒论》牡蛎泽泻汤和《内外伤辨惑论》当归补血汤合方化裁而成。全方以熟地、黄芪为君药，牡蛎、丹参为臣药，首乌、荆芥穗、海藻、当归、陈皮、牛膝为佐使药。恶心、呕吐加苏叶、砂仁；便秘加厚朴、大黄；皮肤瘙痒加地肤子、白鲜皮；有血尿、蛋白尿者加白茅根、鱼腥草、白花蛇舌草；肾虚者加怀山药、山萸肉；水肿者加玉米须、泽泻；尿酸高者加百合、金钱草；心衰或有胸水者加葶苈子、杏仁；有腹水者加大腹皮；头晕者加川芎；泄泻者去大黄，加白术、茯苓。

2. 注重微观辨证

部分慢性肾衰竭患者可无特殊表现，或仅有疲倦、乏力、纳差等非特征性表现，因此极易被忽略或误诊，故强调诊断上应该在详细询问病史、收集检查资料的前提下，引入现代中医微观辨证的研究成果，进行综合辨证。如完善尿常规、血常规、肾功能、肾脏彩超等常规检查，辅助中医辨证，在诊断过程中，首先应明确是否存在慢性肾衰竭，其严重程度如何，结合微观辨证，辨明证型，若见肌酐、尿素氮升高，虽无外在临床表现，仍可辨为浊邪内蕴；其次，要明确是原发性肾病还是继发性肾病。最后应结合其他检查项目，明确是否有并发症的存在。

3. 针对个体，综合调治

当前的医学模式以转变为生物—心理—社会医学模式，治疗模式也向着中西医结合个体化综合治疗模式发展。罗教授认为医生的治疗不仅要关注疾病本身，更要关注患者整体生活质量的提高，给患者提供一套完整的治疗方案，满足患者的心理需求。故治疗时应从整体理念出发，分别给患者以运动、饮食、心理指导处方及药物处方。运动处方包括建议早期患者每天要坚持低强度有氧运动，如步行、快走、保健操、太极拳及腹部按摩、提肛运动等生活保健方法；饮食处方包括健康食谱、周一至周五每日一汤的家庭汤水疗法等；心理处方包括帮助患者了解病情的发展，接受疾病的现实，建立战胜疾病的信心及帮助患者放松心情。中西医药物处方中不仅针对减少血肌酐、尿素氮等疾病指标，同时要兼顾患者生活质量，改善睡眠，增进食欲，以利于疾病恢复。

三、典型病案

患者，男，72 岁，2006 年 9 月 12 日于门诊就医。患者有糖尿病病史 18 年，9 年前开始应用胰岛素，现血糖控制良好，高血压病史 3 年，自服降压药控制良好。自 2005 年起反复发作肾绞痛，进行过两次碎石治疗，2006 年 8 月 30 日于他院碎石治疗时查血尿素氮 18.7 mmol/L，肌酐 218.3 μmol/L，尿酸 383.5 μmol/L，血糖 12.58 mmol/L。肾动脉显影示双肾对称性灌注降低，功能中度降低。出院后求诊于门诊，症见面色黧黑，腰酸，耳鸣，眼花，鼻塞，纳差，多汗，大便干，小便黄，下肢微肿。舌黯红，苔黄，脉弦数。诊为消渴，考虑患者为气阴两虚，湿热内阻，治当益气养阴，祛湿清热化浊。处方：单日服熟地 20 g，山药 30 g，山萸肉 10 g，海藻 30 g，牡蛎 30 g，厚朴 10 g，丹参 15 g，荆芥穗 10 g，鱼腥草 20 g，柴胡 15 g，黄芩 15 g，党参 20 g。双日服金钱草 30 g，黄芪 30 g，当归 5 g，首乌 30 g，冬葵子 15 g，赤芍 15 g，牛膝 15 g，百合 30 g，车前子 15 g，石韦 15 g，琥珀 10 g，炙甘草 5 g。9 月 28 日求诊，上述症状有所减轻，下肢仍有微肿，舌黯红，苔黄，脉弦。查血尿素氮 8.9 mmol/L，肌酐 185 μmol/L，尿酸 456 μmol/L，血糖 8.54 mmol/L。单日服方加桃仁 10 g，双日服方加益母草 30 g，猫爪草 15 g。此后，在上方基础上加减，至 2007 年 3 月 20 日，身体已无明显不适，复查血尿素氮 7.6 mmol/L，肌酐 168 μmol/L，尿酸 392 μmol/L。后仍门诊随诊，病情稳定，2012 年 11 月 27 日复查血尿素氮 7.6 mmol/L，肌酐 112 μmol/L，尿酸 384 μmol/L，无明显不适。

四、按语

罗仁教授认为慢性肾衰竭先伤于气，后损于阴，随着病情的进展，出现脾肾亏虚，浊毒内蕴。因此，主张慢性肾衰竭的治疗应该病证结合，标本同治。以益气养阴，补血填精，理气散结，通窍泄浊为治法，采用牡蛎泽泻散合当归补血汤加味，起到了良好的临床效果。

参 考 文 献

［1］程静茹，毕建璐，赵晓山，等. 罗仁教授诊治慢性肾功能衰竭经验［J］. 广州中医药大学学报，2013，30（6）：917 - 919.

［2］毕建璐，赵晓山，罗仁. 罗仁教授治疗尿毒症经验［J］. 时珍国医国药，2013，24（12）：3030 - 3031.

［3］姬彦兆，项磊，杨乐斌，等. 罗仁诊治肾病学术思想与临床经验介绍［J］. 新中医，2017，49（3）：180 - 182.

莫燕新教授治疗慢性肾炎经验

医家介绍：莫燕新，男，1941 年生，国家级名中医、南京市中医院主任中医师、教授、全国第三批名中医药专家师承指导老师。曾担任江苏省老年医学研究会理事和副主任委员、南京市医学会中医分会理事、江苏省中医机构评委会委员、江苏省中医机构病案质控委员会委员、江苏省中医医疗技术鉴定委员会委员等。发表学术论文 10 余篇，并参与编写多本著作。擅长治疗慢性肾炎、慢性肾功能不全、泌尿系统结石、慢性胃炎、肠易激综合征等多种内科疾病。

一、莫燕新教授学术思想概括

莫教授提出从肾论治多种内科杂病。肾为"封藏之本""先天之本"，贮藏各脏腑功能活动的物质基础，是生命活动的调节中心。肾中阴阳的变化在疾病的发展中常起到重要的作用，如脾肾两虚证，脾虚不能制水，水湿运化失职，肾虚气化乏力，开阖失司，精微下泄，易出现腰酸乏力、水肿等。如肾阴亏虚，肾气不足，出现相火妄动，易发生"精浊""劳淋"之变，其反复发作，迁延不愈，浊精并泄，日久肾阴不足，相火久遏不泄，湿热长期不清，以致精道气滞血瘀，易致"癃闭"。

临床中累及肾脏时，多表现为虚证，主要治法为补肾法。具体运用中医阴阳、气血辨证，审其阴虚、阳虚、气虚、血虚等，确立补阴、补阳、补气、补血四法。临证中，莫教授擅用"参芪地黄汤"加减治疗多种疾病，兼顾先天与后天，能益气健脾滋肾，对于许多久治不效的疾病，常可收到奇效。

二、莫燕新教授治疗慢性肾炎经验总结

1. 病因病机

慢性肾炎是指各种病因引起的不同病理类型的肾小球弥漫性或局灶性炎症改变，临床起病隐匿，病程冗长，病情多发展缓慢。临床可表现为蛋白尿、血尿、水肿、高血压、肾功能损害等。根据患者临床表现，本病属中医

"水肿""虚劳""腰痛"等范畴。莫教授认为其病机特点为本虚标实、寒热虚实夹杂。肺主气，为水之上源，主通调水道；脾主运化，为气血生化之源；肾主水，司二便。肺脾肾三脏均与水液代谢有关。本病多因肺脾肾三脏虚损，复加风寒湿毒等外邪侵袭，导致肺不能通调水道，脾不能运化水湿，肾不能封藏固摄，血瘀水停而发病。其本在脏腑虚损，可有外邪侵袭之诱因。莫教授认为，慢性肾炎以肾虚为主，兼有肺脾两脏之不足，本虚以气虚及气阴两虚证多见，标实以湿、热、浊、瘀多见。

慢性肾炎常见瘀血证，瘀血既是病理产物，又是致病因素，如"不通则痛""瘀血不祛，新血不生"等都是瘀血证的表现。由于水的运行与气血运行密切相关，病变日久，无论气虚、阴虚、水停，均可有不同程度的气滞血瘀。《血证论》云："瘀血化水，亦发水肿，是血病而兼水也。"莫教授在治疗水肿病的同时，常配以活血化瘀中药，取血行水亦行之意。

2. 立主方，巧加减

针对慢性肾炎病情日久反复缠绵，以气虚和气阴两虚为多见，莫教授多选用参芪地黄汤加减。该方出自清代名医沈金鳌《沈氏尊生书》云："或溃后疼痛为甚，淋漓不已则为气血大亏，须用峻补，宜参芪地黄汤。"参芪地黄汤由六味地黄汤加补气药而成，以补益为主要功效。药物组成有党参10 g，黄芪15 g，地黄12 g，山药15 g，山萸肉10 g，茯苓15 g，白术10 g，丹皮6 g，丹参15 g。临证中，莫教授常随症加减，往往能收获佳效。如阴虚甚者，易党参为太子参，易黄芪为黄精，易茯苓为猪苓；合并咽痛者，加入蟛蜞、土牛膝、蝉衣等；平素容易感冒、自汗者，合用玉屏风散；容易盗汗者合用当归六黄汤、牡蛎散；易腹泻者合用参苓白术散；合并尿路感染者合用知柏地黄汤；水肿甚者加用大腹皮、玉米须、车前子等利水消肿；高血压者加杜仲、牛膝、钩藤、地龙、罗布麻等平肝潜阳；蛋白尿久不消退者重用黄芪，酌加益智仁、金樱子、芡实等益气补肾固涩，有的加用雷公藤；尿潜血阳性或血尿者酌加炒蒲黄、藕节、茜草根、大蓟、小蓟、白茅根等凉血止血；瘀血甚者酌加全蝎、地龙等破血逐瘀；尿素氮、血肌酐增高者加六月雪、淡竹叶、木贼草等清热利湿泄浊；兼湿热者酌加金银花、连翘、白花蛇舌草、生米仁等清热利湿。温肾药常用淫羊藿、菟丝子、鹿角胶、巴戟天等温而不燥之品，温阳而不伤阴，使阳虚缓缓得复，阴虚徐徐得平。

3. 衷中医，参西医

莫教授善于中西合璧，取长补短。对有水肿、大量蛋白尿和（或）肉眼血尿者，强调注意休息，避免剧烈运动；对合并高血压、肾功能损害者，注意限盐限水；尤其是肾功能不全的患者，采用优质低蛋白饮食，限制食物中蛋白和磷的摄入。严格控制高血压，使血压达标小于140/90 mmHg，最好控制在125/75 mmHg以下，多选用ACEI或ARB类降压药，除降压之外还有一定肾脏保护作用。因感染导致慢性肾炎反复和加重，预防和积极控制各种感染尤为重要。莫教授常嘱咐患者防寒保暖，不吃辛辣刺激之品，适当运动，如打太极拳等，体现了整体论治的学术思想。

4. 结合微观辨证

现代医学认为慢性肾炎是一种变态反应性肾损害，引起肾小球毛细血管通透性增加，血小板凝聚。肾小球毛细血管内凝血，形成了肾小球硬化和肾间质纤维化病理改变。针对本病的病因病机特点，莫教授选用人参、黄芪、地黄益气养阴、培本固元。其中黄芪具有益卫固表、补气升阳、益气利水的功效，参考资料表明黄芪可使肾血管扩张，有利尿消肿、降低血压、类激素及兴奋中枢神经的作用，提高机体免疫力，保护肝脏，促进肝脏合成白蛋白，且对消除尿蛋白有一定疗效。黄芪多糖不仅能作用于多种免疫活细胞，促进细胞因子的分泌和正常机体的抗体产生，还可以对免疫抑制剂造成的免疫低下有明显的保护作用，是具有双向调节作用的免疫抑制剂。白术、茯苓、山药、泽泻、山萸肉健脾利水、益肾涩精，具有改善脂肪代谢和水液代谢的作用。其中白术有明显而持久的利尿功能，山萸肉有消除尿蛋白的功能。瘀血既是肾脏疾病进程中逐渐形成的病理产物，又是一个致病因素。大量病理实验证明，毛细血管内皮细胞增生、血小板聚集、微血栓生成、纤维蛋白渗出、最终新月体形成均与瘀血有关。丹皮、白茅根、益母草活血利水、凉血止血、清热利湿，具有改善肾血流量和抑制血小板凝聚的作用，丹参性苦微寒，古时就有"一味丹参饮，效同四物汤"的说法，具有养血活血化瘀、养心除烦之功，药理研究证实，其不仅具有抗凝、促纤溶、扩血管、改善微循环、钙通道阻滞剂、清除自由基、保护线粒体、抗菌、抗感染、调节免疫功能等作用，还有保肾、降压、降血脂、促进组织修复等作用。防风、蝉衣祛风化湿，且有抗过敏的作用。诸药合用，标本兼顾，故能取得良效。莫教授认为以上诸药能够调整机体的免疫功能，减轻变态反应性肾损害，改善肾脏血液微循环，提高肾小球的滤过率，改变血液的高凝状态，降低毛细血管的脆性和通透性，有效抑制肾小动脉肾小球硬化和肾脏纤维化的发生，促进纤维组织的吸收，从而使肾损害逐渐得到恢复。

三、病案举隅

患者，男，40 岁。2004 年 5 月 16 日初诊。因腰酸反复发作 4 月余就诊。就诊时：腰酸乏力，头晕不眩，面浮无华，夜尿两三次，尿中泡沫较多，胃纳尚可，舌淡苔白腻，脉细弦。测血压 125/95 mmHg；尿常规：蛋白（＋＋）；查体：双下肢轻度水肿，肾区叩击痛（＋）。患者有肝囊肿、肾囊肿病史。诊断为慢性肾炎，证属脾肾两虚。治以健脾益肾，拟参芪地黄汤加减。处方：党参 15 g，黄芪 10 g，生地 10 g，泽泻 10 g，茯苓 10 g，丹皮 10 g，怀山药 10 g，莲须 10 g，芡实 10 g，车前子 10 g（包煎），玉米须 10 g，杜仲 10 g，桑寄生 10 g，生米仁 10 g。7 剂，水煎，日 1 剂。药后腰酸减轻，面浮肢肿渐消，夜尿减少，尿蛋白下降，仍宗原方连进 20 剂，腰酸已除，头昏不显，水肿消退，尿蛋白转阴。嘱其忌伤风劳累。

四、按语

莫教授认为慢性肾炎多起病隐匿，病情缠绵，患者腰酸乏力、轻度水肿、蛋白尿、高血压等，治疗棘手，迁延不愈，后期甚则发展为肾功能不全，以致尿毒症。本病多系脾肾两虚，脾虚不能制水，水湿运化失职；肾虚气化乏力，开阖失司，精微下泄。参芪地黄汤能益气健脾补肾，运湿固摄。党参、黄芪益气补脾，茯苓、怀山药补肝渗湿，泽泻、丹皮泄浊清肝，生米仁、车前子、玉米须等健脾利水，生地、杜仲、山萸肉滋肝补肾。全方益气健脾、滋肝补肾、利水泄浊，是治疗慢性肾炎的主要方剂之一。同时，运用现代医学的诊断和治疗手段，中西医结合，辨证与辨病相结合，标本兼顾，共奏佳效。

参 考 文 献

[1] 吴素玲. 莫燕新益肾健脾活络法治疗慢性肾炎经验谈 [J]. 时珍国医国药，2005，16（11）：1187.

[2] 朱成英，莫燕新. 莫燕新治疗慢性肾炎经验 [J]. 辽宁中医药大学学报，2010，12（11）：150 – 151.

[3] 虞鹤鸣，莫燕新. 益肾活络法治疗慢性肾炎机理探讨 [J]. 吉林中医药，2000（3）：8 – 9.

南征教授治疗消渴肾病经验

医家介绍：南征，男，1942 年出生，1965 年毕业于原长春中医学院，首届全国名中医，长春中医药大学终身教授。现任长春中医药大学附属医院主任医师、教授、博士生导师，原卫生部、国家中医药管理局糖尿病重点学科学术带头人，同时也是吉林省名中医、国家朝医文献整理和适宜技术推广项目首席专家。国家新药评审委员会委员、国家名老中医药专家传承工作室建设项目专家、世界中医糖尿病专业委员会副会长，享受国务院政府特殊津贴。50 余年的医、教、研生涯，南征教授继承了中医经典临证学术精华，潜心精研医理，擅长心、脑、肾疑难杂病的治疗，尤其是糖尿病、糖尿病并发症、尿毒症等疾病的中西医结合治疗，造福了广大患者。

一、南征教授学术思想概括

南征教授推崇国医大师任继学教授学术思想，认为消渴病病位在"散膏"，病机总属先天禀赋不足，过食肥甘厚味，导致脾胃、散膏功能失调。消渴病证方面，南征教授依据叶天士"久病入络"理论，指出消渴日久不愈，湿浊、郁火、痰瘀、燥热、外毒等互结为毒邪，日久毒邪损伤络脉，形成并证。其毒邪上犯损伤心、脑、肺，消肺、膈消，即消渴心动悸、消渴卒中、消渴肺痨等；毒邪中溢损伤肝胆脾胃，发为消中，即消渴胃病、消渴胆胀、消渴肝病等；毒邪下侵发为消肾，即消渴肾病。针对此病机，南征教授创立了"滋阴清热、益气养阴、活血化瘀"综合疗法，取得了满意疗效。为进一步挖掘并继承学习名老中医学术思想及临证经验，特将南征教授治疗消渴肾病的临床经验总结如下。

二、南征教授治疗消渴肾病经验总结

糖尿病肾病是糖尿病最常见的慢性微血管并发症之一，其临床表现为蛋白尿、水肿、高血压和肾功能进行性损害，是糖尿病患者的主要死亡原因之一。本病属于中医学"消肾""下消""尿浊"等范畴。南征教授总结临床，对糖尿病肾病率先提出了"消渴肾病"的中医病名，并对消渴肾病的中医病因病机、治法治则有自己独特的体会。

（一）消渴肾病的病位与病机

1. 散膏与消渴肾病

散膏为中医学特有之部位名称，往往与"胰脏"等同。《难经·四十二难》中有："脾有散膏半斤……主裹血，温五脏。"国医大师任继学认为散膏乃由先天之精化生而成，其内通经络血脉，为津、精之通道，外通玄府，以行气液，故人体内外之水精，其升降出入皆由散膏行之。可见，散膏为多个腺体的总称。南征教授根据任继学思想，提出了消渴肾病是机体先天禀赋不足，过食肥甘厚味，导致脾胃、散膏功能失调，毒邪下侵，发为消肾，即消渴肾病。

2. 膜原与消渴肾病

膜原为分布于机体内外的一种组织，这种组织在体内深处分布于脏与腑连接的空隙之间，在体内浅处分布于肌肉与皮肤连接的间隙之地，为半表半里，是正邪交争之处，气机的枢纽。南征教授认为消渴肾病为毒邪盘踞膜原，入气街，经咽喉，肾体用皆伤，肾中膜原卫气无力祛邪，邪气乃得潜伏，故消渴肾病通常缠绵难愈。

3. 病机关键：毒损肾络，邪伏膜原

南征教授认为消渴日久，毒损肾络、邪伏膜原是本病的病机关键。本病属络病范畴，毒邪贯穿于本病的始终。络脉循环血液，散膏病久则入络。消渴的病位在散膏，散膏损伤，发为消渴，消渴日久或先天体虚或失治误治，湿热、气滞、痰凝、血瘀等相互影响阻滞络脉，痰、瘀、湿、热是毒邪产生的病理基础。毒邪从气街处侵入肾络，损伤膜原，盘踞其中，并伤及肾间动气，继而损伤肾之体用，消渴肾病病势缠绵。消渴日久，肾元亏损、气机失调是毒邪形成的关键。当膜络失去肾气顾护，肾失封藏，脾不升清，精微物质外泄而尿液混浊；命门失温，肾失固摄，血溢脉外，形成血尿；肾阴亏耗，肝木失达，见眩晕目糊；肾不化气，脾不化湿，水液泛溢肌肤，故见水肿；肾阳不足，水饮凌心，出现心悸、气短、不能平卧、呼吸急促。气血俱损，血瘀阻络，毒邪内留，则属病情恶化；阴阳失调，气机逆乱，升降失调，三焦阻滞，五脏皆损，则属病入膏肓，病情危重。

（二）调散膏，达膜原

结合消渴肾病的病机，南征教授提出调散膏、达膜原的治疗大法。治疗当以"调散膏"为治病之本，"达膜原"以期毒邪解，导邪外出，邪尽方愈，使邪气驱散，速离膜原。总结出消渴肾安方为主方治疗消渴肾病。其方药组成为榛子花、大黄、土茯苓、黄芪、黄精、覆盆子、金荞麦、紫荆皮、木蝴蝶、穿山甲、血竭、丹参、槟榔、草果、厚朴。方中榛子花、大黄、土茯苓解毒排毒、除湿通络，为君；黄芪、黄精、覆盆子合用益气养阴、滋补肝肾、安和脏腑，为臣；金荞麦、紫荆皮、木蝴蝶为任继学治疗"肾风"之主药，起到利咽解毒、通经达络之效，配丹参、穿山甲活血化瘀通络，诸药共为佐药；厚朴、草果、槟榔为达原饮之主要药物，破戾气、除邪毒、领诸药直达膜原，为使药。

（三）培元法

消渴终末期肾衰竭，五脏皆弱，命门虚衰，则五脏六腑失其本源，气血阴阳无以滋生，脏腑功能无法维持。消渴迁延不愈，邪气侵及肾络之后易入难出，浊毒积聚成形，多种因素损伤肾脏，加重命门的衰败。故治疗上不可忽略补肾培元。南征教授认为真阴之元阳元精是人体最不可缺失的物质基础，凡精血形质之属，均为真阴所化生，无论水亏火衰，本病均应从命门真阴着手。脾肾阳虚者常用紫河车、姜制西洋参、附子、肉桂以补元温阳，扶正祛邪；肝肾阴虚者以五子衍宗丸为主，滋补肝肾，填精益髓；气阴两虚者多用党参、黄芪、炒山药、熟地黄、当归、山茱萸等补气固本，滋阴养血。阴阳两虚者选择龟鹿二仙胶以双补阴阳，益气填精。诸药配伍的目的，其一是促进脏腑功能恢复，减少精微物质外泄，其二是抑制邪毒再生，扶正又抑邪。辨证加减上同样重视火中取水、水中取火、阴中求阳、阳中求阴的理论应用。

（四）配合灌肠排毒

水毒症是消渴肾病持续恶化的证候表现。南征教授认为，本病的发生发展主要是由于消渴日久，造成水邪蓄积，湿浊、痰、瘀、毒壅聚，发为水毒症。本病与肺、脾、肾关系密切，以肺脾为标，肾为本，各脏均体用为病，终至衰竭，肝失疏泄、肾元不固而成肾厥之候，治疗应以解毒通络、辟秽泄浊、益肾固元为法，用药方式以灌肠为佳。灌肠药物常用土茯苓、大黄、附子、厚朴、枳实、金银花、牡蛎等，土茯苓用量可达60 g，疗效佳。

三、病案举隅

患者，男，44 岁，患者既往 2 型糖尿病病史 11 年，现应用预混胰岛素 30 注射液早 20 U、晚 18 U 控制血糖，近期空腹血糖波动于 8.1 ~ 9.3 mmol/L，5 天前无明显诱因出现乏力、泡沫尿、下肢水肿等症状。现症：多饮多尿，小便混浊，眼睑、下肢水肿，消瘦，体重减轻 15 斤，足跟痛、乏力、头晕、足心热、耳鸣、盗汗、夜尿频、纳呆、眠差、大便正常、舌质黯红、苔微黄、脉弦大。辅助检查：尿常规示蛋白（＋＋），尿潜血（＋）；Fbg：9.0 mmol/L；HbA1c：8.2%；胆固醇：7.1 mmol/L，三酰甘油：3.1 mmol/L；肝功、肾功未见异常。诊断：消渴肾病，气阴两虚兼瘀毒证。根据患者症、脉，拟中药方剂如下：黄芪 30 g，黄精 20 g，葛根 10 g，佩兰 10 g，厚朴 10 g，生地 15 g，知母 15 g，黄连 10 g，地骨皮 10 g，土茯苓 60 g，白茅根 50 g，络石藤 10 g，蝉蜕 10 g，白僵蚕 10 g，白豆蔻 10 g，陈皮 10 g，丹参 10 g，益母草 10 g；每日 1 剂，日 3 次水煎服。1 周后复诊，乏力、头晕症状减轻，余症仍在，舌质黯红、苔微黄、脉弦。尿常规：蛋白（＋＋），潜血（±）；Fbg：8.8 mmol/L，嘱患者控制饮食，注意休息，续服上方 2 周。2 周后复诊：下肢水肿渐消、口渴明显，余症减轻，舌质红、苔微黄、脉沉弦。蛋白（＋），潜血（－），空腹血糖 6.3 mmol/L；于上方中加天花粉 10 g 以滋津液，续服 2 周。四诊，患者仍诉口干渴，多尿，尿浊，舌淡红、苔微黄、脉弦大；尿常规：蛋白（＋＋），潜血（±），空腹血糖 8.0 mmol/L；患者自述近期工作劳累，嘱其注意休息，予上方去白豆蔻、陈皮、丹参、益母草、络石藤、蝉蜕、白僵蚕，加大黄 10 g，生牡蛎 50 g，广藿香 30 g，姜半夏 5 g，每日 1 剂，日 3 次口服。1 周后复诊，口渴、多饮症状明显改善，小便浑浊减轻，舌质红，苔薄白，脉沉弦。蛋白（＋），潜血（－），空腹血糖 6.6 mmol/L，续服上方 2 周。2 周后复诊，无口渴、多饮、尿浊、水肿等症状，诸症减轻，舌质红，苔薄白，脉沉弦。蛋白（－），潜血（－），空腹血糖 6.1 mmol/L，复查胆固醇 6.4 mmol/L，三酰甘油 2.3 mmol/L；余辅助检查未见异常，续服上方 2 周，嘱患者回家后劳逸结合，调畅情志，节制饮食。

四、按语

该患者消渴病程日久，邪毒入于肾，肾络不固，精微外泄，病势缠绵。

其乏力，头晕，足心热，耳鸣，盗汗，足跟痛，为肾之气阴两虚之证；多饮多尿，起夜 2～3 次，小便混浊，为肾气虚，气虚失固，故饮一溲一，精微下漏；消瘦、纳呆，为肾病及脾，脾肾两虚，气血生化乏源。黄芪、黄精、葛根、佩兰、厚朴、生地、知母、黄连、地骨皮以益气养阴；土茯苓、白茅根、络石藤、蝉蜕、白僵蚕以解毒通络；白豆蔻、陈皮、丹参、益母草以行气化瘀。传统中医学认为，糖尿病肾病的基本病因多以禀赋不足、劳倦内伤、情志不节、饮食不节、劳欲过度、失治误治等，病变主要累及肺脾肾三脏，以脾肾为中心，以本虚标实、虚实夹杂为病机关键，其中本虚指阴阳、气血、脾肾之虚，标实指湿、浊、瘀等病理产物形成。南征教授总结前人经验，通过不断的临床实践与思考，提出了毒邪与糖尿病肾病的密切关系，认为贯穿本病始终的病机关键为"毒损肾络"。在本理论的指导下，临床上以解毒、通络、益肾、导邪为主要治疗原则，创立了消渴肾安汤治疗糖尿病肾病，临床应用效果良好，丰富了糖尿病肾病中医病机理论，为中医药治疗糖尿病肾病提供了新的思路。

参 考 文 献

［1］祝志岳，南征.南征教授从邪伏膜原理论论治消渴肾病［J］.实用中西医结合临床，2016，16（8）：56－57.

［2］朴松兰，马长春，陈锐，等.南征治疗消渴肾病临床经验萃谈［J］.上海中医药杂志，2019，53（10）：2－4.

［3］金美英，南征，朴春丽，等.国家级名老中医南征教授治疗消渴肾病经验探析［J］.中西医结合心血管病电子杂志，2020，8（9）：161－162.

［4］孙健，南征.南征运用消渴肾安汤治疗糖尿病肾病经验［J］.中国中医基础医学杂志，2020（6）：847－849.

彭培初教授治疗泌尿道感染经验

医家介绍： 彭培初，男，1936 年生，是第三、第四、第五批全国老中医药专家学术经验继承工作指导老师，上海市名中医，享受国务院政府特殊津贴，业医 50 余载，临证经验丰富。先后主持国家中医药管理局、上海市科学技术委员会、上海市卫生局等科研项目 10 余项，荣获上海市科技成果二等奖 1 项。

一、彭培初教授学术思想概括

彭培初教授提出寒热并用、攻补兼施治疗慢性病和疑难病，通法治疗多系统疾病，注重调节命门相火以治疗相关性疾病，尤其对于泌尿系感染疾病的诊治颇有心得，衷中参西，师古而不泥古，注重临床实效。尤其是提出从肝论治泌尿系统疾病的独特治疗方法，临床疗效好，现将其临床所得整理如下。

二、彭培初教授治疗泌尿系疾病经验整理

泌尿系感染主要表现为尿频、尿急、尿痛，尿液检查常见有白细胞，尿培养提示有细菌，临床有急性泌尿系感染和慢性泌尿系感染之分。责之于中医学范畴，该病属"淋证"，从病因病机来分，淋证可分为热淋、石淋、血淋、气淋、劳淋等病证。彭老认为，急性泌尿系感染易治，慢性泌尿系感染难治，而慢性泌尿系感染常属中医气淋、劳淋范畴。

（一）急则治标，缓则治本

彭教授认为，急性尿路感染大致相当于中医"热淋"，其病因惟湿热而已，湿热蕴结肾与膀胱，膀胱气化功能失常，故而见有尿频、尿急、尿痛等症状。基于此，彭教授主张白头翁汤治疗本病。彭教授认为白头翁汤虽然是仲景为治疗热利下重而设，但对于急性尿路感染确有疗效。现代研究也证明，引发尿路感染最主要的细菌为大肠埃希菌，白头翁汤能有效抑制和杀灭以大肠埃希菌为主的致病菌。彭教授常用基本方：白头翁、秦皮、川连、黄

芩、黄柏、半枝莲、蒲公英、车前子等。对于急性肾盂肾炎症见有高热伴尿路刺激征的患者，彭教授指出，根据六经辨证，本型发热特点是上午热势较低，午后热势较高，属少阳为患，可用和解少阳之法，并加清利湿热之剂。彭教授常用基本方：柴胡、黄芩、川连、半夏、黄柏、知母、龙胆草、山栀、苦参、紫草、生姜等。其中柴胡、黄芩、半夏、生姜为小柴胡汤之主药，和解少阳；川连、黄柏、知母、龙胆草、山栀、苦参、紫草合用可清利下焦湿热。

彭教授认为，慢性泌尿道感染隶属"劳淋"范畴。此类患者或因长期失治，或因体质因素，导致正虚邪恋，多表现为寒热夹杂、虚实互见，正如《诸病源候论·淋病诸候》所云："诸淋者，由肾虚而膀胱热故也。"彭教授在长期临床中发现，治疗此类型疾病采用寒热并用、补泻兼施的办法常能够明显提高临床疗效，并指出在临床治疗上不可一味清热解毒、利水通淋，要兼顾补肾补脾，尤其以补肾为主。临床上，慢性泌尿系感染多见于中老年女性。彭教授认为，中老年女性内分泌容易出现失调，体内阴阳失衡，常以相火亢盛为主。治疗此类疾病要点在于：在控制感染的同时，注意调整人体阴阳，这有利于提高疗效，防止病情反复。彭教授常用基本方：知母、黄柏、生地、熟地、龟甲、仙茅、仙灵脾、川连、龙胆、山栀。方中川连、龙胆、山栀清利湿热；知母、黄柏、生地、熟地、龟甲、仙茅、仙灵脾协调阴阳平衡。该方是彭教授治疗阴阳失衡、命门相火亢盛的经验方，方中知母、黄柏、龙胆草能泻肝胆之火以助清泄相火；以龟甲滋阴潜阳降火，生地、熟地滋养肾阴。肾为阴阳水火之脏，肾阴亏久必及肾阳，故以仙茅、仙灵脾温润之品温补肾阳，又可助肾气化以促生肾阴，此即"善补阴者必于阳中求阴"之意。

彭教授强调，治疗本病时，有两点应该明确。

（1）补肾与补脾均能提高机体免疫功能，在治疗劳淋时当以何为主？劳淋论治，重补脾的医家颇多，如程国彭论治劳淋，认为本病主因气虚以致气化不及州都所致，补中益气汤主之。但此病病位在肾，病程中患者常有腰酸、腰痛等症状，临床实践发现补肾效果优于补脾，所以当以补肾为主。

（2）在治疗劳淋时，补阴与补阳孰轻孰重？治疗劳淋历代医家重视补阴者较多，常以六味地黄丸化裁。但是，彭教授认为单纯补阴不利于振奋机体阳气、促进病变组织修复，临床实践表明，大多情况下当以补阳为主。

（二）注重从肝论治泌尿系疾病

彭教授认为泌尿系感染与肝脏密切相关，"气、火、风、寒"失调是引起小便异常的主要病理因素。"气"指肝气郁滞，临床表现可见情志抑郁，少腹胀满疼痛，小便不通或通而不爽，苔薄白脉弦。"火"指肝火燔灼，临床表现可见口苦咽干，少腹拘急，大便秘结，小便频数短涩，灼热刺痛，尿色黄或深红，舌红苔黄腻，脉滑数。"风"指肝风内动，临床表现可见尿频、尿急、尿等待，苔薄白，脉弦。常与情志密切相关。"寒"指寒凝肝脉，临床表现可见阴囊坚硬坠痛，牵引少腹拘急疼痛，尿少而频，排尿不畅，舌苔白，脉沉细。彭教授基于以上内容，结合临床经验确立了"理肝气、泻肝火、息肝风、散肝寒"的独特治疗方法。

1. 理肝气

彭教授认为理肝气法主要针对肝气郁滞者，慢性泌尿系感染患者病程日久，或多或少见有肝气郁滞，气行则水行，气升水自降。方用柴胡疏肝散、逍遥散加减。彭教授常用基本方：柴胡、芍药、白术、茯苓、泽泻、当归、陈皮、枳壳、冬葵子、甘草。方中柴胡疏肝解郁，调达肝气，为君药；茯苓、泽泻、冬葵子，利水渗湿、通淋泄浊，共为臣药；当归、芍药、白术、陈皮、枳壳，理气行滞、养血柔肝，是为佐药；甘草调和诸药，为使药。诸药相合，共奏疏肝行气、利尿通淋之功。若证兼寒象，加吴茱萸；证兼热象，加龙胆草、山栀；证兼痰者，加半夏、厚朴；证兼血瘀者，宜通血络，加川芎、桃仁、三棱、莪术等。

2. 泻肝火

彭教授认为泻肝火法主要适用于肝火旺盛者。彭教授认为火去则小便清，肝火一清自能利尿通淋，临床常用自拟紫安方加减。自拟紫安方基本组成：黄连、穿心莲、龙胆、焦山栀、苦参、紫草、枳壳、郁金。方中龙胆味苦大寒，能退肝经之邪热，除下焦之湿肿，为君药；黄连、穿心莲、焦山栀，泻火除烦，凉血解毒，通泻三焦之火，共为臣药；苦参、紫草，清热燥湿、凉血活血，是为佐药；枳壳、郁金行气解郁，可引药下行，为使药。诸药合用，既可泻肝火清湿热，又可利尿行水。

3. 息肝风

彭教授认为息肝风法主要适用于肝风内动者。此法重在镇肝息风，彭教授认为临床上症状表现为游移不定、抽搐、紧张等皆属风之变动，常选用镇肝熄风汤、旋覆代赭汤加减。彭教授常用基本方：旋覆花、代赭石、煅龙骨、煅牡蛎、龟板、磁石、石决明、珍珠母、白芍、瞿麦、萹蓄、龙葵、鬼针草、金钱草、凤尾草。方中旋覆花性温而能治结气、惊悸、胁下满，是为君药；代赭石、磁石、珍珠母、石决明、煅龙骨、煅牡蛎、龟板、白芍，平肝潜阳，安神定志，共为臣药；瞿麦、萹蓄利水通淋为使药。另彭教授加龙葵、金钱草、凤尾草、鬼针草以增强利湿通淋之效。全方重用矿石类药物，重镇安神。

4. 散肝寒

彭教授认为散肝寒法主要适用于寒凝肝脉者。此法重在温经散寒，临床上彭教授常用自拟胡芦巴方。其基本方组成：胡芦巴、补骨脂、熟附片、肉桂、苍术、白术、茯苓、橘核、荔枝核、枸橘、青皮。方中胡芦巴苦温下行，入肾、膀胱经，温阳祛寒，治腹胁满胀，寒疝冷瘕，为君药；补骨脂、熟附片、肉桂，补火助阳，散寒止痛共为臣药；苍术、白术、茯苓补气健脾、燥湿利水，橘核、荔枝核、枸橘、青皮疏肝破气，散寒止痛，共为佐药。若寒凝日久，则加用川乌、草乌以增强温阳散寒之效。

三、典型病例

患者，男，30岁，2016年5月23日初诊。

主诉：小腹与会阴部胀痛3年余，加重伴排尿灼热感1个月。患者3年前因大量饮酒后出现小便困难，伴排尿灼热感，淋漓不尽，经左氧氟沙星治疗后，排尿灼热感症状好转，但排尿困难症状仍有，后予哈乐等药物长期治疗，但症状反复不愈。1个月前患者因出差久坐，且食用辛辣食物，后再次出现排尿困难，尿道刺痛，排尿灼热感，自服哈乐后未见明显好转，遂至医院就诊。前列腺液检查：WBC 10个/HP，卵磷脂小体（＋）。尿常规：WBC（＋＋＋）。刻下：患者自觉小腹、睾丸、会阴部胀痛，排尿灼热，小便淋漓不尽，尿后滴白，夜尿2~3次，肛门灼热，排便不爽，舌红，苔白腻，脉弦。

疾病诊断：慢性前列腺炎。辨证：寒热错杂，湿阻下焦。治法：温经散寒，兼清湿热。处方：胡芦巴15g，补骨脂12g，熟附片15g，肉桂9g，苍术30g，白术30g，茯苓12g，橘核15g，荔枝核15g，枸橘15g，青皮15g，黄连9g，穿心莲12g，龙胆草9g，栀子15g，郁金12g，炒枳壳12g，苦参15g，川乌6g，草乌6g，生地20g，炙甘草6g。并嘱患者不吃辣、不喝酒、不久坐、不骑车等"四不"禁忌。

2016年6月6日二诊。患者小腹、睾丸胀痛减轻，排尿灼热感明显好转，但患者因出差，乘车久坐，导致小便困难，尿道刺痛，龟头痛痒。遂予自拟桂枝方（桂枝9 g，赤、白芍各12 g，知母9 g，垂盆草15 g）柔肝缓急止痛。

2016年7月4日三诊。患者小便刺痛、龟头痛痒症状减轻，但小便不利仍有，遂加半枝莲15 g，蒲公英15 g，车前子12 g以清利下焦湿热。后以上方随症加减连服6个月，患者小腹、会阴胀痛均消失，排尿困难、小便淋漓不尽明显好转，前列腺液、尿常规检查均正常。

2017年8月21日四诊。患者主要症状为尿频、尿急、尿等待、少腹胀满，精神情绪紧张时症状加重。前列腺液检查无异常。诊断：膀胱过度活动症。盖因肝气郁结，疏泄不利，遂予疏肝之法调之。拟方：当归9 g，柴胡9 g，白芍12 g，赤芍12 g，白术12 g，茯苓12 g，丹皮12 g，焦山栀12 g，炙甘草6 g，怀山药12 g，大枣10 g，穿山甲2 g，此方服药2周。

2017年9月4日五诊。患者情绪好转，少腹胀满好转，小便较前无明显改善，夜寐差，舌红，苔薄，脉弦。彭教授认为尿频、尿急、尿等待等症状为内风之变动，遂改用镇肝息风之法治之，处方：旋覆花15 g，代赭石15 g，煅龙骨15 g，煅牡蛎15 g，龟板15 g，磁石15 g，石决明15 g，珍珠母15 g，白芍12 g，瞿麦15 g，萹蓄15 g，龙葵15 g，鬼针草15 g，金钱草15 g，凤尾草15 g，当归9 g，酸枣仁9 g，茯神9 g，合欢皮15 g。服药1个月后随访，患者小便正常，情绪稳定，精神状态良好。

四、按语

该患者根据其病程主要可分为两个阶段：第一阶段为慢性前列腺炎，表现为小腹、会阴、睾丸局部胀痛和滴白等寒凝肝脉之证，以及小便淋漓不尽，排尿灼热，肛门灼热，排便不爽等湿热蕴结之证。治疗以寒热并用为大法，故方中附子、肉桂温热以散其寒，黄连、穿心莲、龙胆草苦寒以泄其热。第二阶段表现为膀胱过度活动症，以尿频、尿急和尿等待为特征。治疗多用疏肝理气之法，如若肝失疏泄日久，引动内风，则用镇肝息风之法。临床应用时须准确辨证，灵活应用。

参 考 文 献

［1］卓鹏伟，邵俞海，彭培初．彭培初治疗尿路感染的经验总结［J］.中医文献杂志，2015（3）：38－40.

［2］李菁华，刘镇，周龙珍．尿路感染患者的病原菌及其耐药性探讨［J］.中国当代医药，2014，21（6）：177－178.

［3］黄力，彭培初．彭培初治疗慢性泌尿道感染经验［J］.中医文献杂志，2007，25（1）：39－40.

［4］贾默然，彭煜．彭培初从肝论治泌尿系统疾病经验总结［J］.中医文献杂志，2018，36（2）：39－41.

皮持衡教授治疗慢性肾脏病经验

医家介绍：皮持衡，男，1940 年生，是首批全国名中医，全国名老中医专家学术经验继承优秀指导老师，国务院政府特殊津贴专家，第二、第三、第四、第五批全国名老中医药专家学术经验继承工作指导老师，首届全国中医药传承特别贡献奖获得者，全国名老中医药专家学术传承皮持衡工作室专家，江西中医药大学（附属医院）主任中医师、教授，博士生导师。皮持衡教授出生医药世家，自幼得中医熏陶，从事中医药临床、教育、科研工作 50 余年，学术造诣深厚，临床经验丰富，对中医内科病证及疑难杂病具有坚实的辨证施治功底，尤其擅长肾脏疾病的临床辨治。

一、皮持衡教授学术思想概括

皮持衡教授专注于肾系病证的研究近 40 年，颇有心得。在学术上，力荐"循古拓今"，师宗不泥古，主张博采众长，古为今用，致力发挥；在制方用药上，善用以补配消，以塞配通，以温配清，以降配升，以敛配散，致力"古方新用"。并创造性提出肾病"五论"学术思想，广泛运用临床，疗效独特。为进一步挖掘名老中医学术思想及临证经验，特将其整理如下。

二、皮持衡教授治疗慢性肾脏病经验整理

（一）慢性肾脏病病机要素："虚、湿、瘀、毒"

1. "虚"的论治

皮老认为，虚是慢性肾脏病发病始因。慢性肾脏病为多种肾系疾病迁延不愈发展而来，久病正虚，导致脾肾为主的多脏腑亏虚、气血精液亏损或功能异常甚至衰竭。因此对慢性肾脏病的补虚治疗尤当注重脾肾，脾肾健旺，气化得行，湿浊、尿毒得以排泄，水谷精微方能化生气血。临床上，皮老常根据脾肾虚损偏重而遣方用药略有不同：脾虚失运突出时，用七味白术散、补中益气汤，或玉屏风散合四君子汤益气健脾为主；肾气（阳）虚为主者，用金匮肾气丸、金水宝或五子衍宗汤合参芪地黄汤等补肾气（阳）为主；

肾气阴两虚者，用参芪地黄汤、归芪地黄汤加减益肾养阴；肾阴虚者用知柏地黄汤或六味地黄汤加减滋养肾阴；脾肾俱损者，常用补中益气汤合六味地黄汤、七味白术散合六味地黄汤、玉屏风散合六味地黄汤等脾肾双补；若肝肾阴虚者，则用一贯煎加减滋养肝肾。

皮老认为从虚论治还应注意以下几个方面：①需调养肺卫，防治外邪侵扰，临床常用玉屏风散、黄芪五物汤、圣愈汤加减或用金水宝调服；②需遵循治本当缓的原则，慢性肾脏病难于一补即成，需每取缓效，恢复脏腑功能；③注重阴阳平调，常在补阴同时佐以补阳，补阳的同时佐以补阴。

2. "湿"的论治

皮老认为，慢性肾脏病固然以虚为本，但邪实的阻滞、结聚、干扰对其发展变化的作用同样重要，其中尤以湿为最。湿在慢性肾脏病中，既可由外感受，又可在病变过程中自内产生，两者交互作用于机体，影响脾肾功能。慢性肾脏病"水湿"的停聚与脾肾气化不利密切相关，临床表现为不同程度水肿、胸腹水、口中异味、口黏不欲饮等。皮老认为湿有四大特点：①易耗伤阳气，加重正虚；②致病具有弥漫性；③致病缠绵难愈性；④易致痰、瘀化生。

对于水湿的治疗，皮老主张以健脾益肾为主，注重脾肾的气化功能，脾肾健旺则水湿得以气化。皮老治疗水湿常用方有五苓散、实脾饮、真武汤、附子汤。在治疗过程中，皮老认为首先需辨清部位，上焦湿邪采用芳香化湿，常用藿朴夏苓汤；中焦湿邪应予醒脾化湿或燥湿，常用参苓白术散加减，若湿邪化热，采用苦寒燥湿之法，常选用黄连温胆汤加减；下焦湿邪当以淡渗利湿、分清泌浊、振奋真阳，方选真武汤加减。湿邪产生乃阴盛阳虚，常常以温药助之。在除湿的同时，需健脾益肾，以消生湿之源。因湿易夹痰化瘀，故行湿化瘀贯穿始终，常选三仁汤佐以丹参、川芎等加减。风药祛湿，慢性肾脏病湿邪偏胜，常常在辨证的基础上佐入一二味风药，如防风、徐长卿等。

3. "瘀"的论治

瘀既是慢性肾脏病的病理产物又为致病因素。皮老认为慢性肾脏病的发生发展离不开瘀。气血阴阳亏虚皆可致瘀。气虚无力行血，血液运行迟缓、滞涩而化瘀。阳虚则易生内寒，寒凝血滞而生瘀；阴血亏虚则血脉亏少，血行涩滞而致瘀，阴虚火旺，阴血受灼而黏稠，血行畅而致瘀。因此活血化瘀势在必行，宜早期、全程应用。血瘀轻者，治宜和营通络，重者治宜活血化瘀。

皮老对于慢性肾脏病中化瘀法的具体应用如下：①温经活血，助阳化气，用于脾肾气阳虚兼有瘀血征象者，在温补脾肾基础上加用通阳活血之品，如桂枝、川芎、肉桂等；②活血利水，用于顽固性水肿明显者，取"血行水亦行"之意，如泽兰、益母草、马鞭草等；③滋阴活血，用于肝肾阴亏患者，在滋养肝肾基础上加用养阴活血之品，如丹参、鸡血藤等；④解毒化瘀，用于瘀毒内聚者，如生大黄、半边莲、半枝莲、六月雪、茜草等。

4. "毒"的论治

"毒"有内外之别，"毒"可内生，也可外受。慢性肾脏病尤其晚期患者脾肾功能衰败，脾不能化气行水，水湿内停，清者不升而漏泄，浊者不降而内聚，蕴积成毒。湿与毒常相兼，是加速脏腑虚损、阴阳失调的两大因素。湿毒蕴积，气机受阻，血行涩滞，脏腑失养，脾肾功能衰败，精气血化生障碍，终致三焦壅滞，脏腑衰竭，危及生命，故泄浊解毒、稳定机体内环境在慢性肾衰竭治疗中尤为关键。

皮老认为"毒"的论治应注意以下几点。①注重益气祛毒，脏腑虚衰是毒邪久留不去的重要原因，临证时当灵活辨证用药，扶正与排毒共举。②解毒泄毒贯穿全程，在慢性肾脏病的不同阶段，可采用不同解毒排毒法。慢性肾脏病1~2期以益气祛毒为主，慢性肾脏病3~4期以化湿泄毒、化瘀解毒为主，慢性肾脏病5期以通腑泄毒为主。③应内外结合治疗，在服用中药的同时，予中药灌肠，排除湿毒、瘀毒，尤其是慢性肾脏病3~5期，灌肠常用肾药Ⅲ号方或尿毒清。④交替用药，慢性肾脏病病机较为复杂，一组处方往往难以面面俱到，常用两组方剂隔日或隔周给药。

（二）一体化综合治疗与治法交替理论

1. 一体化综合治疗

皮老认为，慢性肾脏病病程长，病情错综复杂，必须兼顾多脏腑，祛邪与扶正并行，对于此单纯的汤药制剂已不能满足病情的需要，故皮持衡教授提出多途径的治疗方法，如口服汤药合用中成药制剂、口服汤药合用静脉给药、口服汤药合用保留灌肠，病情较重者常选用口服汤药、静脉给药、保留灌肠3种治疗方法同用，其疗效往往能数倍于单一途径的治疗。临床尚有部分患者可选用针灸、穴位敷贴、中药熏蒸等外治法，亦能获良效。

2. 治疗交替理论

慢性肾脏病发展过程中"虚、湿、瘀、毒"共同构成慢性肾脏病四大病理机制，四大因素相互影响，互为因果。"虚"可导致水湿停积，血行涩滞，尿毒蕴积；"湿"可阻碍血行，损伤脏腑，衍生湿毒；"瘀"则造成脏腑失养，水湿停滞，尿毒内聚；"毒"则耗伤正气，留滞水湿，阻碍血运，其中虚为始动因素，湿、瘀、毒是虚形成的重要病理产物，又加重正气的亏损。《素问·标本病传论》有云："间者并行，甚者独行。"基于此，皮老提出交替治疗的原则，临床常须顾护正气，又必须同时祛邪气，处方用药较棘手，往往在一组处方中难以面面俱到，故皮老采用交替疗法：据其正虚邪实的偏胜偏衰而采用或补泄交替，扶正祛邪；或敛散交替，摄精散邪；或养阴与温阳交替，调整阴阳；或升降交替，疏利气机。这些交替治疗常获得较满意的疗效。如治疗原发性肾病综合征之低蛋白水肿，常选用益气养血之十全大补汤合利水通阳之五苓散；慢性肾炎综合征之顽固性蛋白尿、血尿，常选用益气填精之玉屏五子衍宗丸合用化瘀散滞之血府逐瘀汤；以及在慢性肾衰竭"三仁肾衰泄浊方案"中的养血化瘀之田七粉制剂与通腑泄浊之肾衰泄浊汤的合用亦是交替疗法的体现。

三、典型病例

患者，男，54 岁，2016 年 12 月 10 日初诊，主诉反复双下肢水肿 10 余年，伴恶心呕吐 1 个月。症见：恶心呕吐，面目及双下肢水肿，形寒怕冷，纳差，寐安，大便日行 2 次，先干后稀，夜尿多，舌淡红、苔黄腻中有裂纹，脉弦滑。辅助检查：尿蛋白（＋＋），潜血（＋），血肌酐 408.21 μmol/L，尿素氮 14.01 mmol/L，尿酸 450.32 μmol/L。

中医诊断为关格，证型为脾肾阳虚，湿浊内壅。治以温补脾肾、泄浊化湿。处方一：选用三仁汤加减化裁。药用：杏仁 10 g，豆蔻（后下）10 g，薏苡仁 30 g，法半夏 10 g，通草 6 g，竹叶 10 g，乌贼骨 20 g，茜草 9 g，当归 15 g，川芎 20 g，肉苁蓉 15 g，巴戟天 15 g。28 剂，水煎服，两日 1 剂。处方二：肾衰泄浊汤（皮老院内制剂）150 mL，每日 1 包；复方丹参滴丸 10 粒，每日 3 次；三七粉 1.5 g，冲服，每日 2 次。2017 年 1 月 6 日二诊，患者恶心呕吐较前明显缓解，颜面部、双下肢水肿减轻，仍形寒怕冷，感乏力，心悸，食欲改善，寐安，夜尿 3～4 次，舌淡红略黯，苔薄黄根厚腻，脉弦滑。辅助检查：尿蛋白（＋），潜血（＋），血肌酐 366.30 μmol/L，尿素氮 11.30 mmol/L，尿酸 410.50 μmol/L。患者症状和化验指标均较前改善，效方不换，加淫羊藿 15 g，继续服用 28 剂。2017 年 2 月 6 日三诊，患者已无恶心呕吐，面目及双下肢无水肿，纳可，寐安，稍乏力，心悸，夜尿3次，大便成形，日3次，舌淡红，苔薄黄，脉缓滑。辅助检查：尿蛋白（±），潜血（＋），血肌酐321.00 μmol/L，尿素氮10.20 mmol/L，尿酸401.51 μmol/L，患者症状较前改善，将化裁三仁汤为十全大补汤，药用：党参15 g，黄芪30 g，肉桂3 g，熟地10 g，白芍10 g，当归15 g，川芎10 g，茯苓20 g，白术10 g，炙甘草6 g，生姜3片，大枣5枚，28剂，继续服用肾衰泄浊汤、丹参滴丸及三七粉。

四、按语

皮老认为慢性肾脏病病机离不开"虚、湿、瘀、毒"，临床单纯由一种病因引起的慢性肾脏病较少见，常见"虚、湿、瘀、毒"夹杂，因此需要严密监测患者病情，辨证论治。本案患者起病隐匿，中医辨证属脾肾阳虚，湿浊内蕴，故予三仁汤化裁温阳泄浊，因湿滞日久，阻碍血行，配合丹参滴丸、田七粉活血通络，肾衰泄浊汤通腑泄毒，使湿浊得化，瘀毒得祛。二诊患者症状改善，但仍有怕冷，证见阳虚，故加用淫羊藿补肾助阳。三诊患者湿浊、瘀毒明显消退，自觉乏力，标证已缓，需固其本，故予十全大补汤补益精血。

参 考 文 献

[1] 李福生，王茂泓，吴国庆，等. 皮持衡肾病"五论"学术思想浅析 [J]. 中华中医药杂志，2019，34（10）：4649-4651.

[2] 张慧. 皮持衡教授诊治慢性肾衰竭的临床经验 [J]. 中国中西医结合肾病杂志，2004，5（2）：68-71.

[3] 沈金峰，胡芳，晏子友，等. 皮持衡治疗慢性肾脏病经验总结 [J]. 辽宁中医杂志，2020，47（2）：53-55.

[4] 吴国庆，皮持衡. 皮持衡教授治疗慢性肾衰竭经验 [J]. 亚太传统医药，2020，16（3）：90-92.

乔成林教授治疗慢性肾脏病经验

医家介绍： 乔成林，男，主任医师，全国第五批老中医药专家学术经验继承人指导老师，陕西省首届名中医，陕西省第二批老中医药专家学术经验继承工作指导老师，陕西省中医药学会名老中医药专家学术委员会副主任委员。从事中医临床医、教、研工作40余载，尤其对肾脏疾病诊治有较深的造诣。

一、乔成林教授学术思想概括

乔老擅长运用宏观与微观相结合、辨病与辨证相结合、中医与西医相结合的方法诊治肾脏疾病及内科疑难杂症。乔老认为脾肾两虚为慢性肾脏病的发病之本，湿浊水毒潴留贯穿慢性肾脏病发生发展的始终，提出了"治水必先温通"的学术思想。

二、乔成林教授治疗慢性肾脏病经验整理

（一）湿邪贯穿慢性肾脏病发展的始终

乔老认为，湿邪是慢性肾脏病主要内在的病理致病因素，因此利湿法贯穿治疗的始终。从湿论治慢性肾脏病过程中，必须虚实兼顾、方可祛邪而不伤正，扶正而不留邪，达到标本兼顾、治病求本的原则。运用清热利湿法、祛风利湿法、健脾利湿法治疗慢性肾脏病疗效显著。

1. 清利湿热法

乔老认为，清利湿热法适用于慢性肾脏病湿热并重者。《素问·六元正纪大论》指出："湿淫以内，治以苦热。"湿为土气，苦、热皆能燥湿，淡能渗湿。湿热之湿，以苦燥之；湿濡之肿，以淡泄之。症见周身乏困，胸腹胀闷，纳差，舌苔黄腻，脉滑数，乔老常选用薏苡仁、白豆蔻、砂仁、苍术、白花蛇舌草等淡渗中焦湿热之品；症见小便淋漓灼热，小便黏浊，大便不爽，或妇科带下阴痒，选用土茯苓、蒲公英、石韦等清下焦湿热之品，酌加萹蓄、白茅根、车前子等利湿通淋药物，使湿热病邪有去路。

2. 祛风利湿法

乔老认为，"风为百病之长"，风邪轻扬向上，易与外感病邪相合为病。慢性肾脏病患者多有湿邪夙根，易感外邪，肺失宣肃，输布精微失常；风邪客于肾脏，损伤肾气，精微下泄，形成蛋白尿，发为肾脏病。临证中，此类疾病患者多见有发热、咽痛、咳嗽、咳痰，颜面眼睑水肿明显，舌红苔黄腻，脉滑数。乔老多选用连翘、鱼腥草、金荞麦、桔梗、蝉蜕、荆芥、防风等祛风利湿宣肺之品。同时，乔老认为，肺肾两脏，金水相生，临证中应当顾护肺为"娇脏"，不耐寒热，对于本法用药当滋润，宜温化。

3. 健脾利湿法

乔老认为，湿为阴邪，损耗阳气，阻滞气机，脾喜燥恶湿，因此湿邪最易损伤中阳。临床上，慢性肾脏病患者病情易见反复，迁延不愈，倦怠乏力，面色淡白，纳食欠佳，尿少水肿，或者长期服用糖皮质激素、免疫抑制剂等药，若有口黏明显者，多为脾有湿邪或湿邪困脾之病机，《素问·至真要大论》有云："诸湿肿满，皆属于脾"，治法当健脾利湿。乔老常以黄芪五苓散为主方，选用党参、黄芪、白术、茯苓、泽泻等健脾益气之品配苍术、薏苡仁、藿香、薄荷芳香化湿之药，临证屡屡取效。

（二）重视补益脾肾在慢性肾脏病中的重要作用

人体水液输布和排泄正常与肺、脾、肾各司其职及三焦、膀胱气化功能相互配合密切相关。肾脾两脏为先后天之本，生理上相互资助促进，病理上亦相互影响，脾肾两脏功能不和则百病丛生。脾运化水谷精微正常，机体方能润养吸收健全；反之，谷精不循常道，气血生化无源，水湿内聚，发为水肿。肾为水脏，是机体调节水液的重要脏腑。脾阳赖肾水濡润，且脾阳根于肾阳。若脾虚化生不足，无力充养先天，则肾之气化也难以为继。日久脾肾两脏虚损为甚，水湿浊瘀错综复杂，致机体内环境紊乱，产生各种变证，甚至发展为肾衰、溺毒、关格等死证危候。对此，乔老明确指出脾肾两虚是慢性肾脏病的核心病机。脾肾两脏相互影响，互为因果，是慢性肾脏病发生发展中最重要的内在因素。

乔老指出，慢性肾脏病病变脏腑责之脾肾，脾虚失运，肾气失司，水湿内停是本病的关键病机。并提出"治水必先化气，化气必先温通"的理论，以经方五苓散为基础，自拟黄芪五苓散健脾益气、化湿利水。药物组成：黄芪、茯苓、白术、桂枝、猪苓、泽泻、益母草。

乔老临证时根据药性的四气五味，将调补脾肾贯彻慢性肾脏病治疗的始终。若脾肾亏虚，伤及阳分，常选用药：熟地、怀山药、附子、肉桂、黄芪。熟地滋补肾阴，益精补髓；怀山药药性甘平，补脾阴，固精微；附子温通内外，上益心脾阳气，下补命门真火；肉桂壮元阳，暖脾土；黄芪温中健脾，益气升阳。乔老在临证时辨证用药，脾肾共补，旨在强调补益脾肾之本。

三、病案举隅

患者，男，39 岁，2012 年 10 月 19 日初诊。患者确诊慢性肾炎病史 9 年，先后在北京、上海及西安等多家医院就诊，采用中西医结合治疗，曾服用中剂量激素联合雷公藤多苷片，但均疗效不佳。自诉检查尿常规：蛋白（＋＋～＋＋＋），隐血（＋＋＋）。症见：尿中有泡沫，无尿痛及肉眼血尿，无腰痛，食纳欠佳，倦怠喜卧，大便日 1 次，舌质红，苔黄腻，脉濡数。查体：血压 120/90 mmHg，精神一般，形体较胖，咽部稍有充血，双肺呼吸音清，两肺未闻及干湿性啰音，心界不大，心率 62 次/分，律齐，腹部平坦，肝脾肋下未触及，双肾区叩击痛阴性，双下肢无凹陷性水肿。尿常规：隐血（＋＋＋），蛋白（＋＋＋），红细胞 1548 个/HP。中医诊断：尿浊（脾肾亏虚，湿热内蕴）。西医诊断：慢性肾小球肾炎，轻度脂肪肝，高脂血症。治法：健脾益肾、清热化湿。药用：黄芪 60 g，白术 15 g，鱼腥草 15 g，桔梗 10 g，怀牛膝 15 g，苍术 10 g，薏苡仁 25 g，白豆蔻 20 g，白花蛇舌草 20 g，山楂 20 g，茯苓 15 g，芡实 15 g，石韦 15 g，陈皮 8 g，每日 1 剂，水煎服。服 14 剂后患者自诉症状明显好转，尿中无泡沫，复查尿常规：蛋白（±），隐血（＋＋），红细胞 214 个/HP。原方调整用药：去鱼腥草，苍术加至 15 g，每日 1 剂，水煎服。服 21 剂。三诊，患者精神状况佳，复查尿常规：蛋白（±），隐血（＋），红细胞 42 个/HP，考虑治疗有效，效不更方，并嘱优质精蛋白饮食。之后患者多次复查尿常规：蛋白（±），红细胞（±），坚持服药。随访至今，尿常规正常。

四、按语

本例患者以慢性肾炎蛋白尿为临床症状，合并脂肪肝、高脂血症，临证有泡沫尿，纳食差，倦怠喜卧，舌质红苔黄腻，脉濡数，病程较长。乔成林教授认为辨证属脾肾亏虚，湿热内蕴，处方中黄芪、白术、茯苓补脾益气，鱼腥草、桔梗祛风利湿，苍术、薏苡仁、白豆蔻、白花蛇舌草淡渗中焦湿邪，石韦清利下焦湿邪，牛膝活血利湿，与桔梗相配伍，一宣一降，有利升清降浊，开阖有度，山楂、陈皮理气健胃，有助药物祛湿而不伤正，达到标本兼顾，治病求本的辨治原则。全方顾护脾肾两脏，贯穿化湿于治疗始终，用药全面，紧扣病证，故疗效显著。

参 考 文 献

［1］董盛，吴喜利．乔成林从湿论治慢性肾炎蛋白尿经验［J］.辽宁中医杂志，2013，40（10）：1986－1987.

［2］董盛，吴喜利，田杨．乔成林治疗肾病水肿学术思想探析［J］.中国中医药信息杂志，2015，22（1）：111－112.

任继学教授治疗慢性肾风经验

医家介绍： 任继学，男，1926 年生，长春中医药大学终身教授、博士研究生导师，1990 年被国家确认为首批、二批、三批全国老中医药专家学术经验继承工作指导老师，享受国务院政府特殊津贴，2009 年被授予"国医大师"荣誉称号。从事中医脑病、心病、肾病的研究，是中医急诊学的开拓者之一，创建了中医急症医学体系。主编我国急诊第一部规划教材《中医急诊学》，专著有《悬壶漫录》《任继学经验集》。

一、任继学教授学术思想概括

任继学教授曾先后提出肺胀、胆胀、虚损性肾衰、急性肾风、慢性肾风等 20 余种病名及系统的辨证论治理论。治疗急性中风，其认为病机为"气血逆乱、痰瘀内结，水毒害脑髓元神"，创立了"破血行瘀，泄热醒神，化痰开窍"的治则。而在肾病方面，任老提出"虚损性肾衰"的观点，善用"益肾化浊"之法治疗慢性肾衰。其在治疗慢性肾风方面尤有独到之处。

二、任继学教授治疗慢性肾风经验整理

《素问·奇病论》："病生在肾，名为肾风"，指出肾风证之病位在肾；其病象见于《素问·风论》中："肾风之状，多汗恶风，面庞然浮肿，脊痛不能正立，其色炲，隐曲不利，诊在肌上，其色黑"。

任教授认为慢性肾风相当于慢性肾小球肾炎及部分肾病综合征，病程长，难治愈。

（一）任教授提出肾风当辨证论治

1. 水湿肿满

症见颜面虚浮，目下如卧蚕状，下肢水肿，按之凹陷，甚则腹大如鼓，按之如囊裹水，尿少，大便多溏，或喘息咳唾，胸胁痛，重者喘急不能平卧，舌体多胖大，质淡，苔白润滑，脉多沉缓或沉迟，治宜补精益脾，理气利水，方用鲤鱼汤（任氏经验方）。活鲤鱼尾（约 50 g，去头、鳞片、内

脏），大蒜头 1 个，胡椒 5 g，茶叶、桂枝、生白术、泽泻、陈皮、大腹皮、砂仁各 15 g，生姜 10 g，土茯苓 50～100 g。若阳虚明显，畏寒甚者，加炮附子、干姜，桂枝易为肉桂；喘促甚者加炒葶苈子、大枣、白芥子。共煎后，吃鱼喝汤。

2. 浊毒瘀结

症见面色灰白或灰黄，内罩青色，肉轮黯滞，皮肤瘙痒，纳谷不馨，恶心欲呕，腰酸痛，小便少，舌质淡而隐青，苔白腻浊，脉沉缓无力或沉弦，治宜泄浊解毒，益肾通络，方用泄浊解毒汤（任氏经验方）。土茯苓 100～200 g，佩兰、丝瓜络、地肤子、地龙、丹参、清半夏、白豆蔻、草果仁、建曲各 15 g，干姜 10 g。若阳虚明显，加炮附子、肉桂、巴戟天、淫羊藿；湿郁化热，加姜汁炒黄连、炙枇杷叶、芦根；兼有风眩，加羚羊角、玳瑁、生杜仲、莱菔子，水煎服。

3. 阳虚瘀浊

症见全身畏寒，背脊尤甚，腰酸冷，四肢欠温，口淡纳呆，脘腹不舒，按之腹软而满，眼睑黑黯，面色黄而少华，舌红，两侧有少许瘀斑，苔白，脉沉弦迟有力，或沉紧，治宜温阳透络，理脾益肾，方用渗浊汤（任氏经验方）。炮附子 5～15 g，肉桂 10 g，烫水蛭 3～5 g，土茯苓 100～200 g，沉香曲 10～15 g，生白术、胡芦巴、马鞭草、九香虫、姜汁、炒厚朴各 15 g，水煎服。

（二）任教授治疗慢性肾风的验方

（1）镜检潜血不消，加用增损珀散（任氏经验方）：琥珀 50 g，珍珠粉、象皮炭各 60 g，水蛭 30 g，共研为细末，每次 3 g，8 小时一次。

（2）尿少或尿闭，身浮肿者，可外用利尿膏，药用白胡椒粉 2 g，白商陆粉 10 g，真麝香少许，共为末，以蜂蜜适量调和，外敷神阙穴（肚脐），即可利尿。亦可采用《验方新编》中的方法：甘遂末 2 g，水调后敷于脐下 1 寸 3 分处，又以甘草节煎汤内服。

（3）肾功能有损害，可辅以外治，药用胡芦巴、丹参、红花、羌活各 15 g，川断 10 g，巴戟天、天葵子各 20 g，土木鳖子（去油、去壳）1 个，共研为细末，用蜂蜜调和后敷于双肾俞穴 6～8 小时，对恢复肾功能有一定的作用。

（4）呈血瘀证之状，瘀血内结为主者，可用牛骨髓 30 g，大枣 3 枚，西洋参 10 g，黄精 15 g，煎汤送服大黄䗪虫丸 1 粒，每日 2 次。

（5）恶心呕吐不止者，用吴茱萸粉、蜂蜜适量，调敷两足涌泉穴，吐可自止。

（6）风头眩，高血压所致眩晕，用降压汤泡脚。该方组成：附子、吴茱萸、罗布麻、茺蔚子各 15 g，透骨草 30 g，水煎成 2000 mL，早晨泡 20 分钟，晚上泡 30 分钟。

（7）咽喉红肿疼痛者，用紫金锭 1～2 锭内服，每日 2 次。或用六神丸，每次 3～6 粒，每日 1 次含服。肿痛不消者，用棉签蘸八宝红灵丹细末适量涂于咽喉内肿大之喉核。

（8）如常易感冒及表虚自汗，可用桂枝汤加金荞麦 20 g，鸭跖草、土牛膝各 15 g，水煎服。

（9）取玉米须 50 g，加水 600 mL，煎 20 分钟，代茶饮，坚持长期服用，有较好的消肿和消除尿蛋白作用。

（10）若由病毒性肝炎所致肾风者，可用醋柴胡、溪黄草、木馒头、马鞭草、女贞子各 15 g，垂盆草 15～30 g，紫草茸 5 g，生麦芽 30～50 g，土茯苓 100～200 g，黄精 20 g，生茅根 60～100 g，五味子 10 g，水煎服。

（三）任教授独创喉肾相关理论

1. 感受外邪是喉肾相关的启动因子

形成慢性肾风喉肾相关证的外因有二：一是邪毒从皮毛、玄府而入；二是邪毒从口鼻而入，结于咽喉，形成乳蛾，迁延不愈。外感邪毒可为风寒或风热之邪，风为阳邪，其性散上；寒湿为阴邪，其性敛降亲和于下。肾风初起，先伤皮腠，进而内束于肺，渐致湿引邪降，下移于肾，此为"肺移邪于肾"之理。邪者为毒，内伏于肾，肾气受伤，封藏失职，则精气外泄。皮毛内合于肺，少阴肾脉注肺中，循喉咙，挟舌本，故邪毒侵袭肺卫，从气血之道侵犯于肾，形成伏邪，久而为毒，诱发本病。

2. 经络连属是喉肾相关的物质基础

任教授以为慢性肾风除了腰酸痛症状外，还可见到热伏咽喉、瘀毒阻络所导致的咽喉部症状、体征，如咽干咽痛、咽部红赤、喉核肿大。临床上，许多慢性肾风患者咽喉两侧、后壁脉络瘀滞，呈现红赤或绯红色，甚者红肿，久久不去。

3. 肾脏体用俱损是喉肾相关的病理结局

肾气受害，肾精受伤，久则肾之体用俱损。体损经络、血脉、毛脉、缠络、结络发生逆变，膜络失去肾气固护，命门不能温润膜络，毛脉无力固血，血液外渗，则为血尿；肾命水火失用失统，封藏功能发生障碍，水精不得内藏而外漏，下注膀胱随尿液而出是为蛋白尿。病久毒剧，肾之藏真受伤，故其证为重、为虚、为衰，充分体现了古人所谓"伤风不醒变成劳"之意。

任教授提出望咽喉诊法，当注意观察咽喉色泽形态变化和有无脓点，具体包括咽喉部肿与不肿、色泽的深与浅、鲜明与晦暗、有无脉络瘀滞等。咽喉深红肿痛，色泽鲜明，甚则有黄白脓腐点，提示热毒壅盛；咽喉肿痛不显，色泽红嫩，提示久病正虚，多由肾阴亏虚、虚火上炎所致；咽喉色泽浅淡晦暗，肿痛不显，提示少阴肾气不足，无力抗邪；咽喉部暗红而脉络瘀滞，提示血瘀较重。

三、任继学教授病案举隅

患者，男，45 岁，于 2003 年 2 月 12 日初诊。因腰酸乏力 2 年就诊。2 年前出现腰酸乏力，于某西医院诊为"慢性肾小球肾炎"。经中西医治疗未见明显好转。诊见：自觉腰酸，乏力，五心烦热，印堂红，晨起眼睑沉重感，食少纳果，咽部色红，舌质紫黯少苔，两侧有瘀斑，脉沉弦而涩。查尿常规：BLD（+），PRO（+）。肾功能及肾脏 B 超正常。西医诊断：慢性肾小球肾炎；中医诊断：慢性肾风。证属脾肾阴虚，脉络瘀滞。治宜滋阴理脾，活络破瘀。药用刘寄奴 15 g，生茅根 60 g，马勃、紫荆皮各 15 g，土茯苓 200 g，爵床 20 g，白豆蔻 15 g，山萸肉 20 g，杜仲炭、泽兰各 15 g，怀牛膝 20 g，当归尾 15 g。4 剂。1 个月后复查尿常规：PRO（−），BLD（+）；5 个月后再次查尿常规：PRO（−），BLD（−），体力增强，继续对症巩固治疗。

四、按语

患者腰酸、乏力、烦热、咽部色红，辅查见尿隐血、尿蛋白，舌质紫黯少苔，两侧有瘀斑，脉沉弦而涩，任老认为属慢性肾风范畴，辨证当为脾肾阴虚，脉络瘀滞。本方以刘寄奴为君，透络逐瘀，瘀散血止，辅以生茅根清热止血，马勃解毒利咽，紫荆皮活血通经，土茯苓解毒除湿等，余诸药搭配共奏滋阴理脾，活络破瘀之功。尿血与瘀滞在肾风中互为因果，肾风日久，由气及血肾络痹阻而致瘀。慢性肾风患者，常有面及唇色晦暗，舌质紫黯或有瘀斑等症，为血滞肾络，滞则不行，不行则瘀。任老善用刘寄奴通络散瘀。

参 考 文 献

[1] 李蔚，孙伟. 国医大师任继学治疗肾风及肾劳经验撷萃 [J]. 中国中医急症，2012，21（2）：203，234.

[2] 杨利. 任继学治疗肾风证述要 [J]. 浙江中医杂志，2001，36（12）：510–511.

[3] 刘艳华，任喜洁，王健，等. 任继学应用喉肾相关理论诊治慢性肾风经验 [J]. 中医杂志，2015，56（4）：283–285.

[4] 宫晓燕，任喜洁，刘艳华. 任继学教授治肾风用药经验撷菁 [J]. 中医药学刊，2003，21（12）：1989，1995.

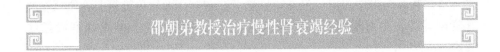

邵朝弟教授治疗慢性肾衰竭经验

医家介绍： 邵朝弟，女，主任中医师。湖北省中医院主任医师，全国著名中医肾病专家，从医 50 余载，在长期的临床、教学和科研工作中形成了独特的学术理论和思想。

慢性肾衰竭（chronic renal failure，CRF）是指慢性肾脏病引起的肾小球滤过率下降及与此相关的代谢紊乱和临床症状组成的综合征，其多呈进行性发展，终末期需肾脏替代治疗或肾移植维持患者生命。该病西医治疗存在医疗费用昂贵、不良反应多、肾源严重不足的现象，而运用中医药早期介入治疗不仅疗效显著，而且价格相对低廉。邵朝弟教授对肾脏病的诊治颇有心得，现将其治疗慢性肾衰竭的经验整理如下。

一、审证求因，明确病机

邵教授认为该病病程较长，证候复杂多变，但归根结底其基本病机为本虚标实。本虚乃以脾肾亏虚为主，亦可涉及心、肺、肝等多脏，主要表现为气血阴阳的虚损；标实则指水湿、浊毒、瘀血为患。正气亏虚不能运化津液，故而内生水湿，水湿日久蕴而成为浊毒，亦有气滞血瘀而成瘀血者，水湿、浊毒、瘀血既为该病的病理产物，又是促使该病进行性加重的病理因素。

二、分阶治疗，攻补有异

邵教授指出"正虚邪实"贯穿 CRF 的始终，疾病的发展阶段不同，治疗方法亦不同。CRF 初发乃正气稍虚、邪实有余，治疗以祛邪为要；病程过半，邪正胶着，治当扶正固本，兼以祛邪；疾病后期正气亏虚、邪气亦存，则应全力扶正以祛邪。治疗疾病当分轻重缓急，固然正邪共存，但在急性发病期或在慢性迁延期病情突然加重时，当以治疗标实证为主，待病情稳定后再转以补益之法固本，否则水湿、浊毒、瘀血等病理产物会进一步壅堵气机，使水液循行之通路闭塞，水湿为患更甚，邪无出路则诱发水肿、饮证等疾患，或脉络闭阻导致积聚、癥瘕或出血等症状的出现，使病情更为复杂。而在病情稳定期病理产物不甚明显，主要表现在脏器虚损方面，则适合益气补肾、调理脾胃以固本培元。

三、以肾为本，重视脾胃

邵教授认为该病病位在肾，但与脾胃关系尤为密切。肾藏精，为先天之本，脾胃为气血化生之源，乃为后天之本。脾胃摄纳水谷精微以濡养肾脏，使肾精化生有源、肾气充沛，继而保证其生理功能的实现；而脾胃升降有序、分清降浊功能的正常运行又有赖于肾气和肾阴、肾阳的资助和调节；再者，肾主水，脾主运化，津液的正常输布需两者相互协调才能实现，可以说肾和脾胃在功能上相辅相成，在病理上相互影响。虽然 CRF 病本在肾，但古语有云："平人之常气禀于胃，胃者平人之常气也，人无胃气曰逆，逆者死。"故邵教授十分重视脾胃功能，一直遵循"补后天以实先天"的治疗原则。《景岳全书》亦言："是以水谷之海本赖先天为之主，而精血之海又赖后天为之资。故人之自生至老，凡先天之不足者，但得后天培养之力，则补天之功亦可居其强半。"此法虽不直接补肾而实则亦治肾矣。临床上以气虚为主者邵教授常用四君子汤、参苓白术散等健脾益气，以血虚为主者则多使用四物汤、归脾汤等益气健脾补血，使气旺血生，补益后天以养先天，达到间接补益肾脏的目的。

四、病证结合，中西并重

CRF 可由多种疾病发展而来，早期症状多不明显，但是该病发展到中、晚期症状逐渐增多，同时可能合并多种并发症，如高血压病、电解质紊乱、肾性贫血、肾性骨病等。邵教授指出在该病早期主要以中药健脾益肾为主，肾气充沛、脾气健运则水路通调、气机通畅，故无湿可生、无血可瘀；有高血压病者，根据血压情况可辅以西药降压治疗。而该病中期多表现为水肿和消化道症状，脾肾渐虚，气滞水停则生水湿，日久不化而成浊毒，气滞血瘀则为瘀血。治疗上一方面需化湿、泄浊、活血化瘀等对症治疗；另一方面则要补益脾肾增强正气以达到祛邪的目的；同时应配合西医手段纠正高血压病、电解质紊乱及肾性贫血等疾病。到该病终末期，脾肾亏虚不堪，水湿、浊毒、瘀血胶着不化，正虚邪实已久，即使全力健脾补肾收效亦微，建议患者及时行肾脏替代治疗，如血液透析和腹膜透析，有条件者可考虑肾移植。

邵教授强调中医药治疗早中期 CRF 疗效显著，但随着病情的进展后期疗效不尽人意，所以在该病的治疗上有必要中西医结合，优势互补，最大限度改善患者症状，并提高其生活质量。

五、典型病例

患者，女，45 岁，发现血肌酐升高 3 年余。初诊时间：2016 年 4 月 22 日。患者双下肢水肿，恶心欲吐，纳差，身软乏力，头晕，时有胸闷，夜尿 3~4 次。舌质红，苔薄黄，脉沉。查体：血压 160/100 mmHg，双下肢凹陷性水肿。既往有高血压病病史 5 年。查肾功能：血肌酐 335 μmol/L，尿素氮 12.8 mmol/L，血尿酸 465 μmol/L；尿常规：潜血（+），尿蛋白（++）。西医诊断：慢性肾衰竭。中医诊断：虚劳，辨证为脾肾亏虚，浊邪上犯。治则：益气健脾、利水渗湿。

处方：黄芪 30 g，当归 10 g，陈皮 10 g，法半夏 5 g，茯苓 15 g，赤小豆 15 g，车前子 15 g，益母草 15 g，木香 10 g。14 剂，水煎，每日 1 剂，分 2 次服，每次 200 mL。

二诊（2016 年 5 月 9 日）：患者双下肢水肿减轻，偶有恶心欲吐，头晕好转，纳食欠佳，仍感疲倦，夜尿 4 次。舌质红，苔薄黄，脉沉。其症状好转，守方继服 2 周。

三诊（2016 年 6 月 22 日）：患者双下肢轻度水肿，精神明显好转，纳食增多，无恶心欲吐感，夜尿 3 次。舌质红，苔薄黄，脉沉。查肾功能：血肌酐 216 μmol/L，尿素氮 11 mmol/L，血尿酸 433 μmol/L。上方继服 2 周巩固疗效。

按：该患者久病，脾肾亏虚，一派水湿困脾之象，脾气亏虚无以运化水湿，水湿困脾，脾失健运则纳差；水湿泛溢肌肤则发为水肿；水气凌心射肺则胸闷；浊邪上犯，胃气上逆，则恶心欲吐；湿邪阻滞，清阳不升则头晕；脾气亏虚不能摄纳水谷精微濡养四肢则身软乏力；肾气亏虚膀胱气化失司，水液下趋则夜尿频多。治疗上邵教授并非直接补肾，而是健脾祛湿，通过补益中焦脾土使其运化有权、水道通畅，则水湿自除，也是"以通为用"的具体体现。

六、结语

邵朝弟教授在治疗 CRF 的精髓即为辨证论治。所谓"审证求因"就是通过辨别疾病的证型，探求疾病的病因病机，继而处方用药，属于辨证论治范畴。而"分阶治疗"表面上看是根据疾病的不同阶段拟定不同的治疗方案，而实质上疾病不同的阶段有着正邪消长的变化，其本质也是通过辨别正邪的虚实拟定治则，亦属于辨证论治范畴。"以肾为本，重视脾胃"是根据CRF 的疾病特点拟定的总治则，属于辨病论治范畴，但该病的本质就是肾虚邪实，故治疗上以补肾为本；然肾为先天之本，脾胃为后天之本，后天可以滋养先天，故脾胃的作用不能小觑；另脾胃生理功能的正常运行，有赖于中焦的气机宣通、水道通调，其实质亦是通过辨证论治达到维持脾胃生理功能的目的。最后，"病证结合、中西并重"不仅强调要把辨证论治和辨病论治相结合，而且提倡取西医之长为我所用增强治疗效果，改善患者生活质量。

参 考 文 献

[1] 巴元明，李玉婷. 邵朝弟辨治慢性肾功能衰竭经验 [J].中华中医药杂志，2019，34（1）：159-161.

[2] 巴元明，胡刚明. 邵朝弟教授运用大黄治疗慢性肾衰竭的临床思辨经验 [J].时珍国医国药，2018，29（11）：2763-2764.

[3] 王甜甜，巴元明. 邵朝弟运用"肾衰1号汤"治疗慢性肾衰竭经验 [J].中医药导报，2017，23（18）：43-44.

[4] 王闻婧，巴元明，丁霑. 邵朝弟运用草果知母汤辨治慢性肾功能衰竭验案举隅 [J].中华中医药杂志，2017，32（7）：3018-3020.

[5] 余昇昇，巴元明. 邵朝弟自拟肾衰方临证经验及理法方药浅析 [J].湖北中医药大学学报，2017，19（3）：107-109.

沈英森教授补虚泻实治疗肾炎水肿经验

医家介绍： 沈英森，男，广东省名中医，历任第三批、第四批、第五批全国老中医药专家学术经验继承工作指导老师，为全国名老中医传承项目专家。沈教授从医 40 余载，学验俱丰，擅长治疗内科杂病，对慢性肾病的治疗也有独特的见解。

水肿的病机，古代医家总体认为是肺失宣降，脾失健运，肾失开阖，膀胱气化失常所致，治疗以开鬼门、洁净府、去菀陈莝为原则。对于肾炎水肿，沈老认为此病虚实夹杂，本虚标实。治疗上强调辨证论治，在除湿热、化瘀血同时，不忘兼顾肺、脾、肾。现将沈教授治疗肾炎水肿的经验整理如下。

一、淡渗利湿清湿热

沈教授认为，现代人过食肥甘厚味，脾胃受伤，造成湿浊中阻，郁而化热，易形成湿热。三焦升降功能失常，气不化湿，阳不化浊，或湿从热化，湿流下焦，便见水肿。临床可见此类患者水肿，尿液浑浊、短赤甚至血尿，口苦口干，咽喉壁呈暗红色，稍一多言语或食煎炒食物则咽痛甚，大便黏滞，舌质红或红绛，苔黄腻，脉象濡数。沈教授常用三仁汤为基础方，加车前子、白茅根、茯苓、泽泻、防己等，取淡渗利湿之效。肾炎患者脾肾多虚，故少用峻下逐水之药。

二、活血化瘀祛实邪

沈教授认为若水肿长期不易消退，单纯温补肺脾肾治疗皆无效果者，可考虑久病瘀血内阻所致。临床上常见患者肌肤水肿，面色晦暗，肢体麻木，舌质紫瘀，脉细涩，或可兼见高脂血症、肾小球硬化症，治疗上在健脾益肾基础上加活血化瘀药，选药牛膝、赤芍、丹参、王不留行、桃仁、红花、益母草等，以达到扶正祛瘀、补而不滞之效。沈教授强调，水肿患者常见本虚标实，临床兼症复杂，加之患者病程长短不同，体质壮弱不同，需整体考量。如患者发病短，体质壮，选药可以祛邪为主，少佐健脾补益之品，避免过于滋腻而留邪助寇，亦避免患者出现上火症状；如患者年老体弱，久病生瘀，可加大健脾益肾力度，适当加入活血化瘀药物，以期正气旺盛，祛邪外出。

三、宣肺行气以利水

沈教授认为，宣通肺气，使其水道通调，下输膀胱之职恢复正常，三焦水道通畅，有助于水肿的消退，又助于肾之封藏功能，减少精微物质下泄，保护肾脏功能。临床以轻灵宣散之品透畅肺络，统领全身气机，多将荆芥、防风同用，加薄荷、杏仁、枇杷叶等味辛质轻的风药，沈老尤擅使用蝉蜕辛凉祛风、桔梗疏风清热，少量轻投，宣肺气，又兼具理气机、畅三焦等多种功效，更能达提壶揭盖之功，凭借风药升、散、行、举等多种特性，宣肺气、鼓肾气，达到胜湿利水功效。

四、健脾益肾重固本

沈教授特别重视补益脾肾的重要性，认为肾炎水肿，乃肺、脾、肾三脏功能失调所致，其中尤以肾为根本。肾阳不足，可致肾不能气化，脾不能运化，肺不能布化，三焦之气闭塞，决渎之官无权，所以肾阳命火不足是造成水肿的根本原因。所以即使在有邪实的情况下，也不要忽视固护脾肾。临床常见此类患者形寒肢冷及双下肢水肿，按之凹陷不起，甚至腹部水肿；自觉困顿，腰膝酸软，倦卧懒行，口淡乏味，大便稀溏，小便清长；舌淡白胖大，边有齿痕，苔白滑，脉沉细无力。治以补脾益肾、温阳利水，即益火之源，以消阴翳之法，常用真武汤合五苓散加减，药用白术、附子、干姜、杜仲、茯苓、怀山药、桂枝、牛膝、泽泻、猪苓等。若尿中红细胞多，可加栀子、藕节，水肿较甚加白茅根，胃纳呆、腹胀可加鸡内金、砂仁。

五、典型病例

患者，男，41岁，于2014年11月27日初诊。症见：下肢水肿，腹胀满，小便红褐色，恶心欲呕，纳呆，腰酸，舌质淡红，苔薄白，脉弦细，近期感冒咽痛。辅助检查：尿蛋白（＋＋＋），潜血（＋＋＋）。西医诊断：IgA肾病；中医辨证：湿热内蕴，中焦气滞，风水泛滥。

处方以三仁汤加减：茯苓10 g，白术10 g，薏苡仁15 g，白豆蔻10 g，厚朴 10 g，防风 10 g，蝉蜕 5 g，大腹皮 15 g，淡竹叶 10 g，滑石 10 g，白茅根 30 g，黄芪 15 g，7 剂，水煎服，每日 1 剂。

二诊时，症见：腹胀满、恶心欲呕缓解，小便色变淡，水肿及腰酸缓解，纳呆依旧，舌淡苔白微腻，脉弦细，遂守上方去厚朴、防风、大腹皮、滑石，加山药 10 g，党参 10 g，共 7 剂，用法同前。

三诊时，症见：腹稍胀，下肢轻度水肿，口干，舌淡苔白脉弦细。尿常规：蛋白（－），隐血（＋＋）。遂守上方加泽泻 10 g，7 剂，用法同前。

四诊时，症见：尿色黄，水肿减退，纳可，口干，无咽痛、无恶心、无腰酸、无腹胀，舌淡苔薄，脉细，上方加石斛 10 g，共 7 剂。后患者定期复诊，坚持治疗，随访 1 月余，患者无特殊不适，所有尿常规、肾功能检查均正常。

按：患者初诊时，下肢水肿，腹胀满，纳呆，恶心欲呕，腰酸，湿热内蕴，脾失健运，故纳呆、恶心欲吐；脾不运化，气机郁滞，则腹部胀满；近期有感冒咽痛，此为风邪外犯，加之内有湿热，风水泛滥，发为水肿。故予以三仁汤清热化湿，稍加风药以除风邪；后腹胀好转，恶心缓解，但仍纳呆，故去理气诸药，予以山药、党参健脾益气。后效不更方，随症微加减而取得良效。

六、结语

水肿患者常见本虚标实，临床兼症复杂，加之患者病程长短不同，体质壮弱不同，需整体考量。辨证论治，分清主次。水肿必有水湿，但肾炎患者多有本虚，故以淡渗利湿为主，用药轻灵，避免使用攻逐药剂，更伤脾肾正气。久病入络，水肿日久，普通利水消肿之法多难取效，此时加活血化瘀之品往往斩获奇功。脾主运化水湿，肾主水，且肾病患者多有本虚，故治疗始终，均要注意顾护脾肾，不可伤及脾肾之气。

参 考 文 献

杨倩，唐泽永，孙升云．沈英森辨治肾炎水肿经验［J］.河南中医，2017，37（2）：221－223.

沈元良教授辨证论治结合经验药对治疗尿浊经验

医家介绍： 沈元良，男，主任医师，第五批全国老中医药专家学术经验继承工作指导老师，从医近 40 年，学验颇丰，临证擅长治疗内科疑难杂症，尤其在肾病方面有独到见解，现将其治疗尿浊方面经验整理如下。

尿浊，即小便混浊，白如泔浆，是以尿时无涩痛和不利感为主症的疾患。现代医学的急慢性肾病、乳糜尿、精浊、泌尿系统炎性反应、结核表现以小便混浊、白如泔浆为主要症状者，多属本病范畴。沈教授认为本病多因湿热下注、脾肾亏虚等所致，亦有血瘀、肝肾不固等原因引起者。治疗上强调辨证论治，沈教授认为在辨证分型的基础上，确定主方后再根据病情配以不同功效的对药，有助于提高本病的治疗效果，这也是沈教授治疗本病的一个特色。

一、下焦湿热证，金银花、土茯苓清热化湿

患者小便混浊如米泔水，或小便灼热疼痛，身热烦躁，口干不欲多饮，大便秘结，舌红苔黄腻，脉濡数，辨证属下焦湿热，治宜清热渗湿，分清泄浊。方药常用程氏萆薢分清饮、龙胆泻肝汤、四妙散等加减。在选定主方后常加金银花、土茯苓。金银花清热解毒、土茯苓清热解毒、化湿祛浊。二者并用，对急慢性肾功能不全、尿浊等患者有一定疗效，具有降低血中某些有害代谢产物滞留的作用。常用剂量：金银花 15 ～ 30 g，土茯苓 15 ～ 30 g。

二、脾虚气陷证，芡实、薏苡仁健脾化湿

患者小便混浊如米泔水，精神疲倦，少气懒言，语声低怯，食少腹胀，大便溏薄，或有内脏下垂，舌淡，脉弱，辨证属脾虚气陷，治宜补中益气、升举阳气。主方常用补中益气汤、四君子汤等。常加药对芡实与薏苡仁。芡实益肾固精、健脾化湿，薏苡仁清热健脾化湿，此二味一收一化，合用则健脾化湿功效更著。沈教授认为，虽然二者有健脾作用，但味甘性平，非重用不宜取效。常用剂量：芡实 15 ～ 30 g，薏苡仁 20 ～ 30 g。

三、肾阳虚证，煅龙骨与煅牡蛎收敛固涩

患者小便清长，时有尿浊，头昏无力，腰酸膝软，畏寒肢冷，舌淡，苔白，脉弱，辨证属肾阳亏虚，治宜温肾固涩。主方常用右归丸、桂附八味丸。常加药对煅龙骨与煅牡蛎。此二味均有收敛固涩之功效，合用相得益彰，阴精得敛可固，阳虚得潜而不浮越，对于久病、虚证者用之适宜。常用剂量：煅龙骨 15 ~ 30 g，煅牡蛎 15 ~ 30 g。若患者肾阳亏虚，又有口臭、口舌生疮、大便干结等热毒在内的表现，常加附子与制大黄。附子助阳补火、温经散寒止痛，制大黄清热解毒、活血祛浊，兼能通下。二药寒温并用，温清并施，补泻兼顾，推陈出新，共奏温阳活血、泄浊解毒之功。常用剂量：附子 3 ~ 15 g，制大黄 6 ~ 10 g。

四、肾阴虚证，菟丝子、沙苑子补肾益肾

患者小便混浊或有涩痛，心烦不眠，潮热盗汗，腰膝酸软，舌红苔少，脉细数，辨证属肾阴虚，治宜滋补肾阴。主方常用六味地黄丸、知柏地黄丸。常加药对菟丝子与沙苑子。菟丝子与沙苑子二药均能补肾，兼有收敛作用。此二药相须合用可增强益肾之功。常用剂量：菟丝子 15 ~ 30 g，沙苑子 15 ~ 20 g。

五、典型病例

患者，女，34 岁，2013 年 10 月 23 日初诊。小便浑浊 2 年余，有泡沫，尿频，大便欠畅，神疲乏力，腰酸，纳寐可。辅助检查：尿素氮 10.39 mmol/L，肌酐 173.3 μmol/L，尿蛋白（＋＋）。苔腻质红，脉弦细滑。治宜健脾益肾，通便解毒。处方：生党参、炒白术、茯苓、扁豆衣、炒山药、芡实、炒杜仲、六月雪各 15 g，白花蛇舌草、积雪草、玉米须、槲寄生、金樱子各 24 g，瓜蒌皮、制大黄、紫丹参各 12 g，生甘草 10 g。7 剂，水煎服，日 1 剂。

二诊（2013 年 10 月 30 日）：药后一般情况可，小便浑浊好转，泡沫减少，次数减少，精神稍好，腰酸，排便比前通畅，苔白腻，脉弦细，治宜原方再进：炒党参、炒白术、茯苓、扁豆衣、炒山药、泽泻、沙苑子、芡实、六月雪、穿山龙各 15 g，菟丝子、白花蛇舌草、积雪草、槲寄生各 24 g，制大黄 12 g，白豆蔻（后下）9 g，制附子（先煎）9 g，桑螵蛸 9 g，生甘草

10 g。7 剂，水煎服，日 1 剂。

三诊（2013 年 11 月 6 日）：药后小便浑浊明显好转，泡沫减少，次数减少，精神稍好，腰酸已减，排便比前通畅，苔白腻，脉弦细。前方制附子用至 12 g，加肉苁蓉 15 g、升麻 10 g、枳壳 10 g。7 剂，水煎服，日 1 剂。

四诊（2013 年 11 月 13 日）：小便浑浊渐轻，泡沫已少，腰酸、尿频不显，精神可，排便已畅，苔转薄，既效守前方再加减调治月余，复查尿素氮 7.29 mmol/L，肌酐 101.1 μmol/L，尿蛋白（±），病情稳定。

按：患者小便浑浊反复已有 2 年余，结合其他症状、舌脉，证属脾肾亏虚，致二便失调。治宜健脾益肾，固小便而通大便。故用炒党参、炒白术、茯苓、山药健脾化湿；芡实、桑螵蛸、沙苑子、菟丝子、槲寄生益肾固涩；肾阳亏损以致肾失固涩，用制附子以温肾中真阳；肉苁蓉配大黄清热通下，一温一清；肉苁蓉、升麻有济川煎之意，使二便自调；白豆蔻化湿理脾；病久易生郁热，用白花蛇舌草、六月雪、积雪草、穿山龙清热解毒。总以健脾为主，又重用益肾药物，并配伍清热解毒化湿之味。全方补清结合、寒温并调、有守有攻。同时，根据患者病情变化，又先后配伍了菟丝子与沙苑子、附子与制大黄、升麻与枳壳等对药，提高了治疗效果，最后守方服用而痊愈。

六、结语

沈教授认为，对尿浊的辨治在首分虚实，初期多实，治以清热化湿为主，久病多虚、多瘀，宜用先清后补、补而兼清或清补并用等方法。而对于一些尿浊夹尿血者，在辨证的基础上，虚证可加用阿胶珠、旱莲草、龟甲、仙鹤草等，实证可用白茅根、金银花、侧柏炭、小蓟等，能起到较好疗效。其次，应注重脾肾的调养，特别是久病患者若出现神疲乏力、纳少、腰酸等脾肾亏虚症状时，则应重用党参、太子参、黄芪、薏苡仁、芡实、杜仲、菟丝子等健脾化湿、益肾强腰之类的药物，这对本病的愈后起至关重要的作用。同时，在辨证的基础上，结合特色药物，能提高临床疗效。

参 考 文 献

吕旭阳. 沈元良辨治尿浊经验采撷 [J]. 中华中医药杂志，2017，32（3）：1111 – 1113.

盛丽先教授分期治疗小儿频复发性肾病综合征经验

医家介绍：盛丽先，女，主任医师，浙江省名中医，第五批全国老中医药专家学术经验继承工作指导老师，从事中医儿科专业临床、教学、科研工作近 50 年，对小儿呼吸、消化、肾脏疾病有独到的见解。

频复发性肾病综合征是指原发性肾病综合征患儿经足量激素（泼尼松）治疗≤8 周尿蛋白转阴，在病程中复发次数在半年内 2 次或 1 年内 3 次及以上者。据报道，儿童肾病综合征复发率高达 60%。盛丽先教授对小儿频复发性肾病综合征的治疗颇有心得，擅长在激素治疗不同阶段结合中药治疗，疗效显著。现将其分期治疗小儿频复发性肾病综合征的经验整理如下。

一、激素重新诱导阶段

患儿因肾病复发而应用激素重新诱导，即激素重新回到首治剂量。复发之初，在患儿出现大量蛋白尿的同时，可兼见轻度水肿、面色苍白、纳呆乏力、尿量减少、舌质偏淡、苔白腻、脉细等脾肾气（阳）虚证候。此阶段患儿虽有脾肾两虚之证候，但由于大剂量的激素应用，患儿易出现面红、满月脸、多汗、烦躁、纳亢、便干、舌红、脉细等，属中医辨证之肝肾阴虚、虚阳偏亢，治宜滋阴补肾、平肝潜阳，在固元汤（盛教授自拟方，由黄芪、太子参、白术、茯苓、防风、甘草、黄柏、砂仁、玉米须、积雪草组成）的基础上去白术等易助热之品，加六味地黄汤，寓知柏地黄汤之意；或加生地黄、天冬，含三才封髓丹之意。

二、激素巩固维持阶段

此阶段病情稳定，激素开始逐渐减量，因频复发期激素积累或免疫抑制剂的使用，除肝肾阴虚证候外，若此时患儿湿热未尽，轻者以三仁汤、二陈平胃散加减，甚则合甘露饮加减；营卫失和则以柴胡桂枝汤加减，以先除其标，后固其本，以固元汤扶正培本，若肺脾气虚甚可重用黄芪、太子参，酌加山药、薏苡仁等；肾精亏损甚者，酌加山茱萸、枸杞子、山药、五味子等固肾摄精；脾肾阳虚甚者，去黄柏、砂仁，加附子、干姜等温阳之物，含附子理中汤、真武汤之意。

三、激素拖尾阶段

此阶段患儿由于久病及长期大剂量服用激素或免疫抑制剂等，导致机体免疫力低下。肺脾气虚者治宜重益气健脾，在固元汤基础上加重黄芪、太子参等用量；营卫失和则调卫和营后扶其正，择柴胡桂枝汤、三仁汤等去其标，再以固元汤加减，扶正固表。湿热困阻，治宜清热利湿去其标，后益气健脾，补肾摄精。除营卫失和、肺脾气虚或兼见湿热未尽之外，患儿常出现生长发育明显落后于同龄儿童，胃纳差、舌质偏淡或正常、苔薄少或薄腻、脉细弱等证候。中医辨证为肾气不足、肾精亏损，治宜重补肾益精，兼益气健脾。患儿可在固元汤基础上酌加山茱萸、枸杞子、山药、五味子等固肾摄精，甚则加补骨脂、胡芦巴等温肾固精。

四、典型案例

患儿，7岁9个月，2017年10月19日初诊。主诉：发现蛋白尿3年余。患儿3年前因出现水肿、少尿等症状就诊于当地医院，诊断为"肾病综合征"，予激素口服治疗2周后，尿蛋白转阴，后逐渐减量，至2017年7月停药，此期间每年复发3~4次，多因呼吸道感染所致。2017年9月，患儿无明显诱因复发蛋白尿（＋＋＋），无水肿，无少尿，每天尿量1200 mL，无咳嗽。于当地医院复诊，予口服泼尼松按激素疗程治疗。现主症：蛋白尿（＋），无水肿，无少尿，每天尿量1200 mL，无咳嗽，满月脸，较兴奋，胃纳可，大便偏干，1天1次，舌质偏红，苔黄腻，脉弦数。现口服泼尼松40 mg，晨顿服。西医诊断：频复发性肾病综合征；中医诊断：水肿，阴水。中医辨证：肺卫不固，肝肾阴虚。治宜益气固表，滋补肝肾。

处方：拟六味地黄汤合玉屏风散加减。黄芪10 g，防风6 g，炒白术9 g，生地、萸肉、山药各10 g，丹皮、茯苓、泽泻各9 g，玉米须30 g，蝉蜕6 g，荆芥10 g。14剂，每天1剂，水煎服。

二诊（2017年11月2日）：患儿3天前出现咳嗽，无痰，蛋白尿阴性，胃纳可，二便正常。泼尼松减量为20 mg与30 mg交替服用。治宜疏宣清降，调营和卫，拟治咳六味汤合小柴胡汤加减：桔梗、甘草、浙贝、苦杏仁、炒枳壳各6 g，姜半夏9 g，前胡、黄芩、柴胡各6 g，玉米须30 g。

7剂，1天1剂，水煎服。咳嗽好转后，继服原方。

三诊（2017年11月16日）：患儿偶有头晕，无恶心呕吐，无蛋白尿，无咳嗽，胃纳可，二便正常。血压97/71 mmHg（1 mmHg＝0.133 kPa），神清，精神可，库欣面容，苔薄腻，脉弦。患儿服泼尼松减量为20 mg，晨顿服。治宜补肺健脾，固肾摄精，拟固元汤加减：黄芪10 g，防风、炒白术各6 g，太子参9 g，茯苓10 g，炙甘草6 g，玉米须30 g，山药10 g，黄柏、砂仁、陈皮各6 g。14剂，1天1剂，水煎服。后持续门诊复诊1年，患儿查尿蛋白持续阴性，胃纳正常，无夜尿，二便正常，期间曾出现感冒、咳嗽等，但未再出现蛋白尿，辨证治疗后，继服固元汤加减。2019年3月随访，未复发。

按：患儿自发病起，每年复发2～3次，多因呼吸道感染所致，属典型频复发性肾病综合征。患儿初诊，口服泼尼松40 mg，晨顿服，重新诱导，见满月脸，较兴奋，胃纳可，大便偏干，舌红，苔黄腻，脉弦数等肝肾阴虚之证候，属激素重新诱导阶段，故在固元汤的基础上去太子参等易助热之品，加六味地黄汤补肾滋阴治疗。后于激素巩固维持阶段，长期运用激素，抵抗力下降，患儿因本虚又外感则出现咳嗽，故予治咳六味汤合小柴胡汤加减疏宣清降，调营和卫。最后激素拖尾阶段及呼吸道感染控制后阶段，患儿标证已除，患儿本虚，加之长期服用激素，肾中精气耗损，故治宜扶正固表，补肾摄精，拟固元汤加减治疗，健脾固肾，以扶其本。此后予患儿固元汤加减巩固治疗1年余，呼吸道感染仅发生1次，肾病未再发，2019年3月随访，亦未复发。

五、结语

盛丽先教授治疗频复发性肾病综合征时中西并用，根据激素治疗不同阶段的患儿常见症状及舌苔脉象，总结出了分期治疗的经验。肾病综合征患儿多脾肾两虚，但初期治疗使用大剂量激素易损阴分，常导致肝肾阴虚，虚阳偏亢，此时治宜滋阴补肾，平肝潜阳；激素维持期，患儿多肝肾阴虚，常兼有湿热未尽、营卫失和、肺脾气虚、脾肾阳虚等证，需根据不同症候选方用药，虚则补实则泻，调和阴阳；激素拖尾阶段，患者正气多虚，此时应注重脾肾正气的调补，提防复发，但若有余邪，则应先祛邪。

参 考 文 献

[1] 何莉娜，陈会芳，钱孝静，等．基于数据挖掘探讨盛丽先教授治疗小儿肾病综合征的用药规律［J］．中医儿科杂志，2020，16（4）：50－55．

［2］何莉娜，朱永琴，盛丽先．盛丽先分期治疗小儿频复发肾病综合征临床经验［J］．浙江中西医结合杂志，2020，30（2）：94－95，100．

［3］王艳，王其莉，盛丽先．盛丽先治疗儿童频复发肾病综合征经验采撷［J］．浙江中医杂志，2019，54（6）：394－395．

石景亮教授辨治慢性肾衰竭经验

医家介绍： 石景亮，焦作市中医院主任医师、中医内科专家。出身中医世家，幼承庭训，在河南中医药大学攻读四年，后师从于著名中医吕承全，耳濡目染，尽得真传。长期从事中医内科临床、科研工作，对脾胃病、肾病及妇科疑难病的治疗有丰富的临床经验和独特见解，疗效可靠。中医理论基础深厚，博览群书，尤崇《黄帝内经》《难经》、仲景之学，善析医理、探源流，治病必求其本。强调医者，理也。为医者，业欲精，必明理，欲明理，必溯源。主编出版《脾胃论溯源及应用》一书，发表"大黄抗衰老延年有特效""中医药纠治激素副作用的思路与方法"等学术论文20余篇。

石景亮教授对治疗慢性肾脏疾病如肾性血尿、IgA肾病等具有丰富的临床经验，尤其精于慢性肾衰竭中医辨证论治，现将石老对慢性肾衰竭的辨证论治整理如下。

一、病因病机：脾肾亏虚，本虚标实

慢性肾衰竭属于中医学"水肿""关格""癃闭""溺毒"等病证的范畴。依据慢性肾衰竭临床表现及其多年的临床研究观察，石老认为其病理病机主要为本虚标实，虚实夹杂。本虚多责之脾肾亏损，标实多是水湿、浊毒、湿热、瘀血为患。患者大都久病致虚，因虚致实，实邪伤正，最终标本虚实互为因果，恶性循环，致使本病迁延难治。其前期阶段临床表现包括肾功能不全代偿期，肾功能不全失代偿期。前期阶段主要症状为白天尿量减少，晚上尿量增加，神疲乏力，时有水肿，食欲减退，以及不同程度的贫血。后期阶段包括肾衰竭期、尿毒症期。后期阶段除前段症状加重外，常见少尿或多尿；恶心呕吐频作；便秘或腹泻；气短懒言；舌诊可见"玉面舌"；动则气急，晚上气急加重，不能平卧，呼吸低缓；或咳嗽，痰白有尿味，甚则痰声辘辘，呼吸急促；或手足颤动，逐渐发展为两手抖动，甚则手足抽搐；或有胸闷、心悸、水肿；或有各种出血症状；或烦躁不安、狂乱、谵语、昏迷等；舌苔由薄转厚，由白转黄，由腻转干，最后出现剥苔；脉以沉细、细数、结为主。此阶段以浊邪壅塞三焦为主要表现，病在血分，可出现心阳欲脱或命门火衰等阴阳离决的危象。

二、中医辨证论治

尽管本病证情错综复杂，但石老认为其病机总不离邪正虚实二端。临证需把握疾病不同阶段的病机特点，明辨其虚实标本。若邪盛标实者，宗"急则治其标"，治当"给邪以出路"，或发汗散邪，或通腑泄浊，或解毒祛湿，或活血化瘀，使邪去正安，切勿因补益不当而犯"闭门留寇"之虞。若正虚邪缓者，宗"缓则治其本"，治当以扶正固本为法，正盛自能胜邪，不可妄用攻伐峻剂而犯"虚虚"之戒。下面对以本虚为主和以标急为主两种症候进行辨证论治。

气血阴虚，浊毒内停者石老常用黄精、生地黄、丹参、赤白芍、牛膝、地龙、元参、生大黄、茯苓、泽泻、白茅根、石韦益气养血，滋阴降浊。脾肾阳虚，浊毒内停者常用生黄芪、当归、制附片、桂枝、猪茯苓、车前子、姜半夏、制大黄、地龙、丹参补气养血，助阳降浊。脾肾阴阳俱虚，浊毒内停者常用黄芪、制附片、肉桂、女贞子、旱莲草、茯苓、车前子、泽泻、石斛、山萸肉、麦冬、枸杞子、仙灵脾、巴戟天、肉苁蓉、紫河车、白茅根、丹参、半夏、白术、生大黄、六月雪调补脾肾，化瘀降浊。湿浊犯胃，升降失调者常用槐花、大黄、茯苓、半夏、陈皮、枳实、升麻、竹茹、藿香、佩兰、砂仁、生姜、红枣祛痰和胃，升清降浊。营分蕴毒，伤血动血者常用犀角地黄汤清营解毒。肝风内动者常用羚角钩藤汤镇肝息风。湿浊壅塞，上蒙清窍者用涤痰开窍汤涤痰开窍。亡阳虚脱者用参附龙牡汤加味回阳救逆。湿毒内阻，大便不通者用温脾汤加减或济川煎加大黄温补脾肾，通腑导浊。

三、典型案例

患者，女，54 岁，于 2003 年 3 月 29 日入院。患者既往有慢性肾炎病史 8 年余，未正规治疗过。20 天前出现纳差、乏力，双下肢疼痛伴喘闷，时有恶心、呕吐。现症见：面色晦暗，唇睑苍白，爪甲不华，颜面及双下肢不肿，24 小时尿量约 1500 mL，大便日行 1 次，舌质黯红，苔薄黄，脉弦细略数。尿化验：蛋白（＋＋），比重 1.010。肾功能：尿素氮 32 mmol/L，肌酐 517 μmol/L。B 超示：左肾 66 mm×48 mm×42 mm，右肾 72 mm×56 mm×47 mm。西医诊断：慢性肾炎，肾功能不全，肾衰竭期。中医证属脾肾阳虚，兼内有湿热。西医给予保护肾功能、降压、纠正酸碱紊乱及钙磷失衡等治疗，症状无缓解。

石老认为患者患病日久，脾肾受损，然内蕴湿热邪毒。治宜调理脾胃，复气机之升降，通腑降浊，给邪以出路。方用左金苏灵汤（经验方）加减。

处方：黄连6g，吴茱萸2g，苏叶12g，威灵仙20g，荆芥10g，防风10g，连翘15g，赤小豆30g，白茅根30g，石韦20g，大腹皮20g，槟榔10g，白茅根30g，焦三仙各30g，半夏15g，大黄10g（后下），水煎服，每天1剂。同时给予祛浊排毒灌肠汤方（大黄30g，制附片15g，蒲公英30g，槐花30g，生牡蛎50g）煎汤，每天1剂保留灌肠。

二诊：服上方5剂后，患者诉喘咳减轻，仍有纳谷不馨、乏力、双下肢疼痛，舌质黯红，苔薄黄腻，脉沉弦。证属湿热内阻，气机郁闭。治宜清热解郁，祛湿降浊。上方去赤小豆，加苍术15g，白术15g，茜草10g，槐花20g，白芷10g，郁金15g，鸡内金15g。水煎服，每天1剂。

三诊：上方连服7剂后，纳食转佳，下肢疼痛减轻，黄腻苔明显消退，脉弦细。肾功能化验：尿素氮9.8mmol/L，肌酐217μmol/L。原方有效，守方用药，继续解郁降浊、理气和胃，上方略做加减：去茜草、白芷，加生薏苡仁30g，车前子10g，草果10g，白豆蔻10g。水煎服，每天1剂。继服7剂。

四诊：纳食转佳，下肢疼痛消失。复查尿常规：蛋白（＋）；肾功能：尿素氮7.4mmol/L，肌酐180μmol/L。上方略做调整，继续服用10剂，病情稳定后出院。院外长期服用中药维持，2003年10月复查B超：左肾73mm×52mm×43mm，右肾76mm×57mm×44mm。

四、结语

石老根据数十年的临证经验，认为邪毒内蕴才是慢性肾衰竭的真正病机所在。而邪毒多责之于水湿、浊毒、瘀血、湿热。故治疗时，当本着"给邪以出路"的原则，或发汗散邪，或通腑泄浊，或祛湿排毒，或活血化瘀，务使邪去正安，切勿因盲目进补而引起"闭门留寇"。然脾胃位居中州，为五脏之枢，统领四脏。脾胃生机旺盛，则四脏得水谷精微充养而生机不息；脾胃升降失常，则气血生化乏源，衰败之象立现。故石老在临证之时，常以调理脾胃为主，辅以祛邪排毒降浊。慢性肾衰竭的病机复杂，症情缠延，对其治疗不能局限于一方一药，应采取综合措施。石老主张除以口服汤药为主治疗外，还要借助静脉滴注，用以佐治或急救。人体十二正经、奇经八脉、三百六十五络，"内属脏腑，外络肢节，沟通表里，贯穿上下"，利用对症药物并借助透入仪，向肾区渗透，故借称离子渗透法。除遵循辨证原则外，同时应有意选择能促进透皮吸收的中药，对于慢性肾衰竭的治疗与恢复肾功能都有一定的积极意义。

参 考 文 献

[1] 王翠萍，张春雷．石景亮治疗慢性肾功能衰竭经验 [J]．湖南中医杂志，2008，24（4）：36，108．

[2] 刘春思，张春雷．石景亮大剂量半夏治疗慢性肾衰竭临床应用举隅 [J]．中国社区医师，2008，24（8）：47．

[3] 石显方，傅文录．石景亮教授治疗慢性肾功能衰竭的经验 [J]．四川中医，2006，24（1）：1-2．

[4] 石显方，傅文录．石景亮教授治疗急性肾衰的经验 [J]．陕西中医，2005（12）：1354-1356．

[5] 傅文录，石显方，岳胜利．石景亮治疗肾衰验案举隅 [J]．辽宁中医杂志，2004，13（6）：456-457．

[6] 傅文录，石显方，岳胜利．石景亮治疗难治性肾病的经验 [J]．上海中医药杂志，2003，37（6）：22-23．

[7] 谢帮军，岳胜利，王翠萍．石景亮教授治疗慢性肾功能衰竭临床经验 [J]．河南中医，2002，22（2）：28-29．

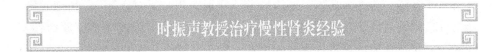

时振声教授治疗慢性肾炎经验

医家介绍： 时振声，男，曾任中国中医研究院研究生部副主任、中国中医研究院西苑医院主任医师、中医内科博士研究生导师，被医学界誉为当代中医肾病泰斗。从医 40 余年，擅治外感热病和肾病，尤其在慢性肾小球肾炎的中医理论与实践上进行了深入研究，现整理如下。

一、对慢性肾炎病因病机的认识

时振声教授认为慢性肾炎属于中医"水肿""虚劳""腰痛""血尿"等范畴。本病属本虚标实之证，本虚是指肺、脾、肾三脏的亏虚，而以肾虚最为重要。标实是指外感、水湿、湿热、湿浊、瘀血等。慢性肾炎的水肿多属阴水范畴，但是慢性肾炎急性发作则属阳水实证范畴，多与外感风邪有关，如《素问·平人气象论》说"面肿曰风"即是。肾炎与脾肾虚损有关，如《诸病源候论》说："水病无不由脾肾虚所为，脾肾虚则水妄行，盈溢皮肤而令周身肿满"。但是在慢性肾炎急性发作时，与肺也有关系，由于风邪外袭，肺的治节肃降失司，则可加重面部及全身水肿。另外，肝气失于条达，致使三焦气机壅滞，决渎无权而致水湿内停，因而与肝亦不无关系。同时在临床上还应注意气、血、水三者的关系。关于蛋白尿的病机，时振声教授指出蛋白质是人体的精微物质，精微物质由脾生化，又由肾封藏，因此蛋白尿的形成，实与脾肾两脏的虚损密切相关。至于肾性高血压，时振声教授以为肝肾阴虚、肝阳上亢者居多，亦有气阴两虚肝阳上亢者，这是因为肝肾阴虚，迁延不愈阴损及气，必然同时出现脾肾气虚现象，故见气阴两虚，同时又见肝阳上亢，以致眩晕耳鸣。也有一部分肾性高血压是在脾肾阳虚、水湿泛滥的基础上产生的，这是因为水湿上扰清窍而致眩晕。有的肾性高血压加入活血化瘀药治疗，可使血压稳定或下降，这是肝气郁滞、疏泄失畅的缘故。慢性肾炎血尿的病因病机，时振声教授概括为热、虚、瘀三个方面，其中以阴虚内热为最常见。

二、创立治肺四法间接治肾

时振声教授继承了《黄帝内经》《金匮要略》有关开鬼门治疗风水的方法，创立治肺四法用以间接治肾。①益肺法：因长期服用玉屏风散对预防外感有较好作用，故对慢性肾炎易感冒的患者，用益肺固卫的玉屏风散对蛋白尿的消失亦有较好作用；②宣肺法：对已经感受外邪出现肺失宣降者，采用宣肺祛风的方剂，除对风寒或风热外感有良好的作用外，对有的患者还有较强的利水作用，使原有水肿的患者迅速消肿，如麻黄汤、荆防解表汤或越婢汤、银翘散等；③清肺法：由于外感风寒化热，或外感风热，病情进一步发展，以致痰热蕴肺，急宜清肺化痰以控制感染，感染控制后，亦可见蛋白尿明显减轻，如贝母瓜蒌散、杏仁滑石汤等；④润肺法：慢性肾炎属肺肾阴虚者，或经常反复咽干、咽痛、咽红，则用养阴润肺法，可减少反复咽痛，消除咽红、咽干，使蛋白尿减少，从而达到治肾的目的，如麦门冬汤、竹叶石膏汤加减等。时振声教授确立了健脾治肾的方法，创立了以黄芪系列方（如防己黄芪汤、防己茯苓汤等）治疗水湿停留和以党参系列方（如香砂六君子汤、参苓白术散等）调理脾胃以达到消除肾病水肿及蛋白尿的目的。

三、治肾十三法

时振声教授根据临床经验总结出治肾十三法，即疏风宣肺、健脾益气、健脾固肾、温补脾肾、滋养肾阴、气阴双补、阴阳双补、清热解毒、活血化瘀、通利三焦、渗利水湿、祛风胜湿、攻泻逐水。在临床过程中灵活运用，或一法单用，或数法合用，对急慢性肾炎、肾病综合征在辨证论治中提高疗效有极大裨益。

四、创"益气滋阴，活血清利"法

慢性肾炎的中医辨证是正虚邪实，时振声教授制定慢性肾炎蛋白尿以"益气养阴，活血清利"法治疗，正是从慢性肾炎正虚邪实的病机出发，以扶正祛邪兼顾而获效的经验方，由于慢性肾炎以气阴两虚为多见，故益气养阴为扶正的原则，气虚多瘀，多水湿停留，阴虚又生内热，湿与热合则为湿热，因此瘀血、湿热又为气阴两虚证最常见的邪实。"益气养阴，活血清利"中药的基本方：黄芪 15 g，女贞子 15 g，焦山楂 30 g，丹参 30 g，泽泻 15 g，萆薢 30 g。加减：气虚重者，加太子参 15 g 或党参 15 g；阴虚重者，加生地 10 g、丹皮 10 g；瘀血重者，加泽兰 10 g、桃仁 10 g、红花 10 g；血尿明显者，加生侧柏叶 30 g、马鞭草 30 g、生地榆 30 g、大、小蓟各 15 g、茜草 15 g；水湿重者，加茯苓 30 g、白术 10 g、汉防己 30 g、牛膝 10 g、车前子（包煎）30 g；下焦湿热者，加知母 10 g、黄柏 10 g、滑石 30 g、车前草 30 g 或白花蛇舌草 30 g、石韦 10 g；中焦湿热者，加黄连 10 g、法半夏 10 g、木瓜 15 g；肾虚腰痛者，加桑寄生 15 g、牛膝 10 g、木瓜 15 g；肝郁气滞者，加柴胡 10 g、制香附 10 g、郁金 10 g。

五、典型病例

患者，女，46 岁，1992 年 2 月 26 日初诊，患者尿蛋白（＋＋～＋＋＋＋）12 年，高血压病史 6 年。近日检查，尿蛋白（＋＋＋＋）。刻诊：眼睑、下肢轻度水肿，腰痛，乏力，手指麻，纳可，多梦，咽痛，口干不欲饮，大便不成形，日 2～3 次，尿黄，舌黯红，苔薄白，脉沉弦。西医诊断为慢性肾炎，中医辨证为脾虚夹瘀夹湿浊。治拟健脾益气，活血利湿，处方：生黄芪、赤芍、茯苓、泽泻各 15 g，当归、苏叶、川芎、白术、怀牛膝各 10 g，汉防己、车前子、焦山楂、丹参、鸡血藤各 30 g。15 剂，日 1 剂，水煎服。

二诊：药后复查尿蛋白（＋＋＋），水肿消失，腰痛减轻，仍感乏力，纳可，口干喜饮，大便调，尿黄，舌质黯红，苔稍黄腻，脉沉弦。仍用前方，加白花蛇舌草、石韦各 30 g，30 剂。

三诊：查尿蛋白（＋），食纳，睡眠佳，二便调，舌脉同前，继守上方 30 剂。

四诊：查尿蛋白转阴，无明显自觉症状，前方去白花蛇舌草、石韦，服用 1 个月，多次复查小便均正常，血压正常，患者感觉良好。

六、结语

时振声教授认为在慢性肾炎的辨证论治过程中，分析病机很重要。慢性肾炎迁延不愈的一个重要因素是虚实夹杂、本虚标实。本证和标证是有因果关系的。因虚致实，正虚是导致邪实的主因。因此，应当把握气阴两虚这一关键环节。在慢性肾炎治疗过程中，强调活血化瘀，在瘀血较为突出的情况下，注意疏肝理气。龚居中《红炉点雪》曰："阴虚生内热，盖热者，火之微；火者，热之极。火迫精液而为痰，则阴虚正谓致火致痰为本。"因此，在益气养阴的同时，要考虑清利湿热的问题。慢性肾炎蛋白尿的形成机制是非常复杂的，气血阴阳的虚损、脏腑功能的失调、病邪的干扰常常交织在一起，大大地增加了辨治的难度，单纯的一方一药是很难奏效的。把握住"益气滋阴，活血清利"的大法，分清标本缓急，知常达变，是可以取得满意疗效的。

参 考 文 献

[1] 李平. 时振声教授治疗蛋白尿经验 [J]. 中国中西医结合肾病杂志，2005，6（8）：438－440.

[2] 李平. 时振声教授治疗慢性肾炎临床经验 [J]. 中国中西医结合肾病杂志，2005，6（3）：129－131.

[3] 傅文录. 时振声治疗肾病方剂学应用的特色 [J]. 辽宁中医杂志，2004，31（8）：624－625.

[4] 李素清. 时振声对慢性肾炎发病机制的探析 [J]. 山东中医杂志，1998，17（10）：3－5.

[5] 倪青. 时振声治疗血尿型隐匿性肾炎的经验 [J]. 辽宁中医杂志，1996（2）：52－53.

[6] 童安荣，张国强. 时振声教授辨治慢性肾炎的学术思想简介 [J]. 新中医，1996（2）：2－4.

[7] 傅文录. 时振声辨治肾病湿热证经验 [J]. 中医研究，1995（3）：24.

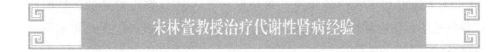

宋林萱教授治疗代谢性肾病经验

医家介绍： 宋林萱，女，主任医师，中医学硕士，硕士生导师。擅长治疗内科多种常见病，尤其是糖尿病及其并发症、痛风性肾病、脂肪肝等。宋林萱教授临床经验丰富，对代谢性肾病治疗积累了丰富的临床经验，现整理如下。

一、气阴两虚是糖尿病肾病病机的关键

宋林萱教授认为糖尿病肾病病机的演变规律是：发病之初，病变部位重在肝肾，证属气阴两虚，络脉瘀阻；病变中期，阴损及阳，病变部位重在脾肾。证属脾肾亏虚，络脉瘀结；病变晚期，肾体劳衰、肾用失司、浊毒内停、水湿潴留、五脏受损、气血阴阳俱虚、变证峰起。

二、活血化瘀通络法出自"久病入络"理论

《素问·缪刺论》谓："今邪客于皮毛，入舍于孙络，留而不去，闭塞不通，不得入于经，流溢大络而生奇病。"说明人体病变可通过络脉而达全身，继生百病。在对糖尿病肾病的阐述过程中又多有论及，如《黄帝内经》对消瘅中有"血脉不行"说，唐容川《血证论》有"瘀血发温"说，《备急千金要方》茯神散有用当归、丹参说，《太平圣惠方》肾沥汤有用当归、川芎者，《东垣试效方》当归润燥汤、清凉饮子、甘草石膏汤、地黄饮子中均有用当归、桃仁、红花等。"久病入络"理论是中医体系中的一个重要学术思想，它萌芽于春秋战国时期，后经各大医家不断发挥，使其至叶天士《临证指南医案》更趋完善，对后世在慢性病的治疗过程中起到重要的指导作用。

三、补脾益肾法治疗痛风性肾病

痛风性肾病在传统中医学理论中并未提及，该病早期表现为明显的关节疼痛难忍，随着病情进展，逐渐出现肾脏功能损害，病变类似于中医学淋证、水肿、痹症范畴。宋林萱老师认为补脾益肾法治疗痛风性肾病具有显著

疗效。脾肾相关学说可追溯至秦汉时期，《素问·玉机真脏论》曰："五脏相通，移皆有次"。依据五行关系，阐述了脾肾密切相关，生理上相互依存的关系。《黄帝内经》在论述太阴病时，对脾肾相关理论多有提及，并确立温补脾肾的治疗思路。李中梓提出"肾为先天之本，脾为后天之本"的理论，为后世沿用至今。在痛风性肾病的发作早期多以湿热瘀浊之邪为主，随着疾病进展，对患者正气造成损伤，加上外感邪气导致疾病发作和加重，但均以关节病变为主。痛风性肾病的稳定期则以正虚邪盛为病理特点，以脾肾不足、脏腑虚损为主。针对脾肾两虚、湿浊阻络的病机特点，采取补脾益肾、祛湿泄浊、活血通络的治疗方法，促进机体内尿酸的排泄，保护残存肾单位的功能，避免尿酸沉积对肾脏造成的负荷，提高临床治疗效果。

四、典型病例

患者，男，57岁。初诊时间：2017年2月5日。患者有高尿酸血症病史17年，2015年11月在当地医院体检发现肌酐、尿素氮升高，具体数值不详，诊断为肾功能不全，后至医院检查肾功能：肌酐138.2 μmol/L，血尿酸715.3 μmol/L，尿素氮9.3 mmol/L。曾间断服用别嘌醇片降尿酸及金水宝、黄葵胶囊保护肾功能、延缓病情进展。2016年11月患者因食用海鲜制品出现小关节红肿、疼痛明显，复查肾功能示肌酐152.3 μmol/L，尿酸618.4 μmol/L，尿素氮9.1 mmol/L。查双侧肾脏超声示左肾萎缩（79 mm × 35 mm）。

症见：四肢小关节疼痛显著，四肢关节肿胀，足背红肿热痛明显，皮肤温度上升，腰膝酸软，尿色偏黄，大便稀溏，舌质淡黄，苔白，脉沉。四诊合参，考虑患者处在急性发作期，但既往有高尿酸血症多年，症状反复发作，血尿酸水平控制不佳，辨以湿热偏盛，治以清热化湿、祛湿泄浊、补脾益肾为主。

处方：生黄芪24 g，党参、丹参各20 g，山萸肉10 g，苍术、白术各12 g，薏苡仁20 g，金钱草12 g，熟地12 g，炒丹皮12 g，桃仁10 g，红花10 g，鸡血藤12 g。

二诊：患者诉四肢小关节及足背肿痛明显缓解，稍觉疲倦乏力，舌质淡，苔腻，脉细。上方加葛根12 g，青风藤10 g。金钱草加至15 g，原方继续服用。

三诊：患者症状好转，腰酸乏力明显改善，查肾功能：肌酐109.3 μmol/L，血尿酸 416 μmol/L，尿素氮 5.52 mmol/L。患者偶腰膝酸软，未发关节疼痛，大便质硬，舌质淡，苔薄，脉沉细。患者目前处在稳定期，治疗上以健脾补肾为主，配合活血通络、祛湿泄浊之法。原方中黄芪加量，长期守方，续服 6 个月，患者症情平稳，未发作痛风，无明显疲倦乏力，饮食、睡眠尚可。复查肾功能：肌酐 104.3 μmol/L，血尿酸 408 μmol/L，尿素氮 7.03 mmol/L。服药随访 1 年余，肾功能稳定。

五、结语

糖尿病肾病为慢性疾病，根据"久病入络"理论，临床上如能灵活掌握，抓住"久"字，认清"瘀"证，正确使用活血化瘀通络法，分清各种化瘀药如养血活血、活血化瘀、化瘀止痛、破血散结等药物之适应证，每可收久病沉疴立见疗效之功。

痛风性肾病是由高尿酸血症和高尿酸尿症使尿酸在肾组织中沉积，导致肾脏损害，而发生终末期肾衰竭的原发病之一，通常起病较为隐匿，早期症状无特异性，多数患者未予重视，临床常有少量蛋白尿，痛风性肾病患者由于早期临床症状不明显，多数患者治疗依从性较差，随着病情进展，后期出现肾功能损害，常常提示肾功能不全的发生，治疗效果欠佳，这对患者的生命健康造成严重威胁。痛风性肾病患者由于大量尿酸在远端肾小管中形成尿酸结晶，尿酸盐结晶沉积，堵塞肾小管，出现细胞因子、转化生长因子和活性氧的表达上升，造成肾小球囊内压力增高，滤过速度降低，引发炎性反应，刺激成纤维细胞反应，激活胶原交联，使肾脏血流减少，导致肾内梗阻和肾衰竭的发生。所以痛风性肾病患者在服用降尿酸药物的同时，需要长期检测肾功能、尿酸水平，联合碱化、水化防止结石生成，及时评估和调整治疗方案，在降尿酸过程中持续监测尿酸，注意监测尿液 pH，这也是当前评估中西药治疗痛风性肾病效果的重要标准。补脾益肾方方药组成合理，符合"脾肾两虚为著，瘀浊内停为标"的病因病机理论，本研究确定基本方组成为：生黄芪、潞党参、制萸肉、土茯苓、鸡血藤、桃仁、红花、金钱草。方中重用生黄芪，并辅以潞党参、制萸肉顾护脾肾之气；鸡血藤、桃仁、红花活血通络；金钱草、土茯苓清热解毒泄浊，诸药共奏补脾益肾、祛湿泄浊、活血通络之效。动物实验研究表明补脾益肾法组成的中药成分有显著抗肾间质纤维化之效，本研究基础病例较少，在抗纤维化治疗的机制方面仍需要进一步深化研究。

参 考 文 献

［1］宋万雄．宋林萱老师应用补脾益肾法治疗痛风性肾病经验［J］.中国实用医药，
　　 2018，13（34）：186－187.

［2］宋万雄．宋林萱老师运用中药灌肠治疗痛风性肾病经验［J］.中国实用医药，2018，
　　 13（10）：126－127.

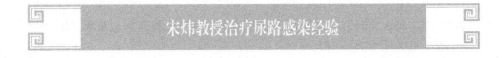

宋炜教授治疗尿路感染经验

医家介绍：宋炜，男，主任医师，从事中医肾病临床、教学、科研工作。擅治肾炎、肾盂肾炎、肾衰竭、男科病等，并积累了丰富的经验。

宋炜教授对尿路感染治疗积累了丰富的临床经验，现整理如下。

一、急性期治疗以清利为务

尿路感染在急性期中医辨证以实证、热证为主，《景岳全书·杂证谟·淋浊》有云："淋之初病，则莫不有乎热剧，无容辨矣"。由于湿热蕴结、下注膀胱、气化失司、水道不利而引起小便淋漓频涩。治疗应以清利为主，常选用清热解毒、清热利湿中药。湿重于热者，应着重利湿通淋，常选用萹蓄、瞿麦、滑石、车前子、石韦、泽泻、猪苓等甘寒利水而不伤阴之品；热重于湿者，重在清热，常选用黄芩、黄连、黄柏、穿心莲、半边莲、紫花地丁等既可清热解毒，药理实验又证实有抗菌作用的药物。常用方剂以八正散为主。但该方清热解毒药味太少，只有栀子、大黄配以甘草梢清热泻火，方中绝大多数用的是通淋利湿药。既然本病以热毒为患，就应抓住主要矛盾，以清热解毒为主，利尿只是给热毒之邪以出路，应酌加黄芩、黄连、黄柏、穿心莲、半边莲等清热解毒之品，以加大本方的清热解毒力量。此外，可加乌药、益智仁、萆薢等具有引经作用的药物。急性期有些患者高热持续不退，或急性期过后留有低热长期不清，应用清热解毒、滋阴清热类药物效果不会太理想，可选用荆防败毒散中的四味主药，即柴胡、防风、荆芥穗、薄荷治疗，不仅疗效可靠，而且无大汗之弊及其他副作用。尿路感染患者常有呕恶之症，从中医"湿浊上泛，胃失和降"的理论出发，采用和胃降逆、升清降浊的法则，用小半夏加茯苓汤治疗，可缓解恶心、呕吐症状。在本期治疗中清利之品不可太过，应中病即止，以免苦寒伤胃。在急性期发作之后，病情缓解，尿常规仅见少量红细胞或白细胞，此时切不可中断治疗，根据患者的具体情况调整脏腑虚实，并佐以少量解毒之品，以巩固疗效，减少复发。

二、慢性期治疗以补益为主

关于淋证的治法，古有忌补之说。其实，淋证忌补之说验之临床，应是指实证而言，补则犯实实之弊。慢性尿路感染缓解期，临床多表现脾肾气阴亏虚，治疗上应缓则扶正固本，自不必拘于淋证忌补之说。正如《医宗粹言·淋闭》所说："殊不知邪气蕴结膀胱，固不可补，若气虚则渗泄之气不行，必须参、芪补气；血虚则不得滋润疏通，必须归、地补血。大抵肾虚宜补肾，以四物汤加知柏，或煎下滋肾丸；若气虚而不得通者，以补而升之。"中药应选用黄芪、党参、白术、熟地黄、枸杞子、山茱萸、女贞子等补益脾肾之品，方如左归丸、右归丸等，并酌加败酱草、穿心莲、半边莲、白花蛇舌草、车前草等，以达到缩短疗程、巩固疗效、避免西药毒副作用和耐药性等目的。复杂性尿路感染的治疗，应首先纠正易感因素，如泌尿系统结石、肿瘤、畸形，以及泌尿系统功能异常，如膀胱—输尿管反流等引起的尿路不畅等因素。慢性泌尿系统感染长期不愈与年老、体弱或免疫功能失调有关，治疗上应注意扶正，可在辨证的基础上酌加一些药理研究证明具有抗菌作用的中药，如黄芪、女贞子、枸杞子、生地黄等益气补肾之品，以提高患者的免疫功能，促使菌尿转阴。膀胱残余尿量的增加是引起尿路感染和复发的重要因素，因此清除残余尿量对防治尿路感染有特别的意义。据临床观察，理气药具有调整尿道平滑肌和帮助利湿药物冲洗尿道的作用，常用药如枳实、乌药、青皮、陈皮、木香等。尿路感染迁延不愈常引起肾组织病变，如肾盏黏膜充血水肿、肾间质瘢痕化，中医辨证属瘀血，因此，在宏观辨证无瘀血表现时，也应适当加入活血化瘀中药，如桃仁、红花、当归、赤芍、水蛭、蒲黄、五灵脂等，以增加肾血流量，促使炎症吸收和瘢痕组织软化，提高肾小球滤过率，增加尿量，加强尿路细菌的排泄，并可促进肾脏局部血液循环，提高病灶内抗菌药物的浓度，从而提高疗效。

三、疏肝养肝法

关于肾盂肾炎的治疗，中医多从肾和膀胱立论，宋炜教授认为，肾盂肾炎患者，无论是急性期还是慢性期，都有程度不同的气血不畅，如腹胀满痛、小便涩滞、尿后淋漓不尽等，这些症状的产生都与肝脏有关。肝主疏泄，调达气机，其脉循少腹，络阴器，绕廷孔，"是主肝生病者……遗溺、闭癃"。(《灵枢·经脉》)故肝与前阴及小便之约利不无关系。且肝肾又乙癸同源，为子母之脏，病理上相互影响，所以肝之疏泄与否又无不直接影响肾和膀胱的气化功能。但是肝主疏泄和膀胱的气化功能只有在本身气血充足的情况才能完成，故用五淋散中当归、白芍养血柔肝以助肝体，四逆散疏肝理气以助肝用，使肝能疏泄，膀胱气化功能自复，栀子、茯苓、甘草清湿热，利小便，尿道之涩痛遂除。诸药合用，疏肝养肝，清利湿热，体现了扶正祛邪、标本同治的整体治疗观。然而两方清热通淋之力尚显不足，扶正归芍难免局限，故在临床治疗中应随症配伍应用。

四、典型病例

患者，女，50岁，1997年9月22日就诊。肾盂肾炎5年，小便频急涩痛经年不已，更兼腰膝酸软，每因劳累及感冒而复发，经用抗生素治疗后，临床症状可缓解一时，但小便频涩时缓时作，时轻时重，甚以为苦。近3年来口服八正散、五苓散、六味地黄丸等中药，均无明显效果。

症见：精神萎靡，情志抑郁，少气懒言，四肢不温，耳鸣如蝉，口干乏津，纳谷不馨，舌淡红，苔薄白，两脉虚细且弦。双侧肾区叩击痛，尿常规示白细胞（＋＋），红细胞（＋）、蛋白（＋），培养有大肠埃希菌生长。B超示双肾集合部分排列紊乱。

此七七之妇，天癸始竭，气阴两伤，肝血不足，膀胱失于温煦濡养，以致此恙。拟温补肝之气阳，滋养肝之阴血，肝虚得补，气阳始复，经脉得充，肝用有节，州都始复其约利津液职。处方：当归12 g，白芍12 g，生地15 g，杞果30 g，官桂6 g，黄芪20 g，赤茯苓15 g，炒谷芽30 g，鸡内金12 g，白茅根30 g，栀子10 g，甘草6 g。5剂，每日1剂。

二诊：淋证十愈七八，他症亦见好转，舌淡红嫩，无苔，脉虚弱且细。予上方加阿胶12 g（烊化），以增温养肝血，求阳得阴助生化无穷。10剂，每日1剂。

三诊：诸症若失，尿常规示白细胞（＋）、蛋白（±）。以上方加减，连续服用3个月后，尿常规正常，尿培养阴性，B超未见异常，随访10月余，未见复发。

五、结语

尿路感染主要是细菌感染引起的泌尿系炎症，由于感染的部位不同，可分为上尿路感染（主要是肾盂肾炎）和下尿路感染（主要是膀胱炎和尿道炎）。根据尿路有无功能上或解剖上的异常，还可分为复杂性尿路感染和非复杂性尿路感染。在急性期治疗上，应注意重用解表药物，祛邪外出，升清降浊，和胃止呕，长期足量，巩固疗效。慢性期应注重补益脾肾，扶正治疗，并重视理气活血药的运用。

参 考 文 献

[1] 宋炜，宋维明. 尿路结石与肾虚热乘的关系 [J]. 中国中医基础医学杂志，2005，11（4）：310-311.

[2] 宋炜，董征，宋维明. 中医治疗尿路感染的体会 [J]. 河北中医，2004，26（6）：430-431.

[3] 宋炜，宋维明，周素云. 舒肝法治疗肾盂肾炎体会 [J]. 天津中医，2000，17（1）：45.

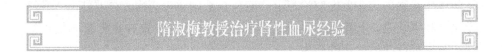

隋淑梅教授治疗肾性血尿经验

医家介绍：隋淑梅，女，主任医师，黑龙江省名中医，硕士研究生导师。第五批国家级名老中医学术经验继承人指导老师。从医 30 余年，在中西医结合治疗肾病方面积累了丰富的经验，尤其擅长 IgA 肾病、慢性肾炎、肾病综合征的治疗。

隋淑梅教授对肾性血尿的治疗积累了丰富的临床经验，现整理如下。

一、五脏辨证论治法

肾性血尿中医临床常分为阴虚火旺证、下焦湿热证、脾肾亏虚证。但根据此辨证论治临床往往收效甚微。西医对血尿又无较好的治疗方法，临床上单纯的肾性血尿对西药激素、免疫抑制剂不敏感。隋淑梅教授提出"五脏病变皆可尿血，非独由肾"的思想，指出"中医治病必须遵循辨证论治，但不能囿于辨证论治"，应明确五脏六腑的生理功能、病理变化，诊治疾病时综合分析处理五脏六腑经络的功能变化，把辨证论治与五脏六腑辨证结合起来。隋淑梅教授认为五脏辨证的病机如下：①脾肾气虚，脾主统血，脾血不能摄血，经血不循常道；②膀胱湿热，肾阴虚火旺，肝郁化火，心火亢盛，风热犯肺，移伤肾络；③慢性肾病，久病入络，血行不畅，瘀血内阻，损伤脉络形成血尿。

五脏辨证选方：①心火亢盛，主要表现为心烦少寐，小便短赤，舌尖红，以导赤散加减。②肝郁化火，主要表现为胸胁胀满，心烦易怒，舌红，苔黄，脉弦数，以丹栀逍遥散加减。③脾不统血，主要表现为食少纳呆，倦怠乏力，舌淡，脉细弱，以补中益气汤加减。④风热犯肺，移伤肾络，主要表现为咽痛，咽干，咽部充血，扁桃体肿大，以银翘散和甘草桔梗汤加减。⑤肾气不固，主要表现为腰膝酸软，遗精滑泄，尿后余沥不尽，小便频数，尺脉弱，以无比山药丸加减。⑥肾阴虚火旺，主要表现为腰膝酸软，五心烦热，盗汗，舌红少苔，脉细，以知柏地黄汤加减。

五脏辨证选药如下。①心：生地黄、淡竹叶；②肝：丹皮、栀子；

③脾：生黄芪、怀山药、芡实；④肺：金银花、连翘、白茅根；⑤肾：阴虚火旺，女贞子、旱莲草、龟板；肾气不固，山茱萸、怀山药、五味子、桑螵蛸、沙苑子、蒺藜、芡实。

二、外感内伤，需分缓急

隋淑梅教授认为在肾性血尿治疗中，辨别内伤外感与标本缓急至关重要，内伤为主者，以健脾肾、清虚热为主，佐以凉血活血止血，健脾肾如黄芪、党参、白术、川续断、杜仲之类，而女贞子、旱莲草、山茱萸等则既可养肝肾之阴而清虚热，又可凉血止血，为必用之品；再如大蓟、小蓟、白茅根等专主凉血止血之品，又可随症加入。外感为主者，以疏风清肺解毒为主，以银翘散为主方，金银花、连翘清热解毒，芦根、竹叶清肺热而利尿，可止尿血，甘草解毒而补中，桔梗散结而化痰，均为必用之品。除此以外，大蓟、小蓟、白茅根、丹参、牡丹皮之类，凉血止血而活血，可止血不留瘀血，宜加入银翘散中。此外，外感内伤不可截然分开，当根据二者缓急而调整侧重不同。

三、活血化瘀，贯穿始终

本病之"瘀"，属外感者，多因热邪循经内扰，与血互结于下焦而成。属内伤者，可因气虚推动无力，或内热煎灼血分而成瘀。而且，无论外感内伤，尿血日久，离经之血久蓄，均可进一步形成瘀血。故本病之活血化瘀治疗，当需贯穿始终。若病属初起，以外感为主或实热为主，除清热凉血之外，还可加以凉血活血兼具止血之功的药物，如丹参、牡丹皮、大蓟、小蓟、生蒲黄等。若瘀血重，见舌紫、腹痛便秘者，可加桃仁、水蛭等以增强疗效。若久病，则可在益气健脾补肾的基础上，酌加养血活血药以扶正祛瘀，令气行则血行，如当归、川芎、三七、仙鹤草等。阴虚火旺者，则以养阴活血并用为主。

四、典型病例

患者，女，45岁，2013年6月15日初诊。主诉：反复血尿3年。3年前感冒后出现肉眼血尿，腰痛。尿常规：尿蛋白（＋），尿红细胞＞50/HPF。给予抗炎治疗2周后肉眼血尿消失，腰痛缓解，尿常规：尿蛋白（－），尿红细胞15～20个/HPF。之后间断口服中药汤剂治疗，尿红细胞始终未恢复正常。症见：腰酸痛，周身乏力，口干眼干，手足心热，眼睑四肢轻度水肿，饮食正常，不喜饮冷，睡眠正常，舌质黯淡有瘀斑，苔白，尺脉细数。辅助检查：尿常规示尿蛋白（－），尿隐血（＋＋＋），尿红细胞20～25个/HPF。

西医诊断：慢性肾小球肾炎。中医诊断：慢肾风（腰痛）气阴两虚，瘀血阻络证。治疗原则：益气养阴，化瘀止血。

处方：黄芪30 g，党参15 g，熟地黄20 g，山茱萸20 g，生山药20 g，茯苓15 g，泽泻15 g，女贞子15 g，旱莲草15 g，芡实15 g，益母草30 g，白茅根30 g，仙鹤草30 g。每日1剂，7剂。

二诊，2013年6月24日，腰酸痛，乏力好转，眼睑、四肢水肿消退。查尿常规：尿隐血（＋＋），尿红细胞10～15个/HPF。原方继续服用15剂。

三诊，2013年7月15日，仍觉腰酸痛，双下肢水肿，无手足心热，无口干、眼干。查尿常规：隐血（＋），尿红细胞4～6个/HPF。尿化验好转，仍腰酸痛，下肢水肿考虑患者肾阳不足，不能蒸腾气化、水湿泛溢肌肤所致；脾肾气虚不能摄血故尿隐血阳性。原方改为：黄芪30 g，党参15 g，熟地黄20 g，山茱萸20 g，生山药20 g，茯苓15 g，泽泻15 g，补骨脂20 g，巴戟天20 g，杜仲20 g，炮附子6 g，芡实15 g，益母草30 g，白茅根30 g，仙鹤草30 g。每日1剂，10剂。

四诊，2013年8月1日，腰酸痛明显好转，双下肢无水肿。查尿常规：尿隐血（＋＋），尿红细胞15～20个/HPF。临床症状明显好转，但患者尿化验较前加重，考虑附子辛热动火损伤血络，上方停附子，其余同前继服15剂。

五诊，2013年9月15日，腰酸痛消失，无下肢水肿。查尿常规：尿隐血（＋），尿红细胞3～5个/HPF，8月1日方前后自行共服45剂。尿常规：尿隐血阴性，尿红细胞正常。继服此方15剂。

六诊，2014年4月15日，无不良主诉，尿常规正常，后多次尿常规正常。

按：该患者病机复杂，血尿之病机有二。其一，脾肾两虚，气不摄血；其二，阴虚火旺灼伤血。累及脾肾两脏，虚实夹杂。治疗贵在平和，调节脏腑功能，偏热偏寒均会加重病情，故此病反复缠绵难愈。

五、结语

中医基础理论认为出血病因不外三条：气不摄血；血热迫血妄行；瘀血阻络，血不循经。血尿病因不外乎以上三条因素导致肾络损伤、血溢脉外所致。隋淑梅教授从五脏六腑功能整体分析，明确病位，切中病机，选药准确。既从整体出发辨证论治，统筹兼顾；又从微观出发明确脏腑病位、病机，用药精准。在临床中，血尿证型复杂，往往数证并发，病变累及多个脏腑，分析主要原因，掌握病机演变，把握主要证型，避免症状多样性导致证型的误判，影响治疗效果。

参 考 文 献

[1] 薛丕良，蒋鹏娜，王新伟，等.隋淑梅老中医五脏辨证论治肾性血尿的经验总结 [J].中医药信息，2015，32（6）：59-60.

[2] 贾占东，隋淑梅.隋淑梅教授治疗 IgA 肾病血尿临床经验 [J].新中医，2014，46（9）：13-14.

孙继芬教授治疗肾病综合征经验

医家介绍： 孙继芬，原陕西中医学院副院长，从事中医工作40余年，对各种疑难杂症积累了丰富的临床经验。

肾病综合征是由多种原因引起的，以损伤肾小球毛细血管滤过膜的通透性而发生的一个综合征，临床表现以水肿、大量蛋白尿、低蛋白血症、高脂血症四症为特征。本病属中医水肿范畴。《景岳全书·肿胀》云："凡水肿等症，乃肺脾肾三脏相干之病。盖水为至阴，故其本在肾；水化于气，故其标在肺；水惟畏土，故其制在脾。今肺虚则气不化精而化水；今脾虚土不制水而反克；肾虚则水无所主而妄行。"外感六淫毒邪、内伤饮食、七情、劳倦都可导致肺、脾、肾三焦气化功能失调而发生水肿。因此脾、肺、肾之间的关系，以肾为本，以肺为标，脾为制水之脏，为治疗水肿的关键所在。现将其临床所得整理如下。

一、益气宣肺，燥湿健脾

肺主气，为水之上源，属上焦治节出焉。肺气失宣，不能通调水道，下输膀胱，以致风遏水阻，风水相搏，流溢于肌肤，发为水肿；肺经受邪，传入肾经，可使肾气更虚，水邪更盛。治肿必先治水，凡治水必治气，孙教授认为上焦开发，虽为治标而设亦为治本，为标本同治法，益气宣肺应重用黄芪补气、用辛味药宣肺，辛可宣散，可润肾。《素问·脏气法时论》云："肾苦燥，急食辛以润之。"通过辛散宣肺，疏通腠理，畅达气机，以解肾燥。适用于典型的肾病综合征和标实本虚的少尿或无尿者，对有上呼吸道感染、感冒的患者尤佳。根据患者虚实寒热的不同，可分别选用辛凉益气宣肺法和辛温益气宣肺法，辛凉多选用银翘散、越婢汤、败毒散类。辛温多选用藿香正气散、小柴胡汤、参苏饮、小青龙汤等。

二、益气除秽，燥湿健脾

脾主运化，属中焦。脾虚或脾为湿困，健运失司，不能升清降浊，土不制水，中焦枢转不利，以致水湿不得下行，泛溢于肌肤形成水肿；脾虚不能制水，水湿壅盛，必损其阳，故脾虚必导致肾阳也虚。孙教授认为益气辟秽，可使中焦气化旺盛，枢机运化，阴精气血的升降出入输布运动正常。临床上除重用黄芪益气外，首选二陈汤、平胃散、六君子汤等加减变化。

三、益气固肾，燥湿健脾

肾主水，属下焦。肾虚，水无所主，妄行上泛，全身皆肿。肾水上泛，传入肺经，使肺气不降，失去通调水道功能，可使肾气更虚，水邪壅盛；肾阳衰微，不能温养脾土，则水湿不运水肿更甚。孙教授以此法使下焦气化旺盛，膀胱藏津液，气化出矣，关门得利，实则泻之虚则补之，使其攻补兼施。适用于肾病综合征迁延日久者，方中重用黄芪补气，用济生肾气丸、金匮肾气丸、六味地黄丸等补肾健脾。

孙教授指出治疗水肿的关键在于治脾，以健脾燥湿贯穿于治疗始终，运用宣肺健脾肾的三焦同治法，重在运转中焦枢机，使上焦开发，下焦气化，水道疏通，痰湿秽浊瘀滞水肿毒邪或从汗解，或从二便排泄而出。同时需重用黄芪，尿蛋白在（＋＋）左右可用到 60 g，若尿蛋白在（＋＋＋）或以上时，可用到 100～120 g。加强补气升阳，益气固表，利尿消肿之效。最后可根据病情，在达到满意治疗效果后，灵活运用剂型，改汤为散、熬粥温服，不仅能增加患者接受程度、延长用药时间，亦能巩固治疗、减少疾病复发。

四、典型病例

患者，女，8 岁。于 1999 年 3 月 15 日初诊。患者以全身肿胀 1 周为主诉来诊。全身肿胀，按之没指，双下肢肿胀更重，小便短少，身体重而困倦，伴胸闷，气短，恶心，面色无华。舌苔白腻，脉沉细。化验检查：尿蛋白（＋＋＋），血胆固醇 6.2 mmol/L，总蛋白 48 g/L，白蛋白 35 g/L，肌酐 100 μmol/L，尿素氮 5.8 mmol/L。血常规：WBC 8.0×10^9/L，RBC 4.0×10^{12}/L，Hb 112 g/L。追问病史，半月前有"上呼吸道感染"史，患者怕服西药引起副作用，而求治于中医。西医诊断：肾病综合征。中医诊断：水肿（脾虚湿困型）。方药：藿香 10 g，白芷 10 g，苏叶 10 g，陈皮 10 g，半夏 10 g，茯苓 10 g，桔梗 10 g，甘草 10 g，黄芪 60 g，6 剂，水煎服。

1999 年 3 月 21 日二诊时，患者水肿明显减轻，食欲增加，胸闷、气短减轻。舌质淡，舌体胖大，苔白，脉沉细。化验尿蛋白（＋＋），上方加黄芪至100 g，生白术20 g。10剂。

1999年4月1日三诊时，患者水肿消失，面色有华，咽部感觉疼痛，口干，咽红。舌质淡，苔白，脉浮数。化验尿蛋白（＋），上方减白芷，加金银花10 g，连翘10 g，玄参10 g，6剂。

1999年4月7日四诊时，患者精神、面色如正常人。舌质淡，苔白。尿常规：白蛋白（－）。因患者上学服药不方便，改中药为两日1剂，处以党参15 g，白术15 g，茯苓15 g，甘草10 g，陈皮10 g，半夏10 g，黄芪100 g，15剂。

1999年5月22日五诊时，患者觉口干欲饮，精神可，舌质红，苔白，脉细数。查尿常规：蛋白（－），血胆固醇5.7 mmol/L，总蛋白68 g/L，白蛋白50 g/L。据口干、舌质红、脉细数，考虑为每多用燥剂有伤阴之候。改服六味地黄汤加味，连服10剂，药后舌、脉正常。患者不愿再服汤药，遂以黄芪100 g、山药50 g、粳米50 g，熬粥服2个月。随访3年，未见复发。

五、结语

肾病综合征不是一个独立的疾病，有时单纯使用激素或联用细胞毒性药物治疗效果一般，且副作用较大。而通过益气、宣肺、润肾、健脾、化痰、辟湿秽综合协同，不仅能消肿利尿、益肾健肾，更能恢复肾功、增强体质。在此基础上，重用黄芪，可收到更佳效果。剂型运用自如，疾病治疗则更为得心应手。

参 考 文 献

姚淑贤．孙继芬治疗肾病综合征经验［J］.陕西中医学院学报，2003，26（1）：30.

孙郁芝教授治疗紫癜性肾炎经验

医家介绍： 孙郁芝，全国著名肾脏病专家，山西省名老中医，享受国务院政府特殊津贴专家，山西省中医药研究院肾病研究所名誉所长。曾任山西省中西医结合肾病专业委员会主任委员，是全国第一批及第二批老中医药专家学术经验继承指导老师。从事临床科研工作50年，临床经验丰富，中西医理论基础深厚；对肾病的发病机制及临床诊治颇有建树，对各种类型肾小球疾病的诊治及中医辨证施治均有丰富经验。

紫癜性肾炎是过敏性紫癜引起的肾脏损害，其病理为免疫性炎症所致。临床表现除有皮肤紫癜、关节肿痛、腹痛便血外，主要为血尿和蛋白尿，多发生于皮肤紫癜后1个月内，有的可以同时并见皮肤紫癜、腹痛，有的仅是无症状性的尿异常，也可出现肾病综合征的表现，亦可伴有肾功能减退，最后导致慢性肾衰竭。中医将其归属于"血证""肌衄""尿血""溺血""发斑""葡萄疫""紫癜风"等范畴。孙教授对紫癜性肾炎的治疗有独特经验，现将其临证经验简略如下。

一、病因病机

孙教授认为本病病机多为素体不足，六淫之邪侵入机体，逐渐影响肾脏而致。热毒内蕴，久郁生湿化热，热入营血，血热互结，气阴耗伤，络阻血瘀，或致脾气亏损，脾不统血，而血不循经，或脾肾两虚致水湿停聚不行，脏腑经络水停瘀阻不畅，出现瘀血症状；或热毒久恋，灼伤阴液，致肾阴亏损，阴虚火旺，而血不循经，形成瘀血。所以本病多虚实互见，为本虚标实之证，本虚即脏腑气血亏虚，标实主要是瘀血、热毒、水湿、湿热。综上可知，毒、瘀、虚是紫癜性肾炎的主要病机所在。

二、辨证论治

孙教授认为治疗过敏性紫癜肾炎要分期分型论治。早期，病在卫分、营分应以祛风宣透为主，兼以清营凉血，使邪从表散；中期，应以凉血解毒或凉血化瘀为主，佐以清气透表；后期，当重在养阴清热，佐以凉血化瘀，若病情日久反复不愈，损及脾气，气不摄血者又当以益气摄血为主，佐以养血活血，气虚日久，累及阳虚，水湿停滞者，治以温补脾肾，化气行水。故在临床实践中总结出了8个证型：①风热夹瘀型；②里热炽盛、血溢成瘀型；③阴虚内热、络阻血瘀型；④气阴两虚、湿热夹瘀型；⑤脾肾两虚、水湿夹瘀型；⑥湿热蕴结夹瘀型；⑦气虚兼湿热夹瘀型；⑧肝肾阴虚兼湿浊夹瘀型。

三、治法治则

孙教授基于"离经之血必是瘀"的理论，认为瘀血阻络是本病的病理基础，早在20世纪70年代初，就认识到瘀血是影响肾病发生、发展的重要因素。故极为重视活血解毒法，重用活血化瘀、清热解毒药物，在消除血尿、蛋白尿、保护肾功能方面有着明显的作用。

（1）祛风活血解毒法：本法针对风热湿毒之邪袭表、里热内蕴成毒、血热妄行成瘀、卫营同病之病机而设，适用于紫癜性肾炎早期。症见：皮肤紫癜、发热、鼻衄、咽干咽痛、尿赤、腹痛、水肿、关节痛、舌红苔薄黄、脉浮或浮滑。常用药：金银花、连翘、桔梗、生地、丹皮、紫草、白茅根、茜草、赤芍、乌梅、僵蚕、薄荷、小蓟、炒荆芥等。

（2）利湿活血解毒法：本法针对湿毒蕴结下焦、湿浊瘀阻病机而设，适用于过敏性紫癜性肾炎合并泌尿系感染，常见于湿热毒邪盛于下焦膀胱，以小便黄赤、小腹胀痛不适或尿血为主要症状，舌赤苔黄。常用药：生地、丹皮、茜草、赤芍、当归、小蓟、萹蓄、瞿麦、丹参、蒲公英、车前子、白花蛇舌草等。

（3）凉血活血解毒法：本法针对里热炽盛、血热妄行、血溢成瘀、气营同病兼血瘀病机而设，适用于过敏性紫癜性肾炎中期。症见：紫癜反复发作，褪后又起，色紫暗，身发热，腹痛，便血衄血，心烦口渴，血尿、便秘，舌红质暗，苔黄，脉弦数。常用药：生地、丹皮、赤芍、丹参、紫草、茜草、地榆、连翘、败酱草、车前子、白茅根、金银花等。

（4）祛瘀活血解毒法：本法针对过敏性紫癜性肾炎瘀毒阻络、日久不愈的病机而设，适用于紫癜性肾炎。症见：皮肤紫癜此起彼伏，色紫暗，尿血色紫有块或有血丝，腰痛固定，舌质紫暗或有瘀斑，脉沉涩。常用药：桃仁、红花、生地、丹皮、赤芍、丹参、地榆、茜草、大黄等。

（5）益气活血解毒法：本法针对素体气虚，毒邪留恋或紫癜、尿血等毒邪日久耗伤正气的气虚毒瘀之病机而设，适用于过敏性紫癜性肾炎。症见：全身乏力，四肢疲倦，懒于言语，面色萎黄或面浮色光，皮肤紫斑色暗淡，此起彼伏，劳则加重，反复发作，尿血或尿少色黄，舌质黯红，苔白或黄腻，脉沉滑。尿检：蛋白、红白细胞、管型均可见。常用药：党参、黄芪、白术、茯苓、丹参、当归、白茅根、半枝莲、白花蛇舌草、益母草等。

（6）养阴活血解毒法：本法针对毒邪久恋、灼伤阴液，阴虚肺热之病机而设，适用于紫癜性肾炎。症见：咳嗽反复不愈，口干咽燥，咳嗽少痰或伴低热，或痰中带血，潮热盗汗，手足心热，小便短赤，舌质红，脉细数。常用药：麦冬、生地、元参、百合、枇杷叶、丹参、地骨皮、当归、青蒿、浙贝母、桃仁、茜草、鱼腥草、白茅根等。

（7）滋阴活血解毒法：本法针对肾阴亏虚、阴虚内热、络伤血瘀病机而设，适用于紫癜性肾炎。症见：口干咽干，五心烦热，头晕耳鸣，腰膝酸软，咽赤咽痛，小便短赤或血尿，皮肤紫癜或兼高血压，舌质红或黯红，脉细数。常用药：生地、丹皮、山萸肉、女贞子、旱莲草、丹参、茜草、知母、黄柏、金银花、连翘等。

（8）化浊活血解毒法：本法针对浊毒中阻、化热上逆的病机而设，适用于过敏性紫癜性肾炎、肾病综合征或氮质血症期及尿毒症。症见：水肿，胸脘痞闷，纳呆呕恶，头晕头闷，口干咽燥，小便短赤，便干或便稀不爽，舌苔黄腻或白腻，舌质黯红，脉濡数或脉滑。常用药：半夏、陈皮、猪苓、茯苓、丹参、益母草、槟榔、大黄、藿香、车前子、紫苏、连翘、白花蛇舌草等。

（9）滋肾养肝、活血解毒法：本法针对肝肾阴虚、毒瘀交阻之病机而设，适用于紫癜性肾炎病程长，日久热毒致瘀，耗伤阴液，或素体禀赋不足再加久病致肝肾阴虚，阴虚内热。症见：口干口苦，头晕耳鸣，咽赤咽痛，心烦易怒，尿血腰困，血压增高，齿衄鼻衄，皮肤紫斑或点，恶心呕吐，舌红苔薄黄或舌质黯，脉细弦。血中尿素氮、血肌酐增高。常用药：生地、丹皮、丹参、菊花、枸杞子、赤芍、当归、竹茹、栀子、女贞子、旱莲草、车前子、连翘、蒲公英、茯苓、龙胆草等。

（10）益气养阴、活血解毒法：本法针对气阴两虚兼湿热夹瘀之病机而设，适用于紫癜性肾炎、肾病综合征及氮质血症期。症见：神疲乏力，头晕耳鸣，五心烦热，汗出咽干，水肿，尿血或尿黄赤，舌质黯红，脉细滑。常用药：黄芪、党参、生地、丹皮、当归、赤芍、旱莲草、丹参、茜草、紫草、白茅根、白术、茯苓、车前子、龙胆草等。

（11）健脾益肾、活血解毒法：本法针对紫癜性肾炎日久不愈，损伤脾胃，致脾肾两虚，兼水湿夹瘀之证而设，适用于紫癜性肾炎病程长，反复发作不愈。症见：身疲乏力，少气懒言，水肿，面色㿠白，易汗出，四肢憋胀，颜面及下肢水肿，腰膝酸软，舌质紫暗或有瘀点，苔白或白腻，脉滑等。尿检：蛋白长期不消，红白细胞少量。此型多见于肾病综合征及氮质血症期或肾功能中度受损甚至重度受损者。常用药：生黄芪、党参、茯苓、白术、山药、当归、川芎、丹参、益母草、蒲公英、山萸肉、车前子等。

孙教授还指出了以下几个方面需要我们注意。

①机体的高敏状态、过敏原的存在、上呼吸道感染及劳累等皆为紫癜性肾炎发病的诱因，随着外感的控制，皮肤紫癜、血尿、蛋白尿、水肿等均会逐渐消退，疾病趋于缓解，说明外邪侵袭是影响本病发生发展的重要致病因素之一，故在治疗过程中应抓住这一关键环节，增强机体卫外功能和抗病能力，预防外邪入侵，减少疾病复发。

②应禁食生葱、生蒜、辣椒、酒类等刺激性食物，肉类、海鲜、鸡蛋、牛奶等动物蛋白食物，饮料、甜零食等方便食物，荔枝、桂圆等热性水果，冰冻食物，油炸焦枯等不易消化食物；避免寒冷、花粉、虫咬、疫苗接种刺激；注意休息，避免劳累并保暖，预防感冒，避免情绪波动，均可有效减少疾病的发生。

③热毒之邪易耗气伤阴，多导致气阴两虚，故在扶正时多用益气养阴、健脾补肾之药，而温燥之品宜少用。

④久病多瘀，所以在应用止血凉血药的同时应加入辛温祛瘀通络之品，这样可达到止血不留瘀的功效。久病多虚，气血关系密切，气为血之帅，气行则血行，气滞则血瘀，适当地应用补气益气之品可收到更好的功效。

⑤注意调护胃气。《景岳全书·脾胃》指出："凡欲察病者，必须先察胃气；凡欲治病者，必须常顾胃气。胃气无损，诸可无虑。"苦寒不能败胃，滋补不能碍胃，这样药入于胃，才能真正起到应有的作用。对久病体虚之人，尤应用药轻灵，最忌克伐无度。

四、典型病例

患者，女，14岁，1999年3月10日初诊。四肢出血性皮疹、腹痛、颜面及下肢水肿、尿如茶色反复发作 40 余日。四肢散在红色皮疹，对称分布，压之不褪色，尿色深黄，颜面轻度水肿，口干，咽痒，手足心热，腰困，舌红、苔薄黄，舌底脉络暗红，脉细数。尿常规：蛋白（＋），潜血（＋＋＋），镜检红细胞（＋＋＋）。平素易感冒。中医诊断：血证（肌衄、尿血），西医诊断：过敏性紫癜性肾炎。辨证属热毒内蕴，迫血妄行，阴虚夹瘀。治法：清热凉血，滋阴凉血。药用：生地 8 g，丹皮 8 g，赤芍 8 g，女贞子 12 g，旱莲草 12 g，丹参 20 g，小蓟 20 g，白茅根 20 g，石韦 20 g，薏苡仁 20 g，杜仲 10 g，砂仁 5 g（后下），陈皮 8 g，银花 20 g，黄芩 8 g，车前子 20 g（包煎）。每日 1 剂，水煎服，嘱忌食鱼、虾，预防感冒。

1999 年 3 月 16 日二诊：四肢皮疹消退，颜面部水肿消失，尿色仍深黄，余症悉减，舌脉同前。尿常规：蛋白（＋），潜血（＋＋），镜检红细胞（＋＋）。宗前法，上方加藕节炭 12 g。

1999 年 3 月 22 日三诊：尿色淡黄，咽干痒不适。复查尿常规：蛋白（－），潜血（＋），镜检红细胞（＋）。继进上方，去杜仲、车前子，加桔梗 8 g，麦冬 10 g。

1999 年 4 月 12 日四诊：服上方 20 剂，病情稳定。舌淡红、苔薄黄，脉滑数。守法以上方略作加减，服药 30 余剂，诸症消除，尿检持续阴性而告愈。随访 1 年无复发。

五、结语

孙教授在肾病的治疗中，辨证与辨病相结合，倡导要严守病机，力倡祛邪以扶正，旨在通过祛邪，阻断其恶性循环，使正气自复，病情向愈。祛邪注重活血解毒，扶正宜调整机体平衡，培补正气，固护卫气，久病重视调护脾胃。充分认识中西医所长，中医掌握三个环节：清热化湿通三焦，活血化瘀通肾络，益气养血扶脾肾。西医从三方面入手：消除炎症，改善微循环，调节免疫功能。发挥各自优势，取长补短，将其有机结合，全面治疗，才能真正控制病情。

参 考 文 献

［1］王左希，张轶欧，郝雨莹，等．孙郁芝治疗尿血经验举隅［J］．山西中医，2014，
　　　30（6）：6－7．

［2］张建伟，李继明．当代名老中医对紫癜性肾炎的认识举隅［J］．中医文献杂志，

2011, 29 (1)：27 – 28.

[3] 高继宁. 孙郁芝教授治疗过敏性紫癜性肾炎的经验介绍 [J]. 光明中医, 2010, 25 (8)：1340 – 1341.

[4] 庞晓英, 高继宁. 孙郁芝教授治疗过敏性紫癜性肾炎的临证经验 [J]. 中国中西医结合肾病杂志, 2005 (8)：491 – 492.

[5] 米彩云, 高继宁. 孙郁芝辨治紫癜性肾炎经验 [J]. 中国医药学报, 2000, 15 (5)：73 – 74.

[6] 高继宁, 李宜放, 米彩云. 孙郁芝治疗过敏性紫癜性肾炎思路探讨 [J]. 山西中医, 2000, 16 (4)：41.

[7] 高艳霞. 孙郁芝教授治疗肾性血尿经验 [J]. 中医药研究, 2000, 16 (2)：34, 49.

仝小林教授治疗糖尿病肾病经验

医家介绍： 仝小林教授是中国科学院院士，医学博士，博士生导师，中国中医科学院首席研究员、国家中医医疗救治专家组组长、科技部"973"计划项目首席科学家，国家中医药管理局内分泌重点学科带头人，第六批全国老中医药专家学术经验继承工作指导老师。长期从事糖尿病及糖尿病并发症的临床、科研与教学工作，对糖尿病肾病的治疗拥有十分丰富的经验。

糖尿病肾病是糖尿病最常见的慢性微血管并发症之一，高血糖可增强蛋白激酶 C 的活性，增加糖基化终产物及三酰甘油，引起肾脏损伤；血流动力学改变，可引发肾小球高滤过状态，使更多炎性物质及细胞因子驻留肾脏细胞，从而引起细胞间质蛋白过多地堆积于肾小球，导致肾小球基膜增厚和系膜扩张，进而引起肾单位结构改变、功能异常。糖尿病肾病在古代文献中常归属于肾消、下消、水肿、尿浊、关格等范畴，现将其定名为消渴病肾病，突出了疾病的起因，且概括了疾病发生发展的全过程。现将仝小林教授诊治消渴病肾病的经验整理如下。

一、辨型审因

仝小林教授依据糖尿病的发展变化，将其分为郁、热、虚、损 4 个阶段。消渴病肾病处于疾病发展后期，当属"损"之范畴。根据中医"治未病"和"络病"理论，提出消渴病肾病的基本病理基础在于气阴两虚、肾络瘀滞，基本病机为瘀、虚、毒。一方面，气阴两虚、脾失健运导致的肾气化不利、固摄无权，是造成水谷精微下泄和水肿的直接原因；另一方面，脾虚下陷、肾虚失于封藏所致的大量精微漏出，使正气日耗，脾肾更见亏虚。而气虚不能推动血液运行，瘀血阻滞，又影响了气血津液的正常代谢，引起体内动态平衡的失调，形成恶性循环，加重了消渴的程度。气阴不足为本，瘀血湿浊为标，故虚是基本条件，瘀是核心病机，毒是最终结局。

二、分期论治

糖尿病肾病分为 5 期，第 I、第 II 期为临床前期，第III、第IV、第 V 为临床诊断期。前期常无明显的临床症状，但所谓"上工治未病"，因为发展到临床肾病将不可逆转。仝小林教授认为，从络脉的病变过程来说，前期即存在络滞，具有络滞—络瘀—络闭（损）的病机演变发展规律。建议早期介入，从发现糖尿病那一天起即给予活血通络之药，预防并发症，推迟肾脏损害时间和程度。糖尿病肾病早期即III期微量蛋白尿期，以络瘀为主，络脉损伤而致少量精微渗漏，气虚证或不明显，治疗尚可逆。治疗以活血通络、修复络脉为治则，化瘀通络以防为主。中期为IV期，已发展为临床肾病，气虚和络损进一步加重，以气虚精微渗漏为主，病情迁延致气阴不足为本、瘀血湿浊为标。一方面脾失健运，水湿内停，肾不主水致水湿泛滥；另一方面，脾气下陷，肾虚封藏失职致精微漏出。治疗当活血通络，使旧血得去、新血得生、络脉通畅，健脾益气，固涩精微。晚期为 V 期，出现慢性肾衰竭，脾肾阳虚、阳虚不化浊毒，致其堆积而形成浊毒内蕴。治疗当温阳泄浊，予温补脾肾、通腑泄浊。

三、态靶结合

病者，失衡之态也，证为其表。人体疾病的外在状态就是中医所谓的证候。《黄帝内经》曰："阴平阳秘，精神乃治"，仝小林教授认为当机体的平衡被打破，就会呈现出各种病"态"。中医从宏观入手，利用药物的偏性调整疾病时的偏态，使体内的自调节、自修复、自平衡的能力得以最大效能的发挥是中医治疗的基本思维。现代中医应结合传统中医对宏观表征的定性、定向，以及现代医学对微观表征的定量、定靶，提高治疗的"靶向性"，通过靶方以达到治疗疾病本身的目的，通过靶药迅速改善患者主要症状。仝小林教授擅用三味小方为靶方，针对糖尿病肾病气虚血瘀病机，精选黄芪、水蛭粉、生大黄三药为靶药，其中黄芪补气利水，水蛭粉活血化瘀，生大黄逐瘀泄浊，在临床上取得良好的效果。在现代医疗环境下，中医治病必须与时俱进，有的放矢，态靶同调，提高临床疗效。

四、症证病参

仝小林教授强调"证－症－病结合"的辨治模式，即以证为基，以症为靶，以病为参，针对瘀血阻于肾络这一病机，依据"络以通为用"的治疗原则，以疏通络脉为第一要务，活血化瘀、全程治络当贯穿糖尿病肾病的治疗始终。

1. 辨症论治

糖尿病肾病主要有早期微量蛋白尿、大量蛋白尿、水肿、呕吐、便秘、肾衰竭（血肌酐、尿素氮等升高）、高脂血症、高血压、高尿酸等临床表现。根据症状不同，可选用不同方药治疗。如蛋白尿主要为肾络损伤、精微外漏所致，治疗可选用酒大黄、水蛭粉（抵当汤）活血通络；黄芪益气固涩；芡实、金樱子（水陆二仙丹）补肾固涩；大黄、制附片温阳化浊。水肿为主症，气血不利，聚而成水，治疗选用茯苓、泽泻健脾渗湿；益母草、泽兰活血利水；桂枝、制附片温阳化气；葶苈子、大枣宣肺利尿；黄芪健脾益气利尿等。呕吐为主症，胃气上逆而成呕吐，治疗选用半夏、生姜（小半夏汤），或加茯苓（小半夏加茯苓汤），苏叶、苏藿梗、黄连（连苏饮）辛开苦降；旋覆花、代赭石重镇降逆；制附片、干姜、红参、炙甘草、炒白术（附子理中汤）温中降逆；半夏、黄连、黄芩、干姜、红参（半夏泻心汤）和胃消痞等。高血压为主症，选用天麻、钩藤息风定眩；益母草、牛膝、地龙活血利水；夏枯草、黄芩清肝胆热；生牡蛎养阴定惊。大便秘结，选用酒大黄、生大黄、芒硝通腑泄浊；麻子仁、瓜蒌仁润肠通便；肉苁蓉、锁阳温阳通便。皮肤瘙痒，为浊毒侵犯肌肤，可以选用白鲜皮、苦参等，或选用泡澡方（生麻黄、川桂枝、川芎、艾叶、透骨草、生姜、葱白）。贫血选用丹参、黄芪（丹参补血汤）益气养血，而且丹参对血管并发症有较好的防治作用。高血脂选用红曲、绞股蓝、制首乌调脂。高尿酸血症选用秦皮、威灵仙、防己等降尿酸。

2. 辨证论治

仝小林教授以主证、兼证、变证为辨证要点进行分型。主证可见：①气阴两虚型，以益气养阴为法，方用参芪地黄汤加减。②肝肾不足型，以培补肝肾为法，方用杞菊地黄丸加减。③阴阳两虚型，以滋阴助阳为法，方用地黄饮子加减。④脾肾阳虚型，以温补脾肾为法，方用四君子汤合金匮肾气丸加减。兼证可见：①瘀血阻络型，以活血化瘀通络为法，方用桃红四物汤加减。②湿浊内蕴型，以化湿泄浊为法，方用黄连温胆汤加减。③水湿泛滥型，以温阳利水为法，方用真武汤合五苓散加减。④湿热下注型，以清利湿热为法，方用八正散加减。⑤血虚血瘀型，以养血活血为法，方用四物汤加味。⑥阴虚阳亢型，以滋阴降火为法，方用知柏地黄丸加减。变证可见：①水气凌心射肺，以泻肺逐水为法，方用己椒苈黄汤加味。②关格，以温补脾肾、启闭降浊为法，以上关为主症者，方用旋覆代赭汤加减；以下格为主症者，方用真武汤合五苓散加减。③溺毒入脑，以开窍醒神、镇惊息风为法，方用菖蒲郁金汤加味。

五、把握三关

三关即胃关、前关、后关，兼顾三者是糖尿病肾病治疗的关键。其一，脾胃为后天之本，调胃是治疗的重点之一，早中期调理脾胃气机，晚期以止呕、调理饮食、增加营养为治疗目的，预防和治疗低蛋白血症；其二，保持大便通畅，既可通腑，又能排泄浊毒，当出现呕吐时还可以促进胃气的降逆。

六、药型药量

（1）病情有轻重缓急之别，症状有先后主次之分，用药有配伍用法之异，如水蛭粉为治疗糖尿病肾病全程通络之要药，当用粉剂冲服或装胶囊服用，不入煎剂，以生用为佳；大黄为治疗糖尿病肾病之要药，宜用酒大黄，大便秘结者加重剂量或用生大黄，既可以通便，又能活血通脉，与水蛭配伍，为抵当汤之意，活血通络；糖尿病至肾病阶段，属病情较重，非重剂无以起沉疴，故黄芪的用量范围多为 30~90 g，水蛭粉 3~6 g，大黄 3~15 g。

（2）峻补不若缓补，采用小剂量、多靶点、宽覆盖、蚕食的组方原则十分重要。治疗宜先调理脾胃，培育胃气，增一分胃气，进一分补药，注意防变和树立患者的信心。同时注意补而不涩，清补结合。

（3）选方用药宜精宜纯，除湿不可太燥，清热不可过凉，时时固护阴阳。糖尿病肾病是一个持久战，病机相对稳定，治疗当守法守方，在长期治疗中，可以选用丸、散、膏、丹等剂型缓图稳定病情。

七、典型病例

患者，男，52 岁，2019 年 6 月 6 日初诊。身高 183 cm，体重 63 kg，BMI 18.81 kg/m²。主诉：血糖升高 3 年余，伴尿中泡沫 1 年余。现病史：患者 2016 年因出现口干、体重减轻、小便泡沫等症状于当地医院就诊，查空腹血糖 12.5 mmol/L，糖化血红蛋白 8.4%，确诊为 2 型糖尿病，口服格列美脲和二甲双胍治疗，血糖控制可。2017 年未关注治疗，病情加重。2019 年复查空腹血糖 8.6 mmol/L，尿蛋白（＋＋），后于当地医院住院治疗，确诊为糖尿病肾病，为进一步治疗，今来门诊就诊。刻下症见：胸闷气短，偶有心悸，腹中肠鸣，矢气多，手足麻木、发凉，视物模糊，纳可，眠欠安，大便秘结，两日一行，小便量多有泡沫，夜尿 1~2 次。舌淡苔黄厚，舌底瘀，脉弦硬数。现用药：瑞格列奈 1 mg，3 次/日；阿卡波糖 50 mg，3 次/日；维格列汀 50 mg，2 次/日；缬沙坦 80 mg，1 次/日；百令胶囊 2 粒，3 次/日；瑞舒伐他汀 5 mg，1 次/日。既往史：高血压半年余。个人史：吸烟 36 年，20 支/日，饮酒 30 年。家族史：双胞胎哥哥有糖尿病，否认过敏史。辅助检查：（2019 年 5 月 29 日）24 小时尿蛋白定量 2.32 g（正常值 < 0.15 g）。西医诊断：2 型糖尿病肾病Ⅳ期；中医诊断：消渴病（肝胃郁热，气虚血瘀）。处方：大柴胡汤加全氏芪丹军蛭汤。方药组成：柴胡 9 g，黄芩 15 g，黄连 15 g，清半夏 9 g，白芍 30 g，制水蛭粉 6 g，丹参 15 g，黄芪 30 g，醋莪术 9 g，三七 9 g，浙贝母 9 g，生姜 15 g（后下），大枣 9 g，生大黄 6 g（单包），水煎服，每日 1 剂，早晚各 1 次，并嘱患者停瑞格列奈、阿卡波糖。

患者服药 1 个月后复诊，胸闷气短减轻，腹中肠鸣、矢气基本消失，手足麻木、发凉同前，视物模糊加重，头晕，纳少，眠差，夜尿 4~5 次，大便正常，小便泡沫减轻，舌偏红、干，苔薄黄，脉弦硬。现用药：维格列汀 50 mg，2 次/日；缬沙坦 80 mg，1 次/日；百令胶囊 2 粒，3 次/日；瑞舒伐他汀 5 mg，1 次/日；双嘧达莫 1 片，3 次/日；卡格列净 100 mg，1 次/日。辅助检查：（2019 年 7 月 3 日）糖化血红蛋白 5.6%、24 小时尿蛋白定量 0.71 g、尿蛋白（±），血压 133/71 mmHg。在原方基础上加鸡血藤 30 g，赤芍 15 g，生地黄 30 g，去白芍，黄连减至 6 g，三七加至 12 g，浙贝母加至 15 g。

患者又服药 1 个月后复诊，排便困难，便干，1 次/日，矢气多，手足冰冷，夜尿 4~5 次，舌胖大齿痕，苔黄厚腻，脉弦硬数。现用药：维格列汀 50 mg，2 次/日；缬沙坦 80 mg（不定时服用）。辅助检查：（2019 年 9 月 12 日）糖化血红蛋白 4.8%、24 小时尿蛋白定量 0.63 g。处方：黄芪 30 g，白术 15 g，陈皮 15 g，莪术 6 g，三七 6 g，浙贝母 6 g，水蛭粉 6 g，丹参 15 g，茵陈 30 g，赤芍 30 g，桑叶 45 g，知母 30 g，生姜 15 g（后下），炒芡实 30 g，生大黄 3 g（单包），红曲 6 g。

患者又服药 1 个月后复诊，血糖平稳，尿蛋白继续下降，继续给予降糖及并发症治疗。

八、结语

糖尿病肾病中医辨证属本虚标实，本虚当以气血阴阳俱虚为主，涉及脏腑主要为脾肾，尤以肾损害为主，发展为多脏腑病变。标实以痰湿瘀毒为主，在临床实践中，多本虚标实同见，故应当根据病情的轻重、进展，辨型审因、分期论治、症证病合参、把握三关、守法守方、随症施量，从而做到审时度势，攻补兼施，掌握法度，补肾为主，兼顾肺脾，滋阴善后，稳固疗效。

参 考 文 献

[1] 王新苗，杨浩宇，顾成娟，等. 黄芪、水蛭粉、大黄治疗糖尿病肾病经验——全小林三味小方撷萃 [J].吉林中医药，2020，40（1）：5-7.

[2] 陈弘东.21 例临床蛋白尿期糖尿病肾脏病的回顾性分析及全小林教授"态靶因果"思想浅析 [D].北京：中国中医科学院，2016.

[3] 贾淑明，赵锡艳，逄冰，等. 全小林教授辨治糖尿病肾病要点 [A].世界中医药学会联合会方药量效研究专业委员会、中华中医药学会方药量效研究分会. 世界中医药学会联合会方药量效研究专业委员会成立大会暨第二届国际方药量效关系与合理应用研讨会论文集 [C].世界中医药学会联合会方药量效研究专业委员会、中华中医药学会方药量效研究分会：中华中医药学会，2014：6.

[4] 周强，全小林，赵锡艳，等. 全小林教授治疗糖尿病肾病门诊病历数据挖掘 [J].中医药信息，2013，30（1）：37-41.

[5] 周强，赵锡艳，赵林华，等. 以全小林教授治疗早期糖尿病肾病为例阐述一种名老中医病例数据挖掘的方法 [J].中医药信息，2012，29（3）：113-116.

[6] 金末淑. 全小林应用抵当汤加减治疗糖尿病肾病验案举隅 [J].山东中医药大学学报，2012，36（2）：130-131.

[7] 周强. 全小林教授治疗糖尿病肾病用药规律分析及经验总结 [D].北京：中国中医科学院，2011.

[8] 刘文科，周强，甄仲，等. 糖尿病终末期肾病辨治经验举隅 [J].中医杂志，2010，51（8）：691-693.

[9] 宋军. 全小林教授辨治糖尿病合并蛋白尿病案举隅 [A].中华中医药学会（China Association of Chinese Medicine）. 第十二届全国中医糖尿病大会论文汇编 [C].中

华中医药学会（China Association of Chinese Medicine）：中华中医药学会糖尿病分会，2010：4.

［10］李修洋．仝小林教授运用经方治疗糖尿病剂量规律的数据挖掘研究［D］.北京：北京中医药大学，2010.

童安荣教授治疗肾炎蛋白尿经验

医家介绍：童安荣，男，主任医师，硕士生导师。享受国务院和自治区人民政府特殊津贴，全国第五批老中医药专家学术经验继承工作指导老师，曾师从全国著名肾病专家时振声教授、沈庆法教授学习。从事临床工作35年，吸取各家所长，总结经验，逐渐形成了自己独到的学术思想，有着丰富的临证经验，认为肾炎蛋白尿应从脾肾论治，应当健脾补肾、祛湿活血，使精微得以固摄，脾阳得升、肾精得固而减少蛋白尿。

童安荣教授对肾炎蛋白尿的治疗积累了丰富的临床经验，现整理如下。

一、从脾论治

脾为后天之本，脾之健运，化生精微，转输全身，营养五脏六腑，四肢百骸。若脾气虚弱，失于运化，中气下陷，统摄无力，精微流失下注而形成蛋白尿。以面色无华、神疲乏力、纳呆便溏、小便浑浊不畅等脾虚中气下陷表现为主，法当从脾论治，治以健脾益气，固涩升清，常常以补中益气汤为主进行加减变化。若有四肢冷痛便溏者，常加黑附片、炮姜等；伴有血尿者，常加侧柏叶、地榆、小蓟、藕节等。童安荣教授治疗肾炎蛋白尿在注重健脾的同时，也时时关注脾虚容易伴发的湿浊，故对胸脘胀满、纳呆呕恶、肢体困重的患者，童老师常常配伍砂仁、山楂、鸡内金、炒麦芽、扁豆、薏苡仁等，可祛湿化浊、健脾和胃。

二、从肾论治

肾对精气具有闭藏的作用，其闭藏功能有赖于肾气的充足，才能藏精气使其不外漏。若肾气不足，肾关不固，封藏失职，就会导致精微物质的流失形成蛋白尿，其久漏不止，使得脏腑失养，五脏虚损。童老师认为以腰背酸痛、畏寒肢冷、水肿、夜尿频数、滑精遗精等肾气不固肾阳虚为表现的，法当从肾论治，治以温肾助阳固涩，常常以参苓白术散为主进行加减变化，配伍黄芪、金樱子、芡实等固涩之品。童安荣教授对于心悸、唇紫血瘀者，常加桂枝、丹参、当归、泽兰、川芎等；伴有水肿者，常加车前子、大腹皮等。

三、从肝论治

肝主疏泄，疏泄是"疏通""条达"之意，机体的脏腑、经络、器官等活动，全赖于气的升降出入运动。而肝的生理特点又是主升、主动的，所以，这对于气机的疏通、畅达、升发无疑是一个重要的因素。肝的疏泄功能是否正常，对气的升降出入之间的平衡协调起着调节作用。肝的疏泄功能正常，则气机调畅，升降适宜，气血和调，经络通利，脏腑器官功能正常。脾肾两脏功能的正常运转，受到肝的疏泄调节，如果肝的疏泄功能异常，精微下注，就会出现尿蛋白；肝失疏泄，升降失常，三焦不通，还会导致津液输布代谢的障碍，产生水湿停留或痰浊内阻，出现水肿。童老指出按照中医五行学说的观点，凡有脾虚的就应防止肝气的过度克伐。在慢性肾炎的治疗方面，当常规的健脾益肾等方法效果不佳时，如果出现以上情况，常从肝论治，法以疏肝理气为主，佐以健脾益肾。方用四逆散加减。兼有脾肾气虚者配合参芪地黄汤，水肿明显者加用柴苓汤加减，湿瘀明显者配合当归芍药散加减。

四、从清热祛湿、活血化瘀论治

湿邪郁而化热，壅滞中焦，血行滞涩，三焦通调水道失常，脾胃失其升清降浊之能，肾受邪热熏蒸出现统摄障碍，使精微物质流失形成蛋白尿。湿热之邪黏滞往往使蛋白尿迁延不愈或反复出现。偏重湿热者，主要伴烦热、口干、口渴，大便秘结，小便短赤混浊，有灼热感等症状，治以清热祛湿，童老常以八正散为主进行加减变化。偏重瘀血者，主要伴面色晦暗、唇色紫黯、舌下有瘀斑等症状，治以活血化瘀，常用血府逐瘀汤加减，与此同时，童安荣教授还配伍理气之药，如香附、当归、川芎、炒白芍、熟地黄、炒白术、砂仁、陈皮、黄芩等增强活血化瘀祛湿的功效。

五、中医调护

在肾炎蛋白尿的治疗过程中，童安荣教授认为中医调护是重要的不能缺少的一部分，并且童教授在其丰富的临床经验和理论基础之上，为肾病患者制定了一套"顺应四时、饮食平衡、益气养肾、增强体质"的调护方案，养成良好的生活习惯，将预防调护和临床治疗充分结合，可对肾炎蛋白尿的治疗起到良好的治疗效果。《黄帝内经》中所指"阴平阳秘，精神乃治"，要树立正确的调护观念，就得要求肾炎蛋白尿患者在日常生活中注意以下几点。①起居有常。童老在长期临床实践中发现肾病反复发作的一个主要原因是患者没有顺应自然环境的变化。他认为肾病蛋白尿患者气血亏虚，气机失常，更要顺应自然气候变化，起居要与自然界"春生、夏长、秋收、冬藏"的规律相一致，这样才能更好地治疗疾病。②饮食调护。童老认为合理的饮食结构对肾病蛋白尿患者的病情有着重要的影响。优质蛋白如鱼、蛋、奶制品、瘦肉等，可降低尿素氮；足够的碳水化合物，如小麦、玉米等可改善氮质血症，减少蛋白尿。另外戒烟戒酒、忌浓茶咖啡也很有必要。③调养情志。童老在临证中发现当病情反复波动、蛋白尿反复出现时，患者往往会表现出焦虑、情绪低落、害怕等负面情绪，这些情绪很可能会使患者产生严重的心理负担，使得气机失调，气血运行障碍，功能失调，促使蛋白尿进一步加重。所以童教授提倡平时保持平和的心态，对病情的发展也会有积极的作用。④运动调节。肾病的治疗不是一朝一夕的，童老倡导患者应根据自己的病情轻重、体质强弱等进行适量的体育锻炼，促进气血流通，改善肾脏微循环，有利于消肿，减少蛋白尿。

六、病案举例

患者，女性，31岁，2016年3月13日初诊。主诉：反复出现蛋白尿伴双下肢水肿3年。自诉3年前无明显诱因出现双下肢水肿，在附属医院查尿常规：PRO（＋＋＋），血浆白蛋白16 g/L，24小时尿蛋白定量4.5 g，诊断为"肾病综合征"，给予"泼尼松30 mg/d"口服，双下肢水肿消失，尿蛋白转阴，激素口服10周后规律减量，在激素减量过程中病情容易复发，激素加至30 mg/d后可控制病情，目前泼尼松口服5 mg/d。近日病情反复，今为求中西医结合治疗，遂来门诊就诊。

就诊时症见：双下肢水肿，腰酸腰疼，乏力。畏寒纳呆，夜寐可，昼夜尿量约1500 mL，泡沫丰富，大便质可，每日1行，舌质黯，苔白腻。实验室检查：尿常规示PRO（＋＋＋），BLD（＋）；24小时尿蛋白定量2.5 g；肾功能示BUN 4.2 mmol/L，SCr 63 μmol/L。中医诊断：水肿；中医辨证：脾肾两虚，湿瘀内阻。治则：健脾补肾、活血祛湿。处方：自拟方药加减治之。

处方：黄芪 30 g，生地 30 g，山茱萸 15 g，炒山药 20 g，黄芩 15 g，砂仁 10 g（后下），神曲 10 g，白术 15 g，甘草 10 g，桔梗 10 g，枳壳 15 g，陈皮 12 g，丹参 30 g，党参 15 g，泽兰 15 g，茯苓 20 g，桂枝 10 g，当归 15 g，川芎 10 g，7 剂，水煎服，每日 1 剂，分 2 次温服。

二诊：2016 年 3 月 21 日，腰酸乏力、水肿减轻，纳可，大便每日 1 行，但尿中仍有泡沫，舌质红、苔白根稍黄腻，脉沉细，结合舌、脉、症，中医辨证同前。

处方：原中药方中加鬼箭羽 30 g、萆薢 20 g 活血化瘀，祛湿通络。继续再服 7 剂，水煎服，每日 1 剂，分 2 次温服。

三诊：2016 年 3 月 29 日，二便可，无腰酸腰痛、水肿明显减轻，纳可，大便 1 日 1 行，质可，夜寐可。

处方：原方中减川芎，加怀牛膝 12 g 益肾填精。中医辨证施膳调护，嘱患者避风寒、适寒温、畅情志、调饮食，门诊定期随诊。

按：患者素体不强，患病日久，久则脾肾亏虚，腰为肾之府，肾虚则腰失所养，故见腰酸痛；脾气亏虚，健运失司，气血生化乏源，机体失养，故见倦怠乏力；脾肾亏虚，摄纳无权，精微下泄，故见尿中多泡沫；气虚行血无力，日久则血滞脉络，故见舌质黯；苔白腻为湿阻之象。舌脉均为脾肾气虚，兼有湿瘀可见之征象。综观舌、脉、症，童老认为患者病位在脾、肾，属本虚标实之证，本虚为脾肾气虚，标实为湿热、瘀血。童老自拟方中黄芪益气扶正，党参、白术健脾补肾，山茱萸、山药、生地补肾强腰，茯苓淡渗化湿，川芎、丹参活血化瘀，砂仁、神曲、陈皮健脾和胃化湿，黄芩燥湿解毒，鬼箭羽、萆薢利湿化浊，桔梗与枳壳开宣肺气，全方共奏益气健脾补肾、祛湿活血之效。

七、结语

蛋白尿是多种肾脏病的主要临床表现之一，可以导致肾脏的损害。蛋白尿迁延难愈，病情易反复且复杂，而中医药在肾炎蛋白尿的治疗方面有着较好的疗效和优势。童安荣教授认为脾肾两虚是肾炎蛋白尿发生的主要原因，肾虚日久，失于封藏，精气外泄，脾运化失司，脾阳不足，中气下陷，统摄无权，精微流失，迁延难愈。伴有湿热、水湿、血瘀等致病因素。治疗上从脾肾论治，扶正祛邪，清热祛湿，活血化瘀，在临床上多法配合运用，根据患者的病情轻重缓急和证型兼症变化，灵活辨证论治。童安荣教授在长期的临证中，不仅注重肾病患者的治疗疗效，还十分关注患者的心理健康等生存质量问题，在用药的同时，强调患者自身情志的调节、四时气候的变化等在肾病蛋白尿治疗过程中的重要性。总之，因人而异，辨证施治，在临床上取得了较好的临床疗效，值得借鉴。

参 考 文 献

［1］杨娜，童安荣，冯岩．童安荣纯中药治疗Ⅰ期膜性肾病验案1例［J］.亚太传统医药，2017，12（22）：111－112.

［2］许晴阳，童安荣．童安荣纯中药治疗系膜增生性肾小球肾炎验案1例［J］.内蒙古中医药，2018，37（7）：42－43.

［3］熊艳斌，童安荣．童安荣从脾肾论治肾炎蛋白尿的经验［J］.中医药临床杂志，2017，29（4）：474－476.

［4］张江伟，石方玉，童安荣．童安荣主任医师治疗肾病临床经验［J］.内蒙古中医药，2015，47（7）：45.

［5］杨芸，宋丽，童安荣．童安荣主任医师论治慢性肾炎蛋白尿的学术思想［J］.中国中西医结合肾病杂志，2016，17（4）：87－88.

王柏枝教授治疗尿路感染经验

医家介绍： 王柏枝，湖北省中医院著名中医肾病专家，首届全国老中医李丹初学术继承人，首届湖北省老中医学术继承指导老师，第五批全国老中医学术继承指导老师。王老从医50余年，精于内科、擅长肾病，积累了丰富的临床经验。主治急慢性肾炎、肾盂肾炎、肾病综合征、慢性肾衰竭、泌尿系感染、肾结石以及前列腺炎、前列腺增生和肥大、性功能减退、阳痿、早泄等疾病。王老从理论到实践都有深厚的功底，对中医肾病的辨证治疗尤为见长，提出了"肾病治疗应辨病与辨证相结合，以辨证为主；组方要联合与加强"等观点。

王柏枝教授对尿路感染的治疗积累了丰富的临床经验，现整理如下。

一、经验方——"芙蓉清解汤"

泌尿系统感染多发，易复发，是医患共同感触。王师临证数十年，对此也有深刻的体会，认为病机较复杂，易变化，复发之由诱因较多，但其主要病机就是下焦湿热。同时肺为水之上源，源清流自清。所以拟一基本方芙蓉清解汤，在辨证的基础上合用相应的方剂。

药物组成：芙蓉花45 g，车前草30 g，六一散30 g。

方义：君药芙蓉花，湖北道地药材，中医认为，芙蓉花性平味辛，有清热、凉血、解毒、消肿、排毒之功，适用于肺热咳嗽、月经过多、白带过多、痈疽肿毒、疔疮、水火烫伤等疾病。《本草纲目》言其"治一切大小痈疽，肿毒恶疮，消肿，排脓，止痛"。药理研究表明芙蓉花含黄酮苷、花色苷等成分，其花的水煎剂对溶血性链球菌有较强的抑制作用。其叶的水煎剂则对金黄色葡萄球菌有抑制作用。肺为水之上源，源清流自清。开膀胱之门，祛邪于外，清利湿热、利水通淋、生津利尿、苦寒泄降、导热下行，诸药合用，杀灭感染细菌，祛除病因，控制原发感染灶，对热淋下焦湿热证（急性泌尿生殖系感染）有独特疗效。

二、急性泌尿系统感染，湿热并重

合用五味消毒饮，金银花 20 g，蒲公英 30 g，紫花地丁 15 g，野菊花 10 g，紫背天葵 10 g。治以清热解毒，用于痈疮疖毒，多由脏腑蕴热，火毒结聚。本方是治疗疖毒、痈疮的方剂。方中金银花、野菊花，功擅清热解毒散结，金银花入肺胃，可解中上焦之热毒，野菊花入肝经，专清肝胆之火，二药相配，善清气分热结；蒲公英、紫花地丁均具清热解毒之功，为痈疮疖毒之要药；蒲公英兼能利水通淋，泻下焦之湿热，与紫花地丁相配，善清血分之热结，紫背天葵能入三焦，善除三焦之火。五药合用，气血同清，三焦同治，兼能开三焦热结，利湿消肿。两方合用，取其组方联合加强之功。

三、慢性泌尿系统感染，肾气不足，膀胱气化不利

合用五苓散，五苓散出自《伤寒论》，是由猪苓、泽泻、白术、茯苓、桂枝五味药物组成。它是利水渗湿、温阳化气之经典方。方中重用泽泻为主药，直达膀胱，渗湿利水；辅以茯苓、猪苓之淡渗，增强利水蠲饮之功；佐以白术健脾以助运化水湿之力；更佐桂枝，一则外解太阳之表，一则温化膀胱之气。五药合方，则水行气化、表解脾健，而蓄水停饮之证可除。至于水肿、泄泻、霍乱、痰饮诸病，由于脾虚不运、水湿泛溢所致者，本方既可利水渗湿，又能健脾化湿，故一并治之。传统用于外有表证、内停水湿、头痛发热、烦渴欲饮，或水入即吐、小便不利等症。经当代临床研究又扩大了其新的用途。两方合用，清利湿热与温阳利水联合，对于反复感染、肾气虚肾阳虚者可以收功。

四、慢性泌尿系统感染，肾阴不足，湿热留恋

合用李东垣滋肾丸（又名通关丸）。方解：滋肾丸药物组成为知母、黄柏、肉桂。知母辛苦寒滑，上清肺金而降火，下润肾燥而滋阴，入肾经气分；黄柏苦寒微辛，泻膀胱相火，补肾水不足，入肾经血分，与知母合用，相须而行，为补肾水之佳品；肉桂辛热，反佐药，寒因热用，温补命门，以助膀胱气化，又为足少阴肾经引药。两方合用，对于慢性泌尿系统感染湿热留恋者可以取得较好的疗效。

五、典型病例

患者，女，60岁。于2010年4月23日初诊，诉近4年反复发作尿频、尿急、尿痛，平均每年有2～3次，自服诺氟沙星、呋喃妥因等药物可以缓解，但每遇潮热气候或劳累后易复发。

就诊时症见：尿频、尿急、尿痛再发2天，伴有尿道口灼热不舒、小腹胀痛等症状。尿检潜血（＋＋＋），红细胞223个/μL，白细胞（＋＋＋），计数1298个/μL，上皮细胞50个/μL，中段尿培养菌落数≥10^5/mL，大肠埃希菌生长。舌红苔黄腻，脉细滑。诊断为急诊尿路感染。

处方：芙蓉尿感清7贴。芙蓉花30 g，金银花30 g，连翘15 g，蒲公英30 g，紫花地丁15 g，萹蓄15 g，黄柏15 g，六一散30 g，丹皮20 g，车前草30 g，白茅根30 g，野菊花12 g，板蓝根30 g。

4月30日复诊，诉尿频、尿急、尿痛症状缓解，感下腹不舒，腰酸软，乏力。尿检（－），尿培养无致病菌生长。舌红少苔，脉细无力。

六、结论

泌尿系感染属临床常见病、多发病，好发于女性，其中尤以婚育女性、老年妇女患病率高，中医称为淋证，主要包括现代医学所谓泌尿系感染（如尿道炎、膀胱炎、肾盂肾炎）、尿路结石、慢性前列腺炎等疾病。淋证虽然采用抗菌药物治疗和预防，疗效尚好，但其发病率、复发率并未显著降低。而淋证中又以热淋居多。在泌尿系感染的妇女中，40%～50%属此证。湿热蕴结于下焦，下注膀胱，湿热侵于肾与膀胱，导致肾与膀胱气化失常，则水道、小便不利，排便涩痛，尿赤，尿混浊，小便频数，淋漓不畅（即尿频、尿急、尿短少，尿痛的尿路刺激症状），甚则癃闭不通而小腹急满，或伴有腰部酸痛、恶寒发热，若久病热伤肾阴，肾中精气受损，更加重膀胱气化失常与病情。邪热内蕴，可见口燥咽干，苔黄脉数；若热伤血络，可见尿血，热湿相煎日久，可见尿砂石。外感湿热、饮食不节、情志郁怒、年老久病等均可导致淋证的发作，热淋与受湿热邪气有关，表现为身体困重之症，分泌物和排泄物秽浊不洁，易伤人体阳气，出现形寒肢冷、泄泻、水肿、尿少等症。热淋病程缠绵，往往病程较长、缠绵难愈或反复发作。

《丹溪心法》云："诸淋所发，皆肾虚而膀胱湿热也"，指出了泌尿系统感染其病机有正虚与邪实，其中，急性泌尿系统感染以湿热下注（邪实）

为主，慢性泌尿系统感染多因素体虚弱，或治疗不规范，反复发作，湿热留恋，损及于肾。湿热证以热为主者，热为阳邪，伤及肾阴，出现肾虚湿热证；以湿为主者，湿为阴邪，湿能伤阳，伤及肾气，出现气虚夹湿证等。

急性泌尿系统感染过用苦寒泻火之品，或滥用抗生素等，易损脾肾，病机由湿变虚，或气阴两虚，或久病入络，气血瘀滞，膀胱气化失利，致虚实夹杂之候，治疗不可偏于攻邪，而应滋阴补肾，或温阳化气。

针对该病"炎症波及面广、各器官炎症互为因果，致使感染反复发作、不易痊愈"的特点，王老运用"芙蓉清解汤"治疗泌尿系统感染，克服了中药起效慢、疗效不稳定的传统缺陷，对尿路感染、尿道炎、慢性膀胱炎、前列腺炎疗效显著。该药临床疗效显著，起效迅速，能够治疗急症，而且保留了中药的安全性、无耐药性的优点。

参 考 文 献

[1] 黄学兵. 王柏枝治疗尿路感染经验 [J]. 内蒙古中医药，2014，33（2）：14.

[2] 余大鹏，贾晓俊，黄学兵. 王柏枝主任医师经验方"芙蓉清解汤"解析 [J]. 中医临床研究，2013（2）：78－79.

[3] 黄学兵. 王柏枝治疗急慢性肾炎经验 [J]. 内蒙古中医药，2014，33（8）：139－140.

王孟庸教授治疗小儿肾病综合征经验

医家介绍：王孟庸，女，主任中医师。国家中医师承导师、国家名中医药专家、广东省首届名中医，早年师承于近代名医姚正平先生，从事中医肾病临床、教学、科研工作 60 余年。擅治难治性肾病综合征、肾结石、肾功能不全、老年性尿道炎，以及糖尿肾、痛风肾、狼疮肾等，善用中医补肾法调理体弱善病者阴阳平衡，治疗甲状腺、肾上腺等内分泌病。

王孟庸教授对肾病综合征的治疗积累了丰富的临床经验，尤其精于小儿肾病综合征的辨证治疗，现将其经验整理如下。

一、肺脾肾三脏成而未全

王孟庸教授认为，肾病综合征病发生、发展演变与肺脾肾三脏关系密切。《诸病源候论·水通身肿候》云："水病者，由肺脾肾俱虚故也。肾虚不能宣通水气，脾虚又不能制水，故水气盈溢，渗液皮肤，流遍四肢，所以通身肿也。"小儿为纯阳之体，脏腑娇嫩，形气未充，肺脾肾三脏成而未全，全而不足，故肺脾肾常不足，如感受风寒、风热、湿毒、血瘀等标实之邪，肺失宣降、脾失健运、肾失开阖，发为水肿、尿浊等病证。

病情发展过程中标本为患，常虚实夹杂，缠绵难愈。王老认为小儿肾病综合征的治则重点在于宣肺、健脾、益肾、活血利水。临证治法包括：宣肺解表，通调水道；健脾益气，利湿化浊；阴阳并调，平补肾元；活血祛瘀，利水消肿。

二、命门三焦气化是关键

王孟庸教授早年师承于名医姚正平教授，继承了姚老的"命门 - 三焦气化学说"。命门是五脏阳气之根本，是三焦气化的原动力；水液代谢与三焦气化功能密切相关，其本在肾，其标在肺，其制在脾；肾有聚水之功，肺有行水之用，脾有化水之力。而三焦气化不利，蒸化失职，水气妄行而发为水肿，精微外泄、生化乏源而成尿浊、虚劳。

王老认为小儿肾病综合征与肺脾肾三脏关系密切，但以三焦气化最为关键。在小儿肾病综合征治疗过程中，强调通利三焦；在激素撤减过程中，更注重温补命门，以助三焦气化功能，防止肾病综合征复发。

三、中药联合激素分期辨治

王孟庸教授强调中西合参，临证善于用中药联合激素治疗小儿肾病综合征，根据激素使用的初始期、撤减期、停减后反跳或复发等分期辨治。他认为激素是辛温大热之品，大量激素有较强的温阳利水和劫灼真阴的作用，而激素的温阳作用，与中药温阳作用有本质差别，中药可辅助元阳，一旦阳虚证消失后，停药也不易复发；而激素的作用是抑制人体元阳，即抑制相关的肾上腺皮质功能，甚至取而代之。在撤减激素过程中，可逐渐出现阳虚证；如突然停用治疗量的激素，甚至会发生四肢逆冷、脉微欲绝但欲寐的阳脱证，类似于西医的急性肾上腺皮质功能不全。

肾病综合征患者初用激素时，王老以滋阴清热活血为法，常选用生地黄、牡丹皮、石斛、玄参、知母、丹参、赤芍、女贞子、黄精、墨旱莲、熟地黄、当归、麦冬、山茱萸、菟丝子、三七等中药。在激素减量过程中，患者表象是阴虚阳亢，实际是真阴亏虚、真阳亏损，患者由阴虚渐变为阴阳两虚，应渐用温补命门之品，常用中药有淫羊藿、巴戟天、附片等。王老认为多数激素依赖型患者反跳时激素水平、先兆症状比较固定，了解这些症状特点后便于预防，并发咽炎、扁桃体炎时，可采用黄连解毒汤滋阴清热解毒；伴见泌尿系感染者，可用萆薢分清饮或八正散清热利湿；并发湿疹、荨麻疹者，可用消风散或葛根汤祛除风湿毒热；平素可服用玉屏风散益气固表等。

四、典型病例

患者，男，5岁，16 kg，2014年2月11日因"水肿反复发作4个月"初诊。患儿曾于2013年10月14日因全身水肿于其他医院就诊，当时诊断为肾病综合征。2013年10月20日开始口服泼尼松30 mg、qd，2013年10月27日改用甲强龙40 mg、静滴、qd，1周后肿消，尿蛋白（＋）；2013年11月2日口服泼尼松30 mg、qd，2013年11月29日尿蛋白（＋＋），改为口服泼尼松35 mg、qd；2013年12月21日仍有尿蛋白，改用口服他克莫司胶囊1 mg、tid，3天后尿蛋白（－），则停药。患儿既往有地中海贫血病史。

泼尼松口服剂量增减过程：

2014 年 1 月 5—16 日（30 mg/5 mg 交替），尿蛋白（－）；

2014 年 1 月 17—20 日（25 mg/5 mg 交替），尿蛋白（－～＋）；

2014 年 1 月 21—27 日（30 mg/5 mg 交替），尿蛋白（－～±）；

2014 年 1 月 28 日—2 月 11 日（30 mg/15 mg 交替），尿蛋白（－～＋）。

就诊时患儿症见：精神倦怠，仍有尿蛋白，下肢轻微水肿，舌苔薄黄干，脉细数。中医诊断：水肿（阴虚血热，湿瘀内滞）。治法：凉血滋阴，活血祛湿。

处方：女贞子 10 g，旱莲草 10 g，牡丹皮 10 g，茯苓 10 g，车前子 10 g（包煎），陈皮 10 g，当归 10 g，桃仁 10 g，黄芪 15 g，石斛 10 g，甘草 10 g。7 剂，水煎服，早晚各服 1 次，下同。

二诊：2014 年 2 月 18 日。尿蛋白阴性，血小板 696×10^9/L，水肿消退，舌苔粗，色黄。

处方：茯苓 10 g，陈皮 10 g，泽兰 10 g，白术 10 g，牡丹皮 10 g，三七粉 2 g（冲服），女贞子 10 g，黄精 15 g，桃仁 10 g，石斛 10 g。处方 7 剂。

三诊：2014 年 2 月 25 日。交替使用泼尼松 30 mg/12.5 mg 后，患儿尿蛋白 2014 年 2 月 13 日起持续阴性 2 周，血小板 586×10^9/L。

处方：茯苓 10 g，陈皮 10 g，牡丹皮 10 g，白术 10 g，黄芪 10 g，三七粉 2 g（冲服），女贞子 10 g，黄精 15 g，白蒺藜 10 g，石斛 10 g，烫水蛭 2 g。处方 7 剂。

四诊：2014 年 3 月 4 日。泼尼松 30 mg/10 mg 交替。易汗出，活动后倦怠，脉细弦略数，舌质淡。上方去烫水蛭，加乌梅 5 g。处方 10 剂。

五诊：2014 年 3 月 13 日。泼尼松 30 mg/7.5 mg 交替。面色晦暗，咽红，头晕倦怠，身高未增，脉沉滑。

处方：茯苓 10 g，陈皮 10 g，牡丹皮 10 g，白术 10 g，女贞子 10 g，黄精 15 g，白蒺藜 10 g，石斛 10 g，黄芪 10 g，烫水蛭 3 g，乌梅 5 g，黄柏 5 g，巴戟天 10 g。处方 10 剂。

六诊：2014 年 3 月 20 日。泼尼松 30 mg/7.5 mg 交替。面色黑滞较前缓和，感冒，未发热，流涕，眼充血，脉细数。尿蛋白阴性。

处方：柴胡 10 g，白薇 10 g，儿茶 5 g，桔梗 10 g，茯苓 10 g，辛夷花 10 g，白蒺藜 10 g，防风 15 g，黄芪 10 g，黄精 10 g，乌梅 10 g，甘草 10 g，橘红 10 g。处方 3 剂。

七诊：2014 年 3 月 27 日。服上方后感冒于第 3 天改善，停药现已愈，尿蛋白阴性。

按：患儿因长期使用大剂量激素，抑制自身真阳，劫伤真阴，就诊时出现阴虚血热兼湿瘀内滞表现。故以女贞子、旱莲草、牡丹皮、石斛滋阴凉血为主；患者仍有轻微水肿湿滞之象，故佐加茯苓、车前子、陈皮以利尿祛湿消肿；另长期蛋白尿造成肾脏瘀滞状态，故以当归、桃仁祛瘀通滞，防止肾小球硬化等。患者病久耗气，精神倦怠，以黄芪益气，并取其益气利水之功。二诊时患儿水肿消退，故去车前子；血小板高，提示血液瘀滞状态，以三七粉易当归加强祛瘀活血之功。三诊时因桃仁有小毒，故不宜久服，加之血小板仍高，血液仍处瘀滞状态，故以烫水蛭易之。四诊时因患儿易汗出，故以乌梅收涩敛汗。五诊时处于激素减量过程中，激素的温阳作用减弱，加之自身真阳未复，患儿表现为阴阳两伤证。患儿面色晦暗、倦怠、未长高、脉沉，均提示阳气不足，故治疗宜加巴戟天并继用黄芪、白术温阳益气之品。患儿咽红，一方面说明阴虚血热证；另一方面提示可能存在外感，故以黄精、乌梅、白蒺藜提高患儿自身免疫力以抗外感，此外乌梅尚可利咽。故此次治疗以调和阴阳、益气利咽为法。六诊时患者出现感冒，激素不宜继续减量，此时急则治其标，故中药治疗以祛风利咽为主。

五、结语

小儿肾病综合征主要病机为肺、脾、肾三脏亏虚，三焦气化功能失调，水液代谢输布障碍。小儿脏腑娇弱，形气未充，用药不可峻猛，而宜平和，药量宜轻，药方宜精简。激素仍是目前治疗肾病综合征的首选药物，但在应用的同时容易导致满月脸、水牛背、多毛及影响生长发育等相关不良反应的产生。王孟庸教授主张在治疗过程中应先分清标本虚实，从肺脾肾及三焦气化论治，急则治其标，缓则治其本；病情迁延难愈者，宜活血利水。以中药配合激素加减治疗，可极大地减少激素的不良反应，使患儿摆脱对激素的依赖，保持人体阴阳动态平衡而使疾病痊愈。

参 考 文 献

[1] 谢静静，王孟庸．名老中医王孟庸教授治疗重症红斑狼疮患儿的经验拾萃 [J]．时珍国医国药，2019，30（1）：197－198．

[2] 陈奕君，杨曙东，王孟庸．王孟庸治疗肾脏病常用药对探析 [J]．广州中医药大学

学报，2019，36（2）：277-280.

［3］陈哲，李惠林，刘雪梅，等．王孟庸运用中药配合激素治疗肾病综合征经验［J］.广州中医药大学学报，2018，35（1）：192-196.

［4］周熠楠，李惠林，陈哲．王孟庸运用玉屏风散加味临证验案撷菁［J］.江苏中医药，2017，49（7）：46-48.

［5］周道成，赵恒侠，刘雪梅，等．王孟庸治疗小儿肾病综合征临证经验［J］.中华中医药杂志，2016，31（11）：4601-4603.

［6］肖小惠，李惠林，翁妍珊，等．王孟庸教授治疗肾性水肿的临床经验总结［J］.中西医结合研究，2015，7（2）：109-110，112.

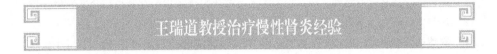

王瑞道教授治疗慢性肾炎经验

医家介绍：王瑞道，山东济南人，出身于中医世家，13 岁时随父悬壶乡里。1962 年毕业于山东中医药大学，后一直从事中医临床、教学工作，曾任青岛医学院教授、中医教研室主任，青岛市中医学会常务理事，山东省中医学会理事。

王教授认为慢性肾炎病位在肾，涉及肺、脾、肾三脏，邪气犯肾，肾气虚损，肾气开阖失常是其基本病机。王老在慢性肾炎的辨治方面积累了丰富的临床经验，现将其临床经验整理如下。

一、健脾补肾、清利活血为治疗大法

王教授认为肾炎的基本病机为肾气虚损，然肾炎日久常见脾气虚弱、运化失职表现，如水肿、尿少、身倦乏力、腹胀便溏、恶心纳呆、舌淡胖、脉细弱等。肾炎外在致病因素主要为热毒湿邪，热毒伤及肾络，络破血溢，精气外泄，可见血尿、蛋白尿、腰胀痛、咽喉肿痛、皮肤疮疖、口渴发热、大便干、小便黄、舌红苔黄、脉滑数等症。瘀血既是肾炎的病理产物，又是重要的致病因素，瘀血产生之后，可加重脏腑功能失调，或着于肾络，而使精气外泄，出现蛋白尿、血尿、腰痛如刺、面色晦暗、舌有瘀斑、脉涩等。针对慢性肾炎的病因病机，王老以健脾益肾、清利活血为治疗大法。

二、分期论治

王教授认为慢性肾炎病程迁延，临床需分三阶段论治，分别以清除反复发作之诱因、祛湿热血瘀之邪、扶助正气为主要目的。

首先，蛋白尿是慢性肾炎的主要临床表现之一，患者每因外感而使病情加重或反复发作，王老认为肺卫不固是此阶段的基本病机，需以益气固表、疏散外邪为主，习用玉屏风散加减。风寒外袭，玉屏风散加苏叶、蝉蜕、丹参、益母草、甘草；风热加银花、连翘、蒲公英、野菊花、玄参、蝉蜕、白花蛇舌草、甘草等；以使卫气充盛，腠理固密，外邪不易入侵而使尿蛋白减少。

其次，王师认为慢性肾炎湿热和瘀血是主要的致病因素，患者多见小便混浊、腰痛、水肿、血尿等症，湿热内蕴、瘀血内阻是此阶段的基本病机，治宜清利湿热，活血化瘀。湿热内蕴常用黄柏、薏苡仁、石韦、白茅根、车前子、白术、泽泻、白花蛇舌草、山药、益母草、山栀、甘草等；瘀血阻络常用水蛭、丹参、益母草、赤芍、琥珀、三七、旱莲草、桃仁、红花、当归、地龙等。

最后，慢性肾炎病邪渐去，病情处于恢复阶段，以少量尿蛋白为主症，治疗以扶助正气为主。肾之藏精，须赖水谷之精微物质的滋养，而脾之健运，须赖肾气的温煦，故二脏互为功用，常同时为病，因此慢性肾炎此阶段治疗重在健脾补肾。脾肾气虚常用黄芪、党参、黄精、山药、白术、熟地、何首乌、桑螵蛸、菟丝子、覆盆子、淫羊藿等；气阴两虚常用熟地、山萸肉、山药、知母、黄柏、黄芪、何首乌、枸杞子、龟板、鳖甲、女贞子、五味子、玄参、黄精等。

三、经验方三则

1. 白芪完带汤

方药组成：黄芪30 g，白果15 g，白术30 g，山药30 g，人参6 g，白芍15 g，车前子15 g，柴明、荆芥穗、苍术各10 g，陈皮6 g，甘草5 g。

方中重用黄芪、白术、山药、人参健脾祛湿为主药，佐车前子、白果利湿，苍术燥湿，使邪有去路；柴胡、荆芥穗升阳除湿，伍白芍、陈皮以调和肝脾，甘草调和诸药。全方药性平和，温而不燥，补而不滞，健脾益气，升阳除湿，调肝和血，颇合慢性肾病蛋白尿之病机。

2. 坤草煎

方药组成：益母草20 g（煎汤代水纳后药再煎），茯苓10 g，猪苓5 g，白术10 g，泽泻10 g，赤小豆15 g，白茅根10 g，赤芍10 g，甘草5 g。

该方以五苓散为底方，益母草煎汤代水，佐以赤芍活血，专为慢性肾炎之水肿、尿少而设。

3. 苏叶解毒汤

方药组成：苏叶30 g，黄连6 g，白术30 g，泽泻30 g，大腹皮15 g，枳壳15 g，佛手15 g，炒麦芽25 g。

方中苏叶、黄连化湿解毒、和胃降逆，为主药，白术、泽泻、车前子利湿解毒，大腹皮、枳壳、佛手、炒麦芽行气降浊。诸药合用，共奏和胃降逆、利湿解毒、行气降浊之功。

四、典型病例

患者，男，20岁。患慢性肾小球肾炎2年，曾用激素及中药治疗，效果欠佳，尿蛋白持续在（＋＋～＋＋＋）。现症：身倦乏力，精神不振，腰膝酸软，小便混浊，纳食一般。舌体胖、边有齿痕、苔薄白，脉缓有力。测血压16/10 kPa，查尿蛋白1.5 g/L，颗粒管型0～1。血常规：Hb 115 g/L，WBC 6.9×10^9/L，N 0.72，L 0.28。肾功能及肝功能正常。

诊断：慢性肾小球肾炎（普通型）。

四诊合参，王老辨为脾气虚损，湿浊下注，久病及肾。治宜健脾补肾，升阳除湿。

处方：黄芪、白术、熟地、山药各30 g，菟丝子、太子参各20 g，车前子、白果各15 g，柴胡6 g，陈皮、苍术、桑螵蛸、赤芍各10 g，甘草5 g。共10剂，每日1剂，水煎服。

二诊：服上方10剂后，精神转佳，体力增加，查尿蛋白0.3 g/L。虑其久病入络，为加强其活血之力。

处方：黄芪、白术、熟地、山药各30 g，菟丝子、太子参各20 g，车前子、白果各15 g，柴胡6 g，陈皮、桑螵蛸、赤芍各10 g，丹参30 g，水蛭6 g，甘草5 g。共30剂，每日1剂，水煎服。

三诊：服30剂后，尿蛋白转阴。后以此方略增减，服药半年而愈。1年后随访，再未复发，已正常工作。

按：该案患者来诊之时，倦怠乏力，腰膝酸软，舌胖、边有齿痕，脉缓，一派脾肾气虚表现，王老予以化裁完带汤，加入黄芪、白果，健脾益肾，升阳除湿，脾旺则肾气自充。后续则防久病入络，加入丹参、水蛭，活血通络，全方体现了王老辨治慢性肾炎健脾益肾、清利活血的治疗大法。

五、结语

蛋白尿为慢性肾炎的主要症状之一，王老认为蛋白本为人体之精微物质，不循常道从尿而泄，病机必不离脾，脾气失于固摄，诚如《黄帝内经》所云："中气不足，溲便为之变"。此外，不循常道的蛋白尿又为湿浊表现，其病机可为脾虚不运，可见慢性肾炎与脾的关系密切，这与多数肾病专家的认识一致。

慢性肾炎病情迁延，不同时期，病机有动态变化，因此需要动态辨证，治法治则需各有侧重。基于此，王老主张慢性肾炎分期辨治，早期从肺卫入手，中期从清利活血切入，后期注重扶正、益肾贯穿病情始终。

参 考 文 献

［1］吕贵东．王瑞道肾炎用药经验［J］.江苏中医，1998，19（5）：9－10.

［2］吕贵东，杨庆臣．王瑞道治疗慢性肾炎蛋白尿临床经验［J］.光明中医，1997，12（73）：27－29.

［3］吕贵东．王瑞道治疗小儿肾性血尿的经验——附45例临床疗效分析［J］.实用中医内科杂志，1997（2）：33.

［4］吕贵东．王瑞道运用完带汤治疗肾性蛋白尿的经验［J］.山西中医，1996，12（6）：2－3.

王铁良教授基于"肾玄府"理论辨治肾病蛋白尿经验

医家介绍：王铁良，男，黑龙江省中医研究院教授、主任医师，博士生导师，国家名老中医，享受国务院政府特殊津贴，全国名老中医药师带徒第二、第三、第四批指导老师，主要研究方向是中医药治疗慢性肾脏疾病，曾担任全国中医肾病专业委员会副主任委员、黑龙江省肾病委员会主任委员等职务。王老继承、借鉴历代肾病各家之长，具有自己独特的医疗风格，在慢性肾炎、肾病综合征、肾衰竭方面积累了丰富的经验，尤其是在蛋白尿的辨治方面独树一帜，主张从"肾玄府"角度辨治，现将其临床经验整理如下。

王教授认为玄府是气出入升降的门户，与肾脏的滤过和重吸收功能异曲同工，肾病蛋白尿的产生为玄府开阖失司导致，他提出"玄府郁闭需通玄，玄府开泄需固玄"。王老临证运用通玄法、固玄法来调治，喜用辛以通玄、苦辛通玄和补肾固玄法。

一、通玄法

1. 辛以通玄

王教授认为慢性肾病蛋白尿的病理因素包括风、湿、瘀等，而辛味之中药能散、行、润、通、化、开，切中蛋白尿之病机，尤为合宜，并分列祛风通络法、畅通玄府法、化瘀通玄法。临床用药方面，王老擅用三类辛味药物，即解表药、祛风药及虫类药。解表药常用于蛋白尿合并外感症候，以麻黄、连翘、白芷、羌活、细辛、防风等为主；祛风药多用重楼、半枝莲、白花蛇舌草、青风藤、雷公藤制剂等兼有利湿解毒功效药物，以针对蛋白尿的湿邪病理因素；虫类药则喜用蝉蜕、僵蚕、乌梢蛇等，以切合瘀血阻络之病机。

2. 苦辛通玄

对于玄府郁闭之证，王老还根据叶天士辨治湿热与寒湿大法，"以苦辛寒治湿热，以苦辛温治寒湿，更以淡渗佐之，或加风药"。临床用药时将苦辛同用，治疗蛋白尿的效果可优于单用辛味药，一些祛风药如青风藤、昆明山海棠（昆仙胶囊）等属有辛、苦二味，这也是王老临床另一特点，其弟子称为"苦辛通玄法"。

二、固玄法

王老指出肾病逐年进展，最终因肾气（阳）阴亏虚，痰瘀互结，导致肾络瘀闭，癥积形成，败坏形体，玄府损伤、萎闭；抑或正气耗损，玄府开泄过度，精微不固，则应遵从"玄府开泄需固玄"的治则，采用"补肾固玄法"，临床常以益肾固本汤为代表方。方以党参、黄芪、生地、山萸肉、山药、泽泻、茯苓、丹参、杜仲、枸杞子、女贞子、白花蛇舌草、鱼腥草、半枝莲、制首乌、焦三仙、鸡内金、石韦、仙灵脾、砂仁等为核心方，其中生地、山萸肉、枸杞子、杜仲、制首乌、女贞子补肾滋阴，黄芪、党参、山药益气固摄共为君药，达到补肾固玄的作用。

三、典型病例

患者，男，50 岁，2019 年 1 月 5 日初诊。患者 2012 年体检时发现尿蛋白，同年 9 月肾活检病理诊断为"膜性肾病"，现症：双下肢轻度水肿，尿中泡沫多，舌质淡红，苔白，脉沉。辅助检查：尿液分析示尿蛋白（＋＋＋），潜血（＋），红细胞 4～6 个/HPF，24 小时尿蛋白 1.18 g；三酰甘油 3.17 mmol/L，尿酸 502.5 μmol/L。

中医诊断：尿浊（脾肾气阴两虚，湿浊内蕴）；西医诊断：慢性肾小球肾炎、膜性肾病。

治疗：①中药汤剂：党参 20 g，黄芪 20 g，芡实 20 g，地骨皮 20 g，黄芩 20 g，车前子 20 g（包煎），麦冬 20 g，甘草 7.5 g，茯苓 20 g，柴胡 20 g，金银花 20 g，连翘 20 g，板蓝根 30 g，白茅根 30 g，半枝莲 30 g，白花蛇舌草 30 g，僵蚕 20 g，蒲公英 30 g，14 剂，日 1 剂，水煎，分两次早晚服。②中成药：雷公藤多苷片，早 30 mg，午 20 mg，晚 30 mg，口服。

二诊：2019 年 1 月 26 日，双下肢无水肿，尿色淡，大便稀，日 1～2 次，舌质淡，苔白，脉沉。

处方：前方去半枝莲、白花蛇舌草、蒲公英，加炒白术 20 g，山药 20 g，14 剂，水煎服。

三诊：2019 年 2 月 16 日，无明显不适，舌质淡，苔白，脉沉。24 小时尿蛋白 0.22 g，尿检尿蛋白（－），上方调治 3 月余，雷公藤多苷片减量停药，尿蛋白复检（－）。

按：本例患者经病理诊断为"膜性肾病Ⅰ期"，中医诊断为：尿浊（脾肾气阴两虚）。初诊王老应用清心莲子饮加味益气养阴治本、清热利湿治标；清心莲子饮出自《太平惠民合剂局方》，"本方治小便白浊，夜梦走泄，遗沥涩痛，便赤如血，男子五淋气不收敛，阳浮于外，五心烦热"。又谓："常服清心养神，秘精补虚。"处方以清心莲子饮加金银花、连翘、板蓝根、白茅根、半枝莲、白花蛇舌草、蒲公英；患者久病多年，故王老在原方加入僵蚕，搜风通络治疗玄府络脉病变；配以雷公藤多苷片口服。二诊患者虽然水肿消退，但出现大便稀，原方酌减半枝莲、白花蛇舌草、蒲公英等苦寒药。一诊加用这些清热利湿解毒药是常用来治疗肾病蛋白尿的方法，但由于患者脾肾以气虚为主，阴虚不显，过用此类药虽有效，也易出现便稀等脾虚症状，故去其中三味药，并于原方加炒白术、山药配合党参等以健脾益气。同时配以祛风药，辛以通玄，切中病机，水肿消退，蛋白尿逐渐减少。

四、结语

玄府最早见于《黄帝内经》，指汗孔，刘完素则拓展了玄府的内涵，《素问玄机原病式》："玄府者，谓玄微府也，然玄府者，无物不有，人之脏腑，皮毛，肌肉，筋膜，爪牙，至于世之万物，尽皆有之，乃气出入升降之道路门户也"。肾脏具有排毒和重吸收的双重作用，与玄府的开阖功能如出一辙，这便是许多学者主张的"肾玄府"理论。

在肾病辨治领域，除了"肾玄府"理论，尚有"肾络癥瘕"等学说，这些可以称为微观辨证，或者理解为依托现代研究技术对中医理论加以论证，为中医药改善微观结构功能障碍、治疗疑难杂症提供了现代科研支持。王老临证思维活跃，中西合参，西为中用，针对肾病蛋白尿，结合疾病分期不同，采用玄府理论调治，有通有固，是值得中医肾病后学在临证中体悟借鉴的。

参 考 文 献

[1] 吕波，俞罗晓，刘晓艳. 王铁良教授辨治慢性肾小球肾炎的学术思想体会 [J]. 中医临床研究，2020，12（23）：59－61.

[2] 吕波，陈露露，刘晓艳，等. 王铁良教授运用辛以通玄法治疗肾病蛋白尿经验 [J]. 中医临床研究，2020，12（11）：126－128.

［3］陈露露，吕波，王铁良，等．王铁良教授治疗泌尿系感染临床经验总结［J］．黑龙江中医药，2020，49（2）：61-62.

［4］卜庆丰，亓红伟，王铁良．王铁良教授治疗慢性肾小球肾炎的临床经验撷菁［J］．黑龙江医药，2011，24（1）：139-140.

［5］王丹，王涛．王铁良主任医师治疗慢性肾炎蛋白尿临证思维［J］．中国中西医结合肾病杂志，2003，4（12）：685-686.

王永钧教授辨治 IgA 肾病经验

医家介绍：王永钧，1935 年出生，浙江杭州人，主任医师、教授、博士生导师，系全国老中医药专家学术经验继承指导老师、首届全国名中医、浙江省首届国医名师、著名中西医结合肾脏病专家，从事肾脏病临床及研究近 60 年，德艺双馨，勤求古训，融合新知，提出慢性肾脏病的风湿致病理论，引入微观辨证，倡导"识病—辨证—治病/证"的诊疗思维。

王永钧教授在 IgA 肾病辨治方面尤为独到，创立了 IgA 肾病（IgAN）新辨证方案，主张 IgAN 有肾虚、瘀痹、风湿、肝风、溺毒五种不同证型，现整理如下。

一、衷中参西与微观辨证

1. 肾虚与肾单位减少

"肾无实证""年四十而阴气自半，起居衰矣"是中医的经典论述。王老结合现代医学认识，用健康人群随着年龄增长肾单位不断减少与不足 40 岁的 IgAN 患者功能性肾单位减少来论证，认为肾虚证贯穿 IgAN 始终。此外，肾失封藏而致精微下注，表现为蛋白尿；西医理论认为肾小球滤过屏障的损伤是导致 IgAN 患者蛋白尿产生的原因，也是肾虚的重要表现。

2. 瘀痹与肾小球毛细血管病变

王老认为 IgAN 存在"肾络瘀痹"。"肾络"就是指肾的微小血管，瘀痹表现为肾小球毛细血管狭窄或扩张，毛细血管襻皱缩、塌陷及肾小球毛细血管壁断裂；或者表现为肾小球毛细血管内微血栓形成，毛细血管内血栓样物质沉积，肾小静脉血栓，以及毛细血管闭塞、瘀血等；还可表现为胞外基质积聚，球囊粘连，瘢痕形成，肾小球局灶、节段硬化，小管萎缩，间质纤维化，纤维性新月体，球周纤维化。以上三种血管微观病理表现可分别辨为脉络不和、瘀血凝着及肾内微型癥积。

3. 风湿与炎症免疫

王教授认为风湿内扰于肾则可致肾风、风水和风湿。因"风为阳邪"

"善行数变""湿为阴邪""其性凝滞",故"缠绵难愈"。"善行数变"的阳邪与"缠绵难愈"的阴邪相合,其为病往往在慢性过程中隐伏着活动性变数,每使病情在缺乏警觉的状态下进展,这与IgAN疾病特点颇为一致。IgAN表现为肾小球系膜区的IgA沉积,可见炎症免疫参与了IgAN的发病。从临床治疗使用的药物来看,免疫抑制剂是IgAN患者常用的药物,与风湿免疫疾病等治疗类似。IgAN风湿证候在肾的病理表现,是肾小球系膜细胞增生活跃或毛细血管内皮细胞增生,足细胞肥大、脱落,足突融合,大或小细胞性新月体形成,襻坏死及间质炎细胞浸润等活动性炎症的相关指标。

4. 肝风与IgAN高血压型

王教授认为IgAN肝风证的临床表现有头晕、头胀头痛、视物模糊,脉弦,尿泡沫增多,严重者则有黑蒙、抽搐等,从肾脏病理表现看可见肾细动脉硬化,玻璃样变,肾小动脉内膜增厚,管腔狭窄,肾间质动脉弹力层增厚、分层等,并将高血压型的IgAN归为肝风证。中医认为IgAN时发生的肝风证是肾气阴两虚证在阴虚偏甚时,致肾水不能涵养肝木所致。

5. 溺毒与肾小球硬化

王教授认为溺毒证是IgAN各种证候反复发生、逐步进展的最终结果,肾的气化功能进一步衰减和丧失,肾小球滤过率进一步下降导致尿毒素(湿浊、痰瘀、溺毒)潴留体内,继而病变可累及肾外多个器官,出现各种虚实夹杂、阴阳错乱的复杂现象。从病理表现看溺毒证患者肾脏组织系膜基质重度增生,肾小球基本结构破坏,呈球性硬化,相应的肾小管严重萎缩或消失,间质单个核细胞浸润和纤维化,病变较轻的小球代偿性肥大,相应的肾小管也代偿性肥大,肾细动脉管壁增厚、玻璃样变,肾小动脉内膜纤维性增厚,管腔狭窄,免疫荧光和免疫组化常因大部小球硬化而呈阴性,病变较轻的肾小球有时可见IgA等免疫球蛋白和补体沉积。电镜仅见系膜基质大量增生,病变较轻的肾小球偶见电子致密物沉积。

王老将IgAN的病机发展过程概括为:风湿之邪干预肾主封藏、主水、司开阖的职能,导致肾气亏乏(肾风、肾虚),久病入络,久闭成瘀,致肾络瘀痹。肾内微癥积形成(肾痹)则由体及用,肾气化功能进一步衰减和丧失,积虚而成劳(肾劳),最终病情进展,终致溺毒,甚而累及肾外及全身多个脏腑。

二、常用验方及用药特色

王永钧教授通过对 1148 例 IgAN 进行证候学调研，创立了新 5 型辨证方案：肾气阴（血）两虚证（肾虚证）、风湿扰肾证（风湿证）、肾络瘀痹证（瘀痹证）、肝风内动证（肝风证）、溺毒内留证（溺毒证）。从王老 IgAN 用药频次可以看出，常用中药的功效是以益气养阴（血）、健脾益肾、祛风除湿、行瘀消癥、清热泄浊为主。既有益气养阴（血）、健脾益肾之黄芪、白芍、当归、生地、川芎、女贞子、山药、炒白术、菟丝子、仙灵脾、旱莲草、党参、金樱子，又有祛风除湿之防己、防风、苍术、豨莶草、茯苓、薏苡仁，还有行瘀消癥之积雪草、莪术、三棱、丹参、桃仁，以及清热泄浊之白花蛇舌草、白茅根、丹皮、知母、制军等。针对不同证型所列方药不同，即益脾肾气血方、益肝肾气阴方（肾虚证）、加减防己黄芪汤（风湿证）、加味补阳还五汤（瘀痹证）。

三、典型病例

患者，女，39 岁。患者头昏、腰酸、乏力、泛恶、尿有泡沫 7 个月。查尿蛋白，红细胞 0～2 个/HP，血压 190/120 mmHg，血肌酐 139 μmol/L，在当地医院应用苯那普利、硝苯地平、可乐定及补肾固肾中药，血压降至 140/90 mmHg，头昏、泛恶明显改善，但余症未减，且血肌酐逐步增高，乃转至医院。入院后查尿蛋白定量 0.52 g/24 h，血肌酐 168 μmol/L，尿酸 451 μmol/L，肾小球滤过率 41.07 mL/（min·1.73 m²）。肾病理诊断：IgA 肾病，增生硬化型。苔薄，脉细。在上述西药治疗的基础上，加服复方 α-酮酸及复方积雪草 II 号方加减：生黄芪、旱莲草、积雪草各 30 g，怀山药、川芎、金樱子、女贞子、当归、白芍、桃仁各 10 g，制军 3 g，干地黄 20 g，每日 1 剂。雷公藤多苷片 30 mg/d，分 3 次于饭后吞服。治疗 1 个月后，血压（110～120）/80 mmHg，尿常规阴性，血肌酐 89 μmol/L，尿酸 399 μmol/L。效不更方，续服 1 个月后，去可乐定，处方：生黄芪 45 g，积雪草 30 g，桃仁、当归各 10 g，制军 3 g，间日服 1 剂，雷公藤多苷片服 2 周，停 2 周，治疗 6 个月后停服雷公藤多苷片。至今观察 7 年，自觉无不适，尿常规持续阴性，血肌酐在 93～123 μmol/L，肾小球滤过率 69.40 mL/（min·1.73 m²）。

按：患者中年女性，年届四十，肾脏病理提示 IgAN（增生硬化型），提示有效肾单位减少及肾小球硬化，参照王老的微观辨证理论属肾虚瘀痹；此外患者血压 190/120 mmHg，头昏，尿沫增多，为肝风之象。故王老用黄芪、山药、金樱子、地黄补肾，当归、川芎、桃仁、制大黄活血，女贞子、旱莲草、白芍柔肝息风，积雪草、雷公藤祛风除湿。全方针对肾虚、瘀痹、风湿、肝风证候，完美印证王老对 IgAN 的病机认识。

四、结语

王永钧教授为著名的中西医结合专家，中西合参，将 IgAN 所表现的临床症状、病理特点、免疫机制等与中医的传统思维密切结合，观察在证治过程中的演变和规律性，进而阐述其病机，提炼出 IgAN 5 型辨证方案，将辨病与辨证相结合，不脱离辨证论治，更高于辨证论治。这种学术思想和中西医结合思维方式，值得后学学习借鉴，并可推广应用到其他肾病辨治中。

参 考 文 献

[1] 娄成利，王永钧. 从"同病异治、异病同治"论王永钧教授诊治慢性原发性肾小球肾炎 [J]. 中国中西医结合肾病杂志，2020，21（3）：192 – 194.

[2] 邓颖萍，蔡旭东，王永钧. 基于数据挖掘法的王永钧教授治疗 IgA 肾病用药规律研究 [J]. 中国中西医结合肾病杂志，2020，21（1）：57 – 59.

[3] 鲍建敏. 运用王永钧教授辨证方案治疗 IgA 肾病的远期疗效观察 [D]. 杭州：浙江中医药大学，2016.

[4] 裴怡. 王永钧从风湿论治慢性肾病的经验 [J]. 浙江中医杂志，2009，44（7）：472 – 473.

王樟连教授辨治肾病蛋白尿经验

医家介绍：王樟连，教授，医学硕士，1951 年出生，现任中国针灸学会理事，中国针灸文献学会理事，浙江省针灸学会常务理事、副秘书长，浙江省针灸文献研究会主任委员。主编《张山雷医籍选》中"经络腧穴新考证"一章已由人民卫生出版社出版。并参加《针灸学》教材的编写，任编委。受原卫生部派遣，曾到德国慕尼黑大学医学院、巴西医学院讲学。一直从事中医针灸的教学、科研、临床工作。近几年来完成主要的课题 6 项，3 项获浙江省科技进步三等奖。论文在省级以上杂志发表 20 篇，多篇被评为浙江省科技优秀论文二、三等奖。

王樟连教授对慢性肾小球肾炎蛋白尿的治疗积累了丰富的临床经验，辨病治疗现整理如下。

一、本虚标实，脾肾虚损，湿热、痰瘀互结

蛋白尿是慢性肾小球肾炎的一个常见症状，肾炎蛋白尿的病机属本虚标实证。《素问·至真要大论》曰："诸湿肿满，皆属于脾"道出了蛋白尿的主要病为脾肾双损及湿浊内留；本虚表现在脾肾虚损，标实为湿热、痰瘀互结。尿蛋白的产生，中医学认为是脾气下陷，肾气不足，不能摄纳肾中精微，加上痰瘀湿热，胶结不化，从溺窍泄出。

王老认为慢性肾小球肾炎与肺脾肾三脏关系密切，治疗慢性肾炎蛋白尿应从补脾益肾、升阳举陷、清化湿热入手。在治疗中取足三里穴，足三里穴具有理脾胃、调中气、疏风化湿、通调经络气血的功能；取脾俞穴意在扶土祛水湿，理脾助运化；取肾俞穴，肾俞穴具有补肾脏、祛水湿、强腰脊、益水壮火的作用。

二、治疗重视脾胃

王老早年曾学习李东垣的《脾胃论》，同时对李东垣在针灸的成就方面进行研究。发现李氏非常重视培补脾胃，在针灸治疗中，李氏同样也体现了

重补脾胃的思想。在《脾胃论》一书中，李氏用针刺治疗疾病。最推崇足阳明胃经合穴足三里及脾、胃的募穴。他的针法，对后世也同样有着很大贡献。明代针灸学家高武所著《针灸聚英》一书，独立东垣针法一章，引进东垣针法十余条，他的这种标本同治，对王老早年的学术思想起到巨大影响，现在仍为临床沿用。

三、中药注射剂联合针灸治疗方法

中药黄芪在中医治疗慢性肾炎蛋白尿中是常用的药物。黄芪一药具有健脾益气、运化水湿、强心利尿、扩张血管、促使渗出物的排出与心肌生长的作用。黄芪注射液直接注射到经络穴位上，使穴位功效与药物作用相配合，能发挥更好更快的治疗作用，故用黄芪注射液穴位注射治疗慢性肾炎蛋白尿能取得满意的疗效。

尿白细胞增高者用鱼腥草注射液在中极穴注射，中极穴具有调血室、利膀胱、清下焦的作用，而鱼腥草液具有清热解毒、清肺利尿的功效，穴药同用，在消除尿白细胞中有明显的作用。当归注射液在血海穴中注射可治疗尿红细胞，血海穴具有调血清血、宣通下焦的作用，而当归注射液能活血祛瘀、止血止痛，穴药结合能治疗尿红细胞阳性的患者。

四、典型案例

患者，男，54岁，已婚，1991年9月求诊。慢性肾炎病史5年余，曾3次入某医院住院治疗，时好时坏，尿蛋白（＋～＋＋），已有2年余。也曾服中药治疗1年余，尿蛋白未消除，故要求穴位注射治疗。刻诊：面色无华，形寒肢冷，腰酸耳鸣，纳谷不馨，苔薄白腻，尿常规检查蛋白（＋＋），红细胞（＋＋），白细胞（＋）。生化检查：总蛋白66 g/L，白蛋白46 g/L，球蛋白20 g/L，总胆固醇5.25 mmol/L，血肌酐229 μmol/L，二氧化碳结合率38%，血红蛋白100 g/L，血沉10 mm/h，血压137/75 mmHg，诊断为慢性肾炎（普通型）。中医辨证为脾肾阳气虚型。

治疗过程：①黄芪注射液肾俞（双）、足三里穴（双）、脾俞穴（双）穴位注射；②鱼腥草注射液中极穴注射，当归注射液血海穴（双）穴位注射；③隔天1次，10次1个疗程。共治疗2个疗程。

2个疗程后自觉症状基本消失，尿常规检查均为阴性。血常规检查血红蛋白115 g/L，生化检查总蛋白72 g/L，白蛋白48 g/L，球蛋白25 g/L，血肌酐106 μmol/L，二氧化碳结合率48%，后于1992年3月、1993年3月两次复查血尿常规及生化检查均正常。

五、结语

慢性肾小球肾炎的主要病机为脾肾双损及湿浊内留；本虚表现在脾肾虚损，标实为湿热、痰瘀互结。对于慢性肾小球肾炎，大量蛋白尿的患者，西医仍以免疫抑制剂联合激素治疗为首选药物，但在应用的同时容易导致满月脸、水牛背、多毛等相关不良反应的产生。王樟连教授主张在治疗过程中应先分清标本虚实，从脾肾论治，从根本论治，病情迁延难愈者，宜清热解毒，活血祛瘀，在口服中药治疗效果不佳的情况下，以中药配合穴位注射治疗，可极大地减少激素的不良反应，使患者摆脱其对激素的依赖，保持人体阴阳动态平衡而使疾病痊愈。

参 考 文 献

[1] 王樟连，吕圭源，魏欣甫，等．穴位注射治疗慢性肾小球肾炎52例临床观察［J］．中国针灸，1997：441－442.

[2] 王樟连，吕圭源，魏欣甫，等．穴位注射治疗慢性肾小球肾炎蛋白尿的临床观察［J］．浙江中医学院学报，1997，21（1）：52.

[3] 张全爱．王樟连教授针灸学术思想菁华［J］．成都中医药大学学报，2009，32（2）：45－46.

王自敏教授辨治过敏性紫癜性肾炎经验

医家介绍：王自敏，河南中医药大学研究生导师，曾任河南省中医肾病专业委员会主任委员和全国中医肾病专业指导委员会委员，河南中医药大学第一附属医院肾病研究所所长，享受国务院政府特殊津贴。王自敏教授从事中医临床、教学、科研工作 40 余年，治学严谨、学验俱丰，制定出一系列方药运用于临床。现将其治疗过敏性紫癜性肾炎的独到见解和经验介绍如下。

一、疾病概述

过敏性紫癜的病因可能与感染、药物、食物及其他因素如寒冷、植物花粉等过敏引起的变态反应有关，属免疫复合物疾病。过敏性紫癜是以皮肤紫癜、出血性胃肠炎、关节炎及肾脏损害为特点的综合征。过敏性紫癜所引起的肾脏损害称为过敏性紫癜性肾炎。从过敏性紫癜性肾炎临床表现来看紫癜阶段类似于中医学的"发斑""斑疹""肌衄""葡萄疫"等；如伴有肾损害时，与中医学的"血证""水肿"等相关；如出现正气虚损，疾病与"虚劳"相似。本病好发于儿童，轻型患者自然病程相对良好，重症患者则缺乏有效的治疗药物。王自敏教授运用中医药辨证施治过敏性紫癜性肾炎取得了较好的临床疗效。

二、病因病机

王自敏教授认为过敏性紫癜多因"六淫"之邪侵入机体，逐渐影响肾脏而致过敏性紫癜性肾炎。过敏性紫癜性肾炎病因是外邪入侵，热毒血瘀，迫血妄行，损伤脉络，血溢脉外而致。病变日久不愈可耗伤气血，损伤脾肾，造成脏腑功能失调，易致外感热毒入内，日久成瘀，形成热瘀互阻的证候。所以本病多为虚实互见，为本虚标实之证，本虚即脏腑气血亏虚，标实主要是瘀血和热毒。瘀血和热毒耗伤正气，殃及脏腑，是导致本病缠绵不愈的重要因素。

三、治法特点

（一）谨慎选方用药，时时顾护胃气

《脾胃论·脾胃虚实传变论》曰："元气之充足，皆脾胃之气所无伤，而后能滋养元气；若胃气之本弱，饮食自倍，则脾胃之气既伤，而元气亦不能充，此诸病之所由生也。"王自敏教授对此体会颇深，认为凡治病者必须顾护胃气，方可药到病除。过敏性紫癜性肾炎的发病与正虚密切相关，临床上病情往往缠绵反复，正气损伤尤为严重，所以在整个治疗阶段都应首先考虑脾胃虚实的问题。脾胃健运，脏腑气血才能充足，选方用药时要注意不伤正气且不碍脾胃。由于过敏性紫癜性肾炎的病机特性为毒、瘀、虚，治疗时常需使用一些苦寒、滋补之品，如黄连、苦参、熟地等，此时更应注意苦寒不能败胃，滋补不能碍脾。对久病体虚之人，尤应用药轻灵，最忌克伐过度。故王自敏教授常用黄芪、党参、生山药、白术等药恢复脾胃之气，兼防苦寒之品伤胃之弊。又用砂仁、白豆蔻、陈皮、姜半夏等药和降胃气，以防补益之品久服滋腻碍胃，兼能使中焦气机畅达，脾胃和则病自去。

（二）力倡祛邪扶正，注重活血解毒

过敏性紫癜性肾炎邪毒入内，损伤正气，常虚实夹杂，病程缠绵难愈。因此，王自敏教授力倡祛邪以扶正，旨在通过祛邪，阻断其恶性循环，使正气自复，病情向愈。临床常用祛风清热解毒药，如防风、连翘、地肤子、金银花；益气健脾利湿药如黄芪、党参、白术、茯苓、薏苡仁；健脾益肾填精止血药如黄芪、太子参、生山药、芡实、山萸肉、枸杞、菟丝子、茜草、小蓟等。此外，热毒和瘀血贯穿过敏性紫癜性肾炎疾病始终，故王自敏教授极为重视活血解毒法，临床常用的活血化瘀药如丹参、红花、赤芍、当归、益母草和鸡血藤等；滋阴凉血药如生地、丹皮、女贞子和旱莲草等；清热解毒药如金银花、连翘、黄芩、紫草、白花蛇舌草和蒲公英等。

（三）辨治病证结合，中西协同增效

过敏性紫癜性肾炎的病机复杂、病程绵长，故对病情需要有全面的认识。临床常有无明显症状而临床实验室检查异常者，亦有实验室检查指标趋于正常而临床症状迟迟不见改善者，这些问题要注意病证结合，全面治疗才

能真正控制病情。王自敏教授认为，西医诊治长于辨病，重视疾病局部的病理变化，但易于忽略机体整体的状况；而中医诊治长于辨证，往往通过对整体状况的了解来认识和治疗疾病，但对局部的变化，特别是细微且无临床表现的病理状态认识不足。因此，只有充分发挥各自优势，取长补短，有机结合，才是有效治疗疾病的手段。王自敏教授主张以中医为主体，取西医之长为用，结合现代医学对过敏性紫癜性肾炎的一些新认识进行治疗。临床研究发现过敏性紫癜性肾炎多有肾小球内微血栓形成而且易出现纤维组织增生，王自敏教授常在辨证基础上加用一些药理研究证实有改善微循环作用的药物，如冬虫夏草、大黄、积雪草、红花、丹参、川芎等，收效显著。

（四）防治并举，强调善后调养

王自敏教授认为本病为慢性病程，需要长时间调养。如平时调养不善，不仅会影响药物治疗效果，已治愈者也极易引起复发。需要叮嘱患者注意休息，劳逸结合，清淡饮食，忌食膏粱厚味，戒烟酒。同时，尽可能寻找病因或致病因素，防止再接触，清除潜在病灶。

（五）明确针对指标，用药合理贴切

治疗方面，王自敏教授重视针对实验室检查指标的变化并结合临床实验数据灵活辨证用药。尿常规检查红细胞多者，多在辨证基础上用地榆、槐花、紫草等；尿常规检查白细胞多者，多用黄柏、白花蛇舌草、车前草等；尿常规检查蛋白尿多者，加用山药、黄芪、冬虫夏草、山萸肉等。尿常规检查蛋白尿多且水肿明显者，用云苓皮、冬瓜皮、车前草等。

四、病案举例

患者，女，24岁，2005年3月12日初诊。患者就诊前2个月感冒后出现四肢出血性皮疹、腹痛、颜面及下肢水肿、尿如茶色反复发作。查体：四肢散在红色皮疹，对称分布，压之不褪色，颜面轻度水肿。口干，咽痛，手足心热，腰困。舌红、苔薄黄、舌底脉络暗红，脉细数。尿常规：蛋白（＋＋），潜血（＋＋＋），镜检：红细胞（＋＋＋）。西医诊断：过敏性紫癜性肾炎。中医诊断：紫斑（肌衄，尿血）。辨证属热毒内蕴，迫血妄行，阴虚夹瘀。治法：滋阴清热，凉血活血。药用：生地15 g，丹皮12 g，金银花20 g，黄芩10 g，小蓟20 g，女贞子12 g，旱莲草15 g，赤芍10 g，丹参

20 g，薏苡仁 20 g，杜仲 10 g，陈皮 10 g，车前子 30 g（包煎），石韦 20 g。每日 1 剂，水煎服，嘱忌食鱼、虾，预防感冒。

2005 年 3 月 18 日二诊：四肢皮疹消退，颜面部水肿消失，尿色仍黄，余症悉减，舌脉同前。尿常规：蛋白（＋），潜血（＋＋），镜检：红细胞（＋＋）。宗前法，上方加藕节炭 15 g。

2005 年 3 月 24 日三诊：尿色淡黄，咽干痒不适。复查尿常规：蛋白转阴性，潜血（＋），镜检：红细胞（＋）。继进上方，去杜仲、车前子，加桔梗 10 g、麦冬 15 g。

2005 年 4 月 10 日四诊：服上方 15 剂，病情稳定。舌淡红、苔薄黄，脉滑数。守法以上方略作加减，服药 30 余剂，诸症消除，尿检持续阴性而告愈。随访 1 年无复发。

综上可见，王自敏教授治疗过敏性紫癜性肾炎，总以滋肾解毒、凉血化瘀为原则，见解独到，经验丰富，值得我们深入学习。

五、结语

过敏性紫癜性肾炎临床表现轻重不一，从单纯的尿检异常至急性肾炎综合征、肾病综合征，甚至出现急性肾损伤或慢性肾衰竭，而血尿是临床最常见的表现。《诸病源候论·虚劳吐下血候》指出："血与气相随而行，外养肌肉，内荣脏腑。脏腑损伤，血则妄行。"《素问·气厥论》云："胞移热于膀胱，则癃、溺血。"本病总属虚实错杂、本虚标实之证，本虚即脏腑气血阴阳的失调，标实指瘀血和热毒。故其辨证，首当明辨虚实、标本之主次。初期往往先出现紫癜，以实证为主，病位在肺、胃，当辨热毒、血瘀、风邪的偏盛，后期紫癜多已消退，应根据水肿、尿血加以辨证，以正虚为主，病位在脾、肾，当辨脾虚、肾虚、阴虚、阳虚、气阴两虚等。治疗时，既要注重活血解毒，也要兼护胃气，祛邪扶正并举；病证结合，中西治疗并举；重视病后调养，防治并举。

参 考 文 献

周硕果，武士锋，王自敏. 王自敏教授辨治过敏性紫癜性肾炎经验［J］. 中国中西医结合肾病杂志，2007，8（10）：564－565.

魏小萌教授中西医结合治疗肾病综合征经验

医家介绍： 魏小萌，硕士生导师，中华中医药学会肾脏病专业委员会委员，河南省中医药学会肾脏病专业委员会副主任委员。

肾上腺糖皮质激素自1950年始用于治疗肾病综合征以来，基础和临床研究均证实本品对于改善肾病综合征患者的水肿和蛋白尿具有较好的效果。但随着患者的应用增多和应用时间的延长，临床发现糖皮质激素的副作用也明显增多。鉴此，魏小萌教授通过辨证应用中药配伍糖皮质激素治疗肾病综合征，不但提高了临床疗效而且明显减轻了糖皮质激素的副作用，从而取得了较好的临床效果。

一、运用激素的原则和方法

1. 运用原则

剂量要足，疗程要够，减量要慢，维持时间要长。

2. 足量给药法

根据患者的具体情况，按 1～1.5 mg/（kg·d）的剂量给予激素，上午9点左右一次性口服，6～8周为1个疗程。

3. 减量给药法

用药足量满8周且效果明显，激素需减量。减量需要按照一定要求进行。如无效则结合病情进一步分析并确定治疗方法。目前常用减量给药法是每1～2周减原每日量的10%。

4. 持续给药法

激素减量达到一定程度后，成人隔日 1 mg/kg，小儿隔日 2 mg/kg，按 0.4 mg/（kg·d）的剂量续服药6个月或更长时间，待病情稳定后逐渐减量直至停药。

二、辨证配服中药的具体方法

（一）足量应用激素阶段

1. 阴虚阳亢型

从中医的认识来看外源性激素具有升阳助火的作用，足量应用激素后往往出现阴虚阳亢的症状，这类证候临床最为常见。魏小萌教授常用滋阴降火药物以纠其偏，方选知柏地黄丸（汤）、大补阴丸（汤）、杞菊地黄丸（汤）类化裁治之。

2. 阴虚热毒内蕴型

长期大量的应用激素，易耗损真阴，抑制真阳，使机体阴阳失调，免疫功能降低，从而引发呼吸道、皮肤、尿路感染等。对此，魏小萌教授采用清热养阴解毒之法，方选知柏地黄汤为主化裁治之。伴皮肤感染者合用五味消毒饮，呼吸系统感染者合用泻白散或千金苇茎汤，尿路感染者合用八正散。

3. 血虚血瘀型

长期大量应用糖皮质激素具有引起血液高凝状态和血栓形成风险，使瘀血不除而新血不生。患者往往症见面色黧黑，皮肤色素沉着，舌有瘀点及瘀斑等。对此，魏小萌教授常用活血化瘀之品来改善肾及血液循环，提高肾血流量，常选用云南白药胶囊或桃红四物汤类。

（二）激素减量阶段

激素减量至一半时，由于外源性激素的负反馈作用，抑制了下丘脑－垂体－肾上腺皮质轴的分泌功能，患者常出现"激素依赖"。这是因为激素似阳性药，进入机体后，起到了取代真阳的作用，使患者形成了依赖性，丧失了机体"自力更生"的能力。中药温阳类的药物多有类激素样作用，临床应用温阳药发现此类药物具有保护肾上腺皮质免受外源性激素的抑制作用，并促使撤减过程中的血皮质醇提早回升。针对这个认识，魏小萌教授筛选并拟定了一首代激素方用于激素减量阶段，其方药为黄芪60 g，党参、白术和云茯苓各30 g，巴戟天、仙灵脾、白芍、五味子和女贞子各10 g，雷公藤和炙甘草各12 g，水蛭3 g（烘干研末，冲服）。每日1剂，水煎，分早晚2次服。另配合肾气丸口服以阴中求阳。如此施治，一方面可减轻激素对下丘脑—垂体—肾上腺皮质轴的抑制使血皮质醇尽快回升，调节其功能使激素易于停减；另一方面对使用激素无效的肾病综合征患者有明显的治疗作用，还能降低肾病综合征的复发率。

（三）激素的维持量或完全撤减阶段

1. 脾肾阳虚型

激素用量在人体正常分泌量以下谓之维持量阶段，此时由于大量外源性激素撤减后下丘脑—垂体—肾上腺皮质轴的功能尚未恢复，往往出现脾肾阳虚之象。对此，魏小萌教授常用代激素方重用雷公藤予以治疗。雷公藤可促使内源性激素的合成，使撤减安全。实践证明，温补脾肾药有助于减少机体对激素的依赖，防止症状反跳，具有抵御外源性激素的反馈抑制作用，防止出现糖皮质激素撤减综合征，因此，在撤减激素之时，即应逐渐增加温补脾肾药物，如附片、肉桂、锁阳等。

2. 气滞血瘀痰凝型

激素的长期使用，阳刚之品易于导致阴津耗损甚至气阴两伤，日久可使患者气机不调，升降功能紊乱，从而导致血行不畅、痰湿瘀滞体内，而痰湿内停，反之亦能加重气血不通。治当化瘀散结，去菀陈莝，魏小萌常用柴胡疏肝散合桃红四物汤加半夏以治。

三、病案

张某，女，33 岁，1992 年 4 月 4 日，以"全身重度浮肿 8 年，加剧 3 个月"为主诉入院。入院时患者颜面四肢躯干皆重度浮肿，按之没指，眼睑肿甚，面色苍白，神疲倦怠，形寒肢冷，恶心呕吐，尿少，腹胀如鼓，舌淡、苔薄白，边有齿痕，脉象沉弦，BP 188/105 mmHg，实验室检查：尿常规示：尿蛋白（＋＋＋＋），红细胞（＋＋），管型（＋＋）；24 小时尿蛋白定量 4.2 g；血常规示：血红蛋白 74 g/L；血生化示：血肌酐 566 μmol/L，尿素氮 27.8 mmol/L，总蛋白 56 g/L，白蛋白 27 g/L。B 超示有中等量腹水。既往外院就诊，诊断为肾病综合征 I 型，口服强的松半年后稍好转。停药后 1 个月蛋白尿、浮肿又出现，转求中医治疗。刻诊：症如前述，辨为阳衰水泛型。用代激素方加减，方药：黄芪 60 g，党参 30 g，白术 30 g，云茯苓 30 g，巴戟天 10 g，仙灵脾 10 g，白芍 10 g，五味子 10 g，女贞子 10 g，雷公藤 12 g，水蛭 3 g，炙甘草 12 g，共 7 剂，水煎服，每日 1 剂。

二诊，1992 年 4 月 11 日，患者服上药后尿量逐渐增加至 1500 mL/d，腹水亦减，纳增，呕恶消失，仍觉形寒肢冷。上方加附子 10 g，肉桂 10 g，干姜 10 g，继服 7 剂。

三诊，1992 年 4 月 18 日，诸症悉减，效不更方，继服 45 天后浮肿退尽，腹水消失，下床活动自如，3 次尿检复查正常，复查血生化：血浆总蛋白 74 g/L，白蛋白 46 g/L，球蛋白 28 g/L，尿素氮 6.4 mmol/L，血肌酐 102 μmol/L，8 周后痊愈出院，随访 3 年无复发。

四、按语

本案患者停用激素后，由于长期外源性激素的反馈抑制，可抑制下丘脑和垂体前叶，使促肾上腺皮质激素的分泌减少，出现肾上腺皮质功能低下的一系列症状，如面色苍白、神疲倦怠、形寒肢冷等，结合舌脉，辨证当属阳虚水泛，治宜温阳利水，治疗初时仅用代激素方加减，患者部分症状改善，但仍觉形寒肢冷，加用附子、肉桂、干姜等温阳散寒之品后，疗效更著。

五、结语

肾病综合征当属中医学"水肿""尿浊"等疾病的范畴，中医学认为本病属脾气不足、肾虚不固。肾虚统摄无权，精微下泄而出现蛋白尿；脾虚生源不足，加之肾虚精微外泄，故出现低蛋白血症；肾虚不主水，脾虚不制水，则水溢肌肤而成水肿；气虚无力运血，阳虚不能温通经脉，阴虚津亏血流缓慢，热毒蕴结则致瘀。

魏小萌教授创制的代激素方，可用于肾病综合征激素治疗减量及维持治疗阶段，只要患者表现出脾肾阳虚的症状，皆可运用。代激素方中党参、黄芪补脾益肺，合仙灵脾，补肺、脾、肾为君药；白芍、女贞子、五味子敛阴，雷公藤祛邪扶正，使邪祛正安为臣；白芍伍水蛭化瘀利水，茯苓利水消肿不伤阴，伍巴戟天强腰壮肾助封藏为佐；炙甘草甘缓制约雷公藤之毒为使。此方气血同疗，补中寓通、通中寓补，扶正祛邪，邪祛正安，实乃平补肺脾肾、调理气血水之方。

参 考 文 献

魏小萌，忽中乾，王玉才. 激素伍中药治疗肾病综合征临床初探 [J].国医论坛，1998，13（1）：38.

魏子孝教授治疗糖尿病肾病经验

医家介绍： 魏子孝，中国中医科学院西苑医院主任医师，博士生导师，曾任中国中医科学院内分泌科、肾科学术带头人，中华中医药学会内分泌专业委员会常务委员，第四批全国老中医药专家学术经验继承工作指导老师。

糖尿病肾脏病是临床中常见的糖尿病慢性并发症之一，很多患者都会进展为终末期肾病。魏子孝教授从事中医临床工作多年，在治疗糖尿病肾脏病方面有丰富的经验，其在承袭古人辨证论治的基础上，结合现今疾病的特点，提出"抓主症"的诊治思路。针对糖尿病肾脏病，魏子孝教授主要从"蛋白尿""水肿""高血压"等主症入手辨证施治，现将其治疗糖尿病肾脏疾病的临床诊疗经验总结如下。

一、蛋白尿

魏子孝教授认为，尿蛋白属于中医的"精微"范畴，宜藏而不宜泄。五脏统摄精微物质的关键在脾、肾两脏。"脾升清""肾藏精"，清气不升、肾不藏精，则精微下漏，发生蛋白尿，因此脾肾两虚是蛋白尿的主要病因。治疗本病时应以益肾健脾为法，但有湿邪或湿热存在时，魏子孝教授特别强调要先扫清障碍，再图补益脾肾。临证时，魏子孝教授根据患者舌苔情况分别选取不同的基础方随症加减。

对于舌苔薄白的患者，魏子孝教授常选用参芪地黄汤为基础方。具体用药：生黄芪30 g，陈皮9 g，党参12 g，熟地黄15 g，山茱萸12 g，山药12 g，茯苓9 g，牡丹皮9 g，白茅根30 g，益母草30 g。若血压高，则去党参，加太子参20 g；若血压低，则去牡丹皮、益母草，加麦冬15 g，五味子9 g；若腰痛明显，则去茯苓、牡丹皮，加杜仲12 g，川续断15 g；若畏寒、肢冷，则去牡丹皮、益母草，加附子9 g，肉桂3 g；若口干，则去党参、熟地黄，加太子参30 g，生地黄20 g。

对于舌苔厚腻的患者，魏子孝教授常选用春泽汤作为基础方。具体用药：党参12～15 g，桂枝12～15 g，苍术12 g，生白术12 g，茯苓12 g，猪苓 15 g，泽泻 9 g，紫苏叶 9 g，厚朴 9～12 g。若胃脘胀满，加法半夏 9～12 g，陈皮 9 g；若呕恶，则加竹茹 9～12 g，法半夏 9～12 g，生姜 6 g；若腹胀，加厚朴 12 g，大腹皮 12 g；若大便黏滞，加木香 12 g，槟榔 15 g；若大便干燥，加槟榔 15 g，熟大黄 9～12 g。

对于舌苔黄腻的患者，魏子孝教授常选用连苏饮作为基础方。具体方药：栀子 9 g，藿香 9 g，防风 9 g，苏叶 9 g，黄连 3～4.5 g，法半夏 9～12 g，厚朴 12 g。

此外，在蛋白尿的治疗中魏子孝教授会加用 1～2 味收涩药物，常用的收涩药物为金樱子、芡实、莲须、五味子、覆盆子、桑螵蛸等。同时还会配伍 1～2 味清利之品，如萆薢、车前子、玉米须、石韦、白茅根、益母草、土茯苓等。

二、水肿

魏子孝教授认为肾性水肿病机为虚中夹实、本虚标实。秉承历代医家对水肿的认识，魏子孝教授认为水肿的发生与肺、脾、肾三脏及膀胱、三焦相关。他认为肾气和脾气是否健旺是水肿发生发展的关键，因此在治疗时尤其重视补益脾肾两脏。

患者表现以肾气不足为主时，魏子孝教授常以济生肾气丸作为基础方加减。具体用药：附子 9～12 g，桂枝 15 g，熟地黄 15～20 g，山茱萸 12 g，山药 12 g，川牛膝 12 g，车前子 15 g，大腹皮 15～20 g。以脾气虚为主时，魏子孝教授常选用春泽汤为基础方加减，具体用药：党参 12～15 g，桂枝 15 g，苍术 12 g，生白术 12 g，猪苓 15 g，茯苓皮 30 g，大腹皮 15～20 g，生姜皮 6～9 g。脾肾两虚时，魏子孝教授常选用参芪地黄汤合利水之品加减。具体用药：生黄芪 30 g，陈皮 9 g，党参 12～15 g，生地黄 15～20 g，山茱萸 12 g，山药 12 g，苍术 12 g，生白术 12 g，川牛膝 12 g，大腹皮 15～20 g。

临证时魏子孝教授往往会根据患者的实际情况随症加减，血瘀时常加红花、水红花子、莪术、三棱等药物；当水肿严重时必用桂枝，同时配合冬瓜皮等利水，对于顽固性水肿常加用海藻 15～30 g。对于水肿合并低蛋白血症的患者，魏子孝教授常重用生黄芪、生白术、党参、大枣。同时配合"千金鲤鱼汤"的改良方，此食疗方有显著提升血浆白蛋白、减轻水肿的疗效。其改良后的"鲤鱼汤"用法为：生黄芪 45 g，生白术 20 g，陈皮 10 g，椒目

10 g，葱、姜适量，淡水鱼（鲤鱼、黑鱼、泥鳅均可）半斤，炖熟，喝汤、吃肉，一周 3 次，调味可用少量醋。

三、高血压

在治疗糖尿病肾病导致的高血压时，魏子孝教授抓住"眩晕、耳鸣、头痛、目胀、急躁易怒、肢体麻木"等主要临床症状辨证治疗。魏子孝教授认为，糖尿病肾病所导致的血压升高以阴不制阳为其主要病机，其证候特点为阴血亏虚、虚火亢盛，同时夹痰、夹瘀。故治疗时魏子孝教授多以滋阴降火为法，方药选取镇肝熄风汤合大补阴丸为基础方。基础方：川牛膝 12 g，怀牛膝 12 g，白芍 30 g，玄参 15 g，龟甲 30 g，磁石 30 g，葛根 15 g，生地黄 20～30 g，知母 15 g，黄柏 9 g。症见头晕、耳鸣时加石菖蒲 15 g，蝉蜕 9 g；症见头胀、头痛、目胀时加龙胆草 9 g，夏枯草 9 g；症见困倦时加石菖蒲 15 g，郁金 12 g；症见急躁易怒时加牡丹皮 12 g，栀子 9 g；症见肢体麻木时加钩藤 12 g，地龙 12 g；症见大便干燥时加草决明 30 g，生大黄粉 6～10 g 冲服。当辨证为风痰上扰时，魏子孝教授常选半夏白术天麻汤为基础方。舌苔黄腻时，加苏叶、黄连；症见恶心时加竹茹、紫苏叶。

针对没有临床症状的高血压患者，魏子孝教授以益肾平肝、活血利水为法。基础方：桑寄生 15 g，炒杜仲 12 g，川牛膝 12 g，怀牛膝 12 g，钩藤 15 g，蝉蜕 9 g，白芍 30 g，牡丹皮 12 g，丹参 15 g，益母草 30 g，车前子 15 g。魏子孝教授认为此方不热、不燥、不寒、不滞，尤其适合年龄偏大、病程较长的患者，可以常服。

在治疗糖尿病肾脏病所致的高血压时，魏子孝教授并不排斥西药降压药物，他认为中西医优势互补有利于患者，中西医药同时应用，取长补短，有协同作用。

四、典型病案

患者，女，62 岁，2016 年 12 月 1 日入院。患者 2 型糖尿病 20 余年，血糖控制不佳，半年前出现四肢凹陷性水肿，就诊于当地医院，诊断为"糖尿病肾病""肾病综合征"，血清白蛋白低至 26 g/L，在当地医院予持续补充血浆白蛋白、利尿剂等治疗，效果不佳。入院查生化：血肌酐 104 μmol/L，尿素氮 20.72 mg/mL，总胆固醇 4.83 mmol/L，三酰甘油 2.84 mmol/L；24 小时尿蛋白定量 3.5 g；糖化血红蛋白 10.1%。入院症见：

口渴多饮，多食易饥，夜尿频，周身水肿，四肢凹陷性水肿，大便干，2～3日1行。舌淡胖略黯，苔薄白，脉沉细。查体：体重 79 kg，体重指数 31.65 kg/m²，头面水肿，心肺查体阴性，腹部移动性浊音阴性，四肢可凹性水肿，足背动脉搏动尚可。西医诊断：糖尿病肾病，慢性肾功能不全，肾病综合征。中医诊断：水肿，脾肾两虚证。方药：生黄芪 30 g，陈皮 10 g，党参 12 g，茯苓 30 g，桂枝 15 g，炒杜仲 12 g，补骨脂 12 g，川牛膝 12 g，桑寄生 15 g，冬瓜皮 30 g，草决明 30 g，川芎 12 g，益母草 30 g，泽兰 12 g，7 剂，水煎服浓煎 100 mL，每日 1 剂。鲤鱼汤：活鲤鱼 250 g，加生黄芪 30 g，生白术 15 g，椒目 10 g，生山楂 12 g，生姜皮 12 g，冬瓜皮 30 g，葱白两段，炖熟，吃肉喝汤，每周 3 次。同时以胰岛素控制血糖。

二诊，2016 年 12 月 8 日。生化：血肌酐 116 μmol/L，尿素氮 24.08 mg/mL，白蛋白 24.96 g/L，患者服上药后周身水肿明显减轻，体重下降为 76 kg，仍大便不畅。舌淡胖略黯，苔薄白，脉沉细。上方去杜仲、补骨脂、泽兰，加生白术 20 g，槟榔 15 g，红花 10 g，7 剂，水煎服，每日 1 剂。继续服鲤鱼汤，每周 3 次。

三诊，2016 年 12 月 15 日。生化：血肌酐 116 μmol/L，尿素氮 34.16 mg/mL，白蛋白 28.65 g/L，24 小时尿蛋白定量 2.9 g。患者颜面水肿基本消退，下肢水肿较入院时明显减轻，体重下降为 71 kg，大便仍欠畅。舌淡胖略暗，苔白略腻，脉沉细。治法：上方去益母草、桑寄生，加紫苏叶 10 g，厚朴 15 g，芒硝 12 g，14 剂，水煎服，每日 1 剂。继续服鲤鱼汤，每周 3 次。予带药出院，嘱 2 周后复诊。

按：患者 2 型糖尿病 20 余年，以"周身浮肿"为主要表现，故魏子孝教授以"水肿"为主症辨证治疗。四诊合参，辨证为脾肾两虚，以参芪地黄汤为基础方加减。因患者水肿明显，水为阴邪，故未用地黄、山茱萸养阴滋腻之品。方中桂枝通阳化气利水，魏子孝教授认为此药走而不守，补中有行、静中有动，在治疗水肿时必用此药。第 1 次处方时，魏子孝教授选用杜仲、补骨脂、桑寄生、川牛膝补肾；选用益母草、川芎、泽兰活血利水；选用冬瓜皮利水；选用决明子通便。因患者大便不畅，故第 2 次处方时加用生白术、槟榔健脾理气通便；以红花代替泽兰加强活血功效。魏子孝教授认为水湿内停时常夹有气滞血瘀，因此他尤其重视活血药的使用。第 3 次处方时，患者舌苔略腻，故加用紫苏叶、厚朴化湿理气；加用芒硝以增加通便的功效。魏子孝教授认为，"小大不利治其标"，在治疗慢性肾功能不全时，他尤其重视患者大便是否通畅。本例患者治疗过程中，魏子孝教授在使用中药汤剂的同时配合食疗方"黄芪鲤鱼汤"的应用。鲤鱼汤出自《千金要方》，本为治疗妊娠水肿，后世医家在此基础上将其加减使用在各种原因所致的水肿。鲤鱼味甘、性平，具有滋补健胃、利水消肿、通乳、清热解毒、止咳下气之功效，对各种水肿、腹胀、少尿、黄疸、乳汁不通皆有益。现代研究发现鲤鱼含丰富优质蛋白，人体消化吸收率可达96%，并能供给人体必需的氨基酸、矿物质、维生素，有助于提高机体白蛋白的合成，从而达到利尿的目的。魏子孝教授在鲤鱼汤原方的基础上，常加入生黄芪等药味，并称为"黄芪鲤鱼汤"。黄芪味甘性平，入脾肺经，具有补气升阳、固表止汗、利水消肿之功。现代研究认为，黄芪能促进肝脏白蛋白的合成，提高血清白蛋白的浓度，还可以减少肾病患者的蛋白尿。治疗糖尿病肾病、低蛋白血症所致的水肿时，配合使用"黄芪鲤鱼汤"常常能显著提高患者血清白蛋白浓度、降低尿蛋白排泄、减轻水肿。

五、结语

糖尿病肾病继发于糖尿病，其病因病机与糖尿病密切相关。《灵枢·五变篇》云："五脏皆柔弱者，善病消瘅"，说明本病发生发展与先天禀赋、饮食不节、嗜食甘美、劳倦内伤等因素有关，病变主要涉及肺、脾、肾三脏，尤以肾脏为主。其病机关键为本虚标实，肾虚为本，水停、血瘀、浊毒等为标。魏子孝教授在疾病治疗过程中，重视"抓主症"思想，如抓住"水肿"等主症，可以迅速明确诊断，进而掌握治则，选定主方以便从容选方用药。如无明显主观症状时，往往结合微观辨证，蛋白尿、高血压及生化检测指标也可作为"主症"，指导方药的选择。对本病的治疗，祛邪不忘扶正，配合"黄芪鲤鱼汤"等食疗方法，培本固元，对恢复机体正气、延缓病情发展、提高生活质量都有重要作用。

参 考 文 献

范乐，张燕，魏子孝.魏子孝治疗糖尿病肾脏病经验总结［J］.中医药导报，2018，24（4）：56-57.

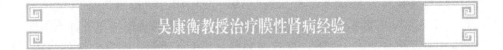

吴康衡教授治疗膜性肾病经验

医家介绍：吴康衡，成都中医药大学附属医院主任医师、博士生导师，曾任四川省中西医结合学会会长。吴康衡教授从事中西医结合医疗、教学与科研工作50余年，擅治各种疑难杂病，并形成了自己独特的中西医结合学术思想和辨证思维模式。吴康衡教授系全国首届500名名老中医之一，为全国第二批师带徒专家，四川省首届十大名中医之一。

膜性肾病属难治性肾病，由于许多患者存在对免疫抑制剂治疗不敏感，或者即使敏感但因停用或减量后易复发，虽有新药不断推出但仍然存在疗效不确定和副作用大等缺点。中医药在对膜性肾病的防治方面有其独特的优势。吴康衡教授基于中医视角提出"肾小球基膜上皮细胞下弥漫的免疫复合物沉着即为水毒相攻、痰瘀互结之病理改变"的创新思维，根据中医"湿性黏滞""顽证从痰""怪病多痰""久病入络成瘀"之理论，采用"去菀陈莝""水血病同治"的方法，提出以行气化湿清热、消痰软坚散结之法治疗膜性肾病，研制了"利肾胶囊"和"软坚散结胶囊"等制剂，临床应用取得较好的疗效，可以明显缓解尿蛋白流失，改善血浆蛋白，保护肾功能。

一、对膜性肾病的认识

膜性肾病属于中医水肿之范畴，是本虚标实之证。脾肾两虚为本，湿热、痰浊、瘀血为标，其难治之处在于病情迁延难愈，正气越虚，邪气越盛，湿热水毒相攻、痰瘀互结则阻滞更甚，由此印证了"邪之所凑，其气必虚"。正气虚弱不能祛邪，则湿热泛溢，痰浊内留、瘀阻肾络、邪留为患。叶天士《湿热论》提出"湿盛则阳微"，故治之棘手。水肿的发生与肺脾肾失司有关。《素问·至真要大论篇》云："诸湿肿满，皆属于脾。"脾失健运，水湿内停，蕴蓄不化，久郁化热生成湿热水毒之势，湿热黏滞致病多缠绵胶结，易凝聚成痰，故有"脾为生痰之源"之说；肺主宣降，"通调水道"之责失司，则不能将水湿下输膀胱，水湿贮积为痰藏于肺，"肺为贮痰之器"；肾虚不能利水，水不归源，上泛溢聚为痰。水肿的发生皆与水湿有关，水为无形之湿，湿为有形之水，痰浊、瘀血可固水湿凝滞而成，亦可因其发病自损所致，无论湿热、痰浊、瘀血均在疾病发展过程中贯穿于始终，而且它们之间相互有密切的联系。湿热内蕴，水肿则起，湿热不去，水肿难消，湿热水毒相攻，上郁于肺，中困脾土，下注膀胱，壅塞三焦，小便不利，蛋白精微之物外溢。

湿性黏滞郁久生热，凝聚成痰，归其特性如下。

（1）易聚性，易伤阳，易阻滞气血津液流通，可因气为之聚，津为之凝，血为之败，导致新的痰浊产生，成为新的致病因素。

（2）痰性隐匿，聚散无常，来去无定，随气无处不到，变怪百端，乃有"百病皆生于痰""怪病多痰"之说。

（3）痰多兼夹，与寒、热、湿、瘀极易相合，形成顽固宿根，互结缠绵，清之不应，温之无功。

（4）多见标实本虚之证，痰乃人体津血之变，正气愈虚津血愈伤，痰浊更甚。同时痰为有形之邪，久伏人体，易致气血呆滞，正气虚衰，气血不足或气血不畅。病势必趋加重，致虚不胜补，实不任攻，病治棘手，故"顽症从痰"。

不论湿热痰浊皆可阻滞血脉，影响气机，病殃及血，致血行迟滞，瘀血内停，瘀血是气血津三者异常之病理产物。气滞、气虚皆可致瘀血产生，由此可见，或痰生于先，影响气机，病殃及血，血行瘀滞；或血瘀为先，痰瘀互结，兼夹为患，"痰夹瘀血，逐成巢囊"。据此，吴康衡教授总结出膜性肾病的发病机制为水毒相攻、痰瘀互结、精竭阳衰。临床上在辨证分型中常将膜性肾病分为湿热内蕴型、痰瘀互结型、肾阳虚衰型、精血匮竭型。

二、辨证论治

（一）湿热内蕴

症见全身水肿，咽喉肿痛，口干口苦，腹闷纳呆，尿浊赤短涩，舌红，苔黄腻，脉濡数或滑数。治法：清热解毒，利湿益肾。方药：利肾胶囊。药用：鱼腥草、白花蛇舌草、萆薢、石韦、益母草、木贼、贯众、石菖蒲、芡实。

（二）痰瘀互结

症见全身水肿，面色黧黑，纳差泛恶，身痛固定，小便短少，舌绛、苔腻，脉弦滑或涩。治法：消痰软坚，散结祛瘀。方药：软坚胶囊。药用：三棱、莪术、王不留行、白芥子、瓦楞子、水蛭、黄药子。

（三）肾阳虚衰

症见全身水肿，腰以下为甚，或伴胸水、腹水，面色白，纳差便溏，形寒肢冷，舌淡胖，苔白滑，脉沉细。治法：温补肾阳，利水消肿。方药：安肾胶囊（安肾口服液）。药用：附片、肉桂、山茱萸、熟地黄、牡丹皮、淫羊藿、红花、菟丝子、胡芦巴。

（四）精血匮竭

症见全身水肿，头晕耳鸣，健忘失眠，脱发，咽燥，小便短赤，大便干结，舌红少苔，脉细数。治法：益气养血，填精补髓。方药：滋肾口服液。药用制首乌、桑椹子、生地黄、旱莲草、女贞子、枸杞子、牡丹皮、黄芪、党参、鹿角胶。

三、典型病案

患者，女，50岁，因"反复双下肢水肿1年，加重2个月"于2008年7月12日就诊。1年前无明显诱因出现双下肢水肿，腰酸痛，到当地医院就诊，查尿常规：蛋白（＋＋＋＋），红细胞（＋＋），24小时尿蛋白定量3.542 g。肾穿病理检查提示：系膜增生性膜性肾病。给予口服泼尼松片60 mg、每日1次，双嘧达莫片50 mg、每日3次，缬沙坦80 mg、每日1次，辛伐他汀片20 mg、每日1次，雷尼替丁胶囊0.15 g、每日1次等治疗，症状无明显缓解。2个月前因劳累出现双下肢水肿加重，遂至医院寻求治疗，经查尿常规：蛋白（＋＋＋），红细胞（＋＋），24小时尿蛋白定量2.731 g；肾功能正常，肝功能：白蛋白27.6 g/L；三酰甘油3.67 mmol/L，胆固醇7.53 mmol/L，诊断考虑：难治性膜性肾病，属中医"肾水""水肿""虚劳"范畴，舌体肥胖有齿痕，色绛，苔白，脉涩细，属脾肾阳虚、痰瘀互结型，本虚标实，治疗采取中西结合，另加金水宝胶囊1.32 g、每日3次，中药拟消痰软坚，利水消肿。方药如下：三棱12 g，莪术12 g，白芥子12 g，瓦楞子12 g，椒目15 g，仙鹤草15 g，泽泻15 g，黄药子12 g。每日1剂，水煎服，100 mL每日3次。2周后复诊，双下肢水肿基本消退，尿常规：尿蛋白（＋＋），红细胞（＋），24小时尿蛋白1.762 g，舌淡绛，苔白，脉细涩，中药调整为：法半夏15 g，三棱12 g，莪术12 g，白芥子12 g，瓦楞子12 g，椒目15 g，怀山药15 g，补骨脂15 g，山茱萸15 g，炒芡实15 g，水蛭6 g。水煎服100 mL，每日3次，治以消痰软坚，补脾益肾。3个月后复查尿常规：尿蛋白（±），红细胞2～5个/HP，24小时尿蛋白定量0.341 g。随后该患者仍坚持内服中药和泼尼松片15 mg每日1次维持治疗，定时复查尿常规示尿蛋白（－～±），红细胞0～3个/HP，24小时尿蛋白0.246～0.382 g。

按：难治性膜性肾病之所以难治，有以下原因：第一，个体差异，即对免疫抑制剂不敏感；第二，治疗不规范，易复发；第三，并发症治疗不及时，加重不可逆性。吴康衡教授针对其难治性，运用中药理论"湿性黏滞""久病不愈，非痰即瘀"，提出"湿热水毒相攻，痰瘀互结沉疴"是形成其难治性的主要原因，虽本虚标实，但湿热、痰瘀不除，本虚更虚。故以行气清热利湿、消痰软坚散结为治疗原则，充分体现中医学在疑难杂病治疗上的优势。

四、结语

水肿是膜性肾病患者的重要体征。《素问·汤液醪醴论》："平治于权衡，去菀陈莝……开鬼门，洁净府，精以时服，五阳已布，疏涤五脏。"故水肿的治疗有去菀陈莝、开鬼门、洁净府三大原则。《素问·针解》曰："菀陈则除之者，出恶血也"，去菀陈莝即指活血化瘀利水，血瘀极易与湿热、痰浊相合互结，碍气滞血，壅阻脉络，水气精溢，缠绵难治。膜性肾病长期出现的尿蛋白，当责肾、脾两脏，肾藏精，肾虚不固，封藏失职；脾统血，脾虚统摄无力，则血中之精微下泄。蛋白属精，精血同源，精气血少，气机失利，精竭阳衰，久用激素易伤阳气，命门火衰，火不生土，反被水侮，水肿难消。故膜性肾病中，湿热、痰瘀贯穿疾病发展始终，吴康衡教授提出"湿热水毒相攻，痰瘀互结沉疴"是膜性肾病难治的主要原因，虽本虚标实，但湿热、痰瘀不除，本虚更虚。故采用"去菀陈莝""水血病同治"方法，综合运用清热解毒、软坚散结、活血化瘀、益肾扶正之法，临床应用取得较好的疗效。

参 考 文 献

吴荣祖教授用温阳法治疗肾病综合征经验

医家介绍：吴荣祖，昆明市医科所所长，中华中医药学会风湿病专业委员会委员。云南吴氏医学第三代传人，云南省名中医，云南中医药大学兼职教授。吴荣祖主任医师从事中医内科诊疗工作40余年，临证注重"祛邪兼护阳扶阳，善后重固阳秘阳"的学术思想，擅长应用温阳法治疗肾病综合征。

肾病综合征是肾内科的常见病和多发病，很多肾脏疾病在临床上均表现为肾病综合征，即以大量蛋白尿、低蛋白血症、高脂血症及不同程度的水肿为特征的一系列临床改变。肾病综合征可归入中医学"水肿"的范畴。水肿一词出自《黄帝内经》，张仲景在《金匮要略》称为"水气"，《丹溪心法·水肿》将水肿分为阴水和阳水两大类，指出"若烦渴，小便赤涩，大便闭，此属阳水""若不烦渴，大便溏，小便少，不赤涩，此属阴水"。本病的病因，多由先天不足、外感、内伤等多种因素导致。水肿的治则，《黄帝内经》首先提出"开鬼门，洁净府""去菀陈莝"的法则。医圣张仲景在《金匮要略·水气病脉证并治》中提出益气、实脾、温肾的治疗法则。汉代以后历代医家对水肿的治法不断丰富，发展迄今将常用方法归纳为发汗、利尿、攻逐、实脾、温肾、滋阴、化瘀诸法。

一、阳气为本，少火生气

吴荣祖主任在肾病综合征的治疗过程中始终重视固护阳气的问题，认为阳气的来源本于先天心肾之少火，少火乃少阴心之君火、肾之命门火。《黄帝内经》言"少火生气"，"生气"之"少火"旺，方能达到"君火以明，相火以位"的正常生理状态，才能使心藏神而主血脉，肾司藏精而主水，手少阳三焦与足少阳胆之相火方能恪守其位发挥功能。而三焦根系于命门，相火通过三焦通达人体全身，使三焦气化功能正常以保证全身水液代谢正常，从而司决渎之职。因而阳气具有保证津液输布和水液代谢的功能，阳气是促进肾病综合征患者水肿消退和改善精微物质吸收的重要基础。

二、治病求本，首重命门

肾病综合征的临床表现以尿液检查中出现大量蛋白、血液生化检查出现血脂升高明显伴白蛋白下降、患者出现水肿为特点。就肾病患者而言，"气"的维系和真气的充盈对其病邪的祛逐和机体的康复至为关键。吴荣祖主任认为，人体之"气"源于"阳"，阳不足则无以化气则气失升降导致人体血脉流通失畅，阳虚致脏腑功能活动迟缓；两者终致机体代谢产物蓄积停滞，表现脏腑、经脉为湿、水、痰、饮、食、瘀等病邪阻滞。人体之"阳"又源于命门之火，"火"衰则肾气（阳）不足，肾主水的生理功能失司，水湿代谢失常而出现水肿。同时，肾之封藏失司，精微失藏则随尿而泄，尿中出现蛋白的丢失。若生气之少火旺，肾气充盈，肾阳固密，封藏有权，则分清别浊，使为害之水邪祛而有益之精微（蛋白）为机体所用（化）。因此，首先恢复肾为水火之脏的生理功能而行封藏之职，是最终达到保命全形境界的前提。附子辛、甘，大热，具有回阳救逆、补火助阳、祛风寒湿邪之功效。故吴荣祖主任将附子列为温补命门第一品，用其治肾病综合征证属气虚、阳虚者，收效显著。

三、辨病分期，随证治之

肾病综合征的病机特点为本虚标实，虚实夹杂，临证当分清"虚""实"的轻重、主次，分期治疗。

急性期多以邪实为主，治以利水为主，佐以温阳、理气，使邪去正安。吴荣祖主任常以真武汤为主，配以苓桂术甘汤、五苓散、木防己汤、五皮饮等温阳利水以祛邪。配合激素治疗的患者，针对出现的颜面痤疮等虚火上炎的症状，佐以潜阳封髓丹加减以收敛虚火固护阳气。缓解期，水邪渐祛，阳虚之本渐显，治以固本为主，佐以健脾、行气和利水。吴荣祖主任认为，水湿的代谢与脾也有密切关系，正如《素问·经脉别论》云："饮食入胃，游溢精气，上输于脾，脾气散精，水津四布，五经并行。"因此，吴荣祖主任十分重视"脾肾两补，先后天并固"学术思想在临床中的运用。脾喜燥而恶湿，故临证中十分重视"补火生土法"的临床实践。常用四逆汤以温脾健运，复中州运化之职；吴萸四逆汤以温肝达木，复疏泄之能；麻辛附子汤以温肺化饮，达宣发肃降之效。慢性期，水肿已退，本虚夹瘀，治宜固护命门，化气通络。对肾病综合征，吴荣祖主任不排斥西医的激素治疗。但长期使用激素会导致骨质疏松等不良反应。吴荣祖主任认为这些不良反应的发生与肾失封藏有关。长期的激素治疗，使命门火衰而封藏失职；因此后期的治疗多以潜阳封髓丹、补肾汤为主。因久病夹瘀、病邪入络、瘀而为毒则多佐以益母草、泽兰、白花蛇舌草等活血通络解毒之品。

四、典型病例

患者，女性，43岁，于2004年9月初诊。因小便有泡沫、下肢水肿而入云南省某医院住院治疗，经肾穿活检病理确定为系膜增生性肾小球肾炎。服泼尼松55 mg/d，8周，出现肩背肥胖、颜面痤疮、胃脘痞闷疼痛而于2004年11月求治于吴荣祖主任。首诊症见神疲乏力，下肢水肿，大便不畅，胸闷、善太息，稍久即感腰酸、肢胀，下眼睑泛青，口干思热饮而不多，舌质淡红，苔白腻少津，脉弦缓。患者平素体质，入冬手足厥冷，若不用电热毯或热水袋，则通宵足不得温；平时天气突变每易罹患外感。经前腹痛喜温喜按，月经色暗有块。吴荣祖主任医师认为患者素体阳虚，神疲乏力、肢肿、腰酸系阳虚气化不行，肾主水、脾主运化（水湿）、三焦主决渎之职失守，而致水湿内停、泛溢肌肤所致。大便不畅，胸闷、善太息乃由命门火衰，肝寒木郁失于温升，使疏泄失畅所致。治病求本，应抓住患者阳虚之本质，以扶阳利水佐以暖肝，使内蕴之水邪去，阳回阴退，方可建功。处方：川附片（先煎2小时）100 g，茯苓25 g，白术15 g，白芍15 g，法半夏15 g，陈皮10 g，泽泻15 g，川芎10 g，香附10 g，白花蛇舌草15 g，益母草10 g，生姜30 g。10剂。本方重用附片扶阳以治本，增强真武汤温阳利水之效；寓二陈汤燥湿健脾以运中州；川芎、香附疏理气机，气行则水行；湿浊久蕴，易郁而化热生毒，白花蛇舌草解毒利湿以防微杜渐；益母草活血利尿消肿。同时激素仍遵西医治疗要求服用。

二诊：神疲乏力改善，下肢水肿减轻，大便通畅，小便增多，患者信心大增。并言其虽手胀减轻但出现手汗增多的现象。此气血渐通之佳兆，不必疑虑。诊其舌质淡红苔白，脉弦缓，胃脘仍有不适，时有腰酸。证治同前，原方加桂枝以增其气化，丁香温胃，续服10剂。

三诊：诸症减轻，服最后1剂时，昔日经前症状不觉而经信来潮，月经颜色也较昔日变红，诊其舌质淡红，白苔已去，脉弦缓滑，仍予上方去法夏、陈皮，加艾叶、小茴香、续断、杜仲再服10剂。

四诊：足肿已消，精神健旺，患者言自服中药以来，手足厥冷现象大为缓解，自觉抵抗力也有所提高，虽值隆冬，天气变过几次，也未感受风寒而感冒。激素已减为 45 mg/d，生化检查无异常，病情稳定。治疗效果满意，此后，患者在西药（激素）减量治疗的同时，进行中药治疗。

吴荣祖主任根据病情的起伏，适时地采用真武汤、四逆汤、潜阳封髓汤、麻辛附子汤、吴萸四逆汤、桂枝附子汤等方剂加味随症治疗，始终不离温阳大法，患者终于 2008 年 5 月停服西药，随访至今各项生化指标正常；患者健康情况稳定，面色红润，中医治疗前的诸多症状已消失，生活质量大为提高。

按：本案的治疗，吴荣祖主任抓住了患者神疲乏力、下眼睑泛青、口干思热饮而不多、舌质淡苔白、脉缓的症状，以温阳立法并灵活随症加减，兼外感则温阳宣肺化痰，湿盛则温阳利水，气滞则温阳达肝，虚火上扰则潜阳封髓，总之不离温阳这一论治原则。本案治疗历时三载余，长期使用激素。以温阳诸剂治疗，发胖、痤疮逐渐消失，体力恢复，精神健旺，感冒减少，各生化指标稳定，恢复工作。至停药，患者糜烂性胃炎宿疾不但未加重，反而逐渐痊愈。血压正常，天癸乃至，也未出现骨质疏松的表现。患者经前乳房胀痛、腹痛、经色发黑，入冬畏寒肢冷，不耐劳作、易腰酸腰痛等症状随着阳气的恢复而逐渐消失，这一系列健康指征的恢复，充分体现了中医治病存人之整体调整的优势。

五、结语

从《素问·生气通天论》云"阳气者若天与日，失其所，则折寿而不彰"的理论，到明代李念我《内经知要》言"火者，阳气也，天非此火不能发育万物，人非此火不能生养命根。是以物生必本于阳"，再到清代郑钦安《医理真传·君相二火解》云"按君火，凡火也；相火，真火也。二火虽分，其实一气，人活一口气，即此乾元之气也"的临床体会，充分反映历代医家对阳气的高度重视。本文所举案例患者一派阳虚之象，吴荣祖主任以温阳法治之。温补肾阳的药很多，而吴荣祖主任善用附子，且重用附子达100 g，以附子温阳通阳，"起沉疴救重疾"。附子为大补少阴心、命门火之要药，在启命门真火、蒸水化气上济于心的同时，亦有助君火之益；有补心火而主神明、补命门真火而暖肾水上济心阴而不使阳过亢的功效。需要指出的是，以温阳法治疗肾病综合征仅是众多治法的一种，针对本病不同的"证"，尚有发汗、利尿、化瘀诸法，临证时需"谨守病机"，绝不能以偏概全。

参 考 文 献

武鸿翔, 吴荣祖. 吴荣祖主任运用温阳法治疗肾病综合征的经验 [J]. 云南中医中药杂志, 2010, 31 (5): 6-8.

肖相如教授应用当归芍药散治疗肾病经验

医家介绍：肖相如，北京中医药大学教授、主任医师、博士生导师，中华中医药学会肾病分会常委，全国重点学科肾病专科学术带头人，国家自然科学基金项目评审专家。

肖相如教授擅长应用经方治疗慢性肾脏病和疑难疾病，疗效卓著。现将肖相如教授应用当归芍药散治疗肾病的经验介绍如下。

一、来源释义

当归芍药散出自《金匮要略·妇人妊娠病脉证治》："妇人怀妊，腹中疠痛，当归芍药散主之。"《妇人杂病》谓："妇人腹中诸疾痛，当归芍药散主之。"该方两次见于《金匮要略》，其中第一条用于治疗妊娠腹痛，第二条便扩大到妇人腹中诸疾痛。原方：当归三两、芍药一斤、茯苓四两、白术四两、泽泻半斤、川芎半斤（一作三两）。全方6味药可分为两组：一是当归、白芍、川芎为血分药，入肝经，重用芍药，取其柔肝止痛，配以当归、川芎可以养血调肝，又可活血行滞；一是茯苓、白术、泽泻为气分药，入脾经，白术健脾燥湿，配合茯苓、泽泻，又能渗湿泄浊。方中血分药和气分药同用，共奏调肝健脾、养血理气、除湿利水、行滞化瘀之功，不仅原文所言腹痛主症可除，而且可用于治疗肝脾失和所致头晕、水肿，肢体麻木、疼痛、挛急，小便不利及妇人带下量多、月经量少等症。

二、经方化裁

在慢性肾脏病过程中瘀血和水肿可以相互影响，唐容川《血证论》根据"血积既久，其水乃成""水虚则血竭"的病理基础，强调"血病不离乎水"和"水病不离乎血"的病理关系。肖相如教授在临床应用当归芍药散治疗肾脏病的过程中，注重瘀血和水肿的关系，在当归芍药散原方的基础上加入怀牛膝和车前子进行化裁，增强活血利水的作用。怀牛膝、车前子一行血分，一行气分，怀牛膝行血分之水，车前子行气分之水，两者同用，使水肿从小便而出。肖相如教授运用当归芍药散治疗肾脏病时，常用赤芍来替代原方中的白芍。芍药有赤芍、白芍之分，《本草求真》谓："赤芍药与白芍药主治略同，但白则有敛阴益营之力，赤则只有散邪行血之意；白则能于土中泻木，赤则能于血中活滞"，应用赤芍即为此意。具体处方为：当归12 g，川芎10 g，赤芍15 g，炒白术10 g，泽泻10 g，茯苓15 g，怀牛膝15 g，车前子（包煎）15 g。

三、典型病例

（一）慢性肾脏病水肿

患者，男，51 岁，初诊时间：2016 年 5 月 28 日。患者因双下肢和腹部水肿半年就诊。来诊时尿蛋白（＋＋＋），肌酐88 μmol/L，总蛋白50.6 g/L，白蛋白26.5 g/L。平素易感冒，现自觉憋气，咽喉紧伴心慌，口渴不明显，血压130/90 mmHg。既往有慢性肾炎病史，舌黯红，苔薄黄，脉弦数。中医辨证气阴不足、湿瘀内停。处方以当归芍药散加减：当归12 g，川芎10 g，赤芍15 g，炒白术10 g，泽泻10 g，茯苓15 g，怀牛膝15 g，车前子（包煎）15 g，石韦叶30 g，白茅根30 g，白花蛇舌草30 g，紫丹参30 g，大枣10 g，麦冬10 g，葶苈子30 g，五味子10 g，生黄芪30 g，桂枝10 g，西洋参10 g。水煎服，每日 1 剂。

二诊，2016 年 6 月 11 日。患者水肿、腹胀减轻，泡沫尿，药后出现皮疹，舌黯红，苔薄黄，脉沉，前方减桂枝，加桔梗10 g，荆芥10 g，防风10 g，白鲜皮30 g，煎服方法同前。

三诊，2016 年 6 月 25 日。患者腿肿减轻，皮疹消退，口渴，大便偏软，下午腹胀，纳可，时有排尿无力，泡沫尿。舌黯红，苔薄黄腻，脉沉，前方减防风，加桂枝10 g，益母草30 g，柴胡10 g，升麻6 g，煎服方法同前。

四诊，2016 年 7 月 16 日。患者腿肿消失，身痒，口渴，大便偏软，下午腹胀，纳可，有时排尿无力，泡沫尿。舌黯红，苔薄黄腻，脉沉弦，前方茯苓由15 g 改为30 g，加黄柏10 g，生薏苡仁15 g，大腹皮15 g，炒槟榔10 g，煎服方法同前。患者 3 个月后复诊水肿已愈。

按：水肿是慢性肾炎的主要临床表现，慢性肾炎水肿的病理基础是在正虚的基础上兼有水湿。肖相如教授认为肾炎发病之初，或急性发作期，有外邪犯肺的病机存在；急性期后，以脾气虚、脾阳虚、肾阳虚为主；在疾病过程中温燥太过，或用激素，可伤阴化热，形成湿热或阴虚湿热，甚至湿热化毒；湿阻可致气滞，形成气滞湿阻之证，湿阻亦可致血瘀，而形成湿瘀互结之证，可用当归芍药散治疗。

（二）慢性肾衰竭水肿

患者，男，46岁，初诊时间2016年5月28日。主因肾功能受损2年就诊。尿酸、血肌酐升高，尿蛋白（＋＋），潜血（＋＋）。腿肿，腰酸，乏力。舌黯红，苔薄黄腻裂纹，脉滑。中医辨证：正气亏损，湿热毒聚，瘀血内停。处方以当归芍药散加减：当归12g，川芎10g，赤芍15g，炒白术10g，泽泻10g，茯苓15g，怀牛膝15g，车前子（包煎）15g，大黄6g，荷叶15g，炙水蛭3g，茵陈15g，石韦叶30g，白茅根30g，白花蛇舌草30g，紫丹参30g，蒲公英30g，草果仁10g，黄连6g，清半夏9g，桑寄生15g，西洋参6g，生黄芪15g，水煎服，每日1剂。

二诊，2016年7月9日。患者水肿、乏力减轻。2016年6月22日化验结果：尿蛋白（＋＋＋），潜血（＋＋），血肌酐105μmol/L，尿酸437μmol/L。腰酸，膝凉，舌黯红，苔薄黄腻中裂，脉滑。前方加肉桂3g，芦根30g，砂仁6g，煎服方法同前。

三诊，2016年7月30日。患者肌酐恢复正常，腿肿减轻。2016年7月29日化验结果：尿蛋白（＋＋），隐血（＋），酮体（－），血肌酐88μmol/L，尿酸421μmol/L。腰酸，膝凉，大便时有不成形，小便少，舌黯红，苔薄黄腻中裂，脉滑，前方减蒲公英、草果仁、芦根，加益母草30g，煎服方法同前。

四诊，2016年8月6日。患者腿肿减轻，腰酸，膝凉，大便时有不成形，小便少。舌黯红，苔薄黄腻中裂，脉滑。前方将生黄芪30g减至15g，煎服方法同前。

五诊，2016年12月17日。患者腿肿消失。足跟痛，膝凉，腰痛，大便日2次，便黏。舌黯红，苔黄腻中裂，脉弦。调整处方：石韦叶30g，白茅根30g，白花蛇舌草30g，丹参30g，柴胡30g，黄芩15g，枳壳30g，白芍30g，大黄6g，清半夏9g，生姜15g。患者血肌酐恢复正常，水肿消失，继续调方巩固疗效。

按：肖相如教授认为慢性肾衰竭的病理基础为气化功能减退。患者肾气化功能减退，水湿停留形成水肿；同时因为慢性肾衰竭病程长，久病必瘀，湿瘀互结加重水肿。此为慢性肾衰竭患者产生水肿的病机，凡是症状不太明显，或者有轻度水肿的患者，均可用当归芍药散治疗。

（三）肾囊肿的治疗

患者，女，54 岁，初诊日期 2016 年 11 月 6 日。患者因多囊肾来诊，B 超（2016 年 10 月 3 日）提示：双肾实质内分布多个囊性暗区，右侧大者 32 mm×26 mm，左侧大者 58 mm×39 mm。右肾结石大者 11 mm×8 mm，血肌酐正常。腹胀，夜间重，右胁下胀，按之不痛。既往有高血压病史，目前血压达标。舌暗，苔薄黄，脉弦。中医辨证：痰瘀互结证。处方以当归芍药散加减：当归 12 g，川芎 10 g，赤芍 15 g，炒白术 10 g，泽泻 10 g，茯苓 15 g，怀牛膝 15 g，车前子（包煎）15 g，白芥子 15 g，泽兰 15 g，夏枯草 10 g，柴胡 15 g，枳实 10 g，炙甘草 6 g，焦神曲 10 g，焦山楂 10 g，焦麦芽 10 g。水煎服，每日 1 剂。

二诊，2016 年 12 月 10 日。B 超（2016 年 12 月 5 日）：双肾实质内分布多个囊性暗区，右侧大者 27.2 mm×20 mm，左侧大者 47.9 mm×33.2 mm，右肾结石大者 13.6 mm，腹胀较前减轻，舌暗淡，苔薄腻偏黄，脉弦。处方：前方加金钱草 30 g，石韦叶 30 g，鸡内金 15 g，煎服方法同前。

三诊，2017 年 1 月 14 日。肾囊肿缩小，肾结石消失。B 超（2017 年 1 月 11 日）：双肾实质内分布多个囊性暗区，右侧大者直径 29.5 mm，左侧大者 42.8 mm×31.0 mm。腹胀消失，服药过程中出现一过性腰痛，眠差，口苦，舌黯红，苔薄黄腻，脉弦。前方加炒枣仁 15 g，煎服方法同前。患者症状缓解，结石消失、肾囊肿缩小，因其返乡嘱其携方继续服药。

按：肾囊肿在中医中无相应记载，亦无成形治法，有人根据"积聚"来探讨，而"积聚"属瘀；而有人认为"巢囊痞块，属于痰证"，肖老师认为肾囊肿的病机为水湿停聚、痰瘀互结，临床过程中应用当归芍药散治疗，在具体治疗中加用白芥子、泽兰、浙贝、清半夏、玄参、夏枯草、生牡蛎等以化痰散结、活血利水。

四、结语

《金匮要略·水气病脉证并治》曰："经为血，血不利则为水"，《黄帝内经》云：“诸湿肿满，皆属于脾”，《诸病源候论·十水候》言：“青水者，先从面肿遍一身，其根在肝”等，均言肝脾失调可致气滞水停。当归芍药散由三味血分药和三味气分药组成，临床应用不必拘泥于经方条文所述之“妇人腹中诸疾痛”，凡血行不利所致之津液代谢异常，皆可运用，临证可据异病同治之则，辨证抓住“湿瘀互结”四字，灵活将其运用于各种疾病。以上验案病虽不同，但病机均为肝郁脾虚，血脉瘀阻致水停于内，久则终成水血互结之证。肖相如教授将当归芍药散运用于肾病的治疗，对肾病水肿、肾囊肿、肾积水及不明原因水肿、血管神经性水肿的治疗，屡屡获效。

参 考 文 献

高春鹤．肖相如教授应用当归芍药散治疗肾病经验［J］.中医临床研究，2017，9（34）：83－84.

徐再春教授治疗慢性肾小球肾炎经验

医家介绍： 徐再春，浙江省立同德医院主任医师，中华中医药学会理事，国家级名老中医，全国老中医药专家学术经验继承指导老师，浙江省名中医。徐再春教授行医 30 余年，擅长内科疑难疾病的诊治，中西医结合治疗慢性肾小球肾炎为其特长之一。现将徐再春教授治疗该病的经验介绍撷取如下。

慢性肾小球肾炎是指各种病因引起的不同病理类型的双侧肾小球弥漫性或局灶性炎症改变，临床起病隐匿，病程冗长，病情发展缓慢。

一、对慢性肾小球肾炎病因病机的认识

《素问·水热穴论》云："肾者，胃之关也，关门不利，故聚水而从其类也。"《巢氏病源》云："肾者主水，肾虚不能制水，故水妄行浸溢皮肤而身体肿满。"慢性肾小球肾炎临床多以水肿、血尿、蛋白尿、腰酸、腰痛、乏力为主要临床表现，徐再春教授认为其属于中医学"水肿""腰痛""血尿""虚劳"等范畴，证属本虚标实。气为人体生命活动的根本，正气充足，阴平阳秘，则疾病就无以发生，即所谓"正气存内，邪不可干"，反之，疾病就容易发生，亦即《黄帝内经》中所说的"邪之所凑，其气必虚"。加上本病病程较长，反复发作，久病虚损，因此临床总以虚为本。

因此，徐再春教授认为在发病初期多为"本虚发病"，初发慢性肾小球肾炎多以腰酸、乏力、口干、无症状的蛋白尿、血尿等为主要表现的气阴两虚证。因此，治疗上多以扶本补虚为主。而慢性肾小球肾炎晚期，患者多表现为双下肢水肿少尿、血肌酐升高和恶心呕吐等。"急则治其标"，因此治以祛邪清源为主。外邪多以湿浊、瘀血为主，在治疗上徐再春教授提倡"慎补益，戒气厚味重之品"，如人参、黄芪、熟地黄和龟甲之品。

二、辨证论治

徐再春教授讲究中医传统辨证论治，结合患者地域、生活环境、天气、

自然条件，因人、因地、因时制宜，辨证施治。慢性肾小球肾炎患者病程多较长，表现虚实错杂，所谓"急则治其标，缓则治其本"，甚则标本同治。杭州地处祖国东南方，为潮湿之地，多见湿热，且久病多成瘀，故徐再春教授在辨证施治的前提下自拟软肾散，对慢性肾小球肾炎的湿浊、热邪和瘀血等证治颇有心得，临床亦颇见成效。

（一）首辨热，热为先

"水液浑浊，皆属于热。"慢性肾小球肾炎发病多为体虚而外感邪热、邪毒、药毒及阳热之毒。故慢性肾小球肾炎多见于年轻人，年轻人为纯阳之体，感染外邪后，外邪可从阳化热，而表现为热邪作祟，临床各种急性炎症都可能加重肾脏的损害，如急性扁桃体炎、急性上呼吸道感染、急性胃肠炎等。

（二）次辨湿浊

《素问·至真要大论》曰："湿气大来，土之胜也，寒水受邪，肾病生焉。""人与天地之气相参。"江浙地区气温较高，水湿又偏盛，故湿热病邪四时皆有而以长夏为甚。湿邪郁久则每易化热而形成湿热内蕴，使病情缠绵难愈。湿热伤肾是慢性肾小球肾炎最重要的病理特点之一。湿热伤表，中困脾土或入侵下焦，久蕴不解，从阳明燥化则伤阴，从太阴湿化则伤阳，晚期则肾与膀胱开阖气化功能衰败，湿浊内停不能外泄，酿成终末期肾病，丧失最佳治疗时期。

（三）不离痰瘀

肾气不足，气不化水，水泛为痰；或肾阴亏耗，虚火灼液，化湿生痰；或肾阳不足，脾失温煦，津凝为痰。正如张景岳所说："痰之化无不在脾，而痰之本无不在肾。"痰浊阻滞脉道，阻碍血液运行，产生瘀血，形成痰瘀同病。《血证论》说："痰亦可化为瘀。"国医大师周仲瑛教授更为明确地提出："痰阻血难行，痰停体内，久必化瘀。"瘀血阻滞脉络，影响水湿津液输布，日久水泛而为痰湿，导致瘀与痰互结同病，即"血不利则为水"。唐容川说："血积既久，亦能化为痰水""瘀血化水，亦发水肿，是血瘀而兼水也"。《杂病广要》在论述水肿形成机制时认为"有痰裹污血，以致营卫不从，逆于肉里"。《血证论·阴阳水火气血论》亦云："瘀血化水，亦发水肿。"因此，徐再春教授认为慢性肾小球肾炎的发病与痰瘀有关。临床症状多表现为水肿，形体肥胖，舌苔偏黯或夹有瘀斑，治疗过程中往往加用活血化瘀之剂，如制大黄、水蛭、三七和益母草之品。

三、验案

患者，男，30岁，慢性肾小球肾炎病史2年余，B超提示双肾偏小，皮髓质交界欠清，未予肾穿刺活检，平素尿蛋白维持在（－～±），血肌酐波动在168～180 μmol/L。2013年1月4日就诊，1周前曾到外地出差，症见神疲乏力，脘痞纳呆，伴口苦，无口干，多梦易醒，小便泡沫多，大便秘结，舌质黯红，苔黄腻，脉滑。尿常规：蛋白（＋＋）；肾功能：血肌酐201 μmol/L。证属气阴两虚，湿热内蕴。治宜益气养阴，清化湿热。处方：太子参15 g、淡竹叶12 g、黄芩15 g、黄连6 g、竹沥半夏9 g、厚朴12 g、陈皮6 g、苍术9 g、大黄9 g、益母草15 g、火麻仁12 g、茯苓12 g、六月雪15 g，14剂，水煎服，每日1剂。

二诊，夜间仍有失眠易醒，余诸症好转，舌黯红，苔薄黄，脉滑。尿蛋白（＋），考虑湿热减轻，仍有失眠，予原方减火麻仁、苍术，加夜交藤30 g、酸枣仁12 g以养心安神，再进14剂。

三诊，诸症均好转，尿蛋白（±），肾功能：血肌酐173 μmol/L。原方减夜交藤、酸枣仁、厚朴，加石斛12 g、北沙参12 g、甘草6 g，再服28剂后，尿蛋白消失。目前患者长期门诊随诊，复查尿常规均无蛋白。

四、结语

徐再春教授认为本病的形成多以本虚标实为主，而邪实中以"湿"和"热"最为多见。正如唐代王冰所言："溲变者，水火之交，火淫于下也，而水脏水腑皆为病也。"徐再春教授所处江浙之地位于祖国东南方，气候温暖潮湿，慢性肾小球肾炎患者易感受体外湿热之邪，加之病久损脾伤胃，脾失健运，而致水湿不化，郁而化热，湿热伤及肾络，肾失封藏，开阖失序，发为本病。故徐再春教授在辨证施治的前提下，治疗本病多加用清热利湿之品。如本病案中就用到了黄芩、黄连、厚朴、淡竹叶、半夏、陈皮、六月雪、茯苓等，以通畅三焦、泄热利湿和减轻肾脏损害。"久病入络，久病必瘀"，本病日久由于精微物质丢失，耗伤气血则气血运行不畅，肾络失荣，封藏失司，清浊不分，从而加重血尿、蛋白尿的产生。徐再春教授常运用水蛭等血肉有情之虫类药物活血通络，将潜伏于内的瘀血剔除于外，每每收效甚佳。

参 考 文 献

[1] 李娜，徐再春．徐再春教授治疗慢性肾小球肾炎蛋白尿经验 [J]．陕西中医学院学报，2014，37（3）：18－19．

[2] 钟瑜．徐再春教授治疗慢性肾小球肾炎经验拾萃 [J]．陕西中医学院学报，2011，26（7）：1329－1330．

闫晓萍主任治疗肾性水肿经验

医家介绍：闫晓萍，曾任陕西省中医医院肾病科主任，硕士研究生导师，主任医师，中医内科专家。陕西省名中医，全国老中医药专家学术经验继承指导老师。

闫晓萍主任擅长肾病和内分泌疾病的诊治，临床实践过程中重视血与水的关系，认为湿热和瘀血均是肾病的主要病理基础。

水肿，顾名思义，系体内水液积聚而泛溢于肌肤，本病以水肿为特征，在《黄帝内经》中名"水"，并根据不同的症状分为"风水""石水""涌水"；又根据五脏证候分别对应为心水、肺水、肝水、脾水、肾水。《金匮要略》中称之为"水气"，并按照病因、脉证的不同分为风水、皮水、正水、石水、黄汗五种类型。按照水肿的特点归属于急慢性肾炎、肾病综合征、心力衰竭、肝硬化及营养障碍等疾病。闫晓萍主任结合个人临床实践，拟定了肾复康系列药物，分别治疗不同证型的肾脏病。其中以肾复康Ⅱ号胶囊疗效最为明显，已制成陕西省中医医院院内制剂，应用于慢性肾炎和 IgA 肾病等慢性肾脏病的治疗，疗效肯定并受到患者的广泛好评。同时在临床诊疗中突破了对传统肾阴虚、肾阳虚和阴阳两虚的认识，多运用清热化湿之品，自拟清肾汤治疗肾脏病湿热为主证的患者，随症化裁，疗效显著。此外，她在整体辨证的基础上擅长运用活血化瘀法治疗肾脏疾病，效果明显。

一、病因病机

闫晓萍主任认为本病多因外感风寒湿热之邪、饮食劳倦和久病体虚等导致肺脾肾三脏失调，体内水液泛滥肌肤，发为水肿。通过临床观察，患者的整体状态可以表现为面色枯黄或黧黑，且多伴乏力、不思饮食和畏寒等症，可知本病是以脾肾失调为重心。《严氏济生方·水肿门》指出："水肿为病，皆由真阳怯少，劳伤脾胃，脾胃既寒，积寒化水。"说明本病以脾肾之气血不足为病变之本。闫晓萍主任认为，本病以水湿、瘀血、湿热阻滞为标，系虚中夹实。患者多是以尿多或尿少且肢体肿胀为主，再观患者舌下瘀点瘀斑，脉象弦涩，也提供了佐证。水肿的病机有五：风寒袭表或风热上扰，使肺失宣畅，水液不能输布，流于肌肤，发为水肿；时令阴雨，居处湿地，涉水冒雨，湿邪内侵，损伤脾胃运化水湿功能，不能升清降浊，水液泛溢肌肤，发为水肿；湿热疮毒弥漫三焦，运化不利，使水液停蓄，发为水肿；气滞血瘀，水湿内留，肾络不通，水道瘀闭，开阖不利，发为水肿；劳倦内伤或纵欲，均能耗气伤精，致精血匮乏，伤及气化功能，水湿内生，发为水肿。闫晓萍主任认为，水肿的发生都是外因通过内因而起作用，正所谓"正气存内，邪不可干"。本虚是发病主因，外邪则是诱因。病机则是肺、脾、肾及三焦的气化功能受损，致使水液泛溢肌肤，其标在肺，其制在脾，其本在肾。

二、辨证施治及组方用药

水肿病起病或急或缓，一般病程较长，迁延难愈，病情逐渐加重。久病多虚，水肿病的辨证多为本虚标实之证，这与历代医家对水肿病的认识相一致。闫晓萍主任认为其本证有五，标证有三，标证主要是水湿、湿热和血瘀。在临床诊疗中，除少数危重患者外，多数患者均有明显好转，现将闫晓萍主任辨治水肿的辨证分型和常用方药介绍如下。

（一）本证

1. 肺脾气虚

本证多由外感而诱发，以头面肿甚、多汗易感、纳呆乏力、气短懒言为特点。分析：肺朝百脉，肺主气司呼吸，肺气虚则气短，卫外不固则自汗、易感冒；脾主运化，脾气虚则纳呆便溏。治法：益气健脾，宣肺利水。主方：防己黄芪汤合五苓散加减。方药：黄芪、防己、白术、桂枝、茯苓、猪苓、泽泻等。

2. 脾虚湿困

本证以水肿多见，伴倦怠乏力，面色淡白、纳少便溏，舌淡胖为特点。尿常规检查多可见有少量蛋白尿。治法：健脾利湿。主方：防己茯苓汤合参苓白术散。方药：防己、黄芪、茯苓、人参（或党参）、桂枝、山药、白术、砂仁、薏苡仁、甘草等。

3. 脾肾阳虚

本证全身水肿，面色㿠白、畏寒肢冷、便溏、尿少，可伴有腰膝酸软、舌淡胖，苔白滑，脉沉濡。治法：健脾温肾，化气行水。主方：偏肾阳虚者，真武汤合黄芪桂枝五物汤加减；偏脾阳虚者，实脾饮加减。方药：制附子、干姜、黄芪、茯苓、白术、桂枝、猪苓、泽泻等。

4. 肝肾阴虚

本证多见于素体阴虚，过用温燥或利尿药，尤多见于大量使用糖皮质激素，水肿或轻或无。以头痛头晕、口干咽燥、心烦易怒、舌红少苔为特征。治法：滋阴补肾，平肝潜阳。主方：知柏地黄汤或麦味地黄汤加减。方药：生地、丹皮、山药、茯苓、山茱萸、黄柏、泽泻、知母、女贞子、旱莲草等。

5. 气阴两虚

本证多见病程较久或反复发作，其水肿症状较轻。气阴两虚分别是肺脾气虚和肾阴虚。治法：益气养阴，化湿清热。主方：参芪地黄汤或归芍地黄汤加减。方药：黄芪、生地、山茱萸、当归、白芍、茯苓、丹皮等。

（二）标证

1. 水湿

本证有中度以上水肿，伴腹水和胸水为特征。治法：补气健脾，逐水消肿。主方：防己黄芪汤和己椒苈黄汤加减。方药：椒目、防己、黄芪、白术、葶苈子、泽泻、茯苓、大黄等。

2. 湿热

本证可出现于病程各阶段。分上、中、下三焦湿热。上焦湿热以皮肤溃疡为特点；中焦湿热以口中黏腻、纳呆、苔黄腻为主症；下焦湿热则多以小便淋漓不爽、少尿、小腹坠胀不适等症状为特点。上焦湿热：治以清热解毒，五味消毒饮加减；中焦湿热：治以化浊清热利湿，甘露消毒丹加减；下焦湿热：治以清热利湿，五淋汤或八正汤加减。上焦湿热多用半枝莲、金银花、紫花地丁、菊花、天葵子、蒲公英、黄芩、黄连等；中焦湿热多用藿香、茵陈、黄芩、厚朴、薏苡仁、白豆蔻、滑石、猪苓等；下焦湿热多用滑石、萹蓄、车前子、黄柏、栀子、连翘、金钱草、大黄、半枝莲等。

3. 血瘀

本证尤多见于长期足量用糖皮质激素效果不确切者，临床以面色青紫、唇暗舌紫、有瘀点为特征。治法：活血化瘀。主方：桃红四物汤加减。方药：桃仁、当归、红花、黄芪、赤芍、生地、丹参、川芎、泽兰、益母草等。

三、典型病例

患者，女，44 岁，2017 年 4 月 19 日初诊。患者自诉 2016 年 8 月起无明显诱因出现双下肢水肿，未予治疗。随后水肿漫延全身，伴小便泡沫增多，就诊于当地医院，查 24 小时尿蛋白定量 2.7 g，白蛋白 28.3 g/L，三酰甘油 1.9 mmol/L。诊断：肾病综合征。遂予激素及对症治疗后症状缓解出院。出院后激素规律减量，未见复发。就诊前 1 周劳累后再次出现周身水肿。症见：周身水肿，双下肢为重，尿量减少，伴膝关节发凉，腰困，泡沫尿，纳可，眠差，大便正常。面色㿠白，舌淡苔白腻，舌下脉络迂曲，血压 140/90 mmHg，24 小时尿蛋白定量 3.6 g。治疗上继续予激素＋免疫抑制剂治疗（泼尼松 60 mg/d，环孢素软胶囊 10 mg/d），同时予预防骨质疏松、降压、调脂等治疗。中医辨证：脾肾阳虚证。治法：温肾健脾。处方：黄芪 40 g，炒麦芽 20 g，丹参 15 g，熟地 20 g，酒山萸肉 15 g，茯苓 15 g，石韦 15 g，泽泻 15 g，远志 15 g，酸枣仁 15 g，肉桂 12 g，炒白术 15 g，锁阳 15 g，莪术 10 g，车前草 15 g，当归 15 g。水煎服，每日 1 剂。

二诊，7 日后复诊，患者自觉水肿明显消退，睡眠明显改善，尿量增多，双膝发凉有所改善。为巩固疗效，上方肉桂改鸡血藤 15 g，莪术改丹皮 12 g，继服 7 日。

三诊，患者自觉水肿基本消失，小便泡沫消失，复查 24 小时尿蛋白定量 0.6 g，舌淡苔薄白，舌下瘀斑基本消散，面色开始红润。此方继服，同时继续西医基础治疗。此后患者复诊数十次，病情基本缓解，随访 1 年未再次发作。

本病案中，患者肾病综合征复发，急当治标，以利尿通淋、活血化瘀为主，兼顾扶正，温阳健脾，同时处理伴随症状。缓当治本，扶正药物不变，峻烈之药改为缓和药物即可。抓住了主要矛盾，病症就可以很快解决。

四、结语

肾性水肿属于中医学"水气病"范畴，中医学对其早已有完整的论述。《素问·水热穴论》云："其本在肾，其末在肺，皆积水也。"《诸病源候论·疸水候》又云："水病无不由脾肾虚所为，脾肾虚则水妄行，盈溢皮肤而令身体肿满。"肾性水肿病位在肺、脾、肾，病性属本虚标实，闫晓萍主任在治疗时重视健脾、温肾、宣肺祛邪，以宣肺利水、培土制水、益气补命门为治则，兼清热解毒、活血化瘀，且重补虚、适分利、慎攻逐，根据患者个体差异及病邪虚实轻重进行治疗，临证之时标本兼顾，灵活加减，取得了很好的疗效。

参 考 文 献

张晓东，闫晓萍. 闫晓萍治疗肾性水肿的经验［J］.世界最新医学信息文摘，2019，19（35）：243－244.

严仲庆教授用经方治疗小儿慢性肾病经验

医家介绍：严仲庆，浙江省名中医，绍兴市第二医院内科主任医师。第五批全国老中医药专家学术经验继承工作指导老师。浙江中医药大学兼职教授。从医40年，在肾脏疾病的治疗上积累了丰富的临床经验。

严仲庆教授擅长应用经方治疗小儿慢性肾病，现将其对于小儿肾病的认识和临床经验进行梳理，以飨同道。

一、病因病机

小儿肾病属于中医学"水肿"的范畴，且多属"阴水"之证，通常认为其病位在肺脾肾三脏，尤以脾肾为主，其病机复杂多变。《诸病源候论·水通身肿候》云："水病者，由肾脾俱虚故也。肾虚不能宣通水气，脾虚又不能制水，故水气盈溢，渗液皮肤，流遍四肢，所以通身肿也。令人上气、体重、小便黄涩，肿处按之随手而起是也。"五脏皆有气，五气皆可虚，故严仲庆教授认为小儿肾病的发生虽与肺脾肾三脏有着密切的关系，实与五脏均有关联，且五脏气虚日久易致阳虚之证，或气虚阳气不得透发而致阳郁之证，阳虚、阳郁均可致气化功能障碍影响水液代谢而成水肿。严仲庆教授在临床上擅用经方，认为经方药少而精，方证相应，在治疗小儿慢性肾病中疗效确凿，能有效缓解病情并降低复发率。

二、验案举隅

（一）防己茯苓汤案

患者，男，6岁，2013年4月18日初诊。患肾病综合征4年，肾脏穿刺病理诊断：肾小球微小病变。4年来在某医院先后经泼尼松、雷公藤多苷、环孢素、他克莫司等治疗，均有效。但在撤减或停药过程中屡次反跳。泼尼松维持量为10 mg/d，普乐可复为150 mg/d，尿检蛋白（＋＋），24小时尿蛋白定量1.64 g，血清白蛋白31.2 g。患者较正常发育儿童矮小，面色萎黄，纳食不振，体弱易感，舌质红，苔白腻带黄，分布不匀，中根部较厚，脉濡数。嘱西药继续服用，另给予防己茯苓汤加味，处方：黄芪40 g，防己、白术、紫草、僵蚕各10 g，茯苓、丹参、连翘各15 g，桂枝、蝉衣、炙甘草各6 g，鹿茸2 g，紫河车3 g（冲），仙灵脾、芡实、金樱子各30 g，水煎服。

二诊，患者服用上方28剂后复诊尿蛋白转阴，撤停普乐可复，继续服泼尼松，继服原方又28剂后尿检蛋白持续阴性。

缓撤泼尼松至2013年9月9日停服激素，单服中药。患者在1年多的治疗期间，经历2次感冒伴扁桃腺发炎和近3个月的右下肢及足趾湿疹感染，并出现一过性少量蛋白尿，期间除感冒发热时改服越婢加术汤合升降散加减，并使用青霉素控制外，没有停服鹿茸粉。右下肢及足趾湿疹感染时仍用防己茯苓汤，只根据症状加用白鲜皮、地肤子、土茯苓、乌梢蛇等，蛋白尿均在适当加减药物后能迅速转阴，至今病情稳定。

按：本案中患者虽无明显水肿之症，但蛋白尿反复发作，亦为水湿不运、精微流失之证，与皮水之证相仿。防己茯苓汤中桂枝、茯苓通阳化气利湿，黄芪、甘草补中益气健脾利水，防己合黄芪更能通腠理，祛水湿。鹿茸、紫河车为血肉有情之品，温肾阳、补肾精，具有很好地消减蛋白尿之功效。随症加减以仙灵脾、芡实、金樱子补肾固涩；丹参、紫草活血凉血；连翘、僵蚕、蝉衣既能升散郁热，又能祛风解毒。全方以温阳利水为基础，佐以活血解毒，标本同治，乃得病安。

（二）小柴胡汤案

患者，男，14岁，2010年4月10日初诊。患过敏性紫癜并伴紫癜性肾炎3个月，撤减泼尼松至10 mg/d后复发，下肢斑疹复现，尿蛋白又反弹至（＋～＋＋），转中医治疗。见面色暗红、满脸痘疮并伴有脓点或痂液，向下延及项后及胸背，下肢胫骨前散发细密针头大小斑疹，压之不褪色。纳食旺盛、口干、尿黄、大便偏干1～2日1次，咽红、扁桃腺红而肿大，舌红、边尖起红刺，苔黄腻而边白，中根部较厚，脉弦滑数。尿常规：蛋白（＋＋），红细胞（＋），隐血（＋＋）。嘱继续服泼尼松，另给予小柴胡汤合升降散加减。处方：柴胡12 g，黄芩、制半夏、僵蚕、荆芥、桔梗、地榆、槐米各9 g，蝉衣、防风、生甘草各6 g，连翘、小蓟各15 g，生大黄（后下）3 g，水煎服。

二诊，服上方 7 剂后面部痘疮稍见平复，未见新发，下肢胫骨斑疹变浅变淡，纳食仍旺，大便已畅。咽及扁桃腺仍红而偏大，舌红，边尖红刺减少，苔微黄腻，中根部稍薄，脉弦滑数。尿常规：蛋白（＋），红细胞（＋），隐血（＋）。仍拟原方加减。

三诊，面色暗红见淡，痘疮明显减少，尤以额头、鼻旁及项后明显，下肢斑疹明显消退，口干减轻，尿黄转淡。咽红及扁桃腺肿大不显，舌边尖红刺减少，苔薄黄腻，脉弦数。尿常规：蛋白（±），红细胞（±），隐血（＋），再拟原方加减。

四诊，面色现红润，痘疮多已隐伏，或为瘢痕色斑，下肢斑疹消失，无口干，二便正常。扁桃腺不肿大，舌边尖红，苔薄黄腻，脉弦数。尿常规正常。守方 14 剂，减泼尼松至 5 mg/d，后渐停激素。

此后，患者继续以上方加减服用 3 个月，尿常规一直正常，复查血常规、肝肾功能正常，遂停药。观察 3 年未复发。

按：该患者起病于感冒及其引发的扁桃腺炎，复发于泼尼松减量后，接诊时又值扁桃腺炎发作，据其脉症诊断为肺胃肝经郁热夹湿，方选小柴胡汤合升降散加减。严仲庆教授认为该病案中扁桃体反复发作之证即为小柴胡汤原文中"往来之证"。且此方亦为疏通三焦之方，三焦枢纽既转，水湿自除。小柴胡汤和升降散为伤寒方与温病方相合而用。此中升降散助升散郁热之功，与小柴胡汤相使而用，不管伤寒、温病，用方唯一不变的原则是观其脉证，知犯何逆，随证治之。

三、体会

小儿慢性肾脏病的主要表现为蛋白尿和水肿，严仲庆教授认为其根本病机是阳虚或阳郁，严仲庆教授治疗此类病证遣方用药之特色在于以下几点。首先用药剂量远超平时剂量。如黄芪 30～90 g，防己、泽泻各 10～30 g，茯苓、仙灵脾各 15～30 g，车前子 30～60 g，认为有是证，用是量，才能药到病除。其二，擅长用经方合方治疗。如防己黄芪汤合防己茯苓汤，小柴胡汤合升降散。另外在临床上严仲庆教授还常以黄芪桂枝五物汤、越婢加术汤、麻杏石甘汤、小青龙汤、麻黄连翘赤小豆汤、大柴胡汤、桂枝茯苓丸、桃核承气汤等治疗慢性肾病。其三，对于慢性肾病蛋白尿日久者，严仲庆教授喜用鹿茸、紫河车等血肉有情之品。严仲庆教授认为此类药物温肾填精，有很好地消减蛋白尿的功能。其四，慢性肾病病性缠绵易发，故严仲庆教授在治疗中注重缓病长药，鼓励患儿及家属要有治愈信心，坚持服药，即使在反复检查正常的情况下，自制药丸服用3～6个月，巩固疗效。

四、结语

小儿为稚阴稚阳之体，脏腑娇嫩，形气未充。《小儿药证直诀》将小儿体质特点概括为"脏腑柔弱、易虚易实、易寒易热"。《诸病源候论》中描述"小儿脏腑之气柔弱"，吴瑭认为"小儿稚阳未充，稚阴未长"。小儿处于生长发育的时期，脏器功能不完善，形体结构及精血津液与脏腑的各种功能活动尚未充实，脏腑娇嫩，不耐攻伐。小儿的五脏六腑形和气皆不足，万全提出了"三有余，四不足"学说，即"小儿阳常有余，阴常不足；肝常有余，脾常不足；心常有余，肺常不足，肾常虚"。小儿病理上表现为易于发病，传变迅速，形成"肺娇易病，脾弱易伤，肾虚易损"的特点。从历代各大医家的论述中可见小儿体质的特殊性，为小儿疾病的临床治疗提供了重要的理论依据。

小儿肾病综合征是儿科常见的肾病之一，根据其临床表现可归于"水肿""阴水""虚劳"等病证范畴，患儿由于长期应用糖皮质激素，导致机体分泌激素减少，肾上腺皮质功能低下，易出现畏寒肢冷、疲惫无力、纳呆食少、自汗、舌淡红、脉细弱等脾肾阳虚的表现，严仲庆教授酌情加用鹿茸、紫河车等血肉有情之品，温肾阳、补肾精。

小儿紫癜性肾炎多以湿热瘀阻证为主，病理机制为脾肾不足、湿热外袭、瘀血内阻，多属本虚标实之证。中医治疗应以扶正祛邪为原则，以清热解毒、渗湿泄热、滋阴补肾为治疗方法。本文第二例病案患者为肺胃肝经郁热夹湿之证，严仲庆教授选用小柴胡汤合升降散加减来疏通三焦，使水湿自除。

参 考 文 献

沈昱颖，严仲庆. 严仲庆经方治疗小儿慢性肾病举隅［J］.浙江中医杂志，2019，50（11）：848－849.

燕小霞主任治疗肾病蛋白尿经验

医家介绍：燕小霞，青海省中医院心肾科主任医师、副院长，青海省医学首席专家，青海省优秀岗位人才，青海省名老中医。在内科临床工作近30余年，擅长心肾疾病中西医结合治疗，特别是对慢性肾炎、慢性肾功能不全有丰富的临床经验，研制出慢肾散、肾衰一号、肾衰二号、肾衰三号等肾病专科用药。

蛋白尿是肾小球疾病常见的临床表现之一，也是导致肾功能进行性减退的重要原因，蛋白尿既是肾小球疾病实验室诊断指标，又是疗效判定的重要指标。积极治疗蛋白尿对减轻特定危险因素、保护肾功能的作用至为关键。燕小霞主任从事肾脏病临床工作30余年，在实践中积累了丰富的经验，对治疗肾病蛋白尿颇有独到之处。

一、病因病机

中医学虽无"蛋白尿"之名称，更无专门的论述，但根据蛋白在人体中的生理功能来看，它与中医学中"精气"的功能颇为吻合，故应属于精气的范畴。因为精是构成人体的基本物质，也是人体各种功能活动的物质基础。故《素问·金匮真言论》："夫精者，身之本也。"《素问·上古天真论》："肾者主水，受五脏六腑之精而藏之。"肾脏是储藏和约束"精气"的主要器官，也是调节水液代谢的重要脏器，有分清泌浊的功能。在病理状态下，《诸病源候论》曰："劳伤肾虚，不能藏于精，故小便而精微出也。"肾脏精气的功能发生异常，储藏和约束"精"的功能减退，精微物质便可下泄随尿排出，即出现蛋白尿。

中医认为蛋白尿是脏腑功能异常而丢失的精微物质，其产生的根本原因是正虚邪实，正虚以脾、肺、肝、肾四脏虚损为主，邪实以外感、水湿、湿热、瘀血等为主。不论病机如何复杂，其病位主要在脾肾，然阴精流失过多，须以后天之精补充，与脾后天之功能强弱也密切相关。本病的病机为本虚标实，虚实错杂。此病日久必有瘀血内阻，久病入络，血行滞涩，肾精不能循行正道而外溢，蛋白尿经久不愈或反复出现。若同时肺虚通调水道失职，肾之主水功能失用，则常与水肿并见。所以，外感、水湿、湿热、瘀血为肾病蛋白尿标实之四大特点。

燕小霞主任根据"虚则补之，实则泻之"的原则，在治疗蛋白尿时强调阴平阳秘，调理脏腑，扶正固摄。临证中常用知柏地黄丸加减，以滋补肝肾，培本固精以平阴阳；以济生肾气丸、参芪五苓散加减，化气行水，调理气血；以参芪地黄汤加减，补益脾肾，益气养阴。同时随症灵活加减，有水湿者加车前子、白茅根、猪苓等。有湿热者加萆薢、虎杖、车前子等。有瘀血者常用赤芍、当归、川芎、桃仁、丹参、泽兰、水蛭等。偏阳虚者加仙灵脾、锁阳、巴戟天、菟丝子等。偏于阴虚者加女贞子、旱莲草、枸杞子等。燕小霞主任治疗肾脏病的蛋白尿，要求用药要精准，必须兼顾本虚的病机，临证中针对不同的"证"进行辨证施治。

（一）肺脾两虚

症见：颜面虚浮，面色萎黄，少气懒言，反复外感，腰酸膝软，舌质淡苔白，或舌边齿痕，脉细弱。尿常规；蛋白（＋～＋＋＋）。治法：健脾补肺。方用：参苓白术散加味。药用：黄芪、白术、党参、云苓、山药、山萸肉、金樱子、芡实、益母草、菟丝子等。若有外感加荆芥、防风、金银花、连翘、蝉衣等祛风解表。若有血尿者加仙鹤草、旱莲草、阿胶、白茅根等补气摄血。

（二）脾肾阳虚

症见：水肿明显，面色㿠白，畏寒肢冷，腰背酸痛，腿软膝软，神疲纳呆，便溏，舌嫩淡胖，舌边有齿痕，脉沉细。尿常规：蛋白（＋＋～＋＋＋）。治则：滋补肾阳，化气行水。方剂：济生肾气丸加减。方药：生地、山萸肉、山药、茯苓、泽泻、丹皮、车前子、肉桂、益母草、怀牛膝、肉苁蓉等。

（三）肝肾阴虚

症见：头晕头痛，耳鸣，口干咽燥，目睛干涩，视物模糊，五心烦热，腰膝酸软，乏力，大便干结，尿少色黄，舌淡红，少苔少津，脉细弦或沉细。尿常规：蛋白（＋～＋＋＋）。治则：温补肾阴，活血利水。方剂：知柏地黄汤加减。方药：知母、黄柏、生地、山萸肉、泽泻、山药、茯苓、女贞子、旱莲草、益母草、怀牛膝、枸杞子、地骨皮等。

（四）气阴两虚

症见：面色少华，气短乏力，腰膝酸软，长期咽干咽痛，或有手足心热，或手足不温，大便稀或干，小便量少，舌淡有齿痕，脉沉细。尿常规：蛋白（＋＋～＋＋＋）。治则：补益脾肾，益气养阴。方剂：参芪地黄汤加减。方药：黄芪、党参、生地、山萸肉、山药、云苓、丹皮、泽泻、白术、金樱子、芡实、益母草、怀牛膝等。

二、验案举隅

患者，女，2014 年 2 月 24 日初诊，患者于 7 年前患慢性肾炎后经住院治疗，病情缓解。此后，病情时有反复，时轻时重。在半年前症状加重，到省级医院住院检查确诊为 IgA 肾病，治疗后病情缓解出院。其后时好时坏，欲中医调治，便前来就诊。症见：颜面及双下肢水肿，腰酸身困，口干便秘，纳少，舌暗苔白，脉沉细。尿检：蛋白尿（＋＋）。证属脾肾两虚，湿瘀阻络。治宜健脾益肾，化瘀除湿。药用：党参 10 g，黄芪 30 g，生地10 g，山药 20 g，山萸肉 10 g，茯苓 20 g，泽泻 16 g，丹皮 10 g，丹参 20 g，益母草 30 g，石韦 16 g，续断 16 g，水煎服，每日 1 剂。

二诊：服上方 20 余剂，药后诸症均有改善。现双下肢仍有水肿，小便色黄量可，仍觉困乏无力，舌淡红，舌尖略紫，苔薄白，脉沉细微数。尿常规：蛋白（＋＋）。治仍宗前法，上方去茯苓、川断，黄芪加至 40 g；加白术 10 g，赤芍 10 g，萹蓄 30 g，加强健脾活血利湿之功效。水煎服，每天1 剂。

三诊：服上方 14 剂后，下肢水肿继减，精神好转，舌质淡，苔薄白，脉沉细。尿常规：蛋白（＋）。观证至此，当以太阴脾虚为突出病机，故治当改为健脾除湿，活血清热。药用：党参 16 g，白术 16 g，黄芪 40 g，山药10 g，芡实 16 g，薏苡仁 20 g，扁豆 16 g，茯苓 20 g，益母草 30 g，丹参20 g，萹蓄 20 g，石韦 20 g。水煎服，每天 1 剂。

四诊：患者病情逐步好转，水肿已消，目前已无明显不适，惟尿液化验仍时有波动，尿蛋白（±），有时偶有红细胞少许。为巩固治疗，上方去扁豆、萹蓄，加金樱子 16 g，白茅根 20 g。水煎服，每周 5 剂，继服。

按：燕小霞主任认为对于慢性肾炎患者，在后期常见脾虚，故此补脾益气之法是治疗过程中防止复发的重要措施，每每以此收功，即使部分患者症状不明显，亦应以培补后天作为收功之法。

三、结语

蛋白质属于现代医学的范畴，就其功能而言，类似于中医学中的"精气""精微物质"等范畴。中医基础理论有关精微物质的论述，《素问·六节藏象论》："肾者，主蛰。封藏之本也，精之处也。"说明"精"与肾密切相关，同时"精"还与脾、肺密切相关。脾主运化水谷精微，精微物质由饮食所化生，再由脾的运化输送到五脏六腑以发挥脏腑组织的正常生理功能。此外，肺主气、主治节，因此，精微物质之所以能营养脏腑组织还依赖肺的宣发肃降功能。燕小霞主任认为蛋白尿的形成，从中医病因方面讲不外乎邪实与正虚两个方面。邪实有风邪、水湿、湿毒、瘀血等，正虚为阴阳气血脏腑的亏损，致使肺脾肾三脏功能失常的病因病机。故在治疗时须审症求因、辨证辨性，同时以肾脏损伤为基础，以肺脾肾脏腑功能虚损为主，还要注意风邪、水湿、湿热、瘀血等邪实，兼顾主次，辨证论治。

参 考 文 献

李华东，燕小霞. 燕小霞治疗肾病蛋白尿经验［J］. 内蒙古中医药，2015，34（1）：46－48.

杨霓芝教授巧用药对治疗肾小球性血尿经验

医家介绍：杨霓芝，广州中医药大学教授，博士生导师，博士后合作教授，第五批全国名老中医药学术经验继承人指导老师，广东省名中医，国家中医药管理局——杨霓芝全国名老中医药专家传承工作室导师，国家中医临床研究基地、广东省中医院肾病科学术带头人。杨霓芝教授从事中医内科临床工作40年，临床经验丰富，尤其在肾内科疾病的中医诊治方面造诣颇深。杨教授用药对治疗肾小球性血尿的经验丰富。

肾小球性血尿是慢性肾小球肾炎的常见临床表现之一，近年来研究发现持续单纯镜下血尿可影响慢性肾脏病的预后，是增加青少年终末期肾脏病重要且独立的预测因素，因此迫切需要对肾小球性血尿进行积极干预和有效治疗，中医药对于肾小球性血尿的诊治有独到的优势。

肾小球性血尿，在传统中医中归入"尿血""溺血""溲血"的范畴。基于古代医家经验，杨霓芝教授提出本病的病机主要可归纳为"热""湿""虚""瘀"四个方面，其中发病的关键是"热邪"，虚证可能为发病的基础，但始终要有热邪的启动，临床才会发作血尿。病位主要在肾或膀胱，可涉及肺、脾。杨霓芝教授独创了一些针对单纯性肾小球性血尿的药对，临床收效显著，现具体阐述如下。

一、益气健脾药对

（一）黄芪配白术

黄芪性甘、微温，归脾、肺经；功能健脾补中、升阳举陷、益卫固表、利尿等，善入脾胃，为补中益气要药，长于补气升阳、益卫固表、利水退肿，尤宜于脾虚气陷及表虚自汗等证。肾小球性血尿常合并水肿、易感冒等症，故杨霓芝教授常用黄芪治疗此病。白术味苦、甘，性温，归脾、胃经；功能健脾益气、燥湿利水等。黄芪配白术可加强健脾补气力度，使气血化生充足，气能摄血，使血尿止。

（二）太子参配白术

太子参甘、微苦，性微寒，归脾、肺经；功能补益脾肺、益气生津，《本草再新》谓其"治气虚肺燥，补脾土，消水肿，化痰止渴"，配白术能加强健脾益气，同时制约白术的温性，避免燥热，对于气阴两虚型血尿尤其适宜。

二、养阴补肾药对

（一）生地配怀山

生地味甘、苦，微寒，功能滋阴清热、凉血补血，别名干地黄。山药味甘、平，功能补脾、养肺、固肾、益精，但因其性缓力微，常需与别药同用。《本草正》谓："第其气轻性缓，非堪专任，故补脾肺必主参、术，补肾水必君茱、地。"另外，《药品化义》载："山药，温补而不骤，微香而不燥"，故用怀山配生地，可使生地滋腻而不碍胃，故杨霓芝教授常用生地配怀山以滋阴补肾。

（二）女贞子配旱莲草

女贞子与旱莲草同用即为古方"二至丸"组成，清代《医方集解》载其"补腰膝，强阴肾"。女贞子甘、苦，性凉，功能补益肝肾、清虚热、明目。《本草正》载其"养阴气，平阴火，解烦热骨蒸，止淋浊，崩漏，便血，尿血"。故杨霓芝教授长期使用该药物调节肾性血尿患者。旱莲草味甘、酸，性凉，功能补益肝肾、凉血止血。现代动物实验研究显示旱莲草叶粉及水提物均有良好的止血效果。故该配伍为杨霓芝教授最常用于肾性血尿的药对。

三、活血化瘀药对

（一）丹参配泽兰

丹参味苦，性微寒，功能活血祛瘀、调经止痛、养血安神、凉血消痈。丹参既能活血，又能养血，又因其性微寒，能兼清热，杨霓芝教授认为对于肾性血尿，患者常有血虚、血瘀病理基础，后遇热邪而发，故多用丹参。而泽兰味苦、辛，性微温，功能活血化瘀、行水消肿、解毒消痈，故二者合用可共奏活血、清热之效。另外，丹参性微寒，泽兰性微温，二者共用，可调和药性。杨霓芝教授总结临床发现慢性肾炎尤其是肾小球性血尿患者，常寒热错杂，对于该类患者，用药平缓、温和，长期预后较好，故常将此二味药物配合使用。

（二）桃仁配红花

桃仁苦甘、平，无毒，功能破血行瘀、润燥滑肠。《药鉴》载其"多用逐瘀血而止痛，少用生新血而通经"，红花味辛，性温，功能活血通经，祛瘀止痛，与桃仁一样具有活血、养血的功效。桃仁与红花配伍，既可活血，又可养血，剂量偏大以活血为主，小剂量则以养血为要。杨霓芝教授认为肾小球性血尿患者，临床可存在瘀血病机，但病程长，迁延不愈，常导致血虚。对于病程长的患者，往往以虚证为主，故常以小剂量桃仁配伍小剂量红花，以养血为主，兼活血化瘀之功。

四、清热止血药对（白茅根配茜草根）

白茅根甘、寒，功能凉血止血，清热生津，利尿通淋。古代就常用白茅根治疗血尿，《本草正义》载"白茅根，凉血而不虑其积瘀"，阐述了白茅根在凉血的同时，不会导致血瘀，也不会伤胃。杨霓芝教授认为对于肾小球性血尿患者，存在血热的同时合并瘀血病机，脾胃功能也往往欠佳，该药物尤其适合肾小球性血尿患者。茜草根苦、寒，可用于血热妄行之多种出血证。治血热咯血、吐血、衄血、尿血等证，轻者单用，重者可配小蓟、白茅根、山栀子等，以增强凉血止血之功。炒炭后寒性降低，性变收涩，止血作用增强。现代药理研究认为白茅根及茜草均有明确的止血作用。白茅根、茜草根，二者均可凉血、止血，止血不留瘀血，共用可加强凉血止血功效，杨霓芝教授常用该药对治疗肾小球性血尿。

五、酸敛收涩药对（白芍配甘草）

白芍苦、酸，微寒，功能养血和营、缓急止痛、敛阴平肝。《本草纲目》记载"白芍醋炒敛血止血"，故白芍对于脾虚有湿热之血尿或者肝阴虚血尿患者，皆能起最佳疗效。杨霓芝教授治疗慢性肾脏病常多用白芍。甘草甘、平，功能益气补中、缓急止痛、润肺止咳、泻火解毒、调和诸药，现代研究认为甘草具有抗炎、抗过敏、解热等多种功效。白芍同甘草合用，名为芍药甘草汤。《本草备要》曰："古方治腹痛，用白芍四钱，甘草二钱，名芍药甘草汤。盖腹痛因营气不从，逆于皮里，白芍能行营气，甘草能敛逆气。又痛为肝木克脾土，白芍能伐肝故也。"更有现代药理研究发现，从甘草提取出的物质具有镇痛、解痉的作用，芍药提取物芍药苷也具有镇静、解痉作用，两者合用有明显的协同作用。杨霓芝教授常用白芍配甘草治疗肾小球性血尿，取其酸敛收涩之功效，均具有健脾、清热功效，对于久病血尿或辨证存在脾虚夹热病机者，均可选用。杨霓芝教授还指出甘草在临证选择时要区别使用：生甘草，长于清火，以清热解毒、润肺止咳力胜；炙甘草，长于温中，以甘温益气、缓急止痛力强。热邪明显者，选用生甘草，脾虚为主者，选用炙甘草。

六、益气活血药对（黄芪配三七）

三七又名田七，性甘、微苦，温，专走血分，善化瘀血、止出血、消肿块、止疼痛。《本草纲目拾遗》云："人参补气第一，三七补血第一，味同而功亦等，故称人参三七，为中药之最珍贵者。"黄芪和三七相配伍相得益彰，使得气行则血行，活血不伤正，是益气活血法的代表，据此原理杨霓芝教授制成了三芪口服液。该药在改善患者临床症状和肾功能、抑制肾小球系膜细胞增生、减少尿蛋白、调整免疫功能、改善血液流变学等方面效果显著，用于慢性肾炎患者效果尤其显著。基于此，杨霓芝教授经常在辨证基础上选取黄芪、三七药对或三芪口服液治疗肾小球性血尿。

七、典型病案

患者，女，52岁，2013年1月24日来诊，发现镜下血尿10余年，尿液高倍镜下红细胞38个/μL，尿红细胞位相：尿正形红细胞数/畸形红细胞：12 400/13 200，肾功能及泌尿系B超检查未见异常。易疲乏，纳眠可，二便调，双下肢无水肿。舌质淡红，舌苔白，脉细。西医诊断：慢性肾炎综合征。中医诊断：尿血。证型：气阴两虚，湿热瘀阻。处方：太子参15 g，女贞子15 g，旱莲草15 g，熟地黄15 g，丹参15 g，泽兰15 g，白茅根15 g，茜草15 g，小蓟15 g，白芍15 g，甘草5 g。

二诊：2014年3月28日。患者大便稍不畅，尿红细胞位相：尿正形红细胞数/畸形红细胞数：1200/6400。处方：中药易丹参为桃仁，加黄芪

30 g，熟地黄加至 20 g。

后患者规律服药，定期门诊随诊，处方继以初诊方随症加减。2014 年 6 月 18 日复查尿常规：红细胞 6 ~ 8 个/μL，尿红细胞位相：正形红细胞数/畸形红细胞数：960/5440。

八、结语

肾小球性血尿是指排除外伤肿瘤、结石、结核、尿路感染、泌尿系统结构畸形等因素，因肾小球病变导致的尿中出现畸形红细胞的疾病。《金匮要略·五脏风寒积聚病》曰："热在下焦者，则尿血。"《金匮要略注》云："五脏六腑之血，全赖脾气统摄。"《素问·痹论》曰："病久入深，营卫之行涩，经络时疏，故不通。"杨霓芝教授将本病的病机概括为"热""湿""虚""瘀"四个方面，治疗时不能一味地见血止血，而是辨证施治，治病求本，提出了相应的治则治法，如益气健脾、养阴补肾、活血化瘀、清热止血、益气活血等。每一治法都有其常用的药对，临证之时，灵活搭配，屡获奇效。

参 考 文 献

董金莉，吴东明，曾翠青，等. 全国名中医杨霓芝教授巧用药对治疗肾小球性血尿经验 [J]. 中国中西医结合肾病杂志，2019，20（4）：283 – 284.

杨尚凌应用知柏地黄汤治疗肾病举隅

知柏地黄丸又名六味地黄丸加黄柏知母方，是由六味地黄丸加知母、黄柏组成，即由熟地黄、山药、山茱萸、茯苓、泽泻、牡丹皮、知母、黄柏8味药组成，是滋阴降火的代表方，主治肾阴不足、阴虚火旺所致的骨蒸劳热，虚热盗汗，腰膝酸软，头晕目眩，消渴，遗精，小便淋漓，舌红少苔，脉沉数等。知柏地黄丸在临床应用广泛，杨尚凌主任改知柏地黄丸为汤剂，治疗肾病，屡屡获效，现结合典型病例介绍如下。

一、滋肝补肾，益精养血法

本法适宜于糖尿病肾病患者症见夜间盗汗，久治不愈。肾失固摄，水谷精微下注，阴液亏损，津不上承，阴虚而生内热，虚火内炽。症见尿频量多，口干欲饮，形体消瘦，五心烦热，骨蒸潮热，头晕耳鸣，腰膝酸软，乏力，失眠，盗汗，皮肤干燥。治宜滋补肝肾，益精养血，方用知柏地黄汤加减。方药：熟地黄、山药、山茱萸、泽泻、茯苓、丹皮、知母、黄柏、黄芪、黄精、益智仁、五味子、酸枣仁、糯稻根、麻黄根、煅龙骨和煅牡蛎等。

验案：患者，男，66岁，2015年1月13日初诊。患者7年前确诊为2型糖尿病，1年前行肾穿病理诊断：糖尿病肾病。平素予"门冬胰岛素"控制血糖、"硝苯地平缓释片联合缬沙坦胶囊"控制血压、"呋塞米/螺内酯"利尿、"尿毒清"对症改善肾功能等治疗。近2年出现夜间盗汗，五心烦热，曾多方求治，中西医治疗效果均不理想。

患者症见：双下肢水肿半月，小便量较前无明显变化，尿中泡沫较前增多，夜寐欠佳，五心烦热，夜间盗汗，衣被全湿，舌质红，苔薄白，脉弦数。中医诊断为"消渴，肾阴亏虚"。治宜滋补肝肾，益精敛汗。方用知柏地黄汤加减。处方：知母10 g，黄柏10 g，熟地黄10 g，山药10 g，山茱萸10 g，泽泻10 g，丹皮15 g，茯苓12 g，黄精20 g，黄芪30 g，浮小麦15 g。服用1剂后，夜间盗汗止，继续服用4剂稳固。

二诊：知柏地黄汤基础上添加猪苓15 g、阿胶15 g、滑石15 g、赤芍

10 g、玉米须 20 g，服用 15 剂后双下肢水肿较前明显消退，夜寐可，复查肾功能血肌酐值较前降低，24 小时尿蛋白定量下降 1/3 以上。后随访 2 个月未见复发。

二、滋养肝肾，凉血化瘀法

本法适用于紫癜性肾炎反复治疗未愈。过敏性紫癜主要病变为微小血管炎，本病中医责之肝肾，血热内灼肝肾，肝肾阴虚，虚火灼热导致下肢瘀斑和血尿。症见手足心热，腰膝酸软，口干喜饮，大便秘结，舌红少津。治宜滋养肝肾，凉血化瘀，方用知柏地黄汤加减。方药：熟地黄、山药、山茱萸、泽泻、茯苓、丹皮、知母、黄柏、赤芍、槐花、金银花、茜草、连翘、地榆花、仙鹤草、白茅根等。

验案：患者，女，45 岁，2014 年 1 月 20 日就诊。1 年前患者确诊为紫癜性肾炎，在外院行糖皮质激素等药物治疗后效果不佳，尿常规：蛋白（＋～＋＋＋），潜血（＋＋～＋＋＋＋）。面部及双下肢无水肿，双下肢可见散在瘀斑，压之不褪色，无畏光，无腹痛，无瘙痒，感腰酸乏力，五心烦热，夜间盗汗，小便短赤，舌红苔白，脉弦细数。2014 年 7 月 19 日查血常规、凝血功能和肝肾功能均正常。尿常规：蛋白（＋＋），潜血（＋）。诊断：血证－尿血－肝肾阴虚，虚火灼络。治宜滋养肝肾，凉血化瘀。方用知柏地黄汤加减。处方：知母 10 g，黄柏 10 g，熟地 30 g，山药 10 g，山茱萸 10 g，泽泻 10 g，茯苓 10 g，丹皮 10 g，金银花 15 g，地榆 10 g，仙鹤草 15 g，白茅根 15 g。

二诊：14 剂后尿常规检查蛋白及潜血均降为（＋），双下肢瘀斑较前消退。继续服用 10 剂后蛋白及潜血均转阴，继用玉米须 30 g 煎汤代茶送服田七粉 3 g。随访 1 年未见复发。

三、滋阴降火，清热解毒法

本法可用于 IgA 肾病中反复发作性肉眼血尿及蛋白尿，现代医学认为是肾小球基底膜损伤、血浆蛋白渗出所致，中医责之脾肾均虚。脾主统摄，肾主封藏，脾肾虚不摄不藏，致精华外泄，从溺窍而出，故症见小便短赤带血，声短气低，颧红潮热，腰酸耳鸣。舌质红，脉细数。治宜滋阴降火，补脾益气，凉血止血，方用知柏地黄汤加减。方药：知母、黄柏、生地、丹皮、茯苓、泽泻、山药、山茱萸、旱莲草、地骨皮、胡黄连、银柴胡等。

验案：患者，男，17 岁，2013 年 6 月 4 日初次就诊。2 年前发现尿色偏红。尿常规：红细胞（＋＋＋＋），潜血（＋＋＋＋），蛋白（＋），在外院行肾穿刺活检术病理诊断：IgA 肾病。给予糖皮质激素、免疫抑制剂等治疗后效果不明显。后求诊于多家医院，血尿持续存在。多次复查尿常规提示红细胞（＋～＋＋＋＋），潜血（＋～＋＋＋＋），蛋白（－～＋）。症见：面部及双下肢无水肿，面色不华，气短声低，手足心热，尿黄，咽部充血，食少乏力。舌红苔黄，脉细数弱。尿常规：红细胞（＋＋＋），潜血（＋＋＋），蛋白（－）。诊为阴虚火旺。治宜滋阴降火，补脾益气，清热解毒利咽。方用知柏地黄汤加减。处方：知母 8 g，黄柏 8 g，生地黄 12 g，丹皮 8 g，山药 8 g，山茱萸 8 g，泽泻 8 g，茯苓 8 g，黄芪 20 g，升麻 12 g，丹参 12 g，白术 10 g，女贞子 10 g，旱莲草 12 g，水牛角 20 g，地骨皮 10 g，三七粉 5 g，冲服，14 剂。

二诊：患者诉手足心热较前消退，咽部充血消退，舌淡苔白。复查尿常规：蛋白（－），红细胞（＋＋）。继续上方去女贞子、旱莲草、水牛角、地骨皮，改用当归 10 g、陈皮 8 g、柴胡 10 g、炙甘草 9 g，14 剂。

三诊：达到补脾益气功效。并加用阿莫西林胶囊 0.25 g，每天 3 次，再次复查尿常规提示红细胞完全消失，继续服用此方加减 6 个月后未见复发，镜下血尿完全消失。随访 2 年，尿常规正常。

四、体会

《医宗金鉴·虚劳》云："阳虚外寒损肺经，阴虚内热从肾损。"知柏地黄丸从立法上看，为攻补兼施、滋阴降火之名方。从配伍特点看，首先是熟地、山药、山茱萸三药并补脾肝肾三阴；其次是泽泻、牡丹皮、茯苓淡渗脾湿、泄肾浊、清虚热，助真阴得其复位；第三是知母、黄柏泻虚火除烦，合苦以坚阴之意，热清则火不内扰，阴坚则汗不外泄，寓育阴清热之意。总之，全方养血育阴与渗湿泻火除热并进，养阴以治本，泻火利湿以治标，临床上抓住肝肾阴虚辨证要点，灵活运用，效果满意。

五、结语

《素问·阴阳别论》曰："阳加于阴，谓之汗"，又曰："阴争于内，阳扰于外，汗未藏。"《丹溪心法·盗汗》曰："盗汗属血虚、阴虚。"《景岳全书·汗证》对汗证做了系统地整理，认为自汗属阳虚，盗汗属阴虚。故本文所举糖尿病肾病伴盗汗者属阴虚热扰，心液不敛而为盗汗，五心烦热，夜间盗汗，衣被全湿，皆肾阴亏虚之象，故以知柏地黄丸加味治疗。《景岳全书·血证》曰："血本阴精，不宜动也，而动则为病。盖动者多由火，火盛则迫血妄行。"本文所举紫癜性肾炎为阴虚血热所致，五心烦热，夜间盗汗，小便短赤，皆阴虚火旺之象，阴虚火旺动血则为肌衄，故投以知柏地黄丸加味。本文所举 IgA 肾病患者，久服激素，而糖皮质激素按中药药性归类，属于温燥、大辛大热之品，长期服用过程中先是鼓动阳气，患者一派实热象，久之阳盛阴衰，伤及气阴，继而出现手足心热、尿黄、咽部充血等阴虚阳亢的表象。故以知柏地黄丸拮抗糖皮质激素引起的阳亢之象。

参 考 文 献

杨尚凌，刘丽媛. 知柏地黄汤治疗肾病举隅［J］.江西中医药，2019，47（4）：31 - 32.

叶传蕙教授治疗慢性肾衰竭经验

医家介绍：叶传蕙，全国著名肾病专家，中华中医药学会肾脏病委员会副主任委员，中西医结合肾病博士生导师，从医40余年，临床经验丰富，尤擅长各种疑难疾病的诊治，用药独特，疗效显著。

慢性肾衰竭是由多种原因引起的严重危害人民身体健康的疾病，属中医"癃闭""关格""虚劳"等范畴。叶传蕙教授对本病治疗积累了丰富的临床经验，现将其临床所得整理如下。

一、谨守病机，以肾为本

叶传蕙教授认为，慢性肾衰竭虽然可由多种病因引起，但最终结果都是导致肾脏功能的丧失，病程较长。病久导致肾脏主水功能失常和肾的封藏失职，从而引起气化无权，水液运行失常，留滞机体，日久化湿生热，损伤正气。正气消耗，邪气渐盛为本病的主要病理变化过程。故而治疗当以肾脏为中心，注重肾脏病理及病机变化，分清寒热虚实，标本先后，有的放矢地进行治疗。肾气亏虚是本病的根本。故而临床病症表现为肾虚为主时，方药多以菟丝子、肉苁蓉、杜仲等品培本固元、滋补肾气，同时配以太子参、白术、黄芪、金樱子、芡实等健脾益肾固精，合用冬虫夏草补虚，增长抵御外邪能力。临床多获良效。

二、湿热为患，调护中焦

肾为先天之本，脾胃为后天之本。古人云"中土旺而五脏受益"。一方面，脾胃运化须肾气的温煦；另一方面，肾气须脾胃运化生成精微源源不断补充。两者之间相互协调而达到调节体内水液正常输布、排泄的作用。肾气亏损，肾关开阖失常，水液停滞体内化生湿邪、内阻中焦，脾胃升降失司，湿浊上犯则恶心欲呕，上熏则口中秽臭或有尿味，蒙蔽清窍而致头昏目眩。湿邪停滞日久，化生热毒，内蕴体内，反伤肾脏而致气化无权，二便失调。脾肾虚损与水湿浊毒内蕴并存。正如《金匮要略·血痹虚劳病篇》言："短气里急，小便不利，面色白，时目瞑，少腹满，此为劳使然"，仔细描述了本病的临床特点。治疗当以祛邪为先，调理脾胃，健运中州，分清别浊，邪去正安。一方面改善患者症状，提高生活质量；另一方面，可以控制病情发展，为进一步治疗打下良好的基础。方药多以健脾祛湿调中的四君子汤、苏叶黄连汤加减，叶传蕙教授喜用太子参，认为本药能健脾调胃，顾护胃气。

三、祛邪扶正，顾护脏腑

慢性肾衰竭患者由于肾气损伤，继而引起肺脾肾三脏失职，水液运化失常，滞留体内、蕴久化热成毒，热毒与湿邪相合，氤氲蒸腾，弥漫三焦。损伤肾脏，困阻脾胃，上阻清窍。病延日久，伤及正气，导致脾肾衰败，溺浊毒邪内盛，导致本虚标实之证。病邪侵入脉络，正气虚不能调节血液运行，血脉瘀积阻滞，反而使脏器失去濡养致脏腑功能更差。叶传蕙教授临床上重视湿毒与瘀血的治疗，每每获得良效。临证重视酒大黄、生首乌、丹参、川芎等祛除湿毒、活血化瘀药物的应用。其中对中药大黄的认识颇丰，认为此药性味苦寒，具有清热解毒、通腑泄浊及活血化瘀之功。但苦寒易伤脾胃，损伤正气，故而多用酒大黄，既可缓解其峻下，同时亦可增强活血化瘀之功。并且处方多与黄芩配伍提高疗效。正如《神农本草经》云："大黄黄芩为之使。"叶传蕙教授指出，治疗本病应当注意以下几个方面。

（1）慎用大辛大热、温补之品。①慢性肾衰竭乃湿热瘀滞与脏器本虚相互交错，使用辛热温补之品易使湿邪从阳化热。而且，辛热之品性味峻猛易伤及脉络加重瘀滞。②慢性肾衰竭病程较长，多有阴津亏虚，使用辛热之品可使阴津更伤，加重病情。而且，辛热之品易使有毒物质聚积。

（2）重视使用酒军等对慢性肾衰竭有确切疗效的药物，发挥中医中药的优势。

（3）用药时重视调理脾胃，分清降浊，保存胃气而增加患者生机。

（4）用药时配伍使用活血化瘀通络之品，解除肾中脉络瘀滞，有利于抑制病情发展。

四、典型病例

患者，女，62岁，1997年曾因感冒而引起水肿，在当地对症治疗后好转，未进一步检查。1999年5月因感冒引起下肢水肿，自服药物无效，到当地医院治疗1月余，效果不佳，特到叶教授门诊就诊。

症见：面色晦暗，乏力懒言，纳差，口干口苦，牙龈充血，舌质红，体胖，边有齿痕，苔黄腻，脉滑微数。实验室检查：血肌酐 372.7 μmol/L，尿素氮 12.8 mmol/L，二氧化碳结合力 23.3 mmol/L，血尿酸 292 μmol/L，尿蛋白（＋＋）。

本病由感冒起病，首次发病为风水的表现，因未能彻底有效治疗，迁延日久损伤肾气，肾不能行水，水液停积，致邪气反伤本脏。肾阳耗伤，不能温运脾阳，中焦运化失常，日久化湿生热成毒，盘踞中焦而发病。叶传蕙教授认为，本病虽由肾气耗伤为本，但湿热中阻为治疗先导。湿热虽为标证，但对本病的发展起至关重要的作用。影响三焦气化，使病情缠绵难愈。故而急需消解中焦湿热。

处方：藿香 15 g，白术 15 g，赤小豆 30 g，法半夏 15 g，栀子 15 g，黄芩 15 g，蚕沙 15 g，丹参 30 g，黄连 10 g，竹茹 15 g，苏叶 15 g，酒大黄 10 g（后下）。7 剂，每日 1 剂。

二诊：患者口苦口干减轻，纳食稍增，余症同前。前方中去赤小豆、白术，加芡实 30 g、金樱子 50 g、北沙参 30 g，增强固肾药物，7 剂，每日 1 剂。

三诊：患者口苦口干不明显，纳食转佳，精神好、乏力减轻，舌质淡红，苔白微腻，脉滑。实验室检查：血肌酐 237.8 μmol/L，尿素氮 10.97 mmol/L，二氧化碳结合力 22.6 mmol/L，血尿酸 252.7 μmol/L，尿蛋白（±）。此时中焦湿热已去大半，故而方剂转为健运中焦，培本固元，活血祛瘀治疗为主。

处方：太子参 30 g，白术 15 g，茯苓 15 g，法半夏 15 g，栀子 15 g，黄芪 30 g，芡实 30 g，金樱子 30 g，丹参 30 g，川芎 15 g，僵蚕 20 g，白花蛇舌草 30 g，酒大黄 10 g（后下）。14 剂，每日 1 剂。

四诊：患者前述症状基本消失，但偶觉乏力、腰酸，舌质淡红，苔薄白，脉滑。依上方加肉苁蓉 15 g、杜仲 15 g、生首乌 30 g，7 剂。

此后，患者无特殊不适，依上方调理 6 个月，其间于 2000 年 1 月 12 日查肌酐 226.3 μmol/L，尿素氮 9.73 mmol/L，后于 2000 年 7 月 29 日复查血肌酐 132.7 μmol/L，尿素氮 8.36 mmol/L。患者自觉症状减轻，未诉特殊不适，病情稳定。本病由下焦起为病，肾中气化无权，水液不能正常输泄，积久则化湿生热，损伤脾脏而致脾不健运，脾不健则肾失濡养，肾气气化更差。故而应急以清利湿毒、荡涤肠胃、化湿醒脾。待湿热除，脾胃和，升降调，再施以健运脾胃、益肾固元之品。治疗近 1 年，病情基本得以控制。

五、结语

《黄帝内经》有云"治病必求于本"，慢性肾衰竭往往病程日久，因失治或误治导致肾功能日益衰退，气血阴阳俱虚，故治疗当以护肾为本，多选用能够培本固元、益肾固精之品来维护肾气。同时强调补肾当平补，投以菟丝子、金樱子等甘平之品，不可妄投辛热之品，使补而不滞，滋而不腻，温而不燥，平补阴阳，乃"阴平阳秘"。《黄帝内经》亦云"中气不足，溲便为之变"，故在慢性肾衰竭的治疗过程中，当重视调理脾胃。且"急则治其标，缓则治其本"，若因脾肾两虚，中焦湿阻，脾胃失和而有口苦、纳差、苔腻等临床表现时，当先健脾化湿，待脾运恢复，消化道症状改善，再益肾固本缓图之。临床遣方用药要灵活达变，辨证施药，或活血化瘀，或理气通络，用好"大黄"等对慢性肾衰竭确有疗效之药，"有是证用是药"，使顽疾沉疴随手而愈。

参 考 文 献

魏明刚，杨彦，何玉华. 叶传蕙教授治疗慢性肾衰竭的经验［J］. 中国中西医结合肾病杂志，2002，3（2）：69－70.

叶景华教授对慢性肾病的膏方调治经验

医家介绍： 叶景华，第三、第四批全国名老中医药专家学术经验指导老师，上海市名中医，曾任中华中医药学会肾病专业委员会委员、上海市中医肾病专业委员会主任委员。

叶景华主任医师以中医药治疗肾病，疗效显著。现就叶景华主任医师对慢性肾脏病冬令膏方的运用经验进行梳理。

一、防治优势及运用原则

叶景华教授认为膏方在肾脏病方面的作用优势主要是借助万物冬藏宜养的时机，利用膏方的缓调特性，或运脾，或益肾，或软坚，或泄浊，达到调整机体整体阴阳的平衡，起到改善、控制症状，减少肾脏损害，延缓并逆转肾脏功能损伤的作用。如慢性肾炎患者应以健运中州为先，补益肾气为助。尿路感染患者在缓解期则应以运脾温肾作为调护的关键，脾运则湿无以生，肾温则气化畅达。IgA肾病每以外感加剧病情，所以顾护卫外当为首要。糖尿病肾病以益气软坚为主，收益良多。

冬令最适宜的治法是治补结合，叶景华教授认为多数慢性肾脏病存在虚实夹杂、正邪交争的现象。慢性肾脏病的治疗是一个较长期的过程，若能抓住冬季的进补时机，以补为主导，以调为辅助，扶正与祛邪贯穿始终，可使肾病患者的肾之阴阳得以进一步增强。膏方的吸收与中焦脾胃的运化功能十分相关，运化功能的维护不仅利于膏方的吸收，更可使五脏充养而安，所以在肾病膏方中健运中焦相对更为突出，脾得健，肾得养，肾病的调护就显得轻而易举了。

二、不同肾脏病的具体运用

（一）慢性肾炎

慢性肾炎主要是由感受风邪和湿邪所致，而风邪在病变中起着重要作用。由于历史条件限制，蛋白尿在中医历代著作中并未被提到，但根据临床表现和水肿发病的机制分析，本病初期责之于外感风邪，之后主要与脾肾病变有关。脾不运化水湿，肾不能主水，以致水湿泛滥而水肿。脾气虚陷，肾虚不能固摄而精微下泄成蛋白尿。故膏方的调护应以健运中州为大法，健脾为重，以黄芪、白术、党参、茯苓健运脾胃，以鹿衔草、桑寄生补益肾气。中焦得健，五脏得养，卫外充养，风无以侵袭，肾之气化得以畅达，固摄如常。对长期蛋白尿者，加以活血祛风和清化湿热之炙僵蚕、白花蛇舌草。对反复血尿者，注重清热以鬼针草、白花蛇舌草临症随变，但大法不变。

（二）尿路感染

湿热是尿路感染的主要根源，患者进食辛辣肥甘或嗜酒酿热，使湿热下注膀胱。初期主要发病病机为湿热下注膀胱或瘀热蓄积膀胱，阻滞气机，水道失宣，以实证为主，治以清热解毒，利湿通淋；病渐缓解或慢性病变期多为虚实夹杂，治疗需要邪正兼顾，按邪实正虚的不同情况，或偏重于扶正，或偏重于祛邪。膏方的调护侧重于缓解期的扶正，首先健脾令运湿如常，则无湿下注膀胱，或令肾之气化畅达，则气机得畅，水道不阻，淋证自然减少。为此，运脾温肾为治疗大法，运脾多选苍、白术、茯苓、半夏、砂仁，温肾则多选巴戟天、肉苁蓉等。

（三）IgA 肾病

IgA 肾病多与风邪内袭有关，风邪伤肾，最是无形，邪入于肺，最易传肾。因此，叶景华教授非常关注患者咽喉部的感觉，有无红肿，肺经热邪入肾加重病情，治宜清肺经热，兼以祛风则病情得以控制。膏方的调护主要是顾护卫外，玉屏风散为最基本的组成，而白花蛇舌草、蒲公英清肺泄热，白茅根清泄肺胃肾三经之热且能止血养阴，与小蓟同用加强止血通淋效果。一般蛋白尿泡沫则多用僵蚕祛风，降蛋白治疗。

（四）糖尿病肾病

叶景华教授认为，此病其本是脾气不足，无力运化水谷，脾不运化，水谷入内反致湿浊，湿浊之邪治不得法，更伤阴耗气，湿浊之邪久积，流注脉道，成痰成瘀，阻于肾络，形成微型癥积。叶景华教授强调，糖尿病肾病从初期到晚期的肾脏纤维化的病理形态学改变过程，符合中医对癥积的阐述，即是一个由"痕聚"逐渐发展为"癥积"的过程。根据《黄帝内经》"坚者消之……结者散之"的法则，拟益气软坚散结之调护大法。用黄芪、灵芝、葛根、鬼箭羽、荔枝核、地锦草以阻止其微型癥积的形成，防止"痕聚"不断发展成"癥积"。诸药配合，发挥益气升阳、解毒软坚作用。

三、病案举例

（一）尿路感染（肾气亏虚，湿热下注）

患者，女，55岁，2008年11月12日初诊。尿路感染反复发作1年余，症见腰酸，小腹胀，小便短数。辨证：肾虚湿热蕴阻下注。腰酸，纳可，大便正常，舌质淡，苔薄腻中间剥脱，脉细弱，要求服膏滋药治疗。处方：生、熟地各150g，鹿衔草300g，桑寄生300g，怀牛膝150g，枸杞子200g，怀山药200g，党参250g，白术150g，女贞子150g，旱莲草200g，石斛150g，黄芪300g，当归150g，白芍150g，山萸肉150g，黄精150g，杜仲150g，北沙参150g，麦冬150g，炒枣仁150g，黄柏100g，土茯苓300g，白花蛇舌草300g，制香附150g，陈皮100g，枳壳100g，白茯苓200g，乌药150g，巴戟天150g，制首乌200g，另加龟板胶200g（烊化），驴皮胶200g（烊化），胡桃肉200g，白冰糖400g收膏。

二诊：去年冬季曾服膏方1剂后，至今尿路感染未复发过。目前身体情况良好，有时稍腰酸，纳可，大便正常，舌质淡，苔薄，脉细，脾肾气虚，补益脾肾，原膏方续服。

按：尿路感染在妇女中较多见，易反复发作，中医属于淋证范畴，《诸病源候论》云："诸淋证者，由肾虚而膀胱热故也"，反复发作病例多由体质较差、抗病能力低、易受外邪侵入而发病。该患者平时口干、舌红少苔，脉细，体质偏于阴虚，去年服膏滋药，以补肾为主，尿路感染一年未发，阴虚情况改善，一般情况良好。今年要求继续服膏方，以增强体质，膏方调补增强体质，应调整机体内部的阴阳平衡，从而提高抗病能力，防病祛邪。从此意义上来讲，服膏滋药也是治未病的一种方法。

（二）IgA肾病（脾肾亏虚）

患者，男，35岁，2008年11月10日初诊。患者IgA肾病3年合并肾结石，经中医药治疗后血尿消失，排出小结石一枚。反复感冒，发则咽痛不适，尿中反复出现红细胞，腰酸乏力不适。咽红充血，苔薄舌光红，脉细缓，纳可，有时胃部不适，大小便正常。治以益肾健脾，理气和胃，清利肺肾。处方：生、熟地各10 g，枸杞子10 g，怀山药20 g，熟萸肉15 g，怀牛膝15 g，杜仲15 g，巴戟天15 g，生晒参10 g，党参15 g，白术15 g，茯苓15 g，景天三七30 g，灵芝30 g，黄精15 g，砂仁6 g，青、陈皮各10 g，炙甘草6 g，旱莲草20 g，仙鹤草20 g，白茅根20 g，黄芪20 g，五味子10 g，茜草根15 g，炒枣仁15 g，菟丝子20 g，黄柏10 g，藏青果10 g，玄参10 g，红枣15 g，炒枳壳15 g，制香附15 g，10 剂。另加驴皮胶200 g（烊化），龟板胶200 g（烊化），胡桃肉200 g，白冰糖400 g收膏。

二诊：一年来一般情况良好，感冒较前发作减少，咽痛较前明显减轻，纳可，二便通畅，舌淡红，苔薄脉细缓。脾肾亏虚仍有，治拟健脾益肾兼见清利。处方：生、熟地各20 g，枸杞子20 g，怀山药30 g，熟萸肉15 g，芡实10 g，金樱子10 g，怀牛膝15 g，杜仲15 g，巴戟天15 g，生晒参10 g，党参15 g，白术30 g，茯苓20 g，景天三七30 g，灵芝30 g，黄精15 g，砂仁6 g，青、陈皮各10 g，炙甘草6 g，旱莲草20 g，仙鹤草20 g，白茅根20 g，黄芪20 g，五味子10 g，茜草根15 g，菟丝子20 g，黄柏10 g，藏青果10 g，红枣15 g，炒枳壳15 g，制香附10 g，10 剂。另加驴皮胶100 g（烊化），龟板胶300 g（烊化），胡桃肉200 g，白冰糖400 g收膏。

按：IgA肾病发病多由外邪侵袭肾经别络所致，在临床上镜检多见血尿，病情较易反复，不易治疗，病情缠绵，多由外感再次诱发。该病例镜检血尿3年，经中医治疗后好转，去年服膏方后情况平稳，尿中偶有少许红细胞，说明膏方对巩固疗效有作用。

四、结语

膏方是中医常用八种剂型之一，是中医学的精华。膏方历史悠久，东汉张仲景《金匮要略》中的大乌头膏、猪膏发煎是内服膏剂的最早记载。唐代《备急千金要方》《外台秘要》里也有所记载。宋朝《洪氏集验方》记载的琼玉膏，沿用至今。明清时期，膏方更趋完善和成熟，临床运用更加广泛。膏方现在不仅被灵活运用于亚健康人群、虚证等调治，对慢性肾病病久和虚实夹杂者亦有独特的治疗效果。慢性肾病常以脾肾亏虚为本，"湿邪""痰浊""血瘀"等为标，用膏方治疗既要重视调补脾肾，也要注重利湿化浊、活血化瘀药物的联合使用。叶景华教授所拟膏方具有协调阴阳气血的功效，集清温补泻于一体，清而不寒，温而不燥，补不恋邪，邪不伤正，补虚泻实并重，为防治肾脏疾病的有效方法，值得我们学习和借鉴。

参 考 文 献

张彤，盖云，朱雪萍，等．叶景华对慢性肾脏病的膏方调治经验［J］.北京中医药，2011，30（4）：275－277.

叶任高教授中西医结合治疗狼疮性肾炎经验

医家介绍： 叶任高，中山医科大学教授，博士生导师和博士后合作导师。曾任原卫生部肾脏病重点实验室主任，中国中西医结合学会肾脏病专业委员会主任委员，中华医学会肾脏病专业委员会常务委员。《内科学》第五版教材主编。

叶任高教授博览群书，思路开拓，医术上精益求精，创立了一整套用逻辑思维诊治疾病的方法。系统性红斑狼疮是一种可累及全身多系统的结缔组织疾病，女性多见。狼疮性肾炎是系统性红斑狼疮最常见的并发症，其严重程度与预后直接相关。现将叶任高教授中西医结合治疗系统性红斑狼疮、狼疮性肾炎的经验介绍如下。

一、证病同辨，制定狼疮基本方

系统性红斑狼疮主要表现为反复发作，逐渐加重的病理过程。控制狼疮活动是治疗的关键。叶任高教授认为狼疮活动主要表现为发热、皮疹、关节痛等。根据辨证论治以热毒炽盛为主。同时，由于热毒客于经络，使血涩不通而形成血瘀，故清热解毒、活血化瘀为治疗的关键。据此，叶任高教授制定了狼疮基本方，药选：白花蛇舌草 20 g，半枝莲 15 g，紫草 10 g，丹参 12 g，全蝎 2 g。

叶任高教授从辨病角度分析活血化瘀能够清除血液中过剩的抗原，防止免疫复合物产生。白花蛇舌草具有清热解毒和免疫抑制的作用，紫草具有凉血解毒及活血和免疫调节作用并能抑制渗出性及增生性炎症。

二、辨证论治，注意各阶段治疗重点

系统性红斑狼疮根据辨证属本虚标实，在疾病的不同阶段应根据辨证论治特点把握治疗的重点。

（一）狼疮性肾炎病情活动期

症见大量蛋白尿和（或）血尿突然增加，尿量减少，水肿出现或加重，面部或全身皮肤出现斑疹，口腔溃疡，发热，关节肿痛。舌质红，苔白或黄，脉数。此期要应用大剂量糖皮质激素和细胞毒类药物。中医辨证为热毒炽盛，阴虚火旺证型。治疗以清热解毒、滋阴降火为法。叶任高教授自拟狼疮性肾炎－1方加减：生地20 g，丹皮15 g，玄参15 g，知母10 g，银花15 g，连翘15 g，黄柏10 g，半枝莲15 g，白花蛇舌草15 g，紫草15 g。应用该方，有助于降低狼疮活动指数，减少糖皮质激素所致的库欣征副作用，增强西药疗效。

（二）狼疮性肾炎病情缓解期

病见尿蛋白持续阳性，血肌酐逐渐恢复正常，口腔溃疡，皮肤斑疹及关节肿痛逐渐消失。面色萎黄，乏力肢倦，腰膝酸软。舌质淡红或淡白，舌苔白或黄，脉多沉细弱。此时一般处于西药持续治疗和减量阶段，时间较长，病情容易反复。中医辨证为热毒未清，气阴两伤，脾肾不足证型。以清热解毒，益气滋阴，佐以补益肝肾为治法。叶任高教授自拟狼疮性肾炎－2方加减：银花10 g，半枝莲15 g，白花蛇舌草15 g，紫草10 g，麦冬20 g，生地20 g，西洋参10 g，生白术15 g，山萸肉10 g，芡实10 g。随症加减，维持服用较长时间。本阶段余毒未清，正气已伤，用药上要调整好祛邪和扶正的比例，勿犯"虚虚实实"的问题。

（三）狼疮性肾炎病情静止期

症见少量蛋白尿持续存在，患者常感精神疲惫，不耐劳作，面色少华，舌质淡红，苔白，脉沉细弱。此时多为西药小剂量维持治疗期。患者病情比较稳定，狼疮性肾炎无活动迹象。中医辨证为脾肾虚衰，精微失摄，气血不足，血脉瘀滞证型。治疗以补肾固摄，健脾益气，养血活血。叶任高教授自拟狼疮性肾炎－3方加减：黄芪20 g，桑螵蛸10 g，仙灵脾15 g，炒白术15 g，山药15 g，山萸肉10 g，麦冬10 g，当归10 g，桃仁10 g，益母草10 g，赤芍10 g，金樱子10 g。本方长期服用，可使狼疮性肾炎病情持续缓解，增强体质，尿蛋白转阴，维持和恢复肾脏功能。

三、注重中西药联合运用

糖皮质激素和细胞毒药物的运用是现代医学治疗本病的主要手段，具有见效快、疗效确切等优点，但同时药物的副作用较大，故叶任高教授十分强调中西药联合配伍使用。

（一）糖皮质激素与中药的配合使用

叶任高教授认为糖皮质激素是阳刚之品，在首始大剂量糖皮质激素治疗阶段，由于运用大量糖皮质激素引起医源性肾上腺皮质功能亢进，患者会出现阴虚火旺的表现，症见手足心热、口干咽燥、腰酸腰痛、头晕耳鸣、舌红少苔等表现。故在糖皮质激素治疗首始阶段应以滋阴清热为主，滋阴清热法可抑制激素的阳刚之性，减少糖皮质激素的副作用。叶任高教授强调，滋阴清热治疗应具有预见性，当糖皮质激素发挥作用，大量利尿可以使阴虚症状进一步加重，此时养阴也就被动了。随着糖皮质激素的减量，患者可出现不同程度的糖皮质激素撤减综合征，表现为恶寒肢冷、倦怠乏力、腰膝酸软等，颇符合"肾阳虚"之证。益气温肾具有促进机体肾上腺皮质分泌、保护肾上腺皮质免受医源性肾上腺皮质激素抑制的作用，故可帮助糖皮质激素的撤减，减少糖皮质激素撤减过程中的病情反复，巩固治疗效果。

（二）环磷酰胺与中药的配合使用

环磷酰胺是免疫抑制剂，从使用经验和患者使用后的中医证候特点来看其易损肾阳，故宜配合温补肾阳之品。温补肾阳对环磷酰胺的远期并发症，如睾丸生精能力损伤等有很好的预防和治疗作用。骨髓抑制而出现的白细胞减少症是环磷酰胺主要的近期并发症，也是影响环磷酰胺临床运用的主要因素。叶任高教授循中医学"肾主骨生髓""气血同源"理论，临床上在温补肾阳的基础上，伍以黄芪、当归、何首乌等益气养血之品，对环磷酰胺导致的白细胞减少症有很好的预防和治疗作用。

四、临床医案举例

患者，女，60 岁，1990 年 4 月初诊。患者面色苍白，口腔溃疡，乏力，蛋白尿，发热，纳差，恶心呕吐，舌淡苔黄干，脉弦弱。查：ANA（＋），ds-DNA（＋）、补体 C_3 0.51 g/L、红细胞沉降率 30 mm/h，尿素氮

42.8 mmol/L，血肌酐 1013 μmol/L，尿蛋白（＋），血红蛋白 78 g/L；B超示双肾大小正常。西医诊断为系统性红斑狼疮、狼疮性肾炎、慢性肾衰竭（尿毒症期）；中医诊断为虚劳，气阴两虚。治疗：O 型管腹透，泼尼松 50 mg/d，用足 8 周后减量，环磷酰胺隔日 0.2 g，中药狼疮方加地骨皮、青蒿、党参、黄芪、女贞子、旱莲草等。2 周后患者热退、舌淡苔润，上方去地骨皮、青蒿，加茯苓、枸杞子、益母草、当归、首乌等。1 个月后自觉症状消失，查尿素氮 10.9 mmol/L，血肌酐 247 μmol/L，红细胞沉降率 20 mm/h，ANA（－），ds-DNA（－），血红蛋白 85 g/L，补体 C_3 0.87 g/L，患者心身安泰，停止腹透，拔管，环磷酰胺改为硫唑嘌呤隔日 0.2 g 口服，出院门诊治疗。中药给予狼疮方加杞菊地黄汤，追踪 4 年患者病情基本稳定。

五、结语

本病从临床表现的特点来看，属中医"尿血""水肿""腰痛""虚劳""关格"等范畴。本病系先天禀赋不足，肾精亏损，阴阳失调，病程中又常兼具热毒炽盛、痰湿壅结、血脉瘀滞等表现。加之同时应用大剂量、长疗程的糖皮质激素和细胞毒类药物，损阳伤阴，耗气动血，肝肾受累，故本病证型错综复杂、真假难辨。叶任高教授创制了狼疮基本方，方中选白花蛇舌草、半枝莲、紫草等清热凉血之剂，辅以丹参、全蝎活血之品，紧扣病机，功专力宏。临证时在此方基础上分期辨证论治。急性期热毒炽盛，治疗以狼疮基本方合犀角地黄汤加减治疗。缓解期本虚邪伏，治疗当兼顾扶正祛邪，在狼疮基本方基础上增加益气养阴之药。静止期脾肾虚衰，气血不足，治疗以扶正为主，同时选用狼疮基本方中 2~3 味中药。

参 考 文 献

陈严文. 叶任高教授中西医结合治疗狼疮性肾炎的经验［J］. 中国中西医结合肾病杂志，2003，4（2）：65－66.

尹莲芳主任治疗肾炎经验

医家介绍： 尹莲芳，蚌埠医学院附属医院主任医师，全国首批名老中医药专家学术经验继承工作指导老师，安徽省中医药学会理事。尹莲芳主任医师从事医、教、研工作 30 余载，学验俱丰，善治肝炎、肾炎、肿瘤等内科疑难杂证。

一、详审病机，用药轻灵活泛

尹莲芳主任医师认为，肾炎主要是水液代谢失常，其根本在于肺脾肾功能失常，产生湿、毒、虚、瘀诸病机变化，且相互交织缠绕，使病程迁延，病情缠绵不愈，在治疗上推崇张景岳"其本在肾，其标在肺，其制在脾"的观点。认为本病的发生是外邪袭肺、内伤脾肾所致。初期治疗以清热解毒、宣肺解表、祛风除湿利水为主，常用麻黄、杏仁、桔梗、银花、连翘、板蓝根、蝉蜕、葶苈子、大蓟、小蓟、车前子、白茅根、赤小豆、益母草等。中期治以健脾温肾、通阳利水，或健脾滋肾、清热利湿解毒，常用党参、白术、黄芪、附子、山药、山茱萸、枸杞子、杜仲、茯苓皮、泽泻、石韦、汉防己、车前子、白茅根、益母草等。晚期肾衰竭，邪盛正衰，元气不足，浊邪上逆，常以升清降浊、健脾温肾、通阳利水、活血利湿、理气和胃、通腑泄浊等为主，常用葛根、升麻、姜半夏、姜竹茹、陈皮、沉香、枳实、大黄以升清降浊，以党参、白术、黄芪、茯苓、附片、车前子、石韦、益母草、白茅根益气通阳利水，大黄、牡蛎保留灌肠、通腑排浊等。尹莲芳主任临证用药轻灵活泛，善于结合病机变化，随症化裁组方，丝丝入扣，对大苦大寒、辛温燥烈之品极为谨慎，常以药性平和、质轻量少取效。而对基本病机变化则紧抓不放，缓图慢攻，故取效持久稳定。

验案： 患者，男性，8 岁，1995 年 3 月 17 日初诊。患者于 5 天前因运动后受风寒，出现恶风发热，咳嗽咽痛，随即出现周身水肿，咳喘不止，难以平卧，尿量减少，每日 300 mL 左右，苔薄白，脉浮数，血压 120/90 mmHg，肌酐、尿素氮正常，尿蛋白（＋＋＋），红细胞（＋＋＋），白细胞少许。证属风水，以"开鬼门，洁净府"、宣肺利水立法。处方：麻黄、杏仁、桔梗、蝉蜕、葶苈子各 6 g，金银花 20 g，连翘、大蓟、小蓟各 10 g，车前子、白茅根各 15 g，板蓝根、赤小豆、益母草各 30 g。服药 6 剂，咳喘停止，周身水肿消退，尿量增加到每日 3000 mL 左右，尿蛋白（＋），红细胞少许，血压 105/68 mmHg。仍以上方续服 10 剂，至今未再复发。

按：本例为急性肾炎，系由外邪袭肺，肺气不宣，阻遏卫表，气不化湿，溢于肌肤所致。治以疏风解表，宣肺行水。其中银花、连翘、板蓝根清热解毒以抗感染，蝉蜕合连翘抗过敏以解除肾脏的超敏状态。

二、敛精固肾以治蛋白尿

尹莲芳主任医师认为，肾炎蛋白尿是肾脏闭藏功能不全的表现，尿中蛋白质为肾中精气物质，只宜固守，不宜外泄。治疗上主张补肾固精，根据患者病情，分别佐以健脾益气、清热利湿、宣肺利水、温阳化气、活血化瘀等方法。

验案：患者，男性，24 岁，1999 年 10 月 22 日初诊。主诉全身水肿，纳差，尿少 10 天。7 年前因全身水肿被当地医院诊为慢性肾炎、肾病综合征，经西药治疗好转。3 年前复发，服中药五皮饮加减方 9 剂而水肿消退，从此未再治疗。症见：面色萎黄，神疲乏力，全身水肿，下肢为甚，按之没指，尿少，腰酸痛，心慌气喘。舌质红，苔薄白，脉弦滑。证属脾肾气虚，水湿泛滥，射肺凌心。查尿常规：尿蛋白（＋＋＋＋），红细胞（－），白细胞偶见，颗粒管型偶见。血生化：尿酸 492 mmol/L，肌酐 105 μmol/L，尿素氮 4.7 mmol/L，血浆总蛋白 48.6 g/L，白蛋白 18 g/L，球蛋白 30.6 g/L，ALT 47 U/L，血压 128/98 mmHg。治以益气健脾，益肾敛精，利水消肿。药用黄芪、茯苓皮、白茅根、益母草各 30 g，陈皮、续断、杜仲、桑寄生、通草、广木香、宣木瓜、芡实各 10 g；白术、白及各 15 g。服 5 剂后尿量增加，腰酸好转，咳喘平息，水肿消失大半。

二诊：原方加减续服 12 剂，自觉症状消失，查尿常规：尿蛋白（－），红细胞（－），白细胞（－）。但肾功能未能复查，随访患者未再复发。

按：本案乃肾虚关门失固，致肾精不固；脾虚脾精不摄，精微下流，即今之所谓蛋白尿。本方意在健脾益肾利水，振奋脾肾开阖之功，佐以收敛精气之芡实、白及，使补中有泻，寓泻于补，为通补开阖之剂。药证相符，固见良效。

三、滋肾平肝以降血压

慢性肾炎持续高血压，会进一步加重肾血管痉挛，导致肾血流下降，使肾脏功能急骤恶化，还可以引起左心室肥大，甚至并发心力衰竭和脑溢血等严重后果。尹莲芳主任认为肝肾同源，肝肾阴虚、肝阳上亢是造成肾性高血压的根本原因，主张滋肾平肝，育阴潜阳。喜用槐米、怀牛膝、杜仲、菊花、枸杞子、山茱萸之类。

验案：患者，男，49岁，2001年4月22日初诊。患者反复出现水肿、腰痛3年余，在当地医院诊为慢性肾小球肾炎。近因工作劳累，反复感冒，头晕耳鸣，视物模糊，心烦失眠，腰痛尿少，而来院中医科就诊。血压215/120 mmHg，尿素氮24.48 mmol/L，肌酐397 μmol/L；同位素核素肾图示双肾功能严重受损，尿蛋白（＋＋＋），透明管型偶见，颗粒管型偶见，白细胞少许，舌质红，苔少，脉弦滑。证属阴虚阳亢，治以滋肾养肝，平肝潜阳。药用天麻、杜仲、泽泻、女贞子、山茱萸肉、连翘各10 g，钩藤、枸杞子各15 g，车前子、槐米、白茅根、夜交藤各30 g。服药5剂，症状改善，尿量增加，血压下降至195/105 mmHg，继用上方加减连服50剂，复查尿素氮21.2 mmol/L，肌酐359.9 μmol/L，血压150/90 mmHg，尿蛋白（＋），颗粒管型偶见，患者病情逐渐稳定。

按：本例系慢性肾小球肾炎导致继发性高血压，临床表现为阴虚阳亢之证候。药用滋肾平肝潜阳，利尿降压。尹莲芳主任认为在慢性肾炎的后期，患者由于长期应用糖皮质激素，常表现出阴虚阳亢证，应用滋阴药可拮抗糖皮质激素的副作用，有助于提高疗效。但需注意滋阴药有助湿之虑，应佐以渗利祛湿之品。

四、结语

尹莲芳主任治疗肾炎，抓住外邪袭肺、内伤脾肾的病机，分期而论。初期外邪犯肺，选用清热解毒、宣肺利表、祛风除湿利水之药物为主。中期脾肾受损，常用健脾温肾、通阳利水或健脾滋肾、清热利湿解毒之药物。对于晚期出现肾衰竭者，机体表现为邪盛而正衰，元气大量耗竭，浊邪逆流，主以升清降浊、健脾温肾之方配以畅气通水、温阳利湿、理气和胃、通腑泄便之药物为上选。尹莲芳主任用药灵活多变，多从病机变化入手，因人因病而异，随症化裁，慎用大苦大寒、辛温燥烈之品，缓图而慢攻，疗效持久且稳定。

《素问·经脉别论篇》云："饮入于胃，游溢精气，上输于脾，脾气散精，上归于肺，通调水道，下输膀胱。"肾者，主蛰，封藏之本，精之处也。蛋白乃由脾脏运化水谷而生，其被肾脏所封藏，肾脏受损，肾失开阖，精微不藏，则下流膀胱，而出现蛋白尿。故尹莲芳主任治疗肾炎蛋白尿多主张补肾固精，常用芡实、白及等收敛精气。

慢性肾小球肾炎导致的继发性高血压，在古医籍中尚未有明确的命名，根据其症状、体征，将其归属于"眩晕"和"头痛"的范畴。《淮南子·氾论训》云："天地之气，莫大于和，和者，阴阳调，日夜分，而生物……阴阳相接，乃能和。"只有当阴阳二者有序衔接，使机体处于动态平衡的状态，才能谓之"和"。如若阴阳不能相接或阴阳失去平衡，机体失和，就会出现病态。尹莲芳主任认为阴虚阳亢是造成肾性高血压的根本原因，方用滋肾平肝潜阳而调和阴阳，以达到治病求本、标证自除之目的。

参 考 文 献

胡桂轩. 尹莲芳治疗肾炎的经验［J］.安徽中医临床杂志，2002，14（4）：195－196.

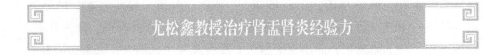

尤松鑫教授治疗肾盂肾炎经验方

医家介绍：尤松鑫，曾任南京中医药大学中医系及中医学教研室主任，教授、博士生导师。江苏省名中医。第三、第四批全国名老中医药师承指导老师。享受国务院特殊津贴。

尤松鑫教授常年从事中医临床及教学，对于内科疾病治疗运用中医中药，效果明显。益肾渗利方是尤松鑫教授治疗慢性肾盂肾炎的效方。现将该方介绍如下。

一、益肾渗利方

方药组成：山药 10 g，薏苡仁 10 g，萹蓄 10 g，瞿麦 10 g，通草 3 g，川牛膝 10 g，小蓟 15 g，竹叶 10 g，丝瓜络 10 g，石韦 10 g。加减：寐差加朱灯心 3 g，夜交藤 15 g，焦山栀 10 g；水肿加玉米须 10 g，陈葫芦 15 g，地骷髅 10 g，车前子、倒扣草各 10 g，木通 3 g，泽泻 10 g；腹胀加莱菔子 10 g，宣木瓜 3 g。

二、典型病例

患者，女，58 岁，1997 年 10 月 11 日初诊。主诉反复水肿 1 年余。曾于 1996 年 5 月无明显诱因突然出现尿频、尿急，每日达 10 余次，经抗生素治疗后缓解。此后多次出现尿频、尿急，时感腰酸，未经系统治疗。高血压病史 8 年。3 个月前症状加重，诊为慢性肾盂肾炎、原发性高血压，给予清栓酶、潘生丁、心痛定、保肾康、多种抗生素和利尿剂等治疗 1 个月，无明显好转而出院。现患者精神较差，面色白，纳食尚可，腰部发胀，小便频数每日 8～9 次，睡眠较差，多梦。舌红，苔薄白腻，脉细滑。查体：血压 140/90 mmHg，双眼睑轻度水肿，心肺检查无异常，腹水征阴性，下肢水肿明显。尿常规：蛋白质（＋＋），红细胞（＋），偶见颗粒管型。证属脾肾不足，湿热稽留。治以益肾健脾，利水渗湿。给予益肾渗利方加减：山药 10 g，薏苡仁 10 g，萹蓄 10 g，瞿麦 10 g，通草 3 g，小蓟 15 g，竹叶 10 g，灯心草 3 g，生地 10 g，柏子仁 10 g，川牛膝 10 g，车前子 10 g。每日 1 剂，水煎服。

二诊：1997 年 10 月 18 日，患者自觉症状好转，尿量增加，夜寐转安。舌苔薄白，脉弦细略滑。查体：双眼睑水肿消退，双下肢水肿（＋）。尿常规：蛋白质（＋），红细胞（＋），未见颗粒管型。上方去灯心草，加丝瓜络 10 g。每日 1 剂，水煎服。经上方加减治疗 3 个月，患者面色红润，水肿消退，已无明显自觉症状，尿常规正常。又经 3 个月的巩固治疗，多次复查尿常规均在正常范围，病情稳定。

按：慢性肾盂肾炎属中医学淋证、腰痛、虚劳、水肿等范畴，常因反复发作，形成正虚与邪实同时存在的病理机制，导致脾肾双亏。尤松鑫教授认为，正气虚是本病发生的根本原因，邪气入侵是本病形成的基本条件；每因外感、劳累及个人卫生不洁等诱因，导致人体的正气受损，邪气乘虚而入；治疗时要两者兼顾，但重点还在祛邪，邪去则正易复。益肾渗利方中用萹蓄、瞿麦、通草、小蓟、石韦、竹叶利水渗湿；川牛膝、丝瓜络活血通络利水；山药、薏苡仁培补脾肾，固其根本。诸药合用，可使湿热之邪得清，正气逐渐恢复。由于本病湿邪稽留，缠绵难愈，故宜早期治疗，用药时间宜长，以扶正祛邪，防止复发。

三、结语

《诸病源候论》对本病的病机进行了高度概括："诸淋者，由肾虚而膀胱热故也。"本病病位在肾与膀胱，病性为正虚邪实，虚实夹杂。"正气存内，邪不可干""邪之所凑，其气必虚"。正气亏虚、抗邪无力是本病发生及复发的根本原因，而正气虚主要为脾肾亏虚。肾者主水，维持机体水液代谢，膀胱者，州都之官，司贮尿与排尿，两者互为表里，共主水道，司决渎。脾为后天之本，主运化水谷精微。过食肥甘厚腻，饮酒过度，则易损伤脾胃，脾失健运则积湿化热，下注膀胱。年老或久病体虚、劳累过度、房事不节等均可致脾肾亏虚，外感湿热之邪与内生湿热之邪蕴结膀胱，则引起肾与膀胱气化不利而发为淋证。淋久湿热伤正，易损伤脾胃，使虚者更虚，而本病临床患者多有长期使用苦寒、清利中药或使用多种抗生素的病史，过分的苦寒、清利，耗阴伤阳，使脾肾俱伤，抗邪更加无力，往往致疾病缠绵难愈。湿为阴邪，湿性趋下，"伤于湿者，下先受之"，且湿性黏滞，使气机阻碍，肾与膀胱气化失司而致水道不利发为淋证，湿邪缠绵难除，使疾病迁延。劳淋迁延日久，"久病入络为瘀"，瘀血阻滞在本病中也普遍存在。患者常表现为小腹胀满感、腰痛等，即是血瘀的表现。

本病的病理特点是脾肾亏虚、湿热毒邪壅滞、瘀血阻滞肾络，治疗当扶正与祛邪并用，尤松鑫主任以补脾益肾、清热利湿、活血化瘀为基本大法，创制了益肾渗利方。此方以山药、薏苡仁等补益脾肾，扶正培元，用萹蓄、瞿麦、通草等大量利水渗湿之品配伍川牛膝、丝瓜络等活血通络利水之物来祛除湿浊瘀毒。补肾在本病的治疗中尤为重要，切勿见淋即用清利之品，以免攻伐太过，损伤正气，犯"虚虚之戒"。但在疾病初期，邪气壅盛时，亦不可过用补益脾肾之品，以免闭门留寇，加重病情，犯"实实之戒"。

参 考 文 献

杜斌，尤松鑫. 尤松鑫治疗慢性肾盂肾炎经验方简介 [J]. 陕西中医药，1999，15（6）：4.

于俊生教授运用风药治疗肾病经验

医家介绍： 于俊生，山东省著名中医药专家，博士生导师，青岛市中医院院长。中华中医药学会理事。

"风药"这一概念的提出，最早见于李东垣的《脾胃论》，谓"阳本根于阴，惟泻阴中之火，味薄风药，升发以伸阳气，则阴气不病，阳气生矣"。东垣所论风药是以柴胡、升麻、葛根、羌活、独活、防风为代表，后世医家将其概念延伸，凡具有祛风解表、祛风止痉、平肝息风、祛风通络、祛风除湿等作用的药物均划入风药范畴。

于俊生教授经过多年研究并结合当地特点提出了痰（湿）、瘀、毒、风是肾脏病的重要病理因素且相互关联。于俊生教授十分注重风药在肾病治疗中的应用，并有其独到的经验与见解，现介绍如下。

一、疏风利水，毒邪解，肾炎即止

风为百病之长，为六淫之首，是肾脏病发生和发展的重要病因，且易兼夹寒、湿、热、毒之邪侵袭机体，致肺失宣降，脾失健运，肾失开阖，而发生水肿。风邪犯肾，《黄帝内经》称为肾风，风水是肾风的一种表现。《金匮要略》中论述"五邪中人"时提及"大邪中表"即指风邪，若禀赋内亏，腠理不固，亦可长驱直入，内犯脏腑。故桂林古本《伤寒杂病论》中载："风为百病之长……中于项，则下太阳，甚则入肾""风病，面目浮肿，脊痛不能正立，隐曲不利，甚则骨痿，脉沉而弦，此风邪乘肾也，柴胡桂枝汤主之"。肾脏病在急性发病或慢性期的反复及急性发作阶段常表现为风水证，其因风邪兼夹寒、湿、热、毒之不同，成为风寒、风热、风湿、风毒之证。临床表现为眼睑及头面浮肿，继则四肢和全身浮肿，来势迅速，伴有恶寒发热，全身关节不适，小便不利。偏于风热者，伴咽喉红肿热痛，舌质红，脉浮滑数；偏于风寒者，见恶寒，咳喘，舌苔薄白，脉浮滑或紧；表虚之人为风邪所伤之风水，见汗出恶风，身重，小便不利，舌淡苔白，脉浮。风邪夹湿，见脉浮身重，或伴有肢节酸痛。湿热疮毒，也易兼夹风邪，除浮肿外，还可伴见疮疖疡疹，乳蛾红肿，皮肤猩红斑疹。

治疗上师法仲景，以祛风法为主。祛风包括祛风宣肺、祛风固表、祛风解毒等法。祛风宣肺法用于外感风邪、肺气失宣者。其中风寒束肺者，以麻黄加术汤加减以祛风散寒，宣肺利水；风水夹热者，以越婢汤散风清热，宣肺利水；对血热妄行、风水水肿者，常用越婢汤合荆防败毒散或清营汤，以散风清热，凉血止血，则为祛风凉血法；对内有瘀血而受风邪者，常用越婢汤加荆芥、防风、丹参、赤芍、蝉蜕等药物以祛风活血，化瘀消肿，则为祛风活血法。祛风固表法适用于风水表虚者，治疗时益气固表与祛风行水并行，以防己黄芪汤，祛风不伤表，固表不留邪。祛风解毒法适用于风邪夹毒湿所致者，治宜祛风解毒，利湿消肿，方选麻黄连翘赤小豆汤加减。

在肾病中不但风水、肾风之水肿与风邪有关，血尿、蛋白尿亦与风邪相关。风邪入里，肾络受伤，风性开泄，精微不固，可以形成蛋白尿。至于血尿，《诸病源候论·小便血候》云："风邪客于少阴则尿血。"由于反复感受风邪，或风热相煽，或风湿兼夹，均可酿生湿热，湿热留恋，久蕴化热，热迫下焦，伤及血分，动血出血，形成血尿。于俊生教授对急性肾炎发病或慢性肾炎因感受风热毒邪而引起病情复发加重者，首先注重祛风解毒利咽，常用银玄甘桔蝉僵汤（金银花、玄参、甘草、桔梗、蝉蜕、僵蚕）加减，血尿明显者，酌加白茅根、小蓟、仙鹤草等。

二、风湿蠲除，通肾络，蛋白可消

湿邪是肾脏病最常见的病理因素，且风湿之邪常相挟为害。"风能流动鼓荡"（《临证指南医案·卷五·风》）。肾炎患者蛋白尿表现为小便中有大量泡沫，且乍现乍无，容易反复，是典型的风邪鼓动之象。若外风未除，失治误治，风邪蕴郁深伏肾络，且与痰（湿）、瘀、毒胶着为害，致肾络不通，血脉失和，风性开泄，精微失固，湿性重浊黏腻，蛋白难消，以致肾脏病缠绵难愈。于俊生教授临证往往从风邪立论，注重在祛风湿药中筛选肾病的对症有效治疗药物。如雷公藤提取物雷公藤多苷具有降低尿蛋白的作用，且对肾小球足细胞损伤有明显的保护和修复作用。随着雷公藤多苷双倍剂量的应用，其明显的副作用成为临床难题。于俊生教授在大剂量应用雷公藤多苷时，多与益肾饮配合应用，起到了减毒增效效果。肾病综合征激素减量后复发是难题，在肾病综合征撤减激素过程中加用祛风湿药穿山龙，有减少蛋白尿、减少其复发的作用。用于肾间质纤维化，可延缓其进展。藤类药物大多有祛风湿之用，如海风藤、络石藤、青风藤、天仙藤等均有降低蛋白尿和调节免疫的作用。临床体会：藤类药除了有祛风湿之效外，还有通肾络的作用。《本草汇言》云："凡藤蔓之属，皆可通经入络。"藤类缠绕蔓延，犹如网络，纵横交错，无所不至，其形如络脉，有"舒展、蔓延"的特性，善走经络，通其所滞。肾脏在现代解剖中亦是小球小管网络联署，病态下肾小球中则形成微血栓、血管襻坏死，藤类药的蔓延攀爬之性，能通肾中络脉，解决肾病中肾络瘀阻的问题，且能祛风除湿，将湿中黏着深伏之风邪蠲除。

肾病综合征患者服用糖皮质激素后，往往表现为手足发胀，握物不适感，在证型上以湿为主，在处方中配伍豨莶草，常收除湿消胀之捷效。《本草纲目》载豨莶草"治肝肾风气，四肢麻痹，骨痛膝弱，风湿诸疮"。而土茯苓、威灵仙、木瓜、蚕沙、伸筋草、路路通、秦艽、防己、桑枝、丝瓜络、桑寄生、狗脊等祛风湿药均为临床常用之品，在辨证基础上选用上述药物，有较好疗效。

三、攻窜搜剔，行血瘀，经络通达

五脏皆有络脉，肾脏亦然，慢性肾脏病病程较长，发展到肾衰竭阶段，几乎都有不同程度"肾络瘀滞"的表现。于俊生教授致力于痰瘀相关学说的研究，认为痰、瘀均为津血不归正化的产物，日久可相互转化而成为痰瘀同病，而风夹痰瘀或痰瘀化风，均可形成"风痰瘀兼夹证"。肾虚兼痰（湿）、瘀、毒长期瘀滞肾络，痰瘀痼结，多种病理因素掺杂，气血精微难以正常输布。既有风邪深伏又有血瘀络阻，更有毒邪为虐，为一般草木之性所不能及，前人有"风邪深入骨骱，如油入面，非用虫蚁搜剔不能为功"之说，《临证指南医案·积聚》中有"其通络方法每取虫蚁迅速飞走诸灵，俾飞者升，走者降，血无凝着，气可宣通，与攻积除坚，徒入脏腑者有间"，也说明虫类药为血肉有情之品，善于走窜搜剔，具有活血祛风通络的功用。从现代医学研究出发，肾脏病理表现的新月体形成、肾小球内微血栓及慢性肾脏病的肾间质纤维化都属于中医学肾络瘀滞的范畴，治疗以化痰活血祛风通络法，以虫类药为主，药选土鳖虫、地龙、白僵蚕、乌梢蛇、半夏、陈皮、胆南星、白芥子等。虫类药可起到活血通络、减少蛋白尿、延缓肾衰竭的功用。升降散（蝉蜕、僵蚕、姜黄、大黄）是肾病治疗中有独特疗效的方剂。《伤寒温疫条辨》中载："僵蚕味辛苦气薄，喜燥恶湿，得天地清化之气，轻浮而升阳中之阳，故能胜风除湿，清热解郁，从治膀胱相火，引清气上朝于口，散逆浊结滞之痰也；蝉蜕气寒无毒，味咸且甘，为清虚之品，能祛风而胜湿，涤热而解毒"，方中既有虫类搜剔祛风通络之品，又配有祛风活血泄浊之药。在慢性肾炎治疗中运用升降散，可以起到改善患者临床症状、降低尿蛋白、延缓肾功能减退的作用。

四、因时制宜，顺肝性，肝风能平

肾病过程中出现的眩晕、头痛和血压升高，还有终末期肾病中伴发的神经精神症状如抽搐、惊厥、躁动等均与肝风内动有关，而这些症状最常见与高血压相伴。因此，在治疗上调肝首当其冲，其中风药可堪当大用。《脾胃论》云："肾肝之病同一治，为俱在下焦，非风药行经则不可。"天麻钩藤饮、羚角钩藤汤等调肝方剂均由祛风药为主药。于俊生教授认为，调治高血压，应因时制宜，宜顺其性而不是待肝阳鸱张之时以金石之药重镇压制。张锡纯在镇肝熄风汤中用生麦芽顺肝木之性，使不抑郁，以茵陈与肝木同气相求，即是此理。春天由于肝气升发，升发不及则肝阳浮动，表现为血压的波动，在春季以桑叶、菊花、茵陈等顺应少阳升发之气，同时酌加白芍、石斛等以滋养肝阴，血压未高而先防，血压高而抑平。夏季属火，人体借自然界火气炎上之性，也表现为阳热偏盛，此时用药注意勿过于辛热。秋季燥金当令，"秋冬养阴"，因此须固护阴津，滋水以涵木，使肝阳无亢烈之藉，在养阴基础上桑叶、菊花、防风等辛润之品皆可选用。至冬则水寒偏盛，自然界阳气偏衰，而风气反烈，一则可耗伤津液，二则更易使内风鼓动，所以既要扶助阳气又要注意滋养阴液，还需配伍祛风之品。然患者体质有异，四季当中均应在辨证基础上配伍选用合证之风药，则可畅达肝气，平息肝风。

五、鼓舞正气，运脾胃，清升浊降

李东垣在《脾胃论》指出："脾胃不足之证，须用升麻、柴胡苦平，味之薄者，阴中之阳，引脾胃中清气行于阳道及诸经，升发阴阳之气，以滋春生之和也。"补中益气汤、升阳益胃汤、调中益气汤等方剂中都加用了升麻、柴胡、防风、羌活、独活等风药，体现了这种配伍特点。《黄帝内经·太素》中提到："风气也，徐缓为气，急疾为风。人之生也，感风气以生；其为病也，因风气为病，是以风为百病之长。"说明在人体正常情况下也存在着"风"这种气机，作为气的一种，人感风气而生，因风气而长，但当风气超过了某种常态，亢而为害，即所言"急疾"者，则使人为病。这时，"风成为百病之长"此说类似于"少火生气，壮火食气"之理。东垣所言味薄之品可引脾胃清气，升发阴阳之气，应是此常态之"风气"，而临床中味薄之风药确有鼓舞正气的作用，也印证了此说的客观性。《素问·经脉别论》说："饮入于胃，游溢精气，上输于脾，脾气散精，上归于肺，通调水道，下输膀胱，水精四布，五经并行。"在慢性肾脏病中，由于三焦不利，脾胃运化不及，"风气"无力鼓舞生发，升降失常，气机不利，致使精气无力游溢，精微不能布散，水道不行。基于此，于俊生教授认为，慢性肾病患者若蛋白尿长期不消，在辨证基础上配伍防风、羌活、荆芥等味薄之品，可以起到鼓舞正气的作用，使清阳得升、浊阴得降，对减少尿蛋白和恢复体力可收到明显效果。对慢性肾炎和紫癜性肾炎尿潜血持续不消者，在辨证基础上选加防风、羌活等风药，可使部分日久难愈之尿潜血消除。

六、发越阳气，养阴血，祛风止痒

慢性肾脏病特别是终末期肾病，因钙磷代谢紊乱、尿毒症毒素潴留，患者表现为皮肤干燥瘙痒、脱屑，此为中医学津亏血虚生风之证，临证在养血滋阴补肾基础上以白鲜皮、地肤子、荆芥、防风等祛风药治疗。慢性肾脏病虽为本虚标实，以虚为主，但亦有表现为实证的方面，阳气郁滞的情况下也可表现为皮肤瘙痒。如有虫行皮中状，可建奇功，选用越婢汤、麻黄汤以发越郁闭之阳气，则汗出痒止。

七、病案

患者李某，女，58岁，因"水肿1年余"就诊，患者1年前出现双下肢水肿，伴有镜下血尿、蛋白尿，诊断为"肾病综合征"，肾穿刺病理为"肾小球局灶节段性硬化"，因有"乙型肝炎"，不同意使用"激素"治疗，求治于中医。症见下肢水肿明显，腰酸，乏力，畏寒，大便稀，日3~4次，舌质淡胖，苔白腻，脉沉。辅助检查：尿常规：尿蛋白（＋＋＋），隐血（＋）；血生化：白蛋白16 g/L，尿素氮5.2 mmol/L，血肌酐31 μmol/L；24小时尿蛋白定量6.3 g。中医诊断：水肿病，证候诊断：脾肾阳虚，水气内停证。治法：健脾益肾，行气利水。处方：防己茯苓汤合肾气丸加减，方药：汉防己15 g，黄芪30 g，茯苓15 g，炙甘草6 g，桂枝9 g，制附子9 g，熟地黄15 g，山药15 g，山茱萸12 g，牡丹皮12 g，苏叶15 g，槟榔15 g，龙葵草30 g，丹参15 g。水煎服，日1剂。

二诊，服上方10剂后来诊，水肿减轻，大便稀，每日1~2次，舌淡，苔腻，脉沉细。二诊以四君子汤合肾气丸加减，方药：党参15 g，白术15 g，茯苓30 g，炙甘草9 g，肉桂6 g，王不留行15 g，肉豆蔻15 g，干姜9 g，制附子6 g，熟地黄15 g，山药15 g，山茱萸12 g，牡丹皮12 g，苏叶15 g，黄芪30 g。

三诊，服上方10剂后来诊，水肿明显减轻，尿常规：尿蛋白（＋），隐血（＋）；血生化：白蛋白30 g/L，尿素氮5.2 mmol/L，血肌酐53 μmol/L；24小时尿蛋白定量2.1 g。改服丸剂善后。

八、按语

本案初诊水肿明显，行气利水为主，水肿减轻后以扶正为主，以肾气丸为基本方，健脾益肾不离经旨，妙在加用肉豆蔻、苏叶以升发阳气，以滋春生之和。如《脾胃论·脾胃胜衰论》中言："升发阳气以滋肝胆之用，是令阳气生，上出于阴分，末用辛甘温药接其升药，使大发散于阳分，而令走九窍也。"使用味薄质轻，轻扬升散之温风药，能鼓舞肝胆之气，升肾中阳气，风火相煽，较之单纯温阳更能增加化气行水之力。

九、结语

肾病，古称"肾风"，比如《素问·风论》有云："肾风之状，多汗恶风，面庞然浮肿。脊痛不能正立……"又比如《素问·奇病论》中云："有病庞然如有水状……病生在肾，名为肾风。"故风邪与肾脏病息息相关，风性善行而数变，日久潜伏于肾中，形成"肾风"，则出现水肿时隐时现，血尿、蛋白尿经久难消。故于俊生教授在治疗肾病时善于运用风药，运用越婢汤、麻黄加术汤等祛风宣肺之剂治疗风水证；运用藤类等祛风湿药来降低蛋白尿，调节免疫；运用搜风通络的虫类药来祛风活血泄浊；运用菊花、白芍、生麦芽等来平肝息风，控制肾病患者继发的高血压；运用防风、羌活、荆芥等风药来鼓舞脾胃，升清降浊；运用白鲜皮、地肤子等祛风止痒之物来治疗尿毒症患者的皮肤瘙痒。

参 考 文 献

王强，王中明，修暖暖，等. 于俊生教授运用风药治疗肾病的经验［J］. 中华中医药学刊，2009，27（11）：2261 - 2263.

余承惠教授治疗肾性贫血经验

医家介绍：余承惠，江苏省老中医药专家继承工作指导老师，原江苏省中西医结合学会肾病专业委员会委员、免疫病专业委员会委员，中国中西医结合学会"中西医结合贡献奖"获得者。

余承惠教授生于中医世家，从医50余年，擅长治疗急慢性肾炎、肾病综合征、肾功能不全及各种继发性肾病、尿路感染、尿路结石等疑难杂症。肾性贫血是伴随着肾小球滤过率下降、肾功能减退、内源性促红细胞生产素减少而出现的一种贫血，是慢性肾脏病最常见的并发症之一。肾性贫血属中医学"虚劳""肾劳""血劳"等范畴。

一、病因病机

（一）脾肾亏虚、气血不足

历代医家将脾胃作为后天之本，气血生化之源，吸收运化食物转化为水谷精微物质，其中精纯柔和的部分称为营气，而营气和津液则是生成血液的主要部分。《黄帝内经》云："中焦出气如露，上注溪谷，而渗孙脉，津液和调，变化而赤是为血。"故脾胃功能失调，气血生化乏源，气血亏虚而见贫血。《黄帝内经》云："肾者，主蛰，封藏之本，精之处也。"肾藏精，精生髓，精髓也是化生血液的基本物质。若肾精亏虚，精血同源，生血原料匮乏，精亏血少则见血虚。

（二）痰湿浊毒内阻、血络不通

余承惠教授将肾性贫血的病理产物归结为痰湿、浊毒、瘀血，认为其余诸邪皆由湿邪所化生，湿邪日久化热而成湿热之邪，易耗气伤阴，津液耗损而血虚，湿从寒化阻碍气机，寒凝气滞而致血络瘀阻，新血难生。痰是水液代谢障碍所形成的病理产物之一，慢性肾衰竭主要是由于肺脾肾功能障碍，水液代谢失调，导致水湿内停，日久聚湿生痰，痰浊阻于皮里膜外、筋骨络脉则变证丛生是肾衰竭发生、加重及迁延不愈的重要因素之一。而浊毒是导致慢性肾脏病的重要病理因素。"浊者，不清也"，《丹溪心法》曰："浊主湿热，有痰，有虚"，皆因中焦湿热，酿生痰浊，而成痰湿浊毒内阻之证，这些均导致了瘀血的产生，致使新血无以化生而致血虚。如《读医随笔》云："瘀血若不祛除，新生之血不能流通，元气终不能复。"故血瘀则血虚，湿、瘀、浊毒既是疾病的病理产物，也是致病因素，是推动疾病迁延反复发展的主要病理环节。

二、治疗经验

（一）固本求源补肾为先，健脾养胃滋补后天

余承惠教授认为肾性贫血早期治疗在于补益脾肾，治疗以调补先后天为主，补泻兼施，益肾为主，健脾养胃，根据临床表现辨证。临证表现为腰膝酸软、倦怠乏力、面色无华、纳少便溏等脾肾气虚证者，治法当益肾健脾，方用参芪地黄汤加减；对于腰膝酸软、怕冷、夜尿清长、面色㿠白等肾阳亏虚为主者，当补肾填精，可选金匮肾气丸加减；对于面色苍白伴有倦怠乏力、身重便溏等脾虚湿困证为主者，应化湿健脾，可选四君子汤加减；气血俱虚者，当气血双补，采用益气补血法，可选十全大补丸加减；贫血较重者，可予填精益髓法，药用紫河车、阿胶、龟板胶等血肉有情之品，使用时注意量不宜过大，以防滋腻碍胃。余承惠教授指出临证时对于阳虚者宜选用温而不燥的杜仲、干姜、补骨脂、益智仁等温补肾阳，对于辛温燥湿之品如附子、肉桂等，应尽量少用，对鹿茸、鹿角霜等峻烈温补壮阳药应慎用，以免耗伤肾阴，在用药上掌握补勿壅滞、温而不燥、滋而不腻的原则。

（二）利湿泄浊、活血通络法

对于疾病后期出现痰湿、浊毒壅滞、瘀血内阻的患者，治疗上采用清热利湿、泄浊解毒、活血通络等法。余承惠教授认为该病属本虚标实，故在扶正基础上加用清热利湿泄浊之品。临床上对于痰湿浊邪，有清热解毒、芳香化湿、燥湿化痰、淡渗利湿、通腑泄浊等不同方法。对于湿阻中焦，常用苍术、藿香、佩兰等燥湿化痰之品；对于湿热证者，常用积雪草、地锦草、半枝莲等清热解毒之品；对于肢肿尿少者，常用生薏苡仁、茯苓、玉米须等淡渗利湿之品；对于疾病后期出现浊毒壅盛者，常用土茯苓、六月雪、大黄等

泄浊之品。对于出现舌黯瘀紫等瘀血表现者，宜活血化瘀，常分为养血活血、凉血活血、通络活血等。养血活血常用当归、鸡血藤等；通络活血常用王不留行、苏木等；凉血活血常用赤芍、丹皮等。余承惠教授擅长将活血化瘀与凉血止血药配合使用，效果良好。

（三）余教授常用养血药

1. 何首乌

《本草纲目》评价何首乌"能养血益肝、固精益肾、健筋骨，乌发，为滋补良药，不寒不燥，功在地黄、天门冬诸药之上"。余承惠教授临床运用何首乌配伍枸杞子、当归、熟地等治疗气血两虚患者。

2. 白芍

《本草求真》认为白芍能入肝经，敛肝之液，收肝之气，生血益肝，白芍同时能入脾经，补中焦，治疗下痢。白芍常与熟地、当归合用，白芍滋阴养血，熟地养阴补血，当归补血活血，配伍起到活血养血、滋阴补脾、填精益髓之功。

3. 当归

当归乃补血第一药，有"血中圣药"之称，既能补血，又能活血。余承惠教授在临床应用时常选用当归与川芎配伍，川芎可活血行气，当归能补血活血，二药皆有活血行气作用，意在气行则血行，加强活血化瘀之效，使得瘀血得去，新血得补，补血活血并用，起到祛瘀养血之功。

4. 阿胶

阿胶有"补血圣药"之称，具有止血和补血的作用，在肾性贫血严重时，可加阿胶起补血养血之功。但使用时注意量不宜过大，防氮质潴留。

三、验案举例

患者，男，38岁。2016年11月9日至江苏省中医院就诊，既往有高血压病史5年，慢性肾功能不全病史多年，间断服中药治疗，血肌酐波动于300～600 μmol/L。刻诊：头昏乏力，面色萎黄，腰部酸痛，恶心泛呕，便溏。舌淡红、苔白厚腻、脉细滑。查血常规：血红蛋白50 g/L。肾功能：肌酐536.6 μmol/L。B超：双肾实质性损害，双肾缩小。中医诊断：肾劳；西医诊断：慢性肾脏病5期，重度贫血。患者证属脾肾气阴两虚，浊毒内蕴，气血生化乏源，治拟益肾健脾、养血活血、泄浊排毒。具体方药如下：菊花10 g，枸杞子15 g，制首乌10 g，制苍术10 g，炒白术10 g，茯苓15 g，苏叶25 g，王不留行15 g，丹皮15 g，紫丹参15 g，川芎10 g，积雪草15 g，陈皮10 g，姜半夏10 g，藿香15 g，佩兰15 g，白花蛇舌草30 g，山慈姑15 g，焦六曲12 g，28剂，水煎服。

二诊：2016年12月6日，药后无头昏，恶心减轻，纳食增加，大便日行1次，腰酸，夜尿多，舌淡红，苔黄腻，脉细滑。复查肾功能：肌酐486.2 μmol/L。证属脾肾气血不足，浊毒内蕴，治拟益肾健脾、泄浊和络、扶正祛邪并进。具体方药如下：生黄芪15 g，太子参10 g，制苍术10 g，炒白术10 g，茯苓15 g，姜半夏10 g，陈皮10 g，丹皮15 g，紫丹参15 g，川芎10 g，积雪草15 g，飞廉30 g，苏叶20 g，王不留行15 g，蜀羊泉15 g，藤梨根30 g，白花蛇舌草30 g，山慈姑15 g，28剂，水煎服，每日1剂。

三诊：2017年1月12日，患者坚持中药治疗，近期面色较前荣润，纳可，大便日行2次，有时腰酸，夜尿2次，无水肿，舌淡红，苔薄黄，脉细。复查血常规：血红蛋白70 g/L，肾功能：肌酐403.4 μmol/L。诸症尚平，原法继服，继续予中药治疗。具体方药如下：生黄芪15 g，太子参10 g，制苍术10 g，炒白术10 g，茯苓15 g，法半夏10 g，干姜3 g，陈皮10 g，泽兰15 g，泽泻15 g，杜仲10 g，益智仁10 g，怀牛膝10 g，苏叶15 g，王不留行15 g，藤梨根30 g，白花蛇舌草30 g，土茯苓30 g，28剂，水煎服，每日1剂。

按：肾性贫血多发生在慢性肾脏病中晚期，故需围绕慢性肾脏病进行综合治疗，对于慢性肾脏病引起的多系统、多器官损害，采取中西医结合的治疗手段防治慢性肾脏病并发症。余承惠教授认为慢性肾脏病湿热、浊毒等邪实因素占主导地位，引起恶心、呕吐等脾胃失运时，治疗先从调理脾胃入手，以六君子汤、半夏泻心汤、苏叶黄连汤、竹茹温胆汤等增强其脾胃消化功能，待症状好转，食欲正常，再健脾益肾、活血泄浊排毒，缓缓图之。

四、结语

中医学认为脾胃为后天之本，气血生化之源。《灵枢·决气》云："中焦受气取汁，变化而赤，是谓血。"肾为先天之本，肾藏精，精血同源，肾精亦为生血之源。《诸病源候论》中云："肾藏精，精者，血之所成也。"《张氏医通》云："气不耗，归经于肾而为精，精不泄，归精于肝而化精血。"故余承惠教授认为本病为本虚标实之证，脾肾亏虚为本，湿热、瘀血、浊毒为标，其基本病机为脾肾亏虚，湿浊瘀血内生，病位在脾肾，与心肝肺三焦等脏腑相关。余承惠教授治疗肾性贫血常用方剂有参芪地黄汤、金匮肾气丸、四君子汤、十全大补丸等，常用补血药物有何首乌、白芍、当归、阿胶等，对阿胶等血肉有情之品，使用时注意量不宜过大，以防滋腻碍胃，防氮质潴留。

参 考 文 献

刘琼，王旭方，江燕，等. 余成惠教授治疗肾性贫血经验缬菁 [J]. 中国医药导报，2019，16（12）：130 – 133.

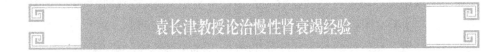
袁长津教授论治慢性肾衰竭经验

医家介绍：袁长津，国家级名医工作室名医，湖南省名中医。湖南中医药大学附属第二医院主任医师，湖南中医药大学硕士生导师。袁长津教授从事内科学临床研究40余年，积累了丰富的临床经验。

慢性肾衰竭是因各种原因造成的慢性肾实质损害。由于该病病程长，治疗困难，病死率高，给社会和患者家庭带来很大的经济负担和痛苦。现代医学的内科保守治疗效果尚不理想，透析疗法和肾移植虽能延长患者生命，但后续治疗费用高昂，仍令许多患者和家属难以接受。近年来，中医中药作为延缓病情进展的非透析疗法越来越受到关注，众多医家、学者在基础理论、临床实践和研究方面进行了深入的探讨，取得了一定的成绩。袁长津教授针对本病脾肾衰败、浊瘀内阻的病机特点，结合现代医学研究成果，从络病理论出发，运用益气活血、通腑泄浊法治疗，疗效确切。

慢性肾衰竭属于中医学"肾风""关格""水肿""虚劳""腰痛"等范畴。袁长津教授对腰痛、水肿的治疗见解独特，运用补肾益气、活血泄浊法治疗该病疗效较佳。现将其治疗经验总结如下。

一、病因病机——脾肾衰败为本，湿浊瘀阻为标

中医学认为，本病与肺、脾、肾三脏关系密切。张景岳认为："凡水肿等证，乃脾肺肾三脏相干之病。盖水为至阴，故其本在肾；水化于气，故其标在肺；水惟畏土，故其制在脾。"《素问·六节脏象论》载："肾者，主蛰，封藏之本，精之处也。"如肾虚则气化不利，肾不藏精，又加之诸多外因，如外邪侵扰、劳累过度、内伤七情、饮食不节、起居无常，致正气衰败，脾肾衰弱，则可见水肿等水湿内停、泛溢肌肤之象。由此可见，慢性肾衰竭病机多为脾肾亏虚、湿浊瘀阻。由于本病病程日久，久病入络多虚，因虚致瘀者常多见，因气为帅，气行则血行，气虚则血滞。病久脾肾气虚，血行无力，易致血瘀。因此，袁长津教授认为本病病机以脾肾衰败为本，外因有外邪侵扰、劳累过度、内伤七情、饮食不节、起居无常，浊邪瘀阻三焦为标，以虚为主，

虚实夹杂。本虚可致标实，标实进一步加重本虚。

二、治疗方法——补肾益气，活血泄浊

清代名医周学海在《读医随笔》中提出"给邪气以出路"的观点在治法上具有很深的启发意义，其言："凡治病总宜使邪有出路。宜下出者，不泻之不得下也；宜外出者，不散之不得外也。"强调邪应该有出路。脾肾衰败，浊邪不得从小便外泄，故泄浊的另一途径是通腑导泻以求替代，予浊邪以出路，即为《黄帝内经》"去菀陈莝"之法，驱使毒邪瘀浊从大便排泄而出。通下法不仅可以通腑排毒，还可调节机体气血、津液及阴阳。古代医家曾云："通下法岂止夺实，更在存阴保津。"使湿邪外泄，腑气通畅，浊气降，清气升，可打破和逆转疾病的恶性循环。"开后窍以利前阴"，从而减轻肾脏负担，可与活血化瘀之品合用，达推陈致新之目的，延缓肾功能恶化进程。并且常在"以通为用"的同时或之后，使用补益脾肾气血、调和阴阳之品，达到脏腑的畅达和顺，以平为期。

上述治法皆为治标之法，以祛除浊邪为主，通过药物使得肌酐和尿素氮有所下降，使病情得到初步缓解，随之再从本施治。若湿浊之邪久未清除，浊邪壅滞，气血凝结，湿热之邪入侵血分，致肾脏血络瘀阻，脾肾越虚，湿浊之邪越盛，病情日重，则难以逆转。肠道是人体排泄代谢废物的一个重要途径。一旦慢性肾衰竭患者肾脏排泄废物的能力减退，脾肾气化功能减弱，湿浊内壅，则患者常表现出大小便不通或大便秘结等症，因此增加肠道排泄浊邪的能力，很大程度上可减少代谢废物蓄留，进而缓解病情。《诸病源候论》载："水病，由脾肾俱虚所致。肾虚不能宣通水气，脾虚又不能制水，故水气盈溢，渗溢皮肤，流遍四肢，所以通身肿也。"说明慢性肾衰竭病因离不开脾肾虚损。因此，运用补肾益气之法，调和阴阳，扶正固本大有必要。

临床上对于慢性肾衰竭蛋白尿顽固难消而有瘀血征象者，运用益气活血法疗效确切。临证时根据具体病情需要，主要采用益气之法，或活血之法和益气活血并重。方用补阳还五汤、防己黄芪汤合当归芍药散、血府逐瘀汤加黄芪等能益气还可提高机体免疫功能。活血化瘀，可改善微循环，增加肾血流量，而慢性肾炎患者血液多呈高凝状态，并且容易导致瘀血，这也恰好说明了益气活血法在治疗慢性肾衰竭方面的优势。

袁长津教授认为慢性肾衰竭以脾肾衰败为本，浊邪瘀阻三焦为标，以虚为主，虚实夹杂。本虚可致标实，标实进一步加重本虚，但其本虚非一时之

治能收速效，应从缓治之，在浊邪壅盛阶段，应按"急则治其标"之原则，以泄浊法作为主要治法，兼以扶正，大补元气，补肾阳，达到"下鼓水中之元阳，上资君火之热化"之效，使浊邪减弱，正虚突出，则可标本同治，扶正祛邪。补肾益气、活血泄浊是中医药治疗慢性肾衰竭的有效治疗大法之一，运用得当能使湿浊痰瘀毒邪得以祛除，使脾升清，并使肾的蒸腾气化功能恢复，从而延缓慢性肾衰竭的进展，甚至在一定程度上逆转病情。因此，袁长津教授治疗慢性肾衰竭常用知柏地黄汤加益气活血、通络泄浊之品。基本方药为：生地黄30 g，怀山药20 g，山茱萸15 g，知母12 g，黄柏12 g，茯苓15 g，泽泻10 g，丹皮12 g，天麻12 g，枸杞子15 g，山栀12 g。临症加减：湿浊明显者加苍术、砂仁健脾；瘀血明显者加土鳖虫、虎杖活血通络；肾虚腰痛者加续断、狗脊、独活、杜仲补肾；气阴两虚者加黄芪、生地黄益气养阴。

三、典型病案

患者，女，65岁，2013年6月15日初诊。主诉：发现血糖升高1月余，伴腰痛2周。现症见：口干，多饮，多尿，消瘦，左侧腰胀痛，头晕乏力，皮肤瘙痒。双下肢不肿，纳差，二便可，舌红苔薄白，脉细。既往有肾结石病史。辅助检查：尿素氮9.07 mmol/L，肌酐137.8 μmol/L，空腹血糖7.41 mmol/L。中医诊断：腰痛。辨证：肾阴亏虚，气虚血瘀，浊毒内生证。处方：生地黄30 g，怀山药20 g，山茱萸15 g，知母12 g，黄柏12 g，茯苓15 g，泽泻10 g，丹皮12 g，续断15 g，虎杖30 g，土鳖虫10 g，天麻12 g，枸杞子15 g，山栀12 g，郁金12 g。水煎服，每日1剂。

二诊：半月后患者皮肤瘙痒渐愈，但腰仍有胀痛，食纳稍增，舌红苔薄白，脉细涩。袁长津教授指出，腰为肾之腑，脾肾气虚，血行无力，易血瘀，继续予知柏地黄汤为基础方，加以虎杖、土鳖虫等活血通络之品，佐以补肾强筋之续断、狗脊、独活、杜仲。处方：生地黄30 g，怀山药20 g，茯苓18 g，丹皮10 g，山茱萸15 g，泽泻12 g，黄柏15 g，虎杖30 g，土鳖虫10 g，续断15 g，知母12 g，狗脊20 g，独活10 g，杜仲12 g。水煎服，每日1剂。

三诊：1周后患者胀痛减轻，瘙痒愈。复查肌酐116 μmol/L，血糖8.4 mmol/L。在上方的基础上加黄芪，以增益气活血、养阴之功。继续予上方加减调养：生地黄30 g，怀山药18 g，虎杖30 g，丹皮10 g，山茱萸15 g，茯苓15 g，泽泻10 g，续断15 g，土鳖虫8 g，杜仲15 g，土茯苓18 g，知母

10 g，黄芪 30 g，黄柏 15 g，苍术 15 g，砂仁 6 g，狗脊 18 g。水煎服，每日 1 剂。

四诊：2013 年 8 月 3 日复查空腹血糖 8.09 mmol/L，肌酐 98 μmol/L。症状缓解，肌酐已降，在上方的基础上加重黄芪的用量至 40 g，以加强益气活血通络之功。

患者之后一直坚持来袁长津教授处中药调养，未再服用西药降糖药及其他西药治疗。先后复查血糖均波动在 7.4 ~ 8.4 mmol/L，肌酐未再继续上升。症状及化验指标均明显改善，元气渐固，患者既往有结石病史，不可攻邪太过，今在补肾之六味地黄汤基础上合三金排石汤以滋阴补肾、利尿通淋。其后半年，仍在随诊，诸症明显改善，面色红润，精神好，其间血糖波动不大，肌酐在正常范围之内。

四、体会

上述患者先后在袁长津教授处治疗达 1 年余，记载的诊疗次数达 22 次之多，足见治疗之不易。袁长津教授治疗腰痛，以虚为主时，重在补肾益气；浊邪壅盛时，则按"急则治其标"之原则，以活血泄浊法为主要治法，使浊邪减弱，正虚突出后再兼以扶正，大补元气，补肾阳。另外由于本病在不同的阶段均可有不同程度的血瘀征象，故加以虎杖、土鳖虫等活血通络之品，对于缓解病情、提高疗效有一定的助益，解毒活血益气，使湿去脾健恢复运化功能，益气活血泄浊促使毒素排泄，使脾胃升降相协调，三焦气机通畅，津液上布下输，实现泄浊为主，兼以扶正，攻补兼施，正与慢性肾衰竭病机相符合，故诸症得以缓解。因此袁长津教授在治疗此类疾病时从该疾病的病因病机出发，以补肾为基础，结合益气、活血、泄浊之法，取得了较好的疗效，值得临床借鉴。

五、结语

《素问·上古天真论》曰："肾者主水，受五脏六腑之精而藏之。"慢性肾衰竭是以肾虚为中心，在正虚的同时多夹瘀、浊、毒等实邪。慢性肾衰竭中医基本证型可分为本虚证，包括脾肾气虚证、气阴两虚证、肝肾阴虚证、脾肾阳虚证、阴阳两虚证等。标实证，即湿浊证、湿热证、血瘀证、水气证、浊毒证等。临证之时当先辨证论治，本例病案为慢性肾衰竭伴糖尿病患者，结合症状、舌脉，四诊合参，辨证本虚属肾气阴两虚证，标实为血瘀、浊毒。故袁长津教授治疗上用知柏地黄汤加益气活血、通络泄浊之品，来补肾益气，活血泄浊。患者血糖波动，有肾结石病史，病情复杂，袁长津教授徐徐图之，随症加减，治疗长达1年，诸症得以缓解。

参 考 文 献

易景慧，范钊坤，袁长津. 袁长津论治慢性肾衰竭经验［J］.湖南中医杂志，2015，31（3）：17－19.

张大宁教授防治肾脏病经验

医家介绍： 国医大师张大宁，中医肾病学泰斗，他规范了中医肾病的概念、范围及辨证论治的基本规律，并提出了"心－肾轴心系统学说"和"肾虚血瘀论和补肾活血法"，为中医防治肾脏病领域做出重要贡献。

一、肾虚血瘀论

流行病学调查和分析是认识疾病人群现象和掌握疾病流行发病规律的重要方法，也是预防和确立治疗方案的首要步骤。张大宁教授早在1976年就进行了大量流行病学调查和分析，包括对天津地区老年人进行健康调查与分析；对224例随机抽样老年人常见病症状、舌脉及中医辨证进行调查分析；对2122例老年人进行耳垂折痕观察结果分析等。从以上大量流行病学调查和分析得出：①腰膝酸软或疼痛及尿频（尤其夜尿多）是老年人最常见的症状，冠心病、高血压、心脑血管病、糖尿病、慢性气管炎、前列腺炎或肥大及各类肾病等均系老年人常见病，而患这些不同疾病的老年人，尽管病种、症状各异，却都具有一个共性，就是都存在着不同程度的肾虚和血瘀表现。②耳垂折痕的发生率随年龄增大而逐渐提高；耳垂折痕与冠心病、动脉硬化有明显的关系；耳垂折痕与心肾阳虚有关，与非心肾阳虚耳垂折痕发生率有显著差异；耳垂折痕与血瘀有关，与非血瘀耳垂折痕发生率差异非常显著。从临床上看，血瘀的发生多因心肾阳虚而致，所谓"阳气不足，则血瘀滞塞"。基于流行病学调查与研究的启发，张大宁教授于1978年率先提出了"肾虚血瘀论"，用于临床并研制成补肾活血液，在治疗心、脑、肾疾病及防治衰老方面取得了明显疗效。

二、心－肾轴心系统

现代医学认为，大脑皮质为人体思维意识的中心，皮层及其下中枢调节着机体的一切生理活动，这一点应包括在中医学"心"的功能之中，已为当前医学界所公认。结合上述肾实质的探讨，则心肾相交的理论应指大脑皮层通过下丘脑对垂体、肾上腺皮质、性腺等的控制，即大脑皮层—下丘脑—

垂体（肾上腺皮质系统、性腺系统）。其中心火下降、下交于肾（心对肾的调节），指神经中枢对垂体、肾上腺皮质和性腺的调节机制；而肾水上升、上达于心，则是指肾上腺皮质或性腺通过垂体或直接作用于神经中枢的机制，即所谓"反馈机制"。现代医学也十分重视神经与内分泌的作用。巴甫洛夫学说十分重视神经系统，尤其是大脑皮质的作用。近代塞里应激学说把内分泌系统，尤其是垂体－肾上腺皮质系统提到了很高的位置。但它们各有长处和短处，前者重视了大脑皮层却忽略了内分泌；后者重视了内分泌，却低估了神经系统。近年来，这两个学说开始注意到神经与内分泌是紧密联系且不可分割的，并开始形成"神经－内分泌学说"。而中医学关于心、肾关系的论述，实际上综合了以上两个学说的长处，并有效地指导了临床。

"心－肾轴心系统"在发病学中的作用：任何一种致病因子作用于机体而发病时，都会引起两种不同的反应，一种是由于致病因子、机体体质等因素不同，表现不同的疾病；另一种是不同的致病因子，不同的疾病，在发病的某一阶段，会出现相同的机体反应，即所谓疾病的共性。近年来，现代医学也已越来越重视疾病的共性，即非特异性反应。巴甫洛夫、塞里等实际上都是从不同的角度论证了疾病的共性。而中医学"心－肾系统"实际上在疾病的发病共性中，也起着重要的轴心作用。临床上通过对"心－肾轴心系统"的调节，往往可促使疾病个性的转化。若抓住"心－肾轴心系统"异病同治，则可提高疗效，巩固疗效，改善机体体质。进一步而言，协调好"心－肾轴心系统"对于延年益寿、防止早衰都会有一定的益处。

三、治法和用药

慢性肾炎是一个临床综合病症，无论从局部还是从全方面，都涉及多个脏器、多种病理变化的复杂病症。不可能仅靠一种方剂、一种药物就能完全解决。因此，张教授早在20世纪80年代即提出"肾衰竭系列方治疗慢性肾衰竭"的方法，即"补肾活血为本，祛湿降逆为标；整体局部相结合，理论治疗相结合，多种治法相结合"的全方位治疗方剂，并研制了健肝补肾汤、滋补肝肾汤、活血汤、补肾扶正方剂、活血化瘀方剂5个治标方剂；以及化湿汤、降浊汤、利水汤、平肝汤、清热防感饮等多个治标方剂，标本并治，取得一定的效果。

在诸多的治疗方法中，明确地提出了治疗慢性肾衰竭的基本大法，即补肾活血排毒法，定为所有治疗方法的基础。补肾法中以平补为基础，偏于补气，如冬虫夏草、黄芪、白术、补骨脂等；活血法中以辛温为主，如丹参、川芎、五灵脂、蒲黄等；排毒法中以降逆祛湿排毒为主，如大黄，大黄炭等。由此成功研制出了补肾扶正胶囊、活血化瘀胶囊、补肾生血胶囊、补肾排毒胶囊及肾衰灌肠液等全方位的制剂，而这些方剂中，张教授成功使用了中药配伍，在疗效上取得了满意的效果。

张教授是我国最早将冬虫夏草用于治疗肾脏病治疗的专家之一，一般书载始见于 1757 年清代吴仪洛《本草从新》，实际在 1694 年清代汪昂所著的《本草备要》中即有明确的记载。同时，张教授认为，《本草纲目》中所描述的"雪蚕（雪蛆）"从产地、形态、功能、意义、主治等方面都类似于冬虫夏草，当然这还有待于进一步考据。《本草备要》云："冬虫夏草，甘平，保肺益肾，止血化痰，已劳咳"，明确指出其性味与功效。重点在于补肺肾，而清代柴允煌所撰的《药性考》中进一步指出其功能主要在于"秘精益气，专补命门"。所以张教授于 20 世纪 70 年代初就将其运用于慢性肾脏病的临床治疗，认为冬虫夏草性味甘平，力强不猛，阴阳并补，不热不燥，虚寒、虚热者均可用之，补阳时可伍黄芪、白术之类；补血时可伍当归、黄精之类。盖黄芪、白术之类健脾补气，得虫草之力，命门火旺，后天得先天之帮，先天得后天之助，三药配合，先后天则俱盛也。另，虫草伍当归、黄精之类，实有补肾补气生血之妙，相得益彰，精血并补。于此，先天后天，气血阴阳均得到补益。冬虫夏草的用量为每日 0.5 ~ 2 g，用法可研粉白水送服，也可置于汤剂之中，先单独煎煮 2 次，再与群药合煎，制为成药时可作赋形剂使用。至于人工虫草菌丝体张教授多以 10 : 1 的剂量参考使用。

五灵脂与蒲黄炭配伍，古代称失笑散，源于宋代《太平惠民和剂局方》。方中五灵脂苦咸甘温，入肝经血分，可通利血络，散瘀利结；蒲黄甘平，行血消瘀，活络行气。两药配伍，为活血化瘀、散结通络之优势组合；无怪乎清代吴谦在《医宗金鉴·删补名医方论》中做过如下论述："凡兹者，由寒凝不消散，气滞不流行，恶露停留，小腹结痛，迷闷欲绝，非纯用甘温破血行血之剂，不能攻逐荡平也。是方用灵脂之甘温延肝，生用则行血，蒲黄甘平入肝，生则能破血，共用可有推陈致新之功。甘不伤脾，辛能散瘀，不觉诸症悉除，直可以一笑而置之矣。"而慢性肾衰竭，系病症日久，瘀血至深，瘀血加重肾虚，肾虚致瘀更重，故行瘀活血为治疗之大法，张教授常以失笑散，五灵脂与蒲黄炭用量各为 10 ~ 30 g。

大黄是中医最早使用的中药之一，在第一部中药学术著作《神农本草经》中，就有大黄的记载："下瘀血，血闭寒热，破癥积聚，留饮宿食，荡涤肠胃，推陈致新，通利水谷，调中化食，安和五脏"。而后又很早地用于方剂配伍之中。如《武威汉代医简》中的30首药方中，有5首应用了大黄，而在张仲景《伤寒杂病论》中竟有89处应用了大黄，占全书方剂的1/4左右，他创立了34首大黄复方，占他所创323首方剂中的10.5%，其应用范围，涉及血证、痰饮、热毒、积滞等诸多方面，大柴胡汤、大、小承气汤、桃红承气汤、抵当汤、大黄䗪虫丸等皆属此类。张教授在治疗慢性肾衰竭中，根据"补肾、活血、排毒"的理论，大量使用大黄以排毒破瘀，祛浊降逆，一般采用后下方法，用量在10~30 g不等，根据临床表现，使其大便在每日2~3次，既能排毒又不伤正。在配伍上，大黄配甘草，仿仲景大黄甘草汤之用，即"食已即吐者，大黄甘草汤主之"来治肾衰竭患者浊毒上逆、表热内结之呕吐，确有"上病取下"之意，以大黄苦寒攻下、清热降浊，以甘草和胃保津，同时取其甘温，制大黄苦寒之弊，合之亦有仲景在《金匮方略·呕吐秽下利病脉证治篇》中所云"秽而腹满，视其前后，知何部不利，利之则愈"的含义。另大量配活血化瘀药，亦为仲景用药之妙。张教授常说："近年来，不少医者仅知大黄为通利攻下之品，而忘却其行血破血之用，殊不知仲景用大黄，攻下活血并存，下瘀血汤、桃核承气汤、大黄䗪虫丸等比比皆是。后世方剂中，吴鞠通的《温病条辨》中化癥回生丹亦为大黄与虻虫、桃红、三棱等同用。"故在治疗慢性肾衰竭中，大黄既有排毒之力，又有活血之攻。此外大黄与补阳散寒之药，如补骨脂、附子、肉桂同用，皆取"补泄同施，邪正兼顾"之意。另外，大黄与冬虫夏草、黄芪配伍，大黄与当归、黄精配伍，均体现了"祛邪不伤正，扶正不滞邪"的中医整体治疗法则，使邪祛正安，正复邪无。

四、典型医案

患者女性，47岁，2013年4月3日就诊。主诉：腰痛、尿色深5个月。患者2012年11月因受凉后双下肢紫癜、水肿、腰痛、尿色深，在天津滨海新区大港医院查尿中蛋白（＋＋），潜血（＋＋＋），考虑"紫癜性肾炎"，予激素、雷公藤多苷片、黄葵胶囊治疗后紫癜及水肿消失，仍腰痛、尿色深，尿中蛋白（＋＋），潜血（＋＋＋），高倍镜下红细胞满视野。现症：腰痛，腹胀纳少，尿色如茶，无紫癜，无水肿，大便每日1次，舌淡暗，苔薄，脉细滑。中医诊断为尿血，证候诊断为脾肾两虚，瘀阻肾络，治法用补肾健脾，固涩升提，化瘀止血。处方：生黄芪 30 g，土茯苓 10 g，荠菜花 10 g，白术 10 g，升麻 5 g，五味子 10 g，覆盆子 10 g，芡实 10 g，金樱子 10 g，青蒿 10 g，焦三仙各 10 g，三七 10 g，杜仲炭 10 g。水煎服，每日 1 剂，分 2 次服，每次 300 mL。6 周后复诊患者尿色较前变浅，腰痛消失，仍腹胀乏力困倦，大便不成形，舌质淡，苔白腻，脉细滑。尿中蛋白转阴，高倍镜下红细胞 6~10 个。患者尿蛋白消失，尿血好转，但乏力困倦、腹胀便溏，脾虚症状尤甚，张教授在上方加枳壳 10 g，砂仁 10 g，炒鸡内金 10 g，健脾消食、行气除胀。4 周后再诊，诸症减轻，舌质淡红，苔薄，脉细，尿中高倍镜下红细胞在正常范围。嘱中药继服 4 周巩固疗效，上方加仙鹤草 30 g 补虚止血。

五、按语

张大宁教授认为肾虚血瘀是各类肾脏疾病共性的表现，在"肾虚血瘀论"的指导下结合具体疾病的特异性反应。肾虚有气虚、阳虚、阴虚之分，诱发因素又有风热、湿热等不同。阴虚、阳虚、气虚及风热、湿热等都属于患者的特异性反应，而脾肾虚损、瘀血阻于肾络才是肾脏病的根本原因。治疗肾脏病总的治则为补肾活血法，具体方法有益气升提法、益气固摄法、补肾固涩法、化瘀止血法，临证再根据患者具体症状辨证加减。重视补肾健脾益气升提和活血化瘀的同时，强调大剂量黄芪的运用。

参 考 文 献

［1］张勉之，李树茂，何璇. 张大宁名老中医学术思想及思辨特点研究报告［J］. 中国中西医结合肾病杂志，2012，13（8）：662-665.

［2］司福全，张大宁. 张大宁学术思想及诊疗经验述要［J］. 天津中医药大学学报，2008，27（3）：171-174.

［3］张勉之，张大宁，张德政，等. 张大宁教授治疗肾病临证经验及学术思想评价［J］. 中国中西医结合肾病杂志，2007，8（5）：252-254.

［4］李银平，张勉之，沈伟梁. 继承中医学发展中医学——张大宁教授学术思想探讨［J］. 中国中西医结合急救杂志，2004（2）：67-69.

［5］张勉之，沈伟梁，张宗礼，等. 张大宁教授学术思想探讨［J］. 天津中医药，2003，20（6）：6-9.

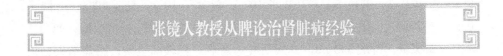

张镜人教授从脾论治肾脏病经验

医家介绍：已故国医大师张镜人作为沪上张氏内科第十二代传人，行医近70春秋，毕生潜心钻研医术，学术造诣精深，擅长治疗内科疑难杂症，对肾脏病有丰富的临证经验。临床诊治，处处顾护脾胃中气，认为中焦脾胃乃气机升降出入之枢纽，脾胃和则后天得养，病邪易除。

一、肾病与脾相关

慢性肾小球疾病是现代医学泌尿系统内科常见病。中医对本病的认识从肺、脾、肾三脏功能失调着手论治。张老强调从脾论治的重要性。脾胃位居中焦，是津液精微受纳运化所在之处，又是气机升降运动的枢纽。本病初起多由风邪夹湿热之邪侵袭，影响肺脾肾三脏功能。人体的水液代谢依靠肺气的宣肃通调，脾气的转输升降，肾气的蒸腾开阖。故曰："其标在肺，其制在脾，其主在肾。"若三脏功能失调，水液运行失常乃可出现水肿。其初起与肺关系密切，但既病之后风邪易散，湿热则往往羁留难除。中侵伤脾，下注伤肾，脾肾受损渐进，气化失司，升降开阖失常，水肿乃久久不去。且脾胃主受纳运化精微，胃气宜降，脾气宜升，脾胃不足，精微物质的生化及运行失度，清气不升，浊阴不降，精浊相杂，则精微或随小溲而去，即所谓"中气不足，溲便为之变"，出现蛋白尿等变化。同时饮食不能化生精微，反成水湿痰浊，故或见低蛋白血症、高脂血症。进一步水湿痰浊之邪滞留，浊阴弥漫与脏腑功能受害互为因果，恶性循环，出现氮质血症，病情日趋严重乃至不可收拾。在临床实践中，常用黄芪、孩儿参、白术、山药等配合他药治疗，往往取得较满意的疗效。而到氮质血症阶段则重视祛湿化痰泄浊的运用，以解脾土之困，升肾水之气，宣清导泄，而起到延缓慢性肾功能不全恶化的作用。

二、辨治心法

张老认为，肾病与脾肾最为密切相关，其临床症状无不责之于脾肾功能的变化。肾病发生具有一定的免疫遗传背景，即中医学所认为的先天禀赋，也就是"肾"的范畴。本病的病程往往较长，多呈缓慢进展，后天脾土受累几乎难免。许叔微《普济本事方》认为，脾为气血生化之源，后天之本，先天之本肾虚应当补脾，能事半功倍。因此，可以把脾肾亏虚看作肾病的病机基础或关键。脾肾二脏对水液的代谢尤属关键。脾主运化，会从胃纳入的饮食物中摄取精微包括水液，转输全身，供给营养，故有"脾主为胃行其津液"之说。肾司开阖，开阖适度，则水液循序代谢，而精气固密，所谓"肾者主水，受五脏六腑之精而藏之"。脾肾两虚，势必影响精微的摄取和精气的固密而出现蛋白尿。且"肾为胃关，关门不利，故聚水而从其类"，引发水肿。故水液潴留，导致水肿、尿少、蛋白尿及腰部酸楚等，首应责之脾肾。治宜健脾益气、补肾固精，可选黄芪、白术、山药、茯苓、党参、薏苡仁、熟地黄、杜仲、山茱萸、枸杞子、女贞子、墨旱莲等作为基础用药。

1. 宏观辨证参机变

脾失健运，肾气不固，湿邪夹热。症见面色无华，目睑及下肢水肿时轻时重，腰酸疲乏，纳谷不馨，大便或薄或黏滞，小便少利、色深，舌质偏红，苔薄腻或薄黄腻，脉濡细带数。中等量蛋白尿（24小时尿蛋白定量<3.0 g），可见少量红细胞及管型。治法：健脾益肾、化湿清热。方以防己黄芪汤合参苓白术散加减：黄芪、防己、茯苓皮、枸杞子、山药、杜仲、泽泻、续断、狗脊、薏苡仁、石韦等。

热伤气阴，脾肾俱虚，水湿逗留。症见颜面及肢体水肿，头晕且胀，血压正常或偏高，腰部酸楚，精神疲怠，溲溺量少，舌质微胖、稍红，苔薄腻，脉细沉或细滑。大量蛋白尿（24小时尿蛋白定量可>3.5 g），或见红细胞及管型，血浆白蛋白降低，血胆固醇增高。治法：益气养阴、行水利湿。方以黄芪人参汤合六味地黄丸加减：黄芪、党参、苍术、白术、生地、熟地黄、何首乌、山药、赤芍、白芍、菊花、牡丹皮、莲须、芡实、黑豆、赤茯苓、猪苓、通草、泽泻等。

气阴亏损，血不养肝，湿浊下注。症见面色淡白，两足踝部水肿，头晕疼痛，血压偏高，舌质淡红，苔薄黄，脉细弦。中等量蛋白尿（24小时尿蛋白定量1.5~3.5 g），或见管型尿，肾功能呈轻度损害。治法：补肾调营、和阴潜阳。方以黑地黄丸合五阴煎加减：生地、熟地黄、枸杞子、杜仲、党参、苍术、白术、白芍、茯苓皮、当归、山药、何首乌、狗脊、蚕沙、石决明、菊花等。

2. 临证加减

张镜人教授治疗肾病综合征除注重整体辨证论治外，还重视借鉴临床化验结果，有的放矢，论治处方，从而提高临床疗效。如镜检血尿：气阴亏损者，加女贞子 9 g、旱莲草 15 g、生地炭 10 g、仙鹤草 30 g；湿热伤络者，加荠菜花 30 g、小蓟 30 g、白茅根 30 g。蛋白尿：脾肾虚弱者，加黄芪 15 g、山药 10 g、山茱萸 10 g、莲须 3 g、芡实 10 g、杜仲 15 g；湿热蕴积者，加薏苡仁 30 g、大蓟 30 g、石韦 30 g。低血浆蛋白：脾肾两亏，生化匮乏者，加黄芪 15 g、党参 10 g、山药 10 g、黄精 10 g、黑豆 30 g。高脂血症：脾失健运，痰湿内盛者，加苍术 10 g、白术 10 g、茯苓 10 g、半夏 10 g、泽泻 30 g、荷叶 10 g。高凝状态：瘀血阻滞者，加赤芍 10 g、丹参 10 g、当归 10 g、益母草 15 g。

三、典型医案

患者，男，41 岁，1988 年 3 月 9 日初诊。自 1987 年 10 月起患者腰酸，伴夜尿增多，至当年 12 月尿频尿急明显。当地医院查尿常规示"蛋白（＋）、红细胞（＋＋）"，给予吡哌酸、先锋霉素Ⅳ号等治疗无效。后转院，拟诊"肾小球肾炎"住院 1 个月，曾做肾穿刺示"肾小球局灶性硬化"。刻下：神疲乏力，腰部酸楚，下肢浮肿，夜寐梦多，舌苔薄黄少润，脉细。血压 160/104 mmHg；尿常规示：蛋白（＋＋），红细胞 10～15 个/HP，白细胞 0～1 个/HP。西医诊断：慢性肾小球肾炎。中医诊断：水肿（证属脾肾气阴两虚、湿热下注）。宜健脾补气、益肾养阴、清湿热。予麸炒白术 9 g、炒山药 9 g、扁豆衣 9 g、炒生地黄 12 g、莲须 3 g、芡实 12 g、薏苡仁根 30 g、石韦 15 g、大蓟 30 g、女贞子 9 g、墨旱莲 30 g、贯众炭 9 g、荠菜花 30 g、赤芍、白芍各 9 g、炒续断 15 g、谷芽 12 g。每日 1 剂，水煎服。

1988 年 5 月 4 日二诊：浮肿轻减，腰脊酸楚亦有好转，舌苔薄黄腻，脉细。尿常规：蛋白（＋），红细胞 3～4 个/HP，白细胞 0～1 个/HP。守方去贯众炭、荠菜花，加杜仲 9 g。本方服用数月，偶有间断，患者自觉病情好转、稳定。

1988 年 9 月 21 日三诊：查尿蛋白（±），红细胞 2～3 个/HP，白细胞 0～1 个/HP。诸症均平，苔薄腻，脉细。前法续进。改方：炒生地黄 12 g、炙黄芪 9 g、麸炒白术 9 g、炒山药 9 g、芡实 12 g、莲须 3 g、薏苡仁根 30 g、石韦 15 g、大蓟 30 g、荠菜花 30 g、仙鹤草 30 g、炒藕节 9 g、炒续断

15 g，杜仲 9 g，谷芽 12 g。以方加减治疗经年，症情稳定，药后自觉体质增强，不易感冒，能正常参加工作，尿检有时尚有少许蛋白或红细胞，随访 4 年无明显波动。肾功能一直正常。

四、按语

慢性肾脏病病程长，一般呈缓慢进行，其病机错综复杂，张老长期实践体会其主流是脾肾气阴亏虚，湿热停留蕴郁。故以健脾利湿、益肾清热为基本治法。本案证亦如是，患者血尿乃肾虚阴亏、虚火灼络所致，故拟方宜侧重益肾清热、和络止血。方中仙鹤草、炒藕节、贯众炭乃安络之意。因尿血以单纯止血法难以获效，故宜从根本图治。以黄芪、白术、生地黄、山药等健脾益肾、补气养阴，赤芍、白芍凉血和营，薏苡仁根、大蓟、石韦清利湿热，经数月治疗，取得稳定疗效。

参 考 文 献

[1] 刘小微，吴晴，王松坡. 张镜人辨治慢性肾小球肾炎经验 [J]. 中国中医药信息杂志，2015，27（7）：112 - 114.

[2] 秦嫣，朱凌云. 张镜人运用膏方调治肾病经验 [J]. 中医杂志，2012，53（17）：1452 - 1453.

[3] 张亚声，翁雪松，陆瑛瑛. 张镜人教授治疗肾病综合征的经验 [J]. 中西医结合学报，2004，2（6）：425，439.

[4] 周永明. 张镜人学术特点探析 [J]. 上海中医药大学学报，2002，16（4）：28 - 29.

[5] 石蕴玉. 张镜人论慢性肾小球疾病从脾胃治 [J]. 上海中医药杂志，1994（1）：38 - 39.

张茂平辨治糖尿病肾病学术经验

医家介绍：张茂平，西南医科大学附属中医医院主任医师，全国第五批老中医药专家学术经验继承工作指导老师，尤其在糖尿病肾病的治疗上有独特的见解，提出"络脉、玄府"理论，临床疗效卓著，现介绍如下。

一、"络脉、玄府"理论

"络脉"是人体精、气、血、津液流通横贯于全身的细小通道，而"玄府"则是"络脉"道路上的孔穴，或门户（枢纽），为气血津液出入之门户，亦为废气、痰湿、糟粕排泄之孔穴，两者都以通为顺。络脉是通路，行使功能靠络脉上玄府开阖有节。张茂平提出玄府是肾脏组织结构学物质基础，将肾小球毛细血管喻为肾之络脉，肾之筛孔为肾之腠理，即"玄府"，通行肾之气血津液之道路。玄府荣，络脉荣；玄府闭，络脉闭。消渴因热、燥伤阴，阴枯玄府失养，开阖失司。消渴日久，元气内虚，血行瘀滞，湿邪、热毒及风邪等郁结肾络，堵塞玄府这个微细结构通道，肾络痹阻不通，而致消渴病肾病。

二、辛润开玄，温阳通络法

张茂平教授指出糖尿病肾病以脾肾亏虚为本，湿瘀为标，消渴日久，穷必归肾，针对糖尿病肾病下焦阳虚、中下焦水停、津不上承、上焦干枯、玄府闭塞、络脉阻滞的病机，治疗应"使道路散而不结""气血利而不涩"，提出"辛温开玄通络，松透病根，解除毒邪，巧用风药"的观点，运用辛味药和温药开玄散结，调畅气机，宣通气液，振奋人体气化功能，清除因寒湿瘀阻所致血行障碍，从而改善脏腑组织器官失去濡润之"燥"证，常能使活血化瘀效果明显增强，使补益药物活泼畅荣，无壅腻之弊。

1. 辛升肾气，通运为补，补肾为重

肾为内寓真阴真阳的水火之脏，肾阴性本静，为一身阴液之根本，其流通布散靠肾阳蒸化。如果肾阳衰微，鼓动无力，肾阴失滋养，临床易出现燥象。这种燥是因肾阳衰微、气不布精所致，养阴药不能奏效。须辛温助阳之品鼓动阳气，化气行水，推动阴精的敷布，方能有效。张氏常用药如辛温通络之桂枝、细辛等，辛香走窜专擅鼓动络气运行之麻黄等，辛润通络之当归、桃仁等，益气之人参。偏于血虚成瘀者，多用当归养血和血。《景岳全书·本草正》言："其气轻而辛，故又能行血。"

2. 辛宣化气，通络行津，温阳为要

由于真阳不足，命门火衰，气化失司，津液失于蒸腾上达而燥渴者。《金匮要略》提出"男子消渴……肾气丸主之"。开后世用温热药治消渴之先河。历代对此存在一些争论。消渴病患者若素体阳气偏衰，或过用寒凉清泄，在病变发展过程中出现阴损及阳，甚至阳衰为主者并非罕见，症见精神疲惫，面浮足肿，形寒肢冷，口渴尿频，夜间尤甚，大便稀溏，舌淡苔白腻或白滑，脉沉细无力等。属阴损及阳、阴阳两虚者，可司《金匮要略》中肾气丸意，在滋阴补肾药中加入少许热药，阴阳双补，使阴得阳生，阳得阴助，阴阳协调而病情控制。阴盛阳虚、真阳衰微者，则须以温阳补火为主，大胆使用热药，否则失误，势必难以救治。

3. 辛散活血，通经润燥，化瘀为贵

张氏认为消渴病及其并发症的发生多与"瘀血"相关，非传统理论认为的"阴虚燥热""津耗血枯"。有报道亦显示，大血管和微血管的病变可见于糖耐量异常阶段。辛味药物能改善或清除因营血瘀阻导致的血行障碍、脏腑组织器官失润之"燥"证。张氏根据瘀血形成的病因，抓住病机关键，灵活运用活血化瘀法。张氏指出化瘀犹如疏通沟渠的淤塞，澄清水流。根据津亏血虚血瘀的基本病机，提出虽有瘀血，不宜强祛瘀，如河水干涸，可见坑洼之泥土，强祛泥土，反而使坑中仅存的津液耗散，宜先下雨，水盈淤泥自流行。在活血之前应先予建中补液，方如小建中汤、当归建中汤类。

4. 巧用风药尤妙

风药的法象药理名称是"如风之药"，为味薄质轻、药性升散，具有风木属性的一类药物，具"治风之用"，有"如风之性"。风药在方中除了发挥自身的多重功用外，还能对其他药物起相当的促进作用，具有 $1+1>2$ 的放大效应，能起到增效作用。李东垣认为："肾肝之病同一治，以俱在下焦，非风药引经不可。"独活，苦、甘、平、微温，足少阴肾经行经药也。如治少阴肾经之病证多加用羌活、独活等风药，以助其效。

张氏认为风为百病之长，易兼痰（湿）、瘀、毒，导致肾的开阖失常。病理上多见肾不固精，出现血尿、蛋白尿；肾气化失司，水湿泛溢，而见水肿等。风药祛散风邪，使各种兼夹入侵之邪通过风药的发散从表而解。以风药作先锋，百药随风行，有"擒贼先擒王"之意。桂林古本《伤寒杂病论》中亦有记载，"风为百病之长……中于项，则下太阳，甚则入肾"。《太极图说》曰："动而生阳。"《临证指南医案·卷五·风》云："风能流动鼓荡。"风药之"动"性最能鼓动阳气，振奋气化，促进体内气血津液流动畅通。糖尿病肾病患者小便多伴有明显泡沫样改变，与"风性鼓荡"特点有着极为密切的相关性。肾病多虚，或虚实并见，风伏肾络、瘀阻肾络为肾病的常见病机，常以辛香流气、舒畅络脉、益肾祛风、活血化瘀等为治则治法。风药具有"升、散、透、窜、痛、燥、动"的特性，《蠢子医》云："加上风药便腾达，十二经中皆能透""况且风药大使用，一窍通时百窍通"。在补益肝肾的基础上配伍风药，旨在温通经络，开通玄府，宣气化水，祛瘀润燥，取得健脾益肾、温补命门、活血化瘀、利水排毒的作用。但风药多属辛燥之品，用量不宜过大，药味不宜多，以免过燥伤阴，反悖经旨。

三、典型医案

马某，男，69岁，退休工人，2012年3月初诊。患消渴十年余，长期服西药降糖药治疗。1个月前出现全身水肿、阴囊水肿，伴双侧手足麻木，少尿，动辄就累气促，脉沉弦。查尿素氮：20.5 mmol/L，血肌酐：300 μmol/L；糖化血红蛋白9.6%。心脏彩超提示左房增大，诊断：2型糖尿病合并糖尿病肾病，糖尿病周围神经病变。辨为脾肾阳虚，水湿停聚证。治法补益脾肾，温阳利水。方以桂附地黄汤合真武汤加减：白附片15 g（先煎），茯苓30 g，白术30 g，山药60 g，赤芍30 g，干姜30 g，盐泽泻70 g，烫水蛭6 g，大腹皮15 g，黄芪90 g，木香10 g，酒大黄20 g，3剂，配合西药利尿剂等，仍阴囊重度水肿，双下肢膝关节以下重度凹陷性水肿，服茯苓30 g，白术30 g，山药60 g，白附片30 g（先煎），干姜30 g，盐泽泻70 g，烫水蛭12 g，大腹皮15 g，黄芪90 g，木香10 g，酒大黄20 g，7剂后，诸症即见明显改善，颜面轻度水肿，双下肢轻中度水肿。舌质黯红而干，苔白腻微黄，脉沉细。予真武汤加用生地黄30 g以滋阴，3剂。腹壁无水肿，双下肢水肿消退。舌质暗红，苔白微腻，脉浮滑。复查肾功能：尿素氮：18.4 mmol/L，血肌酐：239umol/L。空腹血糖6.3～7.9 mmol/L。患者舌质胖嫩，苔白腻，水湿较重，予中药温胆汤加减益气和胃，理气化湿调理及西洋参研末益气养阴。

四、按语

该病证属消渴日久，脾肾俱损，阴损及阳，脾肾阳虚，水湿停聚，瘀阻络脉，故治疗用真武汤加味治疗以温阳通络。方中白附片温阳，加木香、干姜则利用其辛行气行津尤著。参术补脾，加生地、山药则滋脾肾之阴力添。加黄芪则益气之力增，加泽泻、大腹皮增强行气利水之功。更加当归、水蛭、活血利水，化瘀抗凝，还配合大黄通降除积。全方辛温开玄通络，化瘀利水，收效良佳。

参 考 文 献

[1] 赵庆，张茂平，沈宏春，等. 张茂平教授"辛温开玄通络"理论学术思想及临床经验整理与研究 [J]. 中医临床研究，2018，10（25）：57 – 58.

[2] 赵庆，张茂平，王明杰，等. 张茂平教授从络脉、玄府论糖尿病肾病 [J]. 中医临床研究，2017，9（4）：50 – 51.

[3] 赵庆，张茂平，王明杰，等. 辛润开玄，温阳通络法治疗糖尿病肾病 [J]. 中医临床研究，2017，9（2）：70 – 71.

张琪教授"大方复治"治疗肾脏病经验

医家介绍：国医大师张琪，精通中医内科、妇科、儿科，尤擅中医肾病，认为肾脏病末期病机错综复杂，不能单纯补或泻，要从多方着手，处方兼顾，善用大方复治法治疗慢性肾小球肾炎、慢性肾衰竭。他精通《伤寒论》《金匮要略》，并对金元四大家及明清著名医家的研究皆有高深的造诣，常古方新用，摸索出治疗慢性肾炎的良方"加味清心莲子饮"，得到广泛的临床运用。

一、大方、复法

大方、复法属七方之一，源于《黄帝内经》。《素问·至真要大论》曰："君一臣二，制之小也；君一臣三佐五，制之中也；君一臣三佐九，制之大也。"可见，在《黄帝内经》时代，临证处方遣药就有小、中、大方之别，并主张"所治为主，适大小为治"。

张琪主张危重疾病和病情复杂的疑难杂病要用大方、复法，病势轻缓者需用经方、小方。他指出，复法是指针对疾病的多重复杂病机，组合运用2种以上的治法，以求相互为用，增强疗效；大方是指处方药味数目超过常规味数的一种用药方法。他强调，大方有药味和剂量的双重规定。治法在2种以上，药味数在12味以上，多则可达20～30味，总剂量大于250 g。虽然丸剂和散剂通常采用较多药味数，但其每次或每天的服用量并不大，甚至少于常规用量，因此，大方、复法专指汤剂而言。张琪认为，大方、复法是为了适应复杂证候、多种疾病并发或疑难病症的需要，满足患者和医生从速治愈或好转的强烈要求和目的，除有少数医生为了蝇头小利，毫无章法地处方用药外，大方、复法有其合理性和必然性，呈现出鲜明的时代特征。

张琪认为，慢性肾病发展至慢性肾衰竭，脾肾两虚贯穿其始终。尤其强调，慢性肾病发展至慢性肾衰竭阶段，大多已有湿浊郁久化毒、湿毒入血、血络瘀阻的病理改变。这些病理改变虽然源于正虚，但其留滞停蓄，又会进一步加重正气的耗损，使慢性肾衰竭恶化。因此，脾肾两虚、湿毒内蕴、血络瘀阻、正虚邪实、虚实夹杂为慢性肾衰竭病机演变的基本特征。据此，张琪总结几十年临床经验，结合现代医学对慢性肾衰竭的分期标准，以中医理论为指导，病证结合，总结出一套治疗慢性肾衰竭的方案，具体如下。在肾功能不全代偿期，以扶正治本为其原则，以补脾益肾为主，结合他证兼以利湿消肿、活血化瘀。此期重在恢复正气，扶正祛邪，使肾功能得以恢复，常用脾肾双补方治疗。方药组成（18味药）：黄芪、党参、白术、当归、远志、何首乌、五味子、熟地黄、菟丝子、女贞子、山茱萸、淫羊藿、仙茅、枸杞子、丹参、山楂、益母草、山药。

在慢性肾功能不全失代偿期及肾衰竭期，体内毒素物质潴留增多，临床以脾肾两虚、阴阳俱伤、湿毒潴留、虚实夹杂出现者居多。治应补泻兼施，正邪兼顾，必以补脾肾、泻湿浊、解毒活血法，补与泻熔于一炉，扶正不留邪，祛邪不伤正。方用扶正化浊活血汤，临床收到较好疗效。方药组成（15味药）：人参、白术、茯苓、菟丝子、熟地黄、淫羊藿、黄连、大黄、草果、半夏、桃仁、红花、丹参、赤芍、甘草。

进入尿毒症期，湿邪蕴结日久则化热，或体内脾胃素热与湿相互蕴结则脾胃运化受阻，形成湿热痰浊中阻，此时须化湿浊与苦寒泄热合用，方用化浊饮。方药组成（12味药）：大黄、黄芩、黄连、草果、藿香、苍术、紫苏、陈皮、半夏、生姜、茵陈、甘草。

湿热毒邪入侵血分，以血络瘀阻为主，治宜清热解毒、活血化瘀，用加味活血解毒汤。方药组成（13味药）：连翘、桃仁、红花、当归、枳壳、葛根、赤芍、生地、牡丹皮、丹参、柴胡、甘草、大黄。张琪强调，慢性肾功能不全病机以脾肾两虚为本，湿浊氮质潴留为标，两者互相影响。治疗攻邪则伤正，扶正又留邪，且病程漫长，正虚邪实，寒热夹杂，为治疗非一方、一药所能愈，治疗当分标本缓急，急则治标，缓则治本，更应扶正与祛邪合用，使扶正不留邪，祛邪不伤正。因此，治疗慢性肾衰竭的基础方剂组成都在12味以上，病情复杂者，药物常常达二十几味。治疗上综合运用补脾益肾、利湿泄浊、活血通络、清热解毒等治法。张琪指出，在肾功能不全代偿期，以脾肾虚弱为主，正虚则生内邪，故此期常常合并湿浊内蕴、瘀血内生。因此，在治疗过程中，除了选择补益脾肾类药物以外，还要合用丹参、山楂、益母草等活血消瘀化毒之品，标本兼顾，扶正祛邪，选药18味之基础用方。随着疾病的进展，肾功能逐渐衰弱，体内邪气渐盛，化毒伤正。张琪结合临床实际，自拟扶正化浊活血汤，集补益脾肾、化湿泄浊、活血解毒于一体，选药15味。邪气盛则实，正气夺则虚，本病一旦进入尿毒症期，虽临床表现为邪气壅盛，但其病因病机复杂，湿、浊、痰、瘀、热互生。因此，张琪自拟12味之化浊饮和13味之加味活血解毒汤，起到利湿泄浊、活血通络、清热解毒之功。

张琪教授认为慢性肾脏病病程日久，大多病机错综复杂，复因治不得法，病情多变，疾病发展过程中常有寒热错杂、虚实夹杂、兼夹证多等特点，虚实寒热夹杂、证候多变是慢性肾脏病缠绵难愈的主要原因。因此，要辨明虚实的轻重、寒热之甚微、湿瘀之有无等，针对其病机特点张老常用大方复治法治疗，药味多达二十几味，寒热虚实正邪兼顾，谨守病机，上下表里寒热兼顾，阴阳相调。由于病机复杂，涉及多个病理环节，药味少难以兼顾；选用大方多味药分治，对其多个环节各个击破，故疗效佳。中医治疗疾病的基本原则是辨证论治，体现的是整体观念，只有对疾病施以整体调控的治疗方法，针对患者的整体进行调整，使之阴阳平衡，才能药到病除。张老经验如此，重症病机错综复杂非大方复治法不能奏效，处方药味多而不滥有序，条理清，相辅相成。

二、加味清心莲子饮

清心莲子饮出自《太平惠民和剂局方·卷五》，由石莲子、黄芪、党参、麦冬、地骨皮、黄芩、车前子、茯苓、柴胡组成，原方后注"治小便白浊，夜梦走泄，遗沥涩痛，便赤如血。男子五淋，气不收敛，阳浮于外，五心烦热……能清心养神，秘精补虚"。方中石莲子清心火、养脾阴、秘精微，黄芪、党参补气升阳，地骨皮、麦冬滋阴，黄芩清心肺之热，车前子、茯苓利湿，柴胡疏肝胆之热。全方共奏补气养阴、清热利湿、清心秘精之效，为清补兼施之剂。张老临证发现，慢性肾小球肾炎、慢性肾盂肾炎、慢性尿路感染等疾病，日久阴液耗伤，加之患者长期使用糖皮质激素，往往有气阴不足的表现，如倦怠乏力、少气懒言、头晕心悸、食少纳差、口干舌燥、五心烦热、舌质红、苔薄而少等。肾主水液，膀胱为州都之官，气虚则气化无权，湿浊内生，阴虚则内热，湿热搏结，患者往往在气阴不足基础上出现湿热内蕴症状，如尿频、尿急、尿痛、小便灼热，尿常规可见白细胞反复出现，或兼见红细胞、脓细胞、菌尿，或表现为尿路感染反复发作等。据此，张老结合慢性肾病的病机，常以清心莲子饮为基础，加入具有清热、解毒、通淋作用的白花蛇舌草、金银花、败酱草、大蓟、小蓟等，标本兼顾，扶正而不恋邪，可使症状在较短的时间内得到缓解，肾功能也有一定程度的改善。

三、典型医案

患者，女，34 岁。腰痛，肉眼血尿 1 个月。无排尿不适。查：尿常规示尿蛋白（＋＋），红细胞满视野，膀胱镜检查未见异常，舌淡红、苔白，脉和缓。诊断：隐匿性肾小球肾炎。中医诊断：尿血。处方：黄芪、益母草各 30 g，太子参、龟板、棕榈炭、地榆炭、赤石脂各 20 g，石莲子、丹参、地骨皮、柴胡、甘草、赤芍、川芎、大黄炭各 15 g，三七 10 g，服药 7 剂，腰痛好转，肉眼血尿消失，尿常规示蛋白（＋），红细胞 20～30 个/HP，潜血（＋＋＋），治疗有效，守方又服 10 剂，尿常规示蛋白（±），红细胞 8～10 个/HP，前方略做加减化裁，治疗月余痊愈。

四、按语

此案慢性肾炎，病程日久，为气虚统摄失职，湿热内停易灼伤血脉，因此这类患者往往气阴不足，兼夹湿热、血瘀等病理因素，造成慢性肾病，病机复杂，常需大方、复方治之，其中清心莲子饮是治疗肾脏病，尤其是慢性肾炎的基础处方，全方补气养阴、清热利湿、清心秘精，为清补兼施之剂。患者尿血日久，损伤阴分，以清心莲子饮益气阴，清湿热，加活血止血之丹参、益母草、赤芍、川芎，收效甚捷。

参 考 文 献

[1] 陈飞，柳成刚，常佳怡，等. 国医大师张琪教授大方、复法临证要诀 [J]. 中华中医药杂志，2018，33（1）：136 - 138.

[2] 王今朝，张佩青，李淑菊. 张琪教授运用大方复治法治疗慢性肾脏病的经验浅析 [J]. 中医药信息，2007，24（5）：38 - 39，4.

[3] 阮亦，王建楠，刘龙，等. 张琪运用清心莲子饮经验体悟 [J]. 中国中医药信息杂志，2015，22（1）：98 - 99.

[4] 王少华，张晶瑜，王彬，等. 清心莲子饮在肾系疾病中的应用 [J]. 陕西中医，2004（4）：366 - 367.

张雪梅主任辨治肾衰病学术经验

医家介绍： 张雪梅，福建省立医院主任医师，西医功底扎实，中医造诣颇深，为第五批全国老中医药专家学术继承工作指导老师，从事肾脏病的中西医结合临床、教学、科研工作逾40载，主张在肾病的诊治过程中，注重将中医的宏观辨证与西医肾穿刺活检病理组织学的微观改变相结合，治疗侧重调理脾胃气血，平衡阴阳。

一、重视脾胃

张雪梅认为慢性肾脏病虽以脾肾亏虚为本，但应侧重调理脾胃。在慢性肾衰竭患者的病程中，消化道症状如胃脘痞满、纳呆、呕恶是最早出现、最常见，并贯穿着整个病程的。在临床上，慢性肾衰竭患者消化道症状的轻重与肾功能损害的程度大多呈正相关。此外，慢性肾衰竭患者常见的肢体倦怠、蛋白尿、血尿、贫血、出血、瘀血、水肿、尿少等均与脾关系密切。脾主运化水谷精微，为气血生化之源，在体合肌肉，主四肢，脾虚则气血生化乏源，故见肢倦、贫血、气虚不能行血，则络脉瘀阻，形成瘀血。脾主运化水湿，脾虚则水湿不归正化，症见水肿、尿少。脾虚不能升清降浊，清阳不升，则精微下泄，见尿中蛋白、血尿，浊阴不降，浊毒泛逆，症见恶心、呕吐。脾虚不能统摄血液，血液则有离经之变。故张主任认为如能通过治疗使脾运得健，气血化生，水湿得以运化，升清降浊之机恢复，则诸症可解。

二、治疗思路

张雪梅认为治疗肾衰竭应采用内服中药与保留灌肠双管齐下。灌肠旨在通过结肠透析，增加排便次数，以每日2次软便为宜，促进多余水分及毒素的排泄。张主任认为，肾脏病病程迁延，大多存在阴阳失调，临床上补阴补阳都不可过剂。《景岳全书·关格》云："病若此者，阳自阳而阳中无阴，阴自阴而阴中无阳，上下痞膈，两顾弗能，补之不可，泻之又不可。"尤在泾云："欲求阴阳之和者，必先求于中气。"故内服中药应以补益脾肾，侧重健脾，兼顾化湿降浊、活血化瘀为主。基础方选用黄芪、黄精、党参、山药、山茱萸、生地、丹参、川芎、赤芍、陈皮、紫苏、半夏等。方中黄芪、黄精、党参、山药、山茱萸、生地补益脾肾，平补气血阴阳。丹参、川芎、赤芍活血化瘀，陈皮、紫苏、半夏化湿和胃降浊，以复中焦升降之机。灌肠方以通腑降浊、清热解毒为法，选用附子、大黄、蚕沙、牡蛎、丹参、白花蛇舌草、蒲公英等，使邪有出路。总之，使"清阳出上窍、浊阴走下窍；清阳实四肢、浊阴归六腑"。慢性肾衰竭多为本虚标实，内服中药以补虚为主，灌肠方则以攻邪为主，将白花蛇舌草、蒲公英之类苦寒伤胃，但有解毒功效的药物，通过保留灌肠的方法，以达扬长避短之功，寓祛邪于扶正之中。

三、典型医案

患者，男，58 岁，退休职工，于 2012 年 9 月 15 日初诊。主诉：纳差、乏力半年，发现血肌酐升高 2 个月。患者半年前无明显诱因出现纳差、乏力，未及时就诊。2 个月前上述症状加剧，就诊外院，查尿常规示尿蛋白（＋＋），隐血（＋）。血肌酐 386 μmol/L，血压 160/89 mmHg，予"氨氯地平、尿毒清、肾衰宁"等治疗，患者诉症状无改善，不思饮食，胃脘痞满，恶心欲呕。2 天前复查血肌酐 457 μmol/L，腹部彩超示双肾弥漫性病变，双肾体积缩小。既往有慢性胃炎、消化性溃疡病史 30 余年。今日来诊，血压 135/80 mmHg，舌淡，边有齿痕，苔黄腻，脉弦滑。诊断为慢性肾衰竭。辨证为脾肾亏虚，湿热中阻。治宜补益脾肾，清化湿热，兼以通腑降浊。嘱其继服氨氯地平，内服中药处方：黄芪 30 g，黄精 15 g，党参 30 g，山药 15 g，山茱萸 15 g，生地 15 g，丹参 15 g，川芎 12 g，赤芍 15 g，神曲 15 g，白术 15 g，紫苏 12 g，半夏 10 g，茵陈 30 g，枳壳 10 g。并配合中药保留灌肠，处方：附子 10 g，大黄 10 g，蚕沙 30 g，牡蛎 30 g，丹参 30 g，白花蛇舌草 30 g，蒲公英 30 g，水煎至 100 mL，保留灌肠 1 小时，每晚 1 次。药进 7 剂后胃纳转佳，无恶心欲呕，胃脘痞满不适减轻，舌淡，边有齿痕，苔薄黄，微腻，脉弦滑。守方继服 14 剂后，各症明显改善。复查：血压 120/80 mmHg，血肌酐 325 μmol/L。后继续于门诊随症加减，药进 3 个月后诸症悉除，复查：血肌酐 227 μmol/L。尿常规示尿蛋白（＋），隐血（－）。

四、按语

此案患者慢性肾衰竭，以脾肾亏虚为主，然脾为后天之本，更易补充也更易受损，故在治疗中应侧重调理脾胃，健脾益胃之治则应该贯彻本病治疗的始末。采用补益脾肾，通腑泄浊中药内服配合保留灌肠的方法治疗慢性肾衰竭，在延缓肾功能损害的进展、提高患者生活质量方面有显著疗效。同时在肾病的诊治过程中，注重中西医并用，收效更佳。

参 考 文 献

[1] 黄昉萌，严晓华，陈丽，等. 张雪梅教授从脾论治慢性肾脏病的经验 [J].浙江中医药大学学报，2016，40（9）：666 – 668.

[2] 黄昉萌，骆杰伟，严晓华. 张雪梅主任治疗慢性肾衰竭的经验述要 [J].中国中西医结合肾病杂志，2014，15（10）：855 – 856.

张志坚教授治肾学术思想及经验

医家介绍： 张志坚，是继孟河医派费、马、巢、丁四大家之后，常州武进地区又一代表医家。张老博览群书，精研古籍，在《黄帝内经》《伤寒杂病论》等著作中，悟及岐黄之奥妙，发皇古义，师古而不泥古，知常达变，屡起沉疴，尤擅长治疗肾病。现将张老治肾主要学术思想归纳如下。

一、三因学说

"三因学说"首见于《金匮要略·脏腑经络先后病脉证第一》，张仲景对病因进行了初步分类，分为外因（客气邪风）、内因（脏腑）及其他诸因（房室、金刃、虫兽），开创了病因分类的先河。这种分类方法，虽然重视了外因，但对内因的阐述不详细。宋代陈无择在《三因极—病证方论》中继承了仲景学说而有所发挥，提出内因（内伤七情之极）、外因（外感六淫）、非内外因（六淫、七情之外的其他诸多致病因素），对后世影响很大。张老在前贤的理论基础上，结合临床实践，对"三因学说"进行了深入的研究，形成自己的独特见解，提出了肾病发病的新"三因学说"，即素因、主因、诱因。

张老认为"肺脾肾三脏虚损"是肾病发生的素因，其中肾虚最为常见。《素问·经脉别论》曰："饮入于胃，游溢精气，上输于脾，脾气散精，上归于肺，通调水道，下输膀胱，水精四布，五经并行。"脾胃为后天之本，主运化水谷精微，散津液，司统血，是气血生化之源，滋养五脏六腑、肢体百骸；肾为先天之本，为一身阴阳之根，主藏精，赖后天脾胃提供的水谷精微，方能生生不息。肾为封藏之本，主水，受五脏六腑之精而藏之，肾中精气的盛衰决定着机体的生长壮老已。机体在幼年、青年、壮年、老年的不同阶段，存在着肾气的不相等性。幼年精气未充，老年精气衰退，房事不节或久病等因素均可导致肾中精气不足，"精气夺则虚"，因此肾虚是诸因中最重要的方面。张老认为"风邪"为肾病发病的主因，分为外风和内风两类。风为"六淫"之首，善行而数变。《素问·水热穴论》提到："勇而劳甚则肾汗出，肾汗出，逢于风，内不得入于脏腑，外不得越于皮肤，客于玄府，行于皮里，传为胕肿，本之于肾，名曰风水。"风为阳邪，为百病之长，风邪留恋，搏击水源，源不清则流不洁。风邪易夹寒、湿、热、毒等邪合而致病，伤于肾络，使病情反复、缠绵难解，并滋生湿浊、毒瘀之类的病理产物。肾为水脏，内寄相火，外风乘袭，风胜则动，扰动相火，形成内风，每因外风内侵，内外风邪同气相求，使病情愈加复杂。虽然在肾病的发生发展中，素因、主因起着主要作用，但张老认为"外邪、饮食、劳累、情志"常为发病的诱因。肺脾肾三脏俱虚，风邪乘袭，往往是导致肾病患者易受外邪、饮食、劳累、情志诱发的原因，因此张老认为素因、主因、诱因"三因"是肾病致病的共同因素。

二、宣肺靖水饮

宣肺祛风是张老治肾学术思想中具有代表性的治法之一。其认为肾病的肇端主因为风邪，风邪贯穿始终。如上呼吸道感染会诱发急性肾炎的发作，或慢性肾炎的急性发作，均与风邪外袭密切相关。肾病初、中期以外风为主，风邪袭表致肺失治节、肺气失宣、风遏水聚，出现颜面水肿；中、后期以内风为主，风邪入络，蕴伏肺系，肺气膹郁，水道通调失司，甚或内风扰肾，肾失开阖。其所创立之"宣肺靖水饮"，由荆芥、连翘、僵蚕、蝉蜕、黄芪、白术、防风、石韦、生地、甘草、鸡内金 11 味药组成。方中连翘辛凉、透邪清热；荆芥辛温、开皮毛以达邪；僵蚕、蝉蜕宣肺泄热，祛风胜湿，二药相伍，有升清降浊、散风清热、化瘀泻火之功；黄芪补气行水；防风祛风解表；白术健脾益气、燥湿利水；石韦清肺泄热、利水通淋；生地滋阴清热；鸡内金健运消食；甘草甘缓补中、调和诸药。全方宣肺祛风，辛凉散邪泄热，因势利导，祛邪外出。张老效之临床，常随症化裁。见恶寒发热、头项强痛、无汗或汗出、鼻塞、咽痒、咳嗽、脉浮紧或缓之风寒表实或风寒表虚诸症，加麻黄、桂枝之属，以发汗解表、调和营卫；见发热汗出、咽红肿痛、脉浮数之风热证候者，伍金银花、桑叶、菊花之类，以疏风清热；如有高热、面颊肿胀等湿热毒蕴之象，酌加五味消毒饮（金银花、野菊花、蒲公英、紫花地丁、紫背天葵）之一二味以清热解毒；若神疲乏力较甚，或伍补中益气汤、水陆二仙丹，以补益中气、益气摄精；见血瘀指征，如月经夹血块，口唇发紫，舌有瘀斑、紫气，舌下脉络瘀紫，或伴腹痛便秘，则可配合《宣明论方》"倒换散"（荆芥、大黄）、《伤寒温疫条辨》"升降散"（大黄、姜黄、僵蚕、蝉蜕）于一方，再加虎杖、龙葵以升清降浊、导滞通腑；若腰背凉痛，畏寒肢冷，小便清长，肾中阳气不足，可用阳和汤化裁，以温里散寒，病获转机后，再进龟板、鹿角、紫河车等血肉有情之品，以补肾益精填髓。对于久服激素者，撤减不宜操之过急，当俟病情稳定时，逐渐递减，且宜入益肾温阳固本之品以助少火，可加淫羊藿、巴戟天、肉桂、党参、甘草之属。

三、典型医案

患者，女，8 岁，2006 年 9 月 26 日初诊。

患儿 2 年前因感冒出现眼睑水肿，外院查尿常规，示尿蛋白（＋＋＋）。予泼尼松 40 mg 每天口服，1 周后尿蛋白转阴，3 周后遵医嘱逐渐减激素至停用，但每因感冒致病情反复，3 天前患者感冒又作，当地医院查尿常规示尿蛋白（＋＋＋），给予"青霉素""美佳林"静滴 3 天，复查尿常规示尿蛋白（＋＋＋）刻诊：眼睑水肿，尿量减少，尿黄有泡沫，咽部不适，胃纳欠香，舌质淡红，苔薄白。此为患儿素体不足，外感风邪，肺失宣肃，通调失职，水湿泛滥肌肤。法当宣肺祛风，扶正洁源。方拟宣肺靖水饮加减。

处方：黄芪 15 g，防风 10 g，白术 10 g，金银花 15 g，连翘 15 g，浮萍 30 g，太子参 15 g，茯苓 30 g，鸡苏散 15 g（包），陈皮 10 g，半夏 10 g，黄芩 10 g，石韦 30 g，鸡内金 10 g，僵蚕 10 g，蝉蜕 10 g。14 剂。水煎，每次服 30 mL，每日 2 次。

二诊：2006 年 10 月 9 日。服前方后眼睑水肿消退，尿中泡沫减少，咽部不适消失。舌质淡红，苔薄白。复查尿常规示尿蛋白（－）；24 小时尿蛋白定量 53 mg。此外邪已去，水道通调，水肿已退，唯脾肾亏虚，当增加滋肾健脾之品，故另拟玉屏风散合六君子汤加减，处方如下：黄芪 15 g，防风 10 g，白术 10 g，金银花 15 g，连翘 15 g，陈皮 10 g，半夏 10 g，太子参 15 g，茯苓 10 g，甘草 3 g，石韦 30 g，河白草 30 g。14 剂。

四、按语

肾脏病病因主要考虑素因、主因及诱因，其中风邪是其中最为重要的因素，而宣肺祛风为其中主要治法。宣肺祛风适用于风水相搏证，见于急性肾炎、慢性肾炎急性发作、难治性肾病综合征反复感染者。症见尿蛋白长期不消失，反复感冒，咽痛，面肢浮肿，舌红、苔薄，脉细或浮细。本案患者长期尿蛋白，眼睑水肿，反复感冒，辨为风水相搏，以张老自拟"宣肺靖水饮"治疗，收效卓著。

参 考 文 献

［1］陈仁寿．江苏中医当代名家学术思想与临床经验［M］.上海：上海科学技术出版社，2016.

［2］陈亦江．江苏中医当代名中医临证精萃［M］.南京：江苏科学技术出版社，2013.

［3］朱美凤，王身菊，邓祥军，等．张志坚治肾学术思想探析［J］.江苏中医药，2017，49（6）：14－16.

［4］王身菊，张福产，陈岱，等．张志坚从风论治肾炎的临床经验［J］.江苏中医药，2011，43（9）：12－14.

［5］陈岱．张志坚治疗肾病经验［J］.黑龙江中医药，1993（5）：1－3.

赵化南教授治疗肾脏病专方

医家介绍： 赵化南，连云港市中医院主任医师，国家级名中医。受著名中医学家岳美中先生"专病专方能起沉疴大病"的影响，逐渐形成了辨证论治与专病专方结合的思路。重视搜集名医名方，并用之临床，现对疗效确切者，介绍如下。

一、慢性肾脏病

1. 玉屏风散

整个慢性肾脏病过程中引起复发的一个最常见因素是感染，尤其是上呼吸道感染，这个困扰患者或医者的问题，多由于患者先天禀赋不足，受到外邪等多种致病因素的侵袭，导致肾失封藏，精微下泄（如蛋白尿）。有些患者长期使用皮质激素或其他免疫抑制剂治疗肾病，也会引起免疫功能下降导致外感频发，因此，病情长期得不到稳定。针对此情况，赵化南常用玉屏风散加味治疗，药如生黄芪、防风、白术、当归、川芎、赤芍、白花蛇舌草、蝉衣、僵蚕、甘草等，其中黄芪30克左右。方中黄芪具有大补元气、利水消肿、固表功效；白术能补脾益气，是治疗脾虚证之常用药；防风祛风除湿，僵蚕、蝉衣祛风，当归、川芎养血祛风，白花蛇舌草清热除湿，诸药严密配伍使用，补气不过于补而滞，攻而不克伐人体正气。立法"意在益气养血不宜过于滋腻，清热利湿不过于苦寒伤胃，活血化瘀不过于峻猛"。诸药相伍，益气养血，活血清利湿热，使机体肾脏功能康复。以本方为基础开发的院内协定方慢肾方治疗慢性肾炎疗效确切，可明显改善患者症状，减轻患者蛋白尿和血尿，对肝肾无明显不良影响。

2. 黄芪四二二汤

赵老认为慢性肾炎病机较复杂，但总病机为本虚标实。就本虚而言，其发病早期以肺脾气虚多见，疾病迁延到中晚期则以气血亏虚多见，或兼见肝肾阴虚。无论何期，此病的标实常为湿热与瘀血。其临床治疗大法应当以治本为主，兼顾标邪。慢性肾小球肾炎迁延日久易形成气血两虚证（可兼阴虚），此证临床常表现为水肿，按之凹陷，或兼见尿浊，面唇无华，神疲乏力，头晕目眩，易感冒，舌淡，苔薄白，脉沉或细弱，或见手足心热，耳鸣，舌红少津，使用黄芪四二二汤多可见效。

黄芪四二二汤由黄芪、四物汤、水陆二仙丹、二至丸、山药与党参组成，可益气补血、滋养肝肾之阴。黄芪味甘，微温，为补气要药，亦能利水消肿，临床上多用于气虚而致自汗、疮疡难溃难腐、水肿等证。临床上赵老擅长将稍大剂量的黄芪（常为 25～50 克）用于慢性肾炎后期的治疗与恢复。四物汤可养血活血，血能养气，继则肾气得养，水液运行通畅，血液亦能行于脉内，故其对于慢性肾小球肾炎出现的血尿与水肿等症状均有较好疗效。水陆二仙丹中金樱子，味酸、涩；芡实，味甘、涩。金樱子生长在山中，具有补肾涩精之功效。而芡实为水生植物芡的种子，具有补脾止带之疗效。一陆一水，固精止带之疗效如仙方。一治因脾虚不运、升清降浊失常，以及肾的封藏作用减弱而导致的尿浊、泡沫尿等症状。二治因脾阳虚衰、脾气运化水液功能减弱，以及肾气蒸腾气化作用失常等多种原因造成水液输布代谢障碍，从而产生水肿的症状。同补先后天之本，彼此资生，共同运化水液，封藏精微。临床上其对于治疗慢性肾小球肾炎产生的水肿、蛋白尿具有良好疗效。山药同补脾肾，先后天兼顾，气阴双补，且微酸兼固涩之用，补敛同用，为治疗慢性肾小球肾炎常用之品。党参味甘、性平，归脾肺二经，具有补气、补血的功效，由于其性平，且能补气生津，故称其补气而无刚燥之弊。中气、肺气得补，继而气机的推动和气化功能得以恢复，故能行气利水，如此则恢复水液代谢平衡，可缓解水湿泛溢肌肤之水肿等症。临床上治疗慢性肾炎赵老经常用黄芪、党参等补肺气之品，且用量较大。赵老常用其配合四物汤，既补气生血，又直接补血，对于慢性肾小球肾炎中后期出现的气短乏力、易感冒等气血不足之表现具有良好的疗效。

二、胃炎、肿瘤、肾衰呕吐

开胃方：对于久病脾胃受损、不思饮食、倦怠乏力的患者，常见于胃炎、肿瘤等疾病，使用开胃方治疗。此方以六君子汤加鸡内金、藿香、砂仁、焦三仙、生姜、大枣，可以达到开胃进食的目的。方中六君子健脾和胃，藿香善行胃气，有醒脾开胃之功，砂仁醒脾调胃，行气宽中，鸡内金消食磨积，焦三仙消谷导滞。曾治一高龄肠癌术后患者，食少，呕吐，胃中嘈杂似饥，夜不能寐，给予开胃方治疗：党参 15 g，白术 12 g，茯苓 20 g，甘草 5 g，陈皮 10 g，姜半夏 12 g，鸡内金 10 g，藿香 6 g，焦三仙各 15 g，砂仁6 g（后下），生姜3 片，大枣5 枚，5 剂后症状明显改善，饮食恢复正常。又治一92 岁老者卧床半月不起，饮食进水极少，服上方12 剂后，可步行上街。以此方治疗慢性肾衰竭所致呕吐，可改善患者临床症状，降低不良反应发生率。

三、典型医案

患者，女，49 岁，2016 年5 月22 日初诊。主诉：反复双下肢水肿、泡沫尿8 年，伴纳差乏力1 周。症见：面唇无华，肢倦怠，咽干，手足心热，舌红少津，苔黄，脉细数。患者诉平时予以"肾复康胶囊、金水宝"等药物治疗，但病情反复，水肿、蛋白尿长期不消退。辅助检查：尿常规示尿蛋白（＋~＋＋），尿红细胞（＋）。中医诊断：水肿（气阴两虚型）；治法：益气养阴，消肿化浊。处方：生黄芪30 g，山药12 g，白术12 g，女贞子15 g，旱莲草15 g，云茯苓12 g，薏苡仁25 g，金樱子12 g，芡实12 g，枸杞子10 g，当归10 g，白芍10 g，赤芍10 g，炙甘草5 g。常法煎服。经治疗2 个月，患者双下肢水肿基本消失，尿中泡沫明显减少，食欲好转，偶有疲乏，无口干。后患者多次来诊，随症加减，随访半年，病情稳定。

四、按语

慢性肾炎反复发作，耗伤正气，故用生黄芪、山药与白术补气，增强体内正气从而能与邪气斗争；亦能补气行水，补气利水，大剂量黄芪也可直接利水。病邪损及真阴，肝肾阴虚，疏泄与固藏功能失常，精微物质下泄，故用女贞子、旱莲草与枸杞子滋补肝肾之阴，从而藏泄互用，精关自固。脾虚不运，升清降浊失常，加上肾之封藏作用减弱从而出现尿浊、泡沫尿等表现，故用金樱子、芡实同补先后天之本，共同运化水液，封藏精微。《内经》云："小便混浊，皆属于热"，加用云茯苓、薏苡仁淡渗利湿，清热化湿而又不伤阴。病情迁延日久，久病致瘀，久病致虚，水湿、血虚与血瘀三者相互影响，且"血不利则为水"，故用白芍、当归与赤芍补血活血，化瘀利水。

参 考 文 献

[1] 陈仁寿．江苏中医当代名家学术思想与临床经验［M］．上海：上海科学技术出版社，2016．

［2］陈亦江．江苏中医当代名中医临证精萃［M］．南京：江苏科学技术出版社，2013．

［3］齐红朝，赵化南．慢肾方治疗慢性肾炎蛋白尿疗效观察［J］．世界最新医学信息文摘，2015，15（81）：80，15．

［4］陈静，赵化南，陈波，等．开胃方治疗慢性肾功能衰竭所致呕吐40例［J］．河南中医，2019，39（5）：706－709．

［5］曾伶俐．名老中医赵化南使用黄芪四二二方治疗慢性肾炎经验浅析［J］．中国民族民间医药，2017，26（21）：85－87．

赵纪生教授治疗慢性肾脏病学术思想及经验

医家介绍： 赵纪生，著名中医肾脏病专家、江西省名中医，国家第三、第四、第五、第六批全国名老中医药专家学术经验继承指导老师之一，从事中医临床近50年，涉猎内外妇儿，尤精专于中医肾病，对中医诊疗慢性肾脏病形成了独到的学术思想，并积累了丰富的临床经验。

一、慢性肾脏病的病因病机

赵教授认为肾为藏精泄浊之总汇，脾为运化水谷之总司。慢性肾炎脾肾两虚为发病内在因素，风寒湿热之外邪侵袭为发病之诱因，由于脏腑、气血、三焦气化功能失调，导致脾肾亏损而发病。因此外邪侵袭是慢性肾炎的主要诱因，脾肾不足是其病理基础，水气、湿热、瘀血是其病理产物，虚实并存、寒热错杂是其病机特点。

慢性肾衰竭的形成，往往是因水肿、淋证、腰痛、癃闭、消渴、眩晕等病证，或因失治误治，或因反复感邪，迁延缠绵，久治未愈，导致脾肾严重受损，使肾失气化开阖之职，脾失通调水道之能，以致当升不升，当降不降，当泄不泄，当藏不藏，水湿内蕴体内，郁久化浊，浊腐成毒，毒滞成瘀，而湿、浊、毒、瘀相互交结，壅结于内，又进一步加重脏腑的损害，慢性肾衰竭的这种演变过程往往因实致虚，继而在虚的基础上又产生实邪。

由此可以看出，赵教授认为慢性肾脏病的发病，由内外合邪而成，外因有外感风寒湿热之邪，内因主要是脾肾两虚，病久导致水湿、浊毒、瘀血阻滞而发病。

二、辨证论治

（一）慢性肾炎

1. 风水初起，急以祛风解表，通利水道

慢性肾炎急性发作时，多由正气不足、外感风邪而诱发，外邪入侵，首先犯肺，肺为水之上源，主一身之表，肺失宣发肃降，不能通调水道，下输膀胱，则可见眼睑及全身水肿，小便不利，即为风水证。常伴咽喉肿痛，发热咳嗽，脉浮，治宜祛风解表，宣肺利水。常用药有杏仁、连翘、桔梗、桑白皮、荆芥、防风、白芷等。

2. 气血瘀阻，缓以调气活血，通达内外

慢性肾炎往往久病缠绵难愈，脾肾受损，正气虚衰，气虚不能帅血，血虚不能载气，气虚络损而致气血瘀滞。赵教授重视活血化瘀药在慢性肾炎中的应用，常使用红花、桃仁、益母草、丹参、川芎、水蛭等。

3. 三焦湿热，宜用疏凿清利，上下分消

在慢性肾炎产生过程中，湿热之邪为一种主要的致病因素，患者出现周身水肿，口渴咽干，小便不利，大便秘结，脘腹胀满，尿液中红细胞、白细胞、管型等增多，都是湿热毒邪的标志。三焦功能通调，则水液分布代谢正常，反之感受外邪，饮食内伤，或长期使用大量类固醇药物后，气津不调，则三焦水湿与热邪郁津不得输布，出现周身上下水肿诸症。因此，赵教授主张以三焦湿热为病机来论治慢性肾炎，选用清热化湿、疏凿清利法，可使三焦水湿与热毒之邪从表里内外上下分消，则水邪不能留滞。常用药物有槟榔、川椒、白花蛇舌草、茯苓皮、大腹皮、羌活、白茅根、黄芩、石菖蒲、车前子、赤小豆等。

4. 阳虚阴水，选用温阳化气，利水消肿

肾主水，藏精，脾主运化水湿。肾病迁延日久，导致脾肾二脏的虚损，使肾不主水、藏精，脾失运化，而使精微物质流失，水肿、尿中蛋白持续难消。治疗采取健脾温肾、化瘀利水之法，适当佐以渗湿之药，往往收效甚佳。

（二）慢性肾衰

1. 正虚偏重阳、气、血

赵教授认为中医辨证为本虚标实，本虚以阳虚、气虚、血虚为主要病机，贯穿全病程，病变的脏腑虽与五脏相关，但以脾为中心。根据病程不同阶段早期多见脾气亏虚型、脾肾气虚型、脾肾阳虚型，各型都可兼有血虚。中期多见气阴不足。晚期多为气血亏损，阴阳两虚。

2. 病邪侧重湿、浊、瘀

肾功能不全的患者病程较长，多表现为湿浊或湿热内停，严重时表现为湿毒内蕴。内停之湿浊、湿热、湿毒在肾功能不全时是辨证治疗的重要环节，它反映了患者体内代谢产物的异常堆积，一方面使机体处于中毒的状态，另一方面进一步销蚀正气，使正虚益甚。就湿浊与湿热而言，湿热常出现在病情的进展期；而湿浊或寒湿内停，其阳气亏虚多较显著，且病变多累及脾肾二脏；湿毒内蕴者常见于正气大虚而邪气内盛者。患者阳气亏虚，血行无力，精血不足，脉道阻滞，湿邪内阻，阻遏气机，故瘀血内阻是常见的又一实邪。

3. 正虚邪实不可分

在慢性肾衰病程中正虚与邪实始终相伴并存，初因邪甚而伤正，继而因虚致实，如此互为因果，恶性循环。越到疾病后期，正气越虚时，邪气越甚。

总体治法：健脾益肾，解毒化瘀。基本方：黄芪、巴戟天、补骨脂、川芎、猫爪草、白花蛇舌草、积雪草、大黄。

脾肾气虚、健脾益气，基本方加党参、枣皮、怀山药、鹿衔草、木香、砂仁、茯苓、白术、陈皮等。

脾肾阳虚、温补脾肾，基本方加肉苁蓉、旱莲草、女贞子、菟丝子、制附片、仙茅、仙灵脾等。

毒瘀互结、解毒化瘀，基本方加六月雪、鬼箭羽、蒲公英、茯苓、红花、桃仁、水蛭。

湿浊中阻、祛湿化浊，基本方加黄连、半夏、陈皮、枳实、茯苓、泽泻、猪苓、苍术、薏苡仁、砂仁、制大黄或生大黄。

三、慢性肾脏病的治疗特点

（一）提倡早期治疗

治疗上提倡及早治疗，慢性肾脏病治疗时机以早中期为妙，此时治疗效果显著。若达尿毒症期，则病情危笃，治疗效果不佳，此期主要以肾脏替代治疗为主。他认为，慢性肾衰失代偿后，湿浊、瘀血贯穿于病程始终，而脾肾虚衰为基础，临证时善于辨证论治，辨别轻重，分清虚实，根据邪正偏衰，灵活运用健脾益肾、泄浊解毒、活血化瘀药物，并以益肾健脾、泄浊解毒为基本法。

（二）补虚重在调补脾肾

慢性肾脏病由多种肾病迁延不愈发展而来，正所谓久病必虚，故临床上慢性肾衰患者多有一派虚损之象，且以脾肾气（阳）虚多见。脾为后天之本，气血生化之源，肾为先天之本，阴阳之根蒂，先后天相互生养。故在调理脾肾方面强调先后天并调，脾肾同治，用方多选用归脾丸、参芪地黄汤、六味地黄丸、二至丸、肾气丸等，偏于脾虚者首选党参、白术、红景天等轻清健脾之品，偏于肾虚者酌情选用淫羊藿、巴戟天、益智仁、补骨脂、菟丝子、牛膝、女贞子、旱莲草等滋补之药。

（三）泄浊化瘀法贯穿于治疗始终

慢性肾脏病随着病情进展，后期病理产物蓄积于体内，多以湿浊、瘀毒为主。脾肺肾脏虚弱常可导致水湿内停，而肾脏久病，"久病多瘀"，肾络瘀滞，气化功能失调，体内病理产物蓄积，可发展成"溺毒"，而湿、瘀之毒又常相互兼杂，互相影响。浊毒蓄积体内，可导致一系列相关的临床症状，浊毒蕴于中焦则见胃脘不适、腹部痞胀、恶心呕吐，甚者不能进食，选方多用半夏泻心汤、黄连温胆汤、柴胡疏肝散、健脾丸等，药物多选用柴胡、山楂、熟地、半夏、茯苓、泽泻、黄芩、薏苡仁、徐长卿、白花蛇舌草等，既顾护脾胃，又兼化浊邪，浊毒阻滞肾络，不仅要疏利泄浊，还要重视化瘀解毒，治疗上多选用大黄、川芎、当归、桃仁、红花、鸟不宿、六月雪、土茯苓等药。

四、典型病例

（一）慢性肾炎

患者，女，29岁，2014年3月29日就诊。患者于2个月前发现双下肢凹陷性水肿，腰酸乏力，小便有大量泡沫，久久不消失。经某院诊断为肾病综合征。由于患者拒绝使用激素治疗，症状未见改善。现腰酸乏力，颜面稍见水肿，双下肢中度凹陷性水肿，小便不利，泡沫多，夜寐尚可，纳可，舌苔薄白略腻，脉弦细。尿检：蛋白（＋＋＋）。辨证为脾肾气虚，水湿内停，兼有厥阴风木下迫。处以自拟肾炎方加减：黄芪30 g，青风藤30 g，徐长卿10 g，羌活10 g，威灵仙10 g，川芎10 g，白花蛇舌草20 g，鸟不宿

20 g，茯苓 10 g，鬼箭羽 20 g，灯盏花 10 g，薏苡仁 20 g，14 剂，日 1 剂，水煎服。

二诊：患者腰酸症状明显减轻，双下肢水肿减轻，小便仍有泡沫，舌苔薄白，脉弦细。尿检：蛋白（＋）。考虑症状缓解，继续守上方再进 14 剂。

按：患者腰酸乏力，双下肢凹陷性水肿，乃是太阴少阴脾肾气虚，太阴之上湿气主之，太阴脾气虚，运化水液功能失常，少阴肾主水，肾气亏虚，气化失常，水液内停而现水肿。另外小便不利，乃厥阴风木下迫于肾，肾失封藏，故见泡沫。故该病虽未见明显的外感病史，然有是证则用是药。《素问·平人气象论》曰："面肿曰风，足胫肿曰水。"故赵师曾经提出"肾病水肿、蛋白尿皆有风邪"。故在慢性肾炎方中，以青风藤、徐长卿、羌活、威灵仙、鸟不宿祛在里之风邪外出太阳之表，以黄芪、山萸肉、熟地健脾益肾，以恢复正气，有助于祛邪外出。《金匮要略》曰："血不利则为水。"故在慢性肾炎方中稍加活血药鬼箭羽、川芎、灯盏花以活血通络，薏苡仁、茯苓等健脾渗湿利水。诸药合用，体现了肾炎治疗大法。

（二）慢性肾衰

患者，男，16 岁。2001 年患肾病综合征。2001 年 5 月 30 日初诊，主诉水肿腰酸，纳差，乏力。查体：血压 105/80 mmHg，面色黑，颜面部、四肢可见轻度水肿，舌质黯红，苔白腻。尿常规检查：（－）；肾功能：肌酐 154 μmol/L，尿素氮 11.4 mmol/L。处方：肾衰宁胶囊每次 4 片，每日 3 次。太子参 30 g，六月雪、怀山药、白花蛇舌草各 20 g，茯苓、半夏、丹皮、泽泻、制大黄、陈皮、丹参各 10 g，黄连 6 g。共 24 剂，水煎服。

2011 年 6 月 24 日二诊。患儿颜面下肢水肿较前减退，纳差。查体：血压 126/80 mmHg，面色黑，颜面部、四肢水肿，舌质黯红，苔白腻。尿常规检查：PRO（－）。处方：海昆肾喜每次 2 片，每日 3 次。黄芪 30 g，白花蛇舌草、鸟不宿、六月雪、鬼箭羽各 20 g，制大黄、女贞子、旱莲草各 15 g，红花、桃仁、菟丝子、猫爪草各 10 g。共 30 剂，水煎服。

2011 年 7 月 24 日三诊。患儿病情较前有明显缓解。查体：血压 100/70 mmHg，舌苔薄黄，脉弦细。予以太子参 30 g，桑寄生、白花蛇舌草、熟地、六月雪、鸟不宿、何首乌各 20 g，女贞子、制大黄、旱莲草各 15 g，菟丝子、苍术各 10 g。共 30 剂，水煎服。

2011 年 8 月 24 日四诊。患儿咳嗽，腰酸痛，查体：血压 100/85 mmHg，面色黑,颜面四肢水肿,舌质黯红,苔黄腻。尿检:PRO(-)。处方:海昆肾喜每次 2 片,每日 3 次。中药:荆芥、防风、苏叶、浙贝、紫菀、百部、羌活、柴胡、僵蚕、桔梗、陈皮、制大黄各 10 g,蝉衣 6 g,生姜 4 片,大枣 4 枚。30 剂,水煎服。

2011 年 9 月 20 日五诊。患儿咳嗽减轻,病情平稳。予中药:黄连 6 g,半夏、陈皮、茯苓、枳实、川芎、制大黄各 10 g,鬼箭羽、鸟不宿、六月雪、白花蛇舌草各 20 g,巩固治疗。

五、按语

患儿患肾病综合征 10 年,现为慢性肾功能不全,症见水肿腰酸,乏力,纳差,面色黑,舌质黯红,苔白腻。赵教授认为本例慢性肾衰的病因为肾病综合综合征所致的慢性肾损害,病机为脾肾亏虚、血瘀浊毒内蕴,虚实夹杂,正虚为脾肾两虚,邪实为瘀、浊、湿,正虚邪实贯穿疾病始终。初诊为脾肾气虚,药用太子参、茯苓、怀山药、陈皮健脾益气;黄连、半夏、泽泻、大黄泄浊通腑;白花蛇舌草、六月雪清热解毒,活血利尿;丹皮、丹参活血凉血祛瘀。二诊加用二至丸滋阴益肾,赵教授认为病机变化正虚朝脾肾气阴两虚发展,邪实朝着多因素发展,祛邪加强活血祛瘀、通腑泄浊之功,加用红花、桃仁、猫爪草、鸟不宿、鬼箭羽。三诊巩固治疗。四诊患儿因正气虚损,受外邪侵入,出现咳嗽,腰酸痛,风邪为肾衰的诱发加重因素,以祛外邪,宣肺止咳化痰为主,药用荆芥、防风、苏叶、蝉衣、僵蚕祛风宣肺;桔梗、陈皮、浙贝、紫菀、百部化痰止咳;大枣、生姜调理脾胃、调和营卫;制大黄兼固肾衰的毒素排泄。五诊,外邪已解,予以黄连温胆汤加活血祛瘀加川芎、鸟不宿、鬼箭羽;清热解毒通腑的白花蛇舌草、制大黄、六月雪以善后。慢性肾衰的机制研究显示多种致病因子沉积在肾小球毛细血管,以致基膜增厚,系膜增厚,肾间质纤维化改变,即中医所称的"微积聚状态"。赵纪生教授的解毒化瘀、祛湿化浊法特别针对湿瘀并存之中医"微积聚状态",其中猫爪草、桃仁、积雪草改善肾纤维化,防治肾小球硬化加剧有一定疗效。赵教授还善于运用黄芪,黄芪性微温味甘,具有益卫固表、补气升阳、利水消肿、托毒生肌之功。

参 考 文 献

[1] 马千,程荣菲,谢桂香. 赵纪生从"虚、风、湿、热、瘀"论治肾炎的经验 [J].

国医论坛，2018，33（2）：26－27.

［2］宋卫国，赵纪生．赵纪生"瘀"论治慢性肾功能衰竭经验［J］.江西中医学院学报，
2013，25（6）：8－9.

［3］喻闽凤．赵纪生教授辨治慢性肾衰学术思想及健脾益肾解毒化瘀的临床研究［D］.
南京：南京中医药大学，2011.

［4］刘英．赵纪生教授从风湿论治慢性肾脏病的临床经验研究［D］.南京：南京中医药
大学，2015.

［5］宋卫国，赵纪生．赵纪生教授运用瘀血致病理论治疗慢性肾炎经验介绍［J］.新中
医，2012，44（12）：175－176.

［6］喻闽凤，唐杨，刘英．赵纪生教授治疗慢性肾功能衰竭经验［J］.中国中西医结合
儿科学，2014，6（6）：508－510.

［7］王静巍，刘坚，宋卫国．赵纪生教授治疗慢性肾衰竭临床经验探析［J］.内蒙古中
医药，2020，5（5）：97－98.

［8］李庆诊，吴明．赵纪生治疗慢性肾功能衰竭用药经验［J］.江西中医药，2007，10
（10）：5－6.

［9］周雯姣，艾一多，吴国庆．赵纪生治疗慢性肾衰经验体会［J］.中医药通报，2018，
17（5）：17－19.

［10］邹丹丹，吴凡，宋卫国．赵纪生治疗慢性肾衰临证经验举隅［J］.江西中医药，
2018，4（4）：28－29.

［11］唐杨，吴国庆，李小生．赵纪生治疗慢性肾炎经验述要［J］.江西中医药，2005，
36（268）：6－7.

赵玉庸教授治疗慢性肾脏病学术思想及经验

医家介绍： 赵玉庸，全国名老中医，河北医科大学教授、主任医师、博士生导师，全国第二、第三、第四、第五批名老中医药专家学术经验继承工作指导老师，获国务院政府特殊津贴。行医 50 余年，长期从事肾脏病临床诊治工作，对慢性肾脏疾病有独特的认识和诊疗经验。

一、"肾络瘀阻"病机学说

赵玉庸教授在通过对历代络病理论的分析，结合慢性肾病病程长、缠绵难愈的特点，在分析瘀血与络病不同的基础上，提出"肾络瘀阻"是慢性肾脏疾病的发病机制，并从中医理论、临床表现、肾脏病理及临床治疗等方面给予论证，对临床治疗有着重要的意义。

1. "肾络瘀阻"的临床表现

赵教授通过几十年的临床观察，认为有以下特点：①病程长，迁延不愈，反复发作；②肌肤甲错、瘙痒；③面色黧黑（瘀阻脉络）或面色无华（瘀阻新血不生）；④舌黯或有瘀点、瘀斑；⑤脉细涩或弦细；⑥骨痛；⑦实验室检查可见血脂、血浆组织型纤溶酶原激活物活性、血浆纤溶酶原激活抑制物活性、凝血酶时间、血浆纤维蛋白降解产物等测定异常；⑧B 超或 CT 显示肾脏缩小、结构紊乱。

2. "肾络瘀阻"的病理特征

肾病的诊断除了临床表现与生化检测外，肾脏病理有着重要的参考意义，慢性肾病患者肾脏活检显示为血管狭窄或闭锁，细胞增殖，细胞外基质沉积增多，球囊粘连，局灶或阶段性小球硬化，肾间质纤维化，炎性细胞浸润等。赵教授结合现代医学肾小球为毛细血管团组成，小球血管狭窄、阻塞或肾小管纤维化导致功能丧失的病理基础是络脉瘀阻，从病理形态学角度证实"肾络瘀阻"的客观性。

3. "肾络瘀阻"的治疗验证

尽管通过对中医理论、临床并结合肾脏病理证实了慢性肾病的主要病机是"肾络瘀阻"，但必须通过临床通络化瘀治疗并有疗效才能证实，尤其对于一些没有明显体征、仅有化验异常的患者，如果化瘀通络治疗能够改善症状和化验指标，则能够支持这一观点的成立。赵教授在长期的临床实践中，采用具有通络搜剔作用的虫类药物，如地龙、蜈蚣、僵蚕、全蝎、水蛭、鳖甲、山甲珠、乌梢蛇等，配以益气之黄芪等，活血化瘀之丹参、川芎、红花、鬼箭羽等，用于慢性肾病患者，可以减缓疾病的进展，减轻症状，减少蛋白尿，改善肾功能，即便是血尿，应用化瘀通络中药后可减少尿中红细胞的排泄。

4. "肾络瘀阻" 的实验证据

为了证实肾络瘀阻的病机及化瘀通络药物的作用机制，赵教授先后进行5/6肾切除、单侧输尿管结扎、阿霉素注射等动物实验，给予化瘀通络中药治疗，结果显示化瘀通络治疗可以改善肾脏病理结构，抑制缩血管物质和炎性介质的分泌，抑制细胞外基质的异常分泌，调控基质金属蛋白酶的失衡，下调促纤维化生长因子的表达，改善肾功能。

二、"肾络瘀阻" 证治及方药

慢性肾脏病属于病久瘀阻肾络所致，遵循《素问·汤液醪醴论》中"去菀陈莝"的治疗原则，结合本病病机和络脉的特性，"络以通为用"，采用"通"法治疗。由于这类疾病多为久病，瘀阻日久，且据深处，治疗上以虫类药为主，叶天士曾指出虫类药"飞者升，走者降，灵动迅速"，能"追拔沉混气血之邪""搜剔络中混处之邪"，故选用性喜走窜、善入络脉，能消瘀通络的虫类药物组方，如蝉蜕、地龙、僵蚕、乌梢蛇、山甲珠等；并因"气为血之帅""病久必虚"，配以益气之品之黄芪，故以益气活血通络为法，以虫类药物为主组方。赵教授经过长期的临床验证，命名为"肾络通"，由黄芪、蝉蜕、地龙、僵蚕、乌梢蛇、丹参、川芎、鳖甲等组成。方中黄芪补气扶正，助通络药物行血消瘀祛邪治标；乌梢蛇、蝉蜕、地龙、僵蚕搜风祛痰、化瘀通络；川芎活血行气、丹参养血活血化瘀，鳖甲软坚散结。诸药相伍通补并用、标本兼顾。

慢性肾病病程长，缠绵难愈且变化多端，故临床治疗时需根据患者的症状、舌脉，结合实验检查和病理诊断加减用药。瘀阻甚者加水蛭、赤芍、红花、鳖甲。感受风湿之邪，侵入皮肤，内舍于肾，阻滞肾络见皮肤麻木或顽固性荨麻疹、皮疹、关节疼痛，眼睑及头皮水肿，遇风加重，舌质黯红或青紫，脉浮而涩者，加鸡血藤、青风藤、雷公藤、络石藤等祛风通络。病久阴虚,虚实夹杂见皮肤干枯,身体消瘦,面色晦暗,肌肤甲错,手足拘挛,肢体麻木,舌体瘦薄,舌质紫黯,脉细涩者,加生地黄、阿胶、天冬、麦冬、白芍、玄参、木瓜以养阴润燥。湿热毒邪内蕴见咽喉肿痛,皮肤疮疡,疖肿,肢体水肿,腰痛拒按,尿黄赤灼热,大便不爽,舌红苔黄腻,脉滑数者加银花、白花蛇舌草、白茅根、车前子、栀子、苦参、薏苡仁、茵陈、石见穿、鬼箭羽、土茯苓以清热解毒、利水通淋;年高病久或激素减量后脾肾阳虚见高度水肿,面色苍白,畏寒肢冷,腰部冷痛,神疲乏力,舌淡胖,脉沉细者,予制附子、桂枝、淫羊藿、党参、白术以健脾温肾;湿浊阻络,膀胱气化不利,小便量少者,加猪苓、茯苓、泽泻、椒目、大腹皮、冬瓜皮、赤小豆利水消肿;见腹胀、大便秘结者加大黄通腑泄浊祛瘀。

三、诊疗特点

1. 病机强调虚、瘀、湿

赵教授认为慢性肾脏病病机是脾肾亏虚、湿浊内蕴、肾络瘀阻所致。脾肾亏虚为本,湿浊内蕴为标,肾络瘀阻为病机关键。病发于虚,体虚感受外邪,或脏腑功能失调,湿、痰、瘀内停,气机逆乱。早期以实为主,表现为湿浊内扰;后期则以脾肾亏虚为要。

2. 治法注重解毒泄浊、化瘀通络,兼以补益脾肾

慢性肾衰竭无论是湿浊内蕴所致的恶心呕吐、小便量少、口中尿味、皮肤瘙痒,还是瘀血阻络所致的肌肤甲错、面色黧黑、舌黯,皆为毒瘀所致,为标证、急证。

3. 用药注重通利,善用虫类药以化瘀通络

根据慢性肾衰竭肾络瘀阻的病机和浊毒内蕴的表现,治疗上应以通利为主,具体用药上,赵教授善用虫类药物,其中蝉蜕、地龙、僵蚕、乌梢蛇、水蛭、穿山甲、水牛角、鳖甲、龟甲等较为常用。慢性肾衰竭的肾络瘀阻是由痰浊、瘀血、湿浊内阻所致,不仅相互夹杂为患,且胶固缠绵,难以速去,故单用草木之品难以奏效,唯有加用善于搜剔逐邪之虫类药物,方能将潜伏于肾络的风痰瘀血之邪逐出体外。

四、典型病案

患者,男,78 岁,2015 年 1 月 31 日初诊,因双下肢水肿 1 年余就诊。症见双下肢水肿,纳呆,皮肤甲错,口苦,尿见泡沫,乏力,身痒,舌黯红苔薄白，脉沉细。2015 年 1 月 24 日因水肿加重住院。辅助检查结果：血尿素氮 22.2 mmol/L，血肌酐 326 μmol/L，尿胆红素 37.2 mmol/L，血尿酸 423.2 μmol/L，尿常规示尿蛋白（＋＋），尿潜血（＋＋＋）。西医诊断：慢性肾衰竭。中医证型：脾肾亏虚，浊毒内蕴型。中医治法：降浊解毒，健脾补肾。中药方剂：降浊通络方加减。水牛角 15 g，茯苓 20 g，土茯苓 20 g，焦白术 10 g，六月雪 15 g，乌梢蛇 10 g，黄芪 20 g，当归 15 g，龟板 15 g，蝉衣 10 g，加姜黄 15 g，熟大黄 10 g，生大黄 10 g，冬瓜皮 15 g，萆薢 15 g，积雪草 20 g，砂仁 10 g，地肤子 10 g，徐长卿 15 g，太子参 15 g，山萸肉 12 g。7 剂，每日 1 剂，水煎服。

二诊（2015 年 2 月 7 日）：乏力减轻，仍水肿，下半身湿疹，舌暗苔黄白腻，脉沉细。辅助检查：血肌酐 287 μmol/L、血尿素氮 17.8 mmol/L、尿胆红素 25.4 mmol/L、血尿酸 418 μmol/L；尿常规：尿蛋白（＋）、尿潜血（＋＋）。前方土茯苓改 40 g，去掉太子参、山萸肉，加党参 15 g，椒目 15 g，车前子 15 g，黄柏 15 g，薏苡仁 30 g，苍术 15 g，乌贼骨 20 g，大腹皮 15 g。14 剂，每日 1 剂，水煎服。

三诊（2015 年 2 月 21 日）：脘腹胀满，尿中泡沫减少，舌暗苔黄白厚腻，脉沉弦细。辅助检查：血肌酐 285 μmol/L、血尿素氮 17.7 mmol/L、血尿酸 403 μmol/L；尿常规：尿蛋白（＋）、尿潜血（＋＋）。前方加威灵仙 15 g，丹参 15 g，土鳖虫 15 g，佩兰 15 g，黄芩 15 g，升麻 10 g。14 剂，每日 1 剂，水煎服。随症治之，患者前后治疗 1 年余，查血肌酐 245 μmol/L、血尿素氮 15.4 mmol/L、血尿酸 387 μmol/L，尿常规示尿潜血（＋＋）。各项指标明显好转，病情较稳定。

按：患者肾功能异常，为浊毒内稽，但身体素质较好，尚耐攻伐，故用降浊通络方加减。从肌肤甲错、口苦、水肿判断为浊毒内蕴；据双下肢水肿，尿见蛋白、潜血等判断为肾络瘀阻，精微不循经而外泄；因此，治以化瘀通络，通腑泄浊。一诊：冬瓜皮、萆薢，利小便，治疗水肿；蝉衣、乌梢蛇、龟板通经活络；水牛角丝、茯苓、土茯苓清热解毒，使浊瘀从二便而解。二诊：患者乏力减轻，仍见水肿，故去太子参、山萸肉，加车前子、椒目以增治肿之力，下肢湿疹瘙痒，故加黄柏、薏苡仁以燥湿止痒。三诊：患者蛋白尿、下肢水肿等症状明显好转，证明遣方用药，恰合病机。患者时因脘腹胀满而不欲饮食，故加佩兰、黄芩，助白术消散中焦湿热，复脾健运；黄芪、当归益气养血，润肤荣泽；金盏花、翻白草、灯盏花，改善肾功能。

2016 年 3 月 12 日来诊，下肢水肿与泡沫尿消失，各项生理指标已接近正常，故嘱患者继服调理，加姜黄、熟大黄、生大黄增强解毒泻毒之力，太子参、山萸肉益气补肾，全方共奏泄浊解毒、健脾补肾之功，谨守病机，因变论治，故疗效确切，后随访亦未复发。

参 考 文 献

[1] 许庆友，韩琳，秦建国. 赵玉庸"肾络瘀阻"病机学说及临床应用 [J]. 中华中医药杂志，2010，25（5）：702－704.

[2] 王月华，董绍英，英钧. 赵玉庸辨治慢性肾功能衰竭经验 [J]. 中医杂志，2011，52（12）：1000－1001.

[3] 蔡冀民，檀金川. 赵玉庸教授对慢性肾衰竭本虚邪实诸证的辨证论治 [J]. 河北中医，2007，29（10）：873.

[4] 王聪慧，王筝，朱小静. 赵玉庸教授泻浊法治疗慢性肾衰竭经验验案举隅 [J]. 中国中西医结合肾病杂志，2001，12（1）：6－7.

[5] 檀金川，段慧杰. 赵玉庸教授运用通肾络法治疗慢性肾小球肾炎的经验 [J]. 陕西中医，2005，26（4）：346－347.

[6] 董绍英，王月华，丁英钧. 赵玉庸教授治疗局灶性阶段性肾小球硬化症的经验 [J]. 中华中医药杂志，2001，26（7）：1523－1525.

[7] 赵红，董尚朴. 赵玉庸教授治疗慢性肾功能不全的经验 [J]. 河北中医药学报，1999，14（2）：26－27.

[8] 魏华娟，潘莉. 赵玉庸教授治疗慢性肾小球肾炎的经验 [J]. 中国中医药现代远程教育，2015，13（16）：48－51.

[9] 赵政，杨一民，赵雅丹. 赵玉庸教授治疗慢性肾脏病经验 [J]. 中国中医药现代远程教育，2018，16（11）：66－68.

[10] 董尚朴，赵红，李会敏. 赵玉庸教授治疗原发性肾小球疾病经验介绍 [J]. 新中医，2003，35（3）：12－14.

[11] 丁英钧，王聪慧，徐庆友. 赵玉庸治疗慢性肾功能衰竭经验 [J]. 中医杂志，2012，53（13）：1098－1100.

[12] 孟庆玉，李亚楠，牛丕丕. 赵玉庸治疗慢性肾功能衰竭临床经验总结 [J]. 中华中医药杂志，2018，33（7）：2923－2925.

[13] 段慧杰. 赵玉庸治疗肾病经验 [J]. 中医杂志，2004，15（6）：580－581.

赵振昌教授治疗慢性肾脏病经验

医家介绍: 赵振昌,长春中医药大学附属医院肾病科的创始人、吉林省著名老中医,国家中医药管理局第五批师承导师,出身于中医世家,从医60余年,临床经验丰富,尤其擅长治疗泌尿系统疾病,对慢性肾小球肾炎、肾病综合征、慢性肾衰竭等疾病有丰富的临床经验。

一、对慢性肾脏病病因病机的认识

赵老认为慢性肾小球肾炎由多种原因作用于机体,导致肺、脾、肾三脏功能失调。脾虚则运化无权,难以摄取精微和输布水液;肾虚则开阖失常,不能固摄精气和排泄湿浊。脾不升清降浊,渐致水肿、蛋白尿、低蛋白血症和高脂血症。脾肾亏虚是导致慢性肾炎蛋白尿的关键。导致脾肾功能失调的原因:一是正虚,脾气虚弱,脾气素虚或饮食失调损伤脾胃,导致精微不生,水湿不运,湿邪停聚,发为本病。肾气不足,素体肾气不足或房事不节,或产育过多,肾气受损,肾失开阖,不能化气行水,水湿内停,形成水肿。脾失肾阳之助则不运,肺之通调无权,则水不降,从而更加重水肿。二为邪实,主要有湿热、风邪、瘀血等。外邪侵袭,劳汗当风或水湿浸渍或病毒内归,致使脏腑失和,气血不调,脾失健运,肾失封藏、主水的正常功能,日久水湿诸邪内盛,正气愈虚,可形成本病。其次湿热内蕴,病邪久留,郁而化热,继而耗伤肝肾之阴。肝主疏泄和藏血,肝气郁结也可导致血瘀水停。总之,本病的实质是正虚邪实,正虚主要是脾肾阳虚、肝肾阴虚及气阴两虚;邪实主要有水湿、湿热、血瘀等外邪及病理产物。

二、临证辨证规律与治疗

赵振昌教授在多年的临床经验基础上,强调治未病为先,以阻止慢性肾功能发展至终末期的进程,注重未病先防,加强对慢性肾衰疾病相关知识的讲解,使患者对疾病有一定的认识,在此基础上,重视并积极治疗疾病,一旦有发展的趋势或者发现加重疾病的因素,及时诊治,将其控制在可控范围之内,提高患者的生存生活质量,延长患者生存时间。

赵振昌教授治疗疾病注重辨证，在诊治中最常见的主要证型如下：脾肾气虚、脾肾气阴两虚、肝肾阴虚及阴阳两虚四种证型。兼证中主要以痰（湿）瘀为主，治以化痰软坚祛瘀。

脾肾气虚型，治宜益气补肾健脾，方选四君子汤合济生肾气丸加减；脾肾气阴两虚型，治宜养阴益气，方选六味地黄汤合太子参、黄芪加减；肝肾阴虚者治宜滋肝养肾，方选六味地黄丸合一贯煎加减；久病则阴阳两虚，当以阴阳双补、益气养血为佳，方选麦味地黄丸合黄芪、当归、肉苁蓉加减。痰（湿）瘀积聚在病程中占有特殊重要的地位，慢性肾衰前期以湿为主，湿存于体内，日久则化热，化湿成痰，痰为有形之邪，痰邪久不能祛，必致气血呆钝，此时即到慢性肾衰后期，痰滞可导致血瘀，血瘀亦可发生痰滞，病久形成恶性循环，进而加重病情，用丹参、大黄、黄芪、当归以祛痰破瘀。

三、赵教授诊疗特点

1. 注重虚实论治

赵师临证过程中，认为慢性肾病病程绵长，不论是气虚或阴虚，均可出现阳损及阴、阴损及阳，以脾肾气阴两虚型最为常见。主张临证时多于方中加入活血化瘀药，尤喜用桃仁、红花。治病求本，扶助正气是第一要务，以益气养阴法为主，并根据气虚与阴虚两者的偏重，调整用药。况温补日久要防伤阴，养阴日久当防伤阳，应该注意平衡阴阳，因"阳得阴助而生化无穷，阴得阳助而泉源不竭"。

2. 标本兼顾，祛邪为要

慢性肾衰竭的临床症状错综复杂，病机不仅有气血阴阳的正虚，更有外邪、湿浊、瘀血、溺毒等邪实。病位在肾，涉及五脏六腑、三焦阴阳、气血津液，寒热夹杂，临证施治颇感棘手。赵教授从标本缓急着手，动中求变，变中求证，辨证地认识标与本的关系。临证遵守缓则治其本、扶助正气的原则。治病求本，扶助正气，改善临床症状，使病情趋于平稳。急则治其标，以祛邪为要务。常采用标本兼顾，即早期注重扶正多于祛邪，中期则扶正与祛邪并举，晚期则注重祛邪多于扶正，这一"标本兼顾，祛邪为要"的思想贯穿于慢性肾脏病的治疗过程。

3. 注重分期论治

赵教授根据临证经验，将慢性肾衰竭治疗分为 3 期，并各有侧重。早期

（代偿期）治疗侧重健脾补肾，这一时期正气尚存，邪气未盛，以扶正治疗为主，促使正复邪出。赵教授注重这个时期的治疗，如治疗得当，可延缓疾病的发展，甚至可阻止其进一步恶化。中期（失代偿期及肾衰竭期）治疗侧重补泻兼施，这一时期正气亏虚，邪气渐盛，治疗以攻补兼备。晚期（尿毒症期）治疗侧重泄浊解毒，补益脾肾，通过多途径、多靶点治疗，促进慢性肾衰竭患者体内毒素的排出，减缓肾衰竭进展。

4. 病证结合，中西合参

赵振昌教授治疗疾病时擅长辨证辨病相结合，即将中医的"证"和西医的"病"有机结合，"证"是治疗疾病的主要依据，是理法方药的基石；"病"是西医学通过现代技术检查分析，结合生理病理总结出来的病名，临证时必找原发病，根据不同的原发病，结合中医的辨证特点，进行选方用药，赵教授临床实践数十年，认为慢性肾衰竭一般多由原发基础肾脏病上发展而来，因此辨证治疗的同时不能忽视辨基础疾病，做到病证结合，事半功倍。

四、典型病例

患者，男，68 岁。2012 年 7 月 28 日首诊。主诉：2006 年肾功能不全至今。现症：食欲、睡眠尚可，夜尿频，大便 1 次/日。既往史：类风湿性关节炎。查体：舌淡红，苔薄，舌底静脉迂曲，脉弦细。辅助检查：尿常规示尿蛋白（＋）；肾功能：尿素氮（BUN）16.7 mmol/L。肌酐（Cre）316 μmol/L，尿酸（UA）439 μmol/L，二氧化碳结合力（CO_2CP）20.6 mmol/L；血常规：血红蛋白 111 g/L。中医诊断：关格，肾虚浊毒，血瘀。治则：补肾泄毒，活血化瘀。西医诊断：慢性肾小球肾炎；慢性肾功能不全；肾性贫血。处方：当归 20 g，黄芪 30 g，山萸肉 20 g，生地黄 20 g，熟地黄 20 g，土茯苓 100 g，石韦 30 g，萆薢 20 g，白术 30 g，蝉蜕 15 g，僵蚕 20 g，麦冬 50 g，酒大黄 15 g。水煎服，日 2 次。

二诊：食欲差，恶心，舌淡红、苔薄，舌底静脉迂曲，脉缓。辅助检查：尿常规：尿蛋白（＋），尿潜血（±）；血常规：血红蛋白 101 g/L；肾功能：BUN 17.6 mmol/L，Cre 341 μmol/L，CO_2CP 17.7 mmol/L。处方：肉苁蓉 50 g，郁李仁 20 g，酒大黄 20 g，当归 20 g，黄芪 50 g，土茯苓 100 g，石韦 30 g，蝉蜕 15 g，僵蚕 20 g，白术 30 g，砂仁 20 g，枳壳 20 g。水煎服，日 2 次。

三诊：主诉嗳气。舌淡红，苔薄，舌底静脉迂曲，脉弦细。辅助检查：尿常规：尿蛋白（＋），尿潜血（±）；血常规：血红蛋白 94 g/L；肾功能：BUN 15.5 mmol/L，Cre 314 μmol/L，UA 460 μmol/L。处方：山萸肉 20 g，熟地黄 20 g，生地黄 20 g，当归 20 g，黄芪 30 g，土茯苓 100 g，石韦 30 g，萆薢 20 g，白术 30 g，麦冬 50 g，郁李仁 20 g，火麻仁 30 g，酒大黄 25 g。水煎服，日 2 次。

四诊：主诉嗳气减轻。舌淡红，苔薄，舌底静脉迂曲，脉弦细。辅助检查：尿常规：尿蛋白（±），尿潜血（＋）；肾功能：BUN 12.6 mmol/L，Cre 274 μmol/L，CO_2CP 19.40 mmol/L。处方：当归 20 g，丹参 30 g，熟地黄 20 g，砂仁 20 g，香附 20 g，麦冬 50 g，酒大黄 25 g，郁李仁 20 g，山萸肉 20 g，土茯苓 100 g，黄芪 30 g，白茅根 50 g。水煎服，日 2 次。

五诊：舌淡红、苔薄，舌底静脉迂曲，脉弦细。辅助检查：尿常规：尿蛋白（±），尿潜血（±）；血常规：血红蛋白 90 g/L；肾功能：BUN 14.3 mmol/L，Cre 274 μmol/L，UA 454 μmol/L。处方：山萸肉 20 g，熟地黄 20 g，生地黄 20 g，丹参 30 g，当归 20 g，黄芪 30 g，土茯苓 100 g，石韦 30 g，麦冬 50 g，郁李仁 20 g，火麻仁 20 g，酒大黄 25 g，白茅根 50 g。水煎服，日 2 次。患者一直坚持治疗，肌酐一直控制在 300 μmol/L 左右，疗效稳定。

按：赵老用生地黄及熟地黄滋补肾阴，生地黄可减少熟地黄之胶黏之性，补而不腻。肉苁蓉具有补中的作用，可养五脏，可强未受邪之地；大黄荡涤肠胃，推陈致新，促进体内毒素排出，一补一泄，祛邪而不伤正。当归与黄芪益气补血，血行周身；白术健脾除湿。上药共为臣药，益气补血健脾除湿，以养先天。萆薢、土茯苓均可祛湿，以助白术。石韦利尿，排出毒素，使邪有出路。蝉蜕、僵蚕为虫药，有祛风作用，古有风为百病之长，在慢性肾衰竭中，以防止风邪携浊毒以上犯清窍，上为佐使，助君、臣以治浊毒，痰饮水湿，使邪去而正自安。

参 考 文 献

[1] 陈雪. 基于数据挖掘技术总结赵振昌教授治疗肾性血尿临床经验 [D]. 长春：长春中医药大学，2016.

[2] 南赫. 利用数据挖掘技术研究中赵振昌教授治疗肾性蛋白尿的用药临床经验 [D]. 长春：长春中医药大学，2017.

［3］刘洪凯．名老中医赵振昌教授治疗慢性肾功能衰竭经验的数据挖掘研究［D］.长春：长春中医药大学，2016.

［4］何鸣宇，王银萍，张守琳．赵振昌教授"药对"治疗慢性肾衰［J］.吉林中医药，2020，40（7）：904－906.

［5］张舒婷，刘艳华．赵振昌教授辨治慢性肾小球肾炎经验［J］.光明中医，2020，35（11）：1635－1638.

［6］崔成姬，汤晓会，张守琳．赵振昌教授从湿浊论治慢性肾功能衰竭经验［J］.中国中医药现代远程教育，2015，13（21）：24－26.

［7］王银萍，陈静，王宏安．赵振昌教授从虚论治慢性肾衰经验撷菁［J］.中国中医药现代远程教育，2016，14（19）：62－63.

［8］刘佳，张守琳．赵振昌教授从脏腑论治功能性水肿经验时萃［J］.吉林中医药，2020，40（6）：745－747.

［9］冯培云，刘冰冰，张守琳．赵振昌教授以瘀立法治疗慢性肾衰经验［J］.中国中医药现代远程教育，2017，15（6）：64－66.

［10］宁怡乐，齐勋．赵振昌教授治疗慢性肾病经验辑要［J］.云南中医中药杂志，2014，35（8）：1－3.

［11］马德生．赵振昌教授治疗慢性肾风（慢性肾小球肾炎）临床经验研究［D］.长春：长春中医药大学，2013.

［12］汤晓会．赵振昌教授治疗慢性肾功能衰竭的临床经验总结［D］.长春：长春中医药大学，2014.

［13］王宏安，王丽娜，王银萍．赵振昌教授治疗慢性肾衰竭［J］.长春中医药大学学报，2014，30（6）：1035－1036.

［14］韩冰，刘强．赵振昌教授治疗慢性肾小球肾炎蛋白尿经验总结［J］.中国中医药现代远程教育，2014，12（22）：24－26.

［15］韩冰，刘强，张守琳．赵振昌教授治疗慢性肾小球肾炎血尿临床经验总结［J］.中国中医药现代远程教育，2016，14（20）：62－64.

周富明教授治疗慢性肾脏病经验

医家介绍：周富明，第五批全国老中医专家学术经验继承工作指导老师，全国名老中医专家传承工作室项目专家，从事中医、中西医结合内科临床工作近 40 年，尤擅慢性肾炎蛋白尿和慢性肾衰竭的中医治疗。

一、对慢性肾脏病病因病机的认识

周教授认为慢性肾炎病位在肾，其病机特点为肾脏虚损，本虚标实，强调肾为先天之本，内藏元阴、元阳，既要重视肾脏的本虚，又要重视肾脏与其他脏腑的关系，在明确病位后要细分阴阳。蛋白尿为肾与他脏亏虚，精微物质外漏引起，重视本虚，亦不可忽略邪实。本病常因感受风邪，风湿热毒等外邪诱发，然其根本在于机体脏腑功能虚损，内外因相合，致气血运行乖戾、三焦水道障碍，水液代谢不循常道，湿浊水毒内壅，精微外泄，形成火郁、湿热、瘀血等标实之证，以上诸证既是脏腑功能虚弱、失调引起的病理产物，又可影响正气的化生而致脏腑功能愈虚，虚虚实实，使慢性肾炎蛋白尿加重，不易消退。在临床上特别重视火郁、湿热、瘀血为患。

同样对于慢性肾衰竭，脾肾虚衰是肾脏衰竭的根本，瘀浊内阻是肾衰恶化的基础。脾为后天之本，肾为先天之本。脾的运化有赖于肾阳的温煦，肾精则有赖脾化生的水谷精微不断充养。在病理上亦相互影响，肾阳不足，不能温煦脾阳，致使脾阳不振；脾阳久虚，运化无力，亦可导致肾阳虚衰，二者相互影响、相互为病。浊毒之邪的产生，由于三焦通道不利，其与肺脾肾三脏气化功能有密切关系，而与脾阳亏损、肾阳衰微更为密切。当浊邪产生之后，又可侵犯心肝脾肺肾五脏，其中湿困中焦最先出现。因脾阳不振，则阳不化湿，而脾气或脾阳亏损，湿浊之邪也易侵犯脾胃。病邪侵犯到上焦肺，盖脾胃为生痰之源，肺为贮痰之器，脾阳亏损，湿浊内生而困于脾，脾不散津，津凝为痰，上贮于肺，使痰浊壅肺。同时痰浊也可蒙蔽心窍，或痰蕴化热，热痰内陷心包，甚至发展到心阳欲脱，阴阳离决。肾病日久，久病入络以致痰浊瘀毒交阻，更加阻碍五脏功能正常运行，以致脾肾更加衰败，二便失司，尿素氮、肌酐等浊毒之邪潴留体内。周教授认为这些浊毒之邪既是慢性肾衰竭的病理产物，又是导致病情恶化的重要病理因素，从而加剧脾肾气化功能恶化，使浊阴不泄，或上犯脾胃，或蒙蔽清窍，或惹动肝风，或入营动血，或水气凌心犯肺，以致慢性肾衰诸症叠见。

二、辨证论治

周教授在蛋白尿的治疗上主张以补益肾气、祛风除湿为主要治则，兼合健脾、清利、涩精诸法。

（1）以肾气虚为主者多见于蛋白尿初起，且肾功能多正常，发病年龄较轻者，常表现为偶感腰酸、乏力，偶尔出现轻度水肿，舌淡，苔薄白，脉细弱，治以益气为主，以经方肾气丸为型，临证用黄芪、白术、山药、炒党参、盐杜仲等平补为主，和缓轻灵，若气虚较甚，阳气耗损，则加大黄芪用量，并酌加肉苁蓉、制附子、炒补骨脂、鹿衔草以固护肾气，同时轻用茯苓、泽泻、薏苡仁、淡竹叶、车前草等健脾除湿。

（2）对于发病病程较长，以及老年患者或体质较弱的年轻人，常在疾病过程中伴随外湿的侵袭及内湿的积聚，可见倦怠，纳差，腰膝酸软，伴下肢水肿，甚则小便不利；强调祛湿当以利湿、化湿为要，慎用燥湿，以顾护肾阴，辅以益肾，化瘀；同时治疗需耐心，做到"守方有恒，变方有则"，临证喜用茯苓、泽泻、薏苡仁、虎杖以利湿，藿香、春砂仁、炒苍术、炒白术以化湿。

（3）蛋白尿反复，久病生化乏源，导致正气匮乏，"虚邪贼风"内袭；扰动肾脏，则肾不得安，精微直下，发为蛋白尿，尤在春、夏气候善变之季，风为六淫之首，常伴淫雨、湿雾之邪的侵袭，治宜祛风为要，合湿者多用豨莶草、乌梢蛇、六月雪、蝉衣、伸筋草、雷公藤以祛风湿；合血瘀者可加用炒地龙、炒僵蚕、炒水蛭等虫类药以祛风通络。

周教授认为慢性肾衰竭基本病理变化为脾肾衰惫，浊毒之邪内蕴体内，表现为本虚标实之证。所以其在临床对于慢性肾衰恒以温运脾肾、化浊泄毒为法。周教授根据多年临床经验，自拟溺毒清合剂为基础方，临床随症加减。溺毒清合剂由黄芪、大黄、仙灵脾、丹参、附片、牡蛎等组成，方中大黄荡涤浊邪，其虽味苦性寒，然与附子同用可"去性取用"，即去其苦寒、存其泻下，并可促进尿素氮、肌酐等代谢产物随大便排出体外，故有延缓肾衰进展作用；黄芪扶助正气，尚能抑制大黄不致泻下过峻耗伤正气，有研究认为黄芪对肾衰有阻抑作用，且能扩血管、降血压和利尿；附子温阳以助气化；丹参养血活血，以缓解肾衰高凝状态；仙灵脾温补肾阳；牡蛎软坚并协同丹参起化瘀软坚、延缓肾脏纤维化作用。全方组合具有温肾补脾、泄浊化瘀之功。在临床应用时，如尿少肿甚者，合疏凿饮子以破气通滞、攻下遂水；口臭明显者，合黄连温胆汤以清降浊邪；若兼见肌肤甲错、面色黧黑者，加生水蛭、丹参以加强活血通瘀；脾阳虚明显而大便溏薄者，易生大黄为制大黄，并酌加砂仁以馨香助中。

三、诊疗特点

1. 紧扣病机

各种肾炎导致蛋白尿的原因虽有不同，但紧扣病位在肾，脾肾亏虚为主要病机，根据兼证辨证加减，充分体现出谨守病机的理念。

2. 注重整体，标本兼顾

注重整体观，在辨证论治时，注重平衡患者的气血阴阳，标本兼顾。

3. 用药轻灵

一是药物剂量轻；二是药物味数少，一般 10 ~ 12 味，极少超出 15 味。药虽轻灵，但疗效显著。

4. 注重中西医结合

强调要把中医和西医辨证地结合起来，给患者创造最好的疗效。

四、典型病例

患者，男，50 岁，2014 年 6 月 10 日初诊。1 年前体检发现尿蛋白，行肾活检提示轻微病变。曾行泼尼松、氯沙坦钾等治疗，然蛋白尿反复。刻下：蛋白（+），镜检红细胞 3 ~ 4 个/HP。神倦乏力，腰酸肢软，更衣欠畅，舌淡胖、苔根腻，脉细。证属脾肾气虚，湿浊内阻。治以健脾益肾、温阳化浊。方药：黄芪 30 g，仙灵脾 15 g，炒白术、炒当归、盐杜仲、枸杞子、炒续断、炒白芍、片姜黄、瓜蒌仁各 10 g，制大黄 6 g。7 剂。

2014 年 6 月 17 日复诊：自觉乏力症状好转，舌淡胖、苔薄，脉细。继以前方加减：黄芪 30 g，仙灵脾 15 g，炒当归、盐杜仲、枸杞子、炒白芍、片姜黄、瓜蒌仁、制首乌各 10 g，制大黄 6 g。7 剂。此方服后，诸恙悉减，查肝、肾功能正常，24 小时尿蛋白定量 47 mg。效不更方，续以上方加减，以期巩固疗效。

按：本例西医诊断为慢性肾炎，肾活检提示轻微病变，表现以蛋白尿为主，唯感乏力。中医无"蛋白尿"之称，根据其以泡沫尿为特征的现象，将其归为"尿浊"范畴。尿浊者，脾肾气虚所致。肾虚不能藏精，封藏失司；脾虚不能固摄，统摄无权，精质下流是也。如《诸病源候论·虚劳病诸候》云："肾藏精，其气通于阴，劳伤肾虚，不能藏于精，故因小便而精液出也。"治宜健脾益肾化浊，健脾者统其摄，益肾者固其精。仿枸杞子散意，方取黄芪益气统摄；白术健脾，以加强黄芪之固摄；杜仲、枸杞子、续断益肾填精；当归、白芍养血活络；片姜黄温经活血；仙灵脾温肾壮阳、祛风除湿；酌加制大黄、瓜蒌仁以通便泄浊。诸药合用，共奏益气健脾、温肾固摄、祛风化浊之功。兹后，随着病情好转而用药略作加减，因药中病机而获效亦佳。

参 考 文 献

[1] 费德升. 周富明从毒论证慢性肾衰经验 [J]. 浙江中医杂志, 2012, 47 (6): 396 – 397.

[2] 费德升, 蓝小琴, 丁伟伟. 周富明教授运用参芪地黄汤治疗慢性肾炎蛋白尿经验介绍 [J]. 新中医, 2016, 48 (3): 182 – 183.

[3] 丁伟伟. 周富明临证药对经验 [J]. 浙江中西医结合杂志, 2013, 23 (4): 251 – 253.

[4] 沈晓昀. 周富明肾病辨治经验拾要 [J]. 浙江中医杂志, 2018, 53 (5): 323.

[5] 盛明明. 周富明医案拾零 [J]. 浙江中医杂志, 2016, 51 (1): 71 – 72.

[6] 李玉卿, 张忠贤, 费德升. 周富明增效减毒、固元泻浊学术思想浅析 [J]. 中医药临床杂志, 2017, 29 (1): 34 – 36.

[7] 丁伟伟, 费德升, 蓝小琴. 周富明治疗蛋白尿经验 [J]. 中医药临床杂志, 2016, 28 (1): 8 – 10.

[8] 费德升. 周富明治疗慢性肾功能衰竭经验 [J]. 浙江中医杂志, 2006, 41 (11): 634 – 635.

[9] 李玉卿, 费德升, 韦先进. 周富明治疗慢性肾炎蛋白尿的经验 [J]. 世界中医药, 2009, 4 (2): 88 – 89.

[10] 蓝小琴, 费德升, 丁伟伟. 周富明治疗肾病验案四则 [J]. 浙江中医杂志, 2018, 53 (3): 228 – 229.

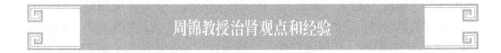

周锦教授治肾观点和经验

医家介绍： 周锦，杭州市中医院肾内科主任医师、浙江省名中医、全国第四批老中医药专家学术继承工作指导老师，从医 50 余年，擅长运用中医辨证论治法治疗各种内科杂病，尤其对慢性肾病的治疗有独到见解。

一、治肾观点

1. 从络论治

周教授认为慢性肾脏病各期均伴有不同程度"肾络痹阻"表现，肾虚为本，而痰瘀毒素滞于肾络则为标。因此在治疗上结合肾既藏精又泄浊的特点，主张治肾病要通更要和。在慢性肾脏病治疗中除补益肾气外，合理选用化痰泄浊、通络行瘀排毒之品，让受阻之肾络渐通，气血精微重新得以输布，可逐步改善肾功能，尤其在慢性肾脏病早中期，肾络疏通功能尚存，疗效更明显。

肾络癥瘕是以中医学中的络病理论和癥瘕理论为基础，结合现代医学关于肾脏解剖、生理、病理等的相关研究而提出的辨病辨证理论。肾络癥瘕是以中医宏观辨证与系统疾病的微观体现互参，中医肾病病机理论与临床实践遣方用药相结合而逐渐形成的病机理论。肾络癥瘕属微型癥瘕的一种，是络病的病理产物之一。络脉是气血会聚之处，其生理功能不外聚、流、通、化，可以贯通营卫、环流经气、渗透气血、互化津血，是内外沟通的桥梁。络病的病理机制为瘀、虚、痰、毒。络脉是内外之邪侵袭的通路与途径，邪气犯络，导致络中气机瘀滞、血行不畅、络脉失养、津凝痰结、络毒蕴结等病理变化，络病是疾病传变的中心环节。现代医学研究证实，络脉瘀阻与血液的黏稠凝滞及动脉硬化有关。清代叶天士提出的"久病入络"的病理基础是血瘀证，其现代医学病理实质可能是微循环障碍。络病是和血相关的病证，可能与现代医学中的微小血管病变、微循环障碍有关。周教授认为因肾小球由毛细血管网组成，血液灌流量大，血管细长，血流阻力大，血液流速缓慢，血液黏稠度易增高，因此在病理状态下，使气血运行不畅，瘀血易于停聚，瘀阻络伤，符合中医邪入肾络，从而影响脏腑的病机。因此周教授在临床中常将肾络微型癥瘕理论应用于慢性肾脏病各阶段的治疗中，使用活血化瘀药物治疗慢性肾脏病，常用血府逐瘀汤、补阳还五汤、桃红四物汤、少腹逐瘀汤等方剂，以及莪术、三棱、鸡血藤、积血草、大黄、川芎、丹参等活血化瘀中药，均起到较好疗效。

2. 调肝理脾

周教授认为，肾病是一种络病，肾小球毛细血管属中医理论中的络脉。肾病与肝相关，责之于肝之调血、调气功能，即"肝主疏泄"之功。肝藏血，由于血运周身，故肝藏之血必运于诸经。而肾之血络受血始能发挥其正常生理功能。肝之疏泄功能正常，血脉正常循行，则肾之血络受血如常；若肝失疏泄，血行不畅则肾络瘀血。故肾病之血瘀见证一味活血化瘀，常无功而返，而调肝活血若血府逐瘀汤之属则疗效堪佳。由于肝主疏泄，气机调畅，三焦气治，气行则津行。周教授在临证中始终不忘适时调肝。她认为，肾病综合征患者，调肝可助气化，促水行，利小便；慢性肾炎患者，调肝可助肾之闭藏，减少蛋白尿；慢性肾衰者，调肝可醒脾开胃；大量运用补肾固涩之剂者，调肝可防气滞血瘀。临证时重视使用疏肝理气药，如柴胡、枳壳、广木香、佛手、苏梗、厚朴花、陈皮等，以调畅肝气同时调畅肾气。同时，周教授又注重活血，如用丹参、郁金、赤芍、玄胡等调畅肾络，使肾气血运行如常，有助于病情趋向缓解。

肾气亏虚可出现肾失封藏，精微外泄，与先天不足有关。而脾为后天之本，它的重要作用在于补益先天。益气健脾可使肾气充沛，更好地发挥其闭藏之功。脾气不升，则胃气不得降，气机升降失常，肾气之运行紊乱，清气不升，反而下泄可出现尿浊。慢性肾衰患者常见纳差、面色萎黄、唇甲色淡等阴血亏虚之象，此与脾之化生不无联系。而尿毒症患者常见皮肤多处瘀青，此与脾之统血功能有关，故肾病治脾包括补气健脾、调理脾胃、健脾养血、补脾统血多方面。肾病综合征表现为明显水肿时，补脾可有利于水液的运化，消除水肿，即"脾主运化"。而以蛋白尿、血尿为主要病变者，补脾可统摄血液，不令肾络中精微外泄，有助于消除蛋白尿、血尿。此时周教授喜用大剂量党参、黄芪，党参可用至 30 g，黄芪可用至 60～90 g。慢性肾衰者常有下肢水肿、恶心呕吐、纳差等症，此与脾胃之升降失常密切相关。调理脾胃，使脾气得升，胃气得降，清气得升，浊气得降，则人体安和。此时可用香砂六君子汤，甚至可随症加用四逆散、逍遥散等进一步斡旋枢机，调畅气机。肾性贫血治疗当补益脾胃、补肾填精相结合，周教授常用何首乌加八珍汤。肾病常因感冒等诱发，周教授建议，当重视补土，培土生金，防止表虚及邪气进一步入侵，可予四君子汤加玉屏风散加减。

二、辨治要点

1. 确立宏观辨证与微观辨证相结合的基本诊疗思维

周教授认为，微观辨证在肾病的诊疗中具有特殊的重要性。依据肾活检技术和显微技术，取得肾脏病理检查的结果，建立该病理表现和中医证型之间的密切关系，从而为整体辨证取得肾脏局部的、微观的辨证依据（但要注意克服该微观表现本身代表局部的缺陷），也对中医传统辨证方法的发展，具有重大意义。在临床上，对肾脏病理上出现细胞外基质积聚、肾小球与包氏囊粘连、小球局灶节段性硬化、毛细血管塌陷、肾间质纤维化等表现的患者，就考虑存在"肾络闭阻"，即有使用活血化瘀药的指征。依据上述指征用药，大大地提高了临床疗效。

2. 重视脾肾这两个根本

慢性肾病患者，往往病程较长，病情缠绵难愈，久之则有向"肾劳""虚劳""溺毒"发展的趋势。在长期的治疗过程中，顾护胃气是一个非常重要的方面，一定要予以充分的重视。首先，慢性肾病患者，病程较长，多为虚实夹杂。可以说脾虚本来就是慢性肾病患者最为常见的一个中心证候，故健脾补中本来就是慢性肾病的一个关键治法。其次，慢性肾病患者虚中夹实，其实邪常表现为寒湿、湿热、风湿等。其湿邪之滋生，多因脾虚，而湿邪又易困脾碍胃，如此恶性循环，病势日重，缠绵难愈。故于健脾和胃的同时，必须化湿、利湿、祛风除湿。另外，慢性肾病患者，久病体虚，卫外不固，易于反复感冒，从而导致肾病复发。究其原因，实因中气亏虚所致。卫气源于中焦，胃气强者卫气始固，且土能生金，脾胃之气足，肺卫始能固，此一定之理。

3. 抓住肾病中的三个关键病理要素——"虚""瘀""湿"

"虚"主要是指脾虚和肾虚。"瘀"指血瘀证，是慢性疾病中的常见证候，中医素有"久病多瘀"的说法。慢性肾病一般病程较长，迁延不愈，故肾病后期常常合并有血瘀证，其治疗也是肾病治疗中十分重要的一个内容。"湿"指水湿之邪。慢性肾病患者常常因肺脾肾功能失调，三焦气化失司，水湿不化，泛溢而为肿，故湿邪亦为慢性肾病患者最为常见的病邪之一。

三、典型医案

患者，男，30岁，主因"反复血尿1年余"于2016年2月3日初诊。患者于1年前体检时发现镜下血尿，当时无水肿、腰酸乏力等不适，当地某医院诊断为"急性肾炎"，经住院治疗2个月痊愈出院。出院后2周发现肉眼血尿，伴腰痛，前往当地医院查尿常规提示尿蛋白（＋＋），尿隐血（＋＋＋），尿红细胞10~15个/HP，住院予中西药治疗1月余，疗效不明显，后前往上级医院经肾穿刺确诊为IgA肾病（系膜增生型），此后多次复查尿常规结果时好时坏，有时出现肉眼血尿，曾多次在当地住院治疗，经多种中西药治疗后病情改善不明显，遂至周老门诊就诊。初诊时患者自诉心烦多梦，脾气急躁，腰痛，小便短赤，大便偏干，舌红苔白，脉弦滑且数，查尿检提示：尿蛋白（＋＋），尿隐血（＋＋），尿红细胞5~7个/HP。中医诊断为尿血，证属肝经郁热、络脉瘀阻。治拟清肝泄热，活血通络，凉血止血。处方如下：柴胡6 g，黄芩6 g，川楝子6 g，荆芥炭10 g，防风6 g，地榆10 g，赤芍10 g，炒槐花10 g，茜草10 g，茅根、芦根各10 g，小蓟10 g，大黄10 g。共7剂，每日1剂。2016年2月10日复诊：睡眠转安，尿赤见轻，尿蛋白（±），尿隐血（＋），镜检尿红细胞消失，舌红苔白，脉弦滑。续服前方7剂后，尿蛋白转阴，腰痛有所缓解，尿隐血（±），予以活血通络、凉血育阴。处方如下：荆芥炭10 g，防风6 g，赤芍10 g，丹参10 g，茜草10 g，地榆10 g，丝瓜络10 g，桑枝10 g，旱莲草10 g，女贞子10 g，小蓟10 g，藕节10 g，茅根、芦根各20 g，大黄6 g。共服此方21剂后，腰痛消失，尿检示蛋白及隐血、红细胞均阴性，无其他不适。又观察治疗3个月，病情稳定，未再反复。嘱其慎起居，防感冒，节饮食，忌辛辣肥甘厚味。

按：患者为青年男性，病程已久，临床症见反复血尿，心烦多梦，脾气急躁，腰痛，大便偏干，舌红苔白，脉弦滑且数，且肾活检为IgA肾病（系膜增生型），病理多表现为局部或弥漫性系膜增生、硬化、粘连的受累肾小球，从微观辨证来看，存在肾脏局部瘀血。综上，该患者证属肝经郁热，络脉瘀阻，故首诊辨证以湿、热、瘀为主要证候，治疗以清肝泄热、凉血通络为法，选用柴胡、黄芩、川楝子清肝泄热，赤芍、地榆、炒槐花、小蓟、荆芥炭、防风等凉血通络，茅根、茜草止血不留瘀。湿、热祛除后仍有腰痛，此时辨证以瘀、虚为主，故改活血化瘀通络、凉血益气育阴之剂巩固，上方去柴胡、黄芩、川楝子，以丹参、赤芍、大黄活血化瘀，加旱莲草、女贞子益气养阴、补益脾肾，丝瓜络、桑枝等祛风通络，继续投以地榆、小蓟、茅根、茜草等活血凉血止血。分清主次，方随证变，疗效迅捷。

参 考 文 献

[1] 毛俐婵，周锦．慢性肾病与调肝理脾［J］．浙江中西医结合杂志，2012. 22（1）：19.

[2] 鲍亮，鲁盈．慢性肾脏病从络论治［J］．光明中医，2009，24（6）：1024－1025.

[3] 郝丽洋．周锦，朱敏杰．周锦辨证治疗 IgA 肾病临床经验［J］．山西中医，2019，35（4）：8－10.

[4] 李涛，周锦．周锦教授谈慢性肾病的辨治要点［J］．中医药导报，2011，17（5）：8－10.

[5] 应婉塬．周锦教授治疗慢性肾病血瘀证经验总结［J］．广西中医药，2020，43（1）：48－49.

[6] 李涛，周锦．周锦教授治疗肾病血尿验案 3 则［J］．中医药导报，2011，17（6）：10－11.

[7] 毛俐婵，周锦．周锦老师辨治原发性及继发性膜性肾病的经验［J］．云南中医中药杂志，2011，32（11）：6－7.

[8] 毛俐婵，周锦．周锦治疗狼疮性肾炎临床经验［J］．中国中西医结合肾病杂志，2010，11（4）：289－290.

朱彩凤教授治疗肾性血尿及蛋白尿经验

医家介绍：朱彩凤系全国第六批老中医药专家学术经验继承工作指导老师、浙江省名中医，从医30余载，学验俱丰，尤善治肾脏疾病，临证时常以古方为基础化裁成方，其方简洁，方小而精，用药严谨，剂量考究，对于慢性肾脏疾病的血尿及蛋白尿有奇效。

一、病因病机

对肾性血尿的认识。肾性血尿属于中医"溺血""溲血""虚劳"等疾病范畴，多由于热伤血络而迫血妄行，或气不摄血或瘀血阻络使血不循经等，导致血液从尿道而出。朱教授认为，本虚标实、虚实夹杂是肾性血尿的疾病特点。

对肾性蛋白尿的认识。蛋白质作为构成人体的基本物质，可归属于中医"精气""精微"等范畴。精微不固，随溲而下，即为蛋白尿。朱教授根据对众多老年慢性肾炎蛋白尿患者证候分析及反复的临床实践验证，认为本虚标实、虚实夹杂、精微耗散是其主要病机特点。本虚以肺脾肾亏虚为主，标实主要为风湿内扰、痰浊内蕴、肾络瘀痹。老年患者病程长，脏器亏虚日久，存在着虚极精泄、精微耗散、脉中营阴匮乏的病机特征，在肺脾肾亏虚基础上，精微耗散、营阴匮乏是老年慢性肾炎蛋白尿患者的共性，因虚致精微不固，精微耗散加重脏器亏虚，造成恶性循环。

二、辨证论治

（一）对于血尿的治疗

朱教授认为要把握两个阶段、三个关键。两个阶段是指急性发作阶段（活动期）和慢性进展阶段（缓解期）。三个关键主要指热、虚、瘀这三个病机关键。细分下去，热又可分风热、血热，多见于急性发作阶段，主要表现为邪实，治疗上以祛邪为主。而在慢性进展阶段，久病伤正，主要表现为正虚，以阴虚为最常见，可合并气虚，具体证型可见气阴两虚、肝肾阴虚等，治疗上以扶正为主。血尿日久，久病入络，瘀血阻滞，治疗以活血祛瘀为主。

1. 风热犯肺证

此型采取疏风清热、清上治下法，多用于 IgA 肾病急性活动期，临床表现为咽红、肉眼血尿等，或病理合并有毛细血管内增生的急性肾小球肾炎。治以疏风清热，清其上则能治其下，改善尿血症状。而急性肾小球肾炎，急性起病，常有前驱感染，如扁桃体炎和脓皮病等链球菌感染表现，临证亦可参照本法。基本方：黄芪 30 g，党参 10 g，白术 10 g，防风 6 g，薏苡仁 30 g，炒麦芽 15 g，炒谷芽 15 g，金银花 10 g，忍冬藤 10 g，蒲公英 15 g，白茅根 30 g，茜草 15 g，半枝莲 15 g，白花蛇舌草 15 g。方中黄芪、防风、白术为玉屏风散，可以起到益气固表的作用。临证加减：如有泄泻者，可加木香、黄连醒脾祛湿；咽红明显者，加黄芩、玄参、山海螺；合并肾阴虚者，可加二至丸滋补肾阴。

2. 血热妄行证

此型采取解毒祛瘀、凉血止血，过敏性紫癜性肾炎急性发作期的持续性血尿可参照本法。治以解毒祛瘀，凉血止血。基本方：黄芪 30 g，水牛角 30 g，生地 20 g，丹皮 6 g，赤芍 6 g，女贞子 10 g，紫草 15 g，蝉衣 6 g，白茅根 30 g，荠菜花 30 g，白花蛇舌草 15 g，茜草 15 g。诸药合用，清血中之风热毒邪，除络脉之瘀滞，达到瘀血去则新血生、瘀血去则血能归经之目的。

3. 肝肾阴虚证

多用滋阴补肾、凉血止血法治疗，肾性血尿慢性进展阶段（稳定期）合并阴虚证者可参照本法。治宜滋阴补肾，凉血止血，始能安宁肾络。基本方：黄芪 30 g，太子参 15 g，生地 20 g，女贞子 10 g，旱莲草 30 g，当归 10 g，丹皮 6 g，赤芍 6 g，白茅根 30 g，荠菜花 30 g，白花蛇舌草 15 g。临证加减：如有血瘀者，加积雪草、莪术；如有蛋白尿者，加杜仲、桑寄生、半枝莲、汉防己；咽干而痛者，加元参、知母、黄芩；失眠心悸者，加夜交藤、合欢皮、枣仁；便秘者，加火麻仁；肝肾阴虚、肝阳上亢而致头痛目眩、心烦易怒者加牛膝、石决明等；肝经湿热者，加垂盆草、片姜黄；欲改善狼疮性肾炎患者低热和情志抑郁等症状，加青蒿、生麦芽。

4. 气阴两虚证

以益气养阴、凉血止血为法，肾性血尿慢性进展阶段（稳定期）合并气阴两虚证者可参照本法。治宜益气养阴，佐以止血。基本方：黄芪 30 g，太子参 15 g，天冬 10 g，麦冬 10 g，五味子 15 g，丹参 10 g，当归 10 g，川芎 15 g，女贞子 10 g，白茅根 30 g，荠菜花 30 g，白花蛇舌草 15 g。临证加减：脾胃虚弱者，可加炒谷芽、炒麦芽健脾扶正；睡眠欠安者，可加合欢皮或夜交藤；合并下焦湿热之尿路感染者，可加萹蓄、瞿麦、车前草；合并有湿热下注之妇科炎症者，可加红藤、败酱草；湿阻中焦者，可加苍术、佩兰；气虚症状明显者，可加仙鹤草、红枣，既可止血，又可益气补虚，不论寒热虚实都可用。

5. 肾络痹阻证

益肾行瘀、消癥散结法适用于肾性血尿瘀血证或微观辨证显示存在肾内微型癥积者。一般在辨证基础上加用调畅血行、通和脉络的活血中药，基本方：黄芪 30 g，当归 10 g，川芎 15 g，赤芍 6 g，桃仁 15 g，红花 15 g，地龙 6 g，积雪草 30 g，莪术 15 g。临证加减：偏气阴虚者，可加太子参、天冬、麦冬、五味子；脾胃虚弱者，可加薏苡仁、焦山楂。

（二）肾性蛋白尿的治疗

朱教授提出"一涩、二消、三补"的"三步法"。临床上通过对患者本虚和标实病机的辨证，将涩、消、补三步相应的小处方组合应用。

1. "涩"即收涩固精

收涩固精是针对老年慢性肾炎蛋白尿虚极精泄、精微耗散的病机，用收涩截流之法阻止精微漏出。自创"固涩方"，由金樱子、芡实、益智仁、五味子组成，本方主要以水陆二仙丹益肾滋阴、收敛固摄，配益智仁温脾暖肾、固气涩精，五味子敛肺滋肾、涩精止泻、宁心安神。

2. "消"即消除实邪

针对风湿内扰的病机，自拟"风湿方"，由雷公藤、汉防己、徐长卿组成；针对痰浊内蕴的病机自拟"痰浊方"，由制半夏、苍术、虎杖组成；针对肾络瘀痹，制定了"瘀血方"，由积雪草、莪术、桃仁组成。以上三方均是针对标实证病机，临床上根据病机特征可联合应用。"风湿方"中雷公藤祛风除湿、通络解毒，但因雷公藤有肝脏损伤、骨髓抑制等毒副作用，朱教授临床应用时较谨慎，通常在患者 24 小时尿蛋白≥1.0 g 时使用，为服用方便、减少副作用，以雷公藤多苷片代替，且老年患者应从小剂量开始（10 mg/d）。"痰浊方"中半夏燥湿化痰，是治疗痰饮的要药，但性温易燥；

苍术燥湿健脾化痰；虎杖清热利湿，化痰祛瘀，其性寒，与半夏相伍，可和半夏燥烈之性。"祛瘀方"中三味药为"复方积雪草汤"的主要组成药物，具有活血消癥、解毒消肿之功效。

3. "补"即补益肺脾肾

在肺脾肾三者中，尤以脾肾为要，故在治疗时要补益脾肾，兼顾肺气。自拟"补益方"，由生黄芪、当归、仙灵脾、菟丝子、熟地组成。该方以《内外伤辨惑论》中"当归补血汤"补气生血，黄芪大补脾肺之气，以滋生化之源，当归养血合营；熟地补血滋阴，益精填髓；仙灵脾配菟丝子温肾助阳固精；本方阴阳气血并补、肺脾肾三脏兼顾，使肾气充而精微固，脾气旺而升清有力，肺气足而精微输布不悖常道。

三、典型病例

患者，男，73 岁，2018 年 7 月 7 日初诊。患者反复腰酸伴泡沫尿 4 年余，4 年前感腰酸乏力，并发现尿中泡沫增多，无水肿，查尿蛋白（＋），红细胞（＋＋），血肌酐 134 μmol/L，未重视。近期尿蛋白增多，伴困乏体倦，腰酸痛，查尿蛋白（＋＋），红细胞（＋），24 小时尿蛋白定量 0.81 g，血肌酐 165 μmol/L，血脂正常，B 超提示双肾缩小。有高血压病史 3 年，服用氯沙坦钾片治疗，血压控制可，无糖尿病、乙肝等病史。中医症见：困乏体倦，腰酸，时有便溏，尿中泡沫多，平素怕冷，动则汗出，舌黯少苔，脉细涩。中医辨证：肾风，气虚风湿兼瘀血。治则：益气固精，祛风除湿，活血通络。拟方：黄芪 30 g，仙灵脾 15 g，熟地 20 g，菟丝子 15 g，当归 12 g，金樱子、芡实、益智仁、五味子各 10 g，汉防己 15 g，徐长卿 10 g，积雪草 30 g，莪术 10 g，防风 6 g。14 剂，水煎温服，每天 1 剂。

二诊（2018 年 7 月 21 日）：服药 2 周后，患者感四肢温，无汗出，腰酸腰痛好转，劳累后尿中仍有泡沫，仍有疲劳，复查尿蛋白（＋），红细胞（＋＋）。上方去防风加仙鹤草 30 g，茜草炭 10 g，14 剂。

三诊（2018 年 8 月 4 日）：尿中泡沫减少，困乏疲倦等症好转，二便调，尿蛋白（＋），红细胞（＋）。仍以上方为基础加减治疗，2 个月后查 24 小时尿蛋白定量 0.38 g，尿蛋白（－～±），红细胞（－～＋），血肌酐 138 μmol/L。

按：本虚标实、精微耗散是老年慢性肾炎患者共有的病机特点。该患者本虚证：有体倦、乏力、便溏、动则汗出等肺脾肾气虚表现，故以"补益方合固涩方"加防风以补肾健脾、益气固涩。标实证：患者24小时尿蛋白定量0.81 g，伴有泡沫尿，困乏，符合风湿内扰证的特征，故予"风湿方"以消风除湿；患者有腰痛、舌暗、脉涩，且血肌酐缓慢升高，提示肾病理有肾小球硬化及肾间质纤维化情况，这些均属瘀血证的微观辨证，需考虑瘀血证的存在，提示有肾络瘀痹证，故予"瘀血方"活血通络，因患者大便稀，故未用桃仁。二诊时，患者尿蛋白减少，但仍有尿红细胞，予仙鹤草、茜草炭收敛止血。后经2个月的治疗，患者诸证安稳，尿蛋白、尿红细胞好转，肾功能稳定。治疗老年慢性肾炎蛋白尿应谨守病机，辨证施治，其病因多为正虚、风湿、痰浊、瘀血，治疗时以补本、消源、涩精为要，主张肺脾肾兼顾、标本兼治、涩消活用的治疗原则，应用"三步法"治疗，化繁为简、临床疗效好，可供参鉴。

参 考 文 献

［1］包自阳，朱彩凤．朱彩凤"三步法"辨治老年慢性肾炎蛋白尿经验［J］．浙江中西医结合杂志，2019，29（5）：351－353．

［2］朱家欢，朱彩凤．朱彩凤教授治疗肾性血尿经验［J］．陕西中医药大学学报，2016，39（6）：41－43．

［3］叶晴晴，李秋芬，朱彩凤．朱彩凤教授应用补阳还五汤治疗肾病经验介绍［J］．中国现代医生，2017，55（31）：117－121．

［4］叶晴晴，朱彩凤．朱彩凤治疗肾病常用药对举隅［J］．浙江中医杂志，2015，50（4）：259－260．

［5］包自阳，叶晴晴，李先法，等．朱彩凤临证治疗肾脏病经验方举隅［J］．江苏中医药，2019，51（5）：22－24．

朱良春教授温补脾肾法治疗慢性肾炎经验

医家介绍： 朱良春（1917—2015），男，国医大师，全国首批老中医药专家学术经验继承工作指导老师，著名中医内科学家、教授、博士生导师。早年拜孟河名医马惠卿先生为师，后转入原上海中国医学院，师从章次公先生。朱老一生治学严谨，学术精湛，锐意创新，对内科杂病的诊治具有丰富的经验，擅长用虫类药治疗疑难杂症，对慢性肾炎也有丰富的临床经验。

一、病因病机归结于"脾肾阳虚"

朱老认为，慢性肾炎的致病因素复杂，脾肾两虚是发病的内在因素，风寒湿热是发病的诱因，而脏腑、气血、三焦气化功能的失调，是构成慢性肾炎发生的病理基础。在所有病因中，脾肾阳虚是最重要的一环，也是发病的根本原因。故而，朱老认为一定要重视脾肾阳虚这个内在原因，同时不忘扶正祛邪。

二、"温补脾肾"的主要法则

朱老重视脾肾阳虚的病因病机，即确立了"温补脾肾"的主要治法。在实践中发现，附子、仙灵脾、黄芪是关键性药物。附子、仙灵脾不仅可以温肾，而且还有肾上腺皮质激素样作用。黄芪益气培本，促进血液循环，兼能利水，均有助于肾功能恢复。

三、辨证论治

1. 肾虚为本，湿热为标

治宜益肾清利。朱老谓其常年对此证循守温补脾肾之常法治疗，虽病愈者不少，但仍有部分病例之水肿终难消退，蛋白尿缠稽难除，病情经常反复，并易于感冒，根本原因，是正虚而邪着未去，内外湿邪相合，留恋气分，弥漫三焦，郁而化热，加之肾气亏虚，致使疾病缠绵难愈。故治当在补益脾肾之剂中参入清利湿热之品，如白花蛇舌草、六月雪、菝葜、漏芦、荠菜花、薏苡仁、石苇、龙葵等，以提高治疗效果。

2. 肾精不固、邪毒久羁

治以通补开阖之法。湿热内蕴，肾气不固，精气外泄，可出现蛋白尿。对于这类患者单补不泻，则愈补愈涩，邪不得去，正不得安；单泻不补，则愈泻愈虚，正气不固，邪毒羁留。故拟方固摄利水并用，使补中寓泻，泻中寓补，而成通补开阖之剂。临证常用益智仁、金樱子、南芡实、乌梅炭、五味子，配合六月雪、菝葜、玉米须、泽泻、土茯苓、车前子等清利之品。

3. 久病多虚，气虚血滞

法用益气化瘀。病久肾气亏虚兼血瘀之证，见面色晦暗，腰疼似折，舌色发绀，且水肿长期顽固不消，治疗必须在温肾健脾之中，参入益气化瘀之品，方可获效。朱老自拟"益气化瘀补肾汤"治疗慢性肾炎患者，均获缓解或稳定。方用生黄芪30 g，全当归、川芎、红花各10 g，仙灵脾15 g，川断、怀牛膝各10 g，石韦15 g，益母草90～120 g（煎汤代水）。其加减法：①慢性肾炎急性发作，各型慢性肾炎合并上呼吸道感染或其他继发感染，出现严重蛋白尿者，去黄芪、红花，加金银花、连翘、漏芦、菝葜各15 g，地鳖虫10 g，鱼腥草、白花蛇舌草各30 g，蝉衣5 g。②各型慢性以肾功能低下为主者，加炮山甲8 g。③临床辨证为阳虚者，加附子、肉桂、鹿角霜、巴戟天；肾阴虚者，加生地黄、龟板、枸杞子、女贞子、旱莲草；脾虚者，加党参、白术、山药、薏苡仁；气虚甚者，重用黄芪，加太子参30 g；肾关不固加金樱子、芡实、益智仁；水肿明显者，并伴高血压者，加水蛭2 g（研末，胶囊装，分吞）以化瘀利水；血尿者，加琥珀3 g（研末，胶囊装，分吞），茅根30 g；高血压者，去川芎，加桑寄生30 g，广地龙15 g。

4. 浊阴上逆，胃失和降

法当通腑泄浊。朱老对慢性肾炎进展至慢性肾衰竭患者，在辨证施方的基础上，以汤剂内服与外用灌肠并施，临床颇能获效。因患者湿浊邪毒壅塞三焦，气机不得畅通，气滞血瘀，致肾阳衰败，气不化水，水液内停，则尿量减少，有害物质滞留，而成恶性循环。从中医观点来看，二便闭塞，邪无出路，是为危笃之证，故采用清泄解毒之中药灌肠，使邪毒从下而泻，则病有转机。临床常用之灌肠方：熟附片10 g，生牡蛎30 g，生大黄10～20 g，生槐花、白花蛇舌草各30 g，紫丹参20 g。煎成150 mL，待温，以50～80滴/分钟速度保留灌肠，一般灌肠后大便有2～3次者，以每日灌肠2次为宜。如症情严重，神情烦躁，乃至昏迷，舌苔灰腻，脉弦数者，应同时用"醒脑静"，每次2支，加50％葡萄糖40 mL，静脉缓注，每6小时一次，待神清呕止之后，则改每日 2 次，继用 3 日，以期巩固。

三、治疗心得

1. 水肿治疗

温阳、益气、化瘀、泄浊、渗湿、养阴均可利水，朱老常用生黄芪、制附子、石韦等，特别是益母草用大量，有明显的活血利水作用，屡用得效。如尿少短涩者，另用蟋蟀 20 g，沉香 5 g，共研细末，胶囊装盛，每服 6 粒，一日二三次，有较好的利尿之功。

2. 蛋白尿的治疗

蛋白尿消退困难，除辨证外，可加重石韦用量，因石韦有消除肾小球肾炎病变，有抑制过亢之卫气之功，一般可用 30～60 g。仙鹤草、益母草对消除尿蛋白亦有效。或用生槐米、土茯苓各 45 g，菝葜 30 g 亦佳。

3. 标本同治

慢性肾衰竭，肾虚为本，但湿热、水毒、浊瘀为标，尤其在尿毒症阶段，更不能只治本，不治标。在温肾、补肾的同时，必须配合化湿热、利水毒、泄浊瘀之品。清热解毒、活血化瘀法有抑菌抗感染、改善微循环、解除肾小动脉痉挛、增加肾血流量、抑制或减轻变态反应性损害的作用。

4. 舌体的胖大或瘦长，是预测肾炎预后的指征

慢性肾炎舌体胖大者，预后多较佳，如瘦长变薄者，则预后险恶。因舌为心之苗，而心与肾均属少阴经，足少阴肾经络舌本，有内在联系。

5. 巩固问题

慢性肾炎由于病程较长，肾气亏虚，在治疗好转情况下，必须继续治疗，以期巩固，切不可停药过早。在病情稳定后，应长期服用丸剂以巩固疗效，偏阴虚者可选六味地黄丸，偏阳虚者则用金匮肾气丸。"冬虫夏草"不仅可以巩固疗效，而且有改善肾功能及提高细胞免疫功能，对尿素氮、肌酐均有降低作用，同时对其以外的中分子代谢产物起到某种调节作用，是治疗重型慢性肾炎和巩固疗效之佳品。每日 4 g 煎汤，连渣服用，或研末胶囊装盛，每服 4 粒。

四、典型案例

患者，青年男性，2008 年 11 月 15 日初诊。患者既往慢性肾小球肾炎病史 3 年，未行肾穿刺活检明确病理类型，长期服用中药，效果不佳。纳食欠馨，畏冷怕寒，小便清长，夜尿2~3次，大便日行一次，便溏，舌淡胖，苔薄白，边有齿痕，脉细。查尿常规：蛋白（＋＋），隐血（＋＋＋）。辨证一派脾肾阳虚之征，治当温阳活血，健脾益肾。处方：①仙灵脾15 g，仙鹤草30 g，穿山龙30 g，生黄芪30 g，熟附片10 g，怀山药30 g，鸡内金10 g，菟丝子20 g，蜂房10 g，山萸肉15 g，炮姜炭4 g，炙草8 g。7剂，每日1剂，水煎服；②黄芪注射液10 mL×6支×5盒，每次1支，2次/日；③百年乐（红）10 mL×6支×5盒，每次1支，2次/日。

次诊：2008年12月3日。药后无不适，纳食欠香，苔薄白，舌质淡胖，脉细弦。尿常规：隐血（＋＋＋），蛋白（＋＋）。前方继进。处方：①上方加藕节炭12 g，甘杞子10 g，砂仁3 g。14剂，1剂/日，水煎服；②冬虫夏草5 g×14包，1包/日，分次服用。

再诊：2008年12月17日。服药后一般情况可，面色逐渐红润，纳食渐馨，小便自调，夜尿较前减少，大便日行一次，质软成形，舌淡胖，苔薄白，脉细。尿常规：蛋白（±），红细胞（＋＋），隐血（＋＋＋）。血压110/60 mmHg。续前法出入。处方：①上方去砂仁，加姜半夏10 g，防风10 g，生白术15 g。14剂，1剂/日，水煎服；②冬虫夏草5 g×14包，1包/日，分次服用。

四诊：2008年12月26日。近期无特殊不适，各症均不显，自觉无所苦。尿常规：蛋白（±），隐血（＋＋）。前方继进。①上方加小蓟炭10 g。7剂，1剂/日，水煎服；②冬虫夏草5 g×14包，2.5 g，2次/日。

按：慢性肾炎，症状或有轻重，观其根本，脏腑功能失调为病理基础，脾肾两虚为其内因，风、寒、湿、热为其诱因。临床多见泡沫尿或镜下血尿等。本病病理多虚多瘀多湿热，虚实夹杂，治疗需扶正祛邪，益气补肾，清热利湿，活血化瘀，清利湿浊。本例患者为青年男性，以乏力、少气懒言、怕冷便溏、舌淡苔白、边有齿痕为主要临床症状，辨证当属脾肾阳虚。方中生黄芪、仙灵脾、菟丝子、山萸肉益气补肾，穿山龙祛风活血利湿；仙鹤草活血化瘀，熟附片、炮姜炭温肾助阳。二诊后阳虚好转。全方以益气温阳、健脾补肾为主，用药配伍全面。

参 考 文 献

[1] 朱泓，孙伟. 国医大师朱良春教授运用益气补肾法治疗慢性肾炎 [J].吉林中医药，2015，6（35）：556－558.

[2] 高尚社. 国医大师朱良春教授治疗慢性肾炎验案赏析 [J]. 中国中医药现代远程教育, 2013, 11 (15): 7-9.

[3] 朱良春, 张肖敏, 朱婉华. 慢性肾炎证治举隅 [J]. 江苏中医杂志, 1985, 8 (13): 12-13.

[4] 朱良春. 治疗慢性肾炎的七点经验 [J]. 江苏中医杂志, 1986, 10 (11): 10-11.

[5] 陈珑, 朱泓, 孙伟. 朱良春教授治疗慢性肾小球肾炎经验撷菁 [J]. 中西医结合心血管病杂志, 2017, 5 (25): 34-35.

邹燕勤教授辨治慢性肾脏病经验

医家介绍： 邹燕勤，女，江苏无锡人，国医大师，是全国第二、第三、第四、第五、第六批老中医药专家学术经验继承指导老师，全国首批中医药传承博士后合作导师，享受国务院政府特殊津贴。其父为中医肾病大家邹云翔教授，邹燕勤教授继承其父学术思想及治肾经验，在慢性肾脏病临床诊疗中取得了较好的疗效，获得患者一致推崇。

一、慢性肾脏病"补益肾元"的学术思想

邹云翔教授1954年在全国中西医队伍中率先建立了"肾炎研究小组"，1955年出版了国内第一本肾病学专著——《中医肾病疗法》，较第一本西医《肾脏病学》早了31年。该书是我国第一本以中医疗法诊治西医肾脏疾病的专著，提出肾脏病发生的中医病因病机、治则治法、方药等一直是我国肾病界"原始创新"和"奠基之石"，其提出的"保肾气"理论一直沿用至今。邹燕勤教授传承其父衣钵，创立"邹氏肾科"，提出了"补益肾元"的学术思想和治肾理念。

二、病因病机

1. 肾气不足，发病之本

先天禀赋不足，后天调摄失宜，加之劳倦过度、房事不节、七情所伤等因素，均可导致脏腑功能受损，机体抗御疾病的能力下降。肾为五脏之根本，慢性肾炎患者的脏腑功能虚损是以肾气不足为根本。肾气不足，即抗御肾炎发生的免疫功能受损，这是慢性肾炎发生的根本内因，而感受外邪、毒物损伤是慢性肾炎发生的外因，也是重要条件。慢性肾炎的发病起根本作用的是内因，外因是通过内因起作用。这个内因就是人体的"肾气"。这里"肾气"应理解为人的体质，人体的正气，泛指肾的气化功能，包括人体的免疫功能等。肾气充足的人，即使在外感六淫或疮毒、肾毒药物常规剂量的使用下，也不会发生肾炎。而肾气不足之体，在外感六淫与疮毒等邪侵袭下，病邪可乘虚而入，导致肾炎的发生。

2. 脾肾气虚，病机之要

慢性肾炎的发病以肾气不足为其根本内因。肾与脾，先后天相互资生，二脏在生理上相互协同，病理上也相互影响。先天禀赋不足，后天失于调养，脾肾虚损，脏腑功能虚弱，免疫功能失调，病邪乘虚而入，就会导致肾炎的发生。故脾肾虚损是慢性肾炎发病的病理基础，其中尤以气化功能虚弱最为关键。

3. 风水湿瘀，病变之标

慢性肾炎在脾肾气虚为主的病机基础上，随着疾病演变，常易感受风邪，又可变生水湿、湿热、湿浊、瘀血等种种病理产物，成为慢性肾炎病情反复、加重、恶化的致病因素。外感风邪既是慢性肾炎发病的常见诱因，也是肾炎病情变化、反复的重要因素。外风还可扰动内风，导致肝风内动，出现眩晕、头痛等症，常见于肾性高血压。水湿是常见的兼夹标邪。水湿内蕴，久郁化热，湿热之邪常贯穿肾炎病程的始终，清气不升，浊气不降，浊与湿合，湿浊滞腻则病情缠绵难治。肾脏是运行血气的脏器。在病理状态下，脾肾两虚，气虚血运无力，则血停为瘀；水湿停聚，使气血运行不畅，渐致肾脏瘀阻络伤，而湿热、湿浊等邪均可导致瘀血的形成。在肾衰竭情况下，脾肾亏虚，无力运化水湿，而致湿邪内停，积聚而成浊毒。

三、治疗要点

1. 益肾健脾，补气为先

慢性肾炎的病理基础是脾肾气虚，故补益脾肾之气是其治本之治。"补肾必健脾，健脾必补气。"益肾可维护肾气，加强气化功能。肾气包括肾阴肾阳，故补益肾气应注意以平为要。常用川断、桑寄生、杜仲、狗脊等平补肾气之品。健脾可助生化之源，又可强后天而养先天，以达脾肾双补之效。脾乃气血生化之源，补气与健脾二者不可分。益肾健脾补气法，取四君子汤或参苓白术散之意，常用药：川断15 g、桑寄生15 g、太子参30 g、生黄芪30 g、炒白术10 g、茯苓30 g、生薏苡仁20 g等。

2. 脾肾为主，多脏同治

慢性肾炎的治疗不拘泥于肾，常根据辨证多脏器同治，包括肺肾同治、肝肾同治、心肾同治。

肺肾同治，常用如下几法：补气固卫法，适用于肺肾气虚证，见于慢性肾炎缓解期，方选玉屏风散加味；宣肺利水法，适用于风水犯肺证，见于慢性肾炎急性发作期，方选三子养亲汤、葶苈大枣泻肺汤加减；清热利咽法，适用于热结咽喉证，见于慢性肾炎外感初期，方选玄麦甘桔汤合银翘散加减；清肺解毒法，适用于肺经热盛证，见于慢性肾炎合并上呼吸道感染，方选桑白皮汤加减；养肺滋肾法，适用于肺肾阴虚证，见于慢性肾炎合并上呼吸道感染的恢复期，方选麦味地黄汤加减。

慢性肾炎肝肾同病者，须从肝论治。常用方法有：清肝解毒法，用于肝功能损害见有肝经湿热者，常用药物有柴胡、炒子芩、半夏、制大黄、贯众、土茯苓、垂盆草、田基黄、鸡骨草、凤尾草、白花蛇舌草、五味子等；养肝滋肾法，用于肝功能受损后恢复期，见有肝肾阴虚者，常用药物有当归、白芍、枸杞子、生地、山萸肉、山药、制首乌、茯苓、丹皮、泽泻等；平肝潜阳法，用于肾性高血压，见有肝肾阴虚、肝阳上亢者，常用药物有天麻、钩藤、白蒺藜、夏枯草、杜仲、怀牛膝、桑寄生、细生地、山萸肉、制首乌、茯神等；疏肝和络法，用于慢性肾炎合并肝胆疾病日久不愈，见有气滞血瘀者，常用药物有制香附、广郁金、川楝子、佛手片、丹参、川芎、赤芍、桃仁、红花、泽兰、泽泻、车前子等。此外，还有疏滞泄浊法，常用于治疗慢性肾炎中使用激素、雷公藤、免疫抑制剂，疗效不显，蛋白尿不消，而药物副作用明显者，越鞠丸主之，常用药物有苍术、生薏苡仁、制香附、广郁金、合欢皮、法半夏、广陈皮、川芎、当归、神曲、茯苓等。

慢性肾炎久病及心者，常心肾同治。心气虚者，常用太子参、生黄芪、炒白术、茯苓、茯神、酸枣仁、丹参、远志等补益心气，养心安神。心气心阴不足者，常用太子参、麦冬、五味子、首乌藤、酸枣仁、瘪桃干等益气养阴。心肾阴虚者，常遣生地、麦冬、山萸肉、怀山药、茯苓、泽泻、丹皮、丹参等滋养心肾。心肾阳虚者，选用熟附子、淡干姜、仙灵脾、丹参、炒白术、茯苓皮、猪苓、泽泻、车前子、怀牛膝等温阳利水。若气滞痰瘀致心胸阳气不展，出现胸闷、胸痛、心悸者，喜用丹参、川芎、降香、全瓜蒌、薤白头、炙远志等以宽胸理气，祛痰化瘀。

3. 清热利湿，贯穿始终

清热利湿法贯穿慢性肾炎的病程始终。湿热壅结上焦，咽红、咽干、咽喉肿痛、干咳、舌红苔黄者，选用黑玄参、麦冬、桔梗、射干、牛蒡子等清利咽喉，常合银花、连翘、炒子芩等清热解毒。湿热蕴结中焦，伴腹痛腹泻、纳谷不馨、舌苔黄腻者，常用制苍白术、藿香、佩兰、马齿苋、凤尾草、车前草、荠菜花等健脾化湿清利。湿热流注下焦，尿频、尿急、尿痛、血尿、尿液浑浊者，常遣石韦、萹蓄、瞿麦、蒲公英、紫花地丁、车前草、荔枝草、白花蛇舌草等清热解毒，利湿通淋。女子下焦湿热，出现带下色黄量多有异味，外阴湿痒，尿中白细胞较多时，常选用椿根皮、蜀羊泉清利解毒。湿热浸淫肌肤，皮肤疮疖肿痛，每遣蒲公英、紫花地丁、土茯苓、地肤子、白鲜皮等清利解毒，消肿祛风。湿热损伤络脉，血溢于外，伴见肉眼血尿或镜下血尿者，视血尿情况选用大蓟、小蓟、槐花、生地榆、水牛角片、白茅根、荠菜花、仙鹤草等清利止血。清热利湿药大多苦寒，临证时注意苦寒清利而不伤阴，不可清利过度。

4. 活血化瘀，层次分明

和络法属于活血化瘀的范畴。根据瘀血程度的不同而分别运用活血和络、活血化瘀、逐瘀破血的方法。邹老常以此法治疗肾炎蛋白尿而获效。常用的药物分为三类：病轻者用轻药"和络"，病久者用"活血化瘀"药，顽疾可用虫类药。活血和络常用当归、赤芍、丹皮、丹参、鸡血藤、泽兰等，用于瘀血证较轻者；活血化瘀则用桃仁、红花、三棱、莪术、川芎、参三七、益母草、茺蔚子、怀牛膝、川牛膝、乳香、没药等，用于病程久，有瘀血症状者；顽固性疾病常用虫类药祛风活血，破血逐瘀，如僵蚕、蝉衣、全蝎、地龙、水蛭、蜈蚣，亦用成药大黄䗪虫丸等，用于病久又瘀血证明显，而一般草药不易见效者。凡有小毒的药用小剂量，控制在药典用药范围。对于顽固性蛋白尿、水肿，投草类药效差时，投以虫类药可获效。且运用活血药时，辨证方中常伍以补气理气之品，气行血行，气顺血畅。

5. 护咽固卫，重视外邪

慢性肾炎病情复发的一个主要因素就是感受外邪，肺卫失和。肺卫不固者，每易感受外邪，咽喉是外邪循经伤肾之门户。外邪循经扰肾，可使水肿、蛋白尿、血尿等复发或加重。对于此类肺肾气虚、卫表不固、易反复外感者，注意补气固卫，参入玉屏风散，以防外感。若感受外邪，风热壅结咽喉，出现咽喉红肿疼痛者，常选玄麦甘桔汤和银翘散加减以清热利咽。外邪入里，肺经热盛者，则选桑白皮汤以清肺解毒。外感后期或有慢性咽炎者，常感咽喉隐痛，咽部暗红，则用麦味地黄汤养肺滋肾，并参入清热利咽之药以清除余邪，并配合金银花、南沙参、胖大海、生甘草等泡饮频服，局部可用锡类散吹喉，以增加疗效。护咽固卫，防止外感，祛除外邪，是稳定肾炎病情的重要环节，也是维护肾气的重要措施。

四、典型病例

患者，男，44 岁。2011 年 6 月 23 日初诊。患者有家族性高血压病史，10 年前因眩晕而检查发现高血压，平日服用美托洛尔、丹参片等药，2003 年发现肾脏功能减退，小便时有泡沫，伴腰部不适，无明显水肿。近 2 个月觉腰酸乏力，头昏胸闷，口干，面黄欠华，纳谷尚可，无恶心呕吐，小便量可。血液生化检查：尿素氮 29.8 mmol/L，肌酐 862 μmol/L，尿酸 504 μmol/L，三酰甘油 5.18 mmol/L。血常规：红细胞计数 3.8×10^{12}/L，血红蛋白 107 g/L。尿液检查：蛋白质（＋＋）。患者贫血貌，下肢无水肿，舌淡红、苔薄黄，脉细弦。中医诊断：肾劳。辨证属肝脾肾气阴两虚，湿浊内蕴，络脉失和。西医诊断：慢性肾衰竭（尿毒症期）、肾小动脉硬化。治拟益肾健脾，化湿泄浊，活血和络。处方：生黄芪 30 g，太子参 30 g，川断 15 g，桑寄生 15 g，杜仲 20 g，川牛膝 15 g，制首乌 20 g，菟丝子 10 g，生薏苡仁 30 g，茯苓皮 50 g，炒白术 10 g，丹参 20 g，赤芍 15 g，川芎 10 g，桃仁 10 g，积雪草 20 g，土茯苓 10 g，六月雪 20 g，制大黄 15 g，生牡蛎 40 g，昆布 10 g，车前子 30 g（包煎），萹蓄 20 g，谷、麦芽各 20 g。日服 1 剂，连服 28 剂。

2011 年 7 月 28 日二诊：服药后，患者胸闷缓解，腰不酸，仍感头晕，小便正常，偶有泡沫，夜尿 1 次，大便日行 2 次，微稀，一般情况尚可。2011 年 7 月 27 日查血尿素氮 21 mmol/L，肌酐 906 μmol/L，钙 2.1 mmol/L，磷 1.72 mmol/L，查尿常规：蛋白质（＋＋）。血常规：红细胞计数 3.62×10^{12}/L，血红蛋白 101 g/L，舌淡红、苔黄，脉细，血压 130/85 mmHg，并服用美托洛尔、硝苯地平控制血压。中医辨证属肝脾肾气阴两虚，肝阳上亢，湿浊内蕴，络脉失和。治疗转从平肝潜阳，益肾泄浊方进治。处方：天麻 10 g，钩藤 10 g，杜仲 20 g，怀牛膝 30 g，夏枯草 15 g，制首乌 10 g，枸杞子 20 g，太子参 30 g，生黄芪 30 g，生薏苡仁 30 g，茯苓 30 g，川断 15 g，桑寄生 15 g，土茯苓 30 g，积雪草 20 g，六月雪 20 g，萹蓄 20 g，制大黄 15 g，昆布 10 g，车前子 30 g（包煎），生牡蛎 40 g，菟丝子 10 g。日服 1 剂，连服 28 剂。

2011 年 9 月 1 日三诊：一般情况尚可，无肢体水肿，大便日行 2 次，成形，2011 年 8 月 31 日查尿常规：隐血（＋），尿蛋白（＋＋）。血常规：白细胞计数 3.83×10^9/L，红细胞计数 3.65×10^{12}/L，血红蛋白 106 g/L。血液生化学检查：尿素氮 22.2 mmol/L，肌酐 676 μmol/L，尿酸 453.4 μmol/L，三酰甘油 2.66 mmol/L，高密度脂蛋白 0.74 mmol/L，血压 140/90 mmHg，舌淡红、苔黄，脉细弦。患者病情改善，继守原方，酌加活血和络之品。在 2011 年 7 月 28 日方基础上加丹参 20 g、赤芍 15 g、川芎 10 g。日服 1 剂，连服 28 剂。

2011 年 10 月 13 日四诊：患者服上药 1 个月病情持续稳定，10 天前外感后咳嗽，咳痰不多，无发热，腹胀便干，纳谷尚可，10 月 12 日查肾功能：血肌酐 552.9 μmol/L，尿素氮 21.94 mmol/L，尿酸 434.3 μmol/L。舌淡红、苔薄黄，脉细。患者本属气阴不足，外感风邪，肺失宣肃，治疗先从急则治其标入手，益气养阴，清肺化痰止咳，兼以益肾泄浊。处方：南沙参 15 g，杏仁 10 g，紫菀 10 g，款冬 10 g，金荞麦 30 g，鱼腥草 15 g，冬瓜仁 20 g，橘络 10 g，佛手 10 g，生薏苡仁 30 g，浙贝母 15 g，川断 10 g，槲寄生 10 g，玉米须 30 g，萆薢 20 g，土茯苓 20 g，积雪草 20 g，六月雪 20 g，制大黄 15 g，生牡蛎 40 g，车前子 30 g（包煎）。日服 1 剂，连服 7 剂。

2011 年 10 月 20 日五诊：患者感冒已愈，无水肿，不咳嗽，精神、饮食均可，有时嗳气，大便日行 2~3 次，夜尿 2~3 次，舌淡红、苔薄黄，脉细。因外感标证已去，转从益肾健脾，和络渗湿。处方：生黄芪 30 g，太子参 30 g，川断 15 g，桑寄生 15 g，杜仲 20 g，制狗脊 15 g，川牛膝 15 g，生薏苡仁 30 g，茯苓 30 g，丹参 20 g，赤芍 15 g，川芎 10 g，红花 10 g，积雪草 20 g，土茯苓 10 g，六月雪 20 g，制大黄 15 g，生牡蛎 40 g，昆布 10 g，车前子 30 g（包煎）。日服 1 剂，连服 28 剂。2011 年 11 月 16 日复查血生化：肌酐 584.2 μmol/L，尿素氮 20.84 mmol/L，尿酸 407.6 μmol/L，病情基本稳定。

按：从本案体会到，慢性肾衰竭患者病程长，即使病至终末阶段，中医药治疗虽然不能逆转病情，但在改善患者症状、延缓肾衰竭病情进展至血液净化阶段方面仍具有一定作用，这也是中医药治疗的优势所在。该病病机为本虚标实，本虚是肾元衰竭，气、血、阴、阳不足，虚弱劳损，故在治疗中强调维护肾气，即"保肾元"，以求增元阳，复真阴。补益肾元之品选用滋阴而助阳、益阳而育阴之品，达平补肾元之目的。故在继承邹云翔教授学术思想与经验的基础上进一步发挥，其补肾不用峻补用平补，特别对气阴两虚患者，养阴不可滋腻，益气不宜温燥。王肯堂《证治准绳·关格》中指出："治主当缓"，临证不妄投辛热、阴凝之品，缓缓图治以期获得良好疗效。

对本虚而产生的病理产物即浊毒潴留于体内形成的实邪，治疗中则要祛邪解毒。祛邪可用攻法，攻邪有猛攻、缓泻之别。治疗本病祛邪宜缓攻，不用峻猛攻逐之品。利水不用甘遂、大戟等品，而用补气利水、健脾利水、淡渗利水之品，轻药可重投，化湿不伤阴。通腑不可过于攻逐，泄浊解毒少用生大黄，以适量制大黄配伍，宜缓泻湿浊，防峻猛之剂损伤正气。平补平泻是治疗中贯穿始终的辨治原则，从而达到延缓慢性肾衰竭进展的目的。而在病情出现外感等标实证变化时，也应及时急则治标，因其外感不治，将会加重病情。而待病情稳定后再从健脾益肾、和络渗湿治疗本病。

参 考 文 献

[1] 张文曦，易岚. 国医大师邹燕勤教授"下病上治"清利咽喉治肾病经验 [J]. 南京中医药大学学报，2018，34（5）：513－515.

[2] 刁金囡，邹燕勤. 国医大师邹燕勤教授复法大方治疗慢性肾衰病经验 [J]. 中国中医药现代远程教育，2020，18（5）：34－37.

[3] 邹燕勤. 慢性肾功能衰竭的辨证治疗 [J]. 南京中医学院学报，1985（4）：7－10.

[4] 邹燕勤，孔薇. 慢性肾衰竭中医辨治思路 [J]. 江苏中医药，2018，50（12）：1－5.

[5] 邹燕勤，易岚. 慢性肾炎临证辨治撷要 [J]. 江苏中医药，2018，50（6）：1－5.

[6] 邹燕勤. 肾炎的辨证治疗 [J]. 南京中医学院学报，1990，6（2）：17－20.

[7] 邹燕勤，易岚. 治肾学术思想与临证思辨 [J]. 江苏中医药，2017，49（2）：1－6.

[8] 王钢，邹燕勤，王玥. 邹氏肾科对慢性肾脏病中医临床研究的沿革及展望（上）[J]. 中国中西医结合肾病杂志，2020，21（3）：189－191.

[9] 王钢，邹燕勤，王玥. 邹氏肾科对慢性肾脏病中医临床研究的沿革及展望（下）[J]. 中国中西医结合肾病杂志，2020，21（4）：283－286.

[10] 周恩超，易岚，李华伟，等. 邹燕勤教授治疗慢性肾功能衰竭心法 [J]. 四川中医，2010，28（11）：10－12.

[11] 孔薇. 邹燕勤治疗慢性肾衰竭思路与方法 [J]. 山东中医药大学学报，2000，24（1）：45－46.